智能健康管理评估与干预

孙志坚　张　光　主编

山东科学技术出版社
·济南·

图书在版编目（CIP）数据

智能健康管理评估与干预 / 孙志坚，张光主编.
济南：山东科学技术出版社，2025. 4. -- ISBN 978-7
-5723-2683-7

Ⅰ. R19-39

中国国家版本馆CIP数据核字第2025T027H1号

智能健康管理评估与干预
ZHINENG JIANKANG GUANLI PINGGU YU GANYU

责任编辑：夏元枢

装帧设计：李晨溪

主管单位：	山东出版传媒股份有限公司
出 版 者：	山东科学技术出版社
	地址：济南市市中区舜耕路517号
	邮编：250003　电话：（0531）82098088
	网址：www.lkj.com.cn
	电子邮件：sdkj@sdcbcm.com
发 行 者：	山东科学技术出版社
	地址：济南市市中区舜耕路517号
	邮编：250003　电话：（0531）82098067
印 刷 者：	山东海印德印刷有限公司
	地址：山东省临沂市高新技术产业开发区郭家岑石社区郭苑路北段东侧
	邮编：270000　电话：（0539）8613687

规格：16开（210 mm×285 mm）

印张：28.75　　字数：712千

版次：2025年4月第1版　印次：2025年4月第1次印刷

定价：158.00元

主　编　孙志坚　张　光
副主编　张红玉　王大伟　胡文琦　杨铭心
编　委（按姓氏笔画排序）

马小静　王　萌　王树华　王婷婷　仇海燕
付泰安　白方红　任万青　刘梦涵　孙力盟
孙枫明　孙菁祥　杜雅楠　李　哲　李　莉
杨士伟　肖要来　吴同彤　吴红彦　狄明雪
宋　璇　张　勇　张　萍　张　楠　张永升
张有鑫　张振春　张晓栋　张钰坪　张清华
武力舟　范晓彬　金　梅　周　萌　周晓聪
赵作辉　赵建华　侯娅慧　贾明洋　徐　朋
郭文华　郭晓典　葛广芳　董　晖　韩　炜
程　芳　裴静芳　管理英　魏莉斯

序言一

健康是人类幸福生活的基石，是民族昌盛和国家富强的重要标志。在"健康中国2030"战略的宏伟蓝图下，我国卫生健康服务正推进从"以治病为中心"向"以健康为中心"的深刻转变。面对人口老龄化加速和慢性病剧增、医疗资源分布不均等现实挑战，如何借助智能科技进步赋能健康管理，实现疾病防控关口前移、健康服务精准可及，已成为时代赋予我们的重大课题。传统健康体检模式长期受限于"碎片化评估、脉冲式跟踪、诊疗式干预"三大瓶颈。智能健康管理技术成为破局之剑，依靠科技赋能创新健康管理模式，使健康体检从"孤岛式服务"向"全人群全方位全生命周期健康管理服务"转变。

《智能健康管理评估与干预》不仅是智能健康管理学术成果的集大成者，更是行业协同创新的重要参考文献。当前，5G、可穿戴设备、脑机接口、大数据、量子计算、AI大模型等新技术方兴未艾，健康管理正迎来新一轮变革窗口期。"533健康管理工程"在全国多地先行先试，以实际行动落实党的二十大报告精神，"加强重大慢性病健康管理，提高健康管理能力"。依托"533健康管理"开展早筛查、早评估、早干预，开启主动健康新篇章。智能健康管理技术的崛起，将不断推动我们建立覆盖数据采集、算法验证、服务应用的行业规范；搭建多学科协同创新平台，促进医学、信息、工程、管理、伦理等领域的深度交叉融合；实现慢性病健康管理智能化、健康风险评估多维升级、行为干预的智能连续适配。道阻且长，行则将至。期待本书能激发更多同仁投身智能健康管理领域，以科技创新之力，践行为民健康之责，共同书写健康中国建设的璀璨篇章！

中华医学会健康管理学分会主任委员

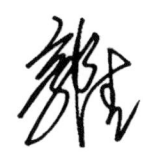

2025年4月

序言二

在人类文明迈向数字智能时代的今天，人工智能与健康管理的深度融合正在重塑全球医疗健康的版图。很荣幸，我见证了从"以疾病为中心"的传统模式转向"全周期主动健康管理"的新纪元。慢性病这一21世纪最严峻的全民健康挑战，因其具有高发病率、长病程性和社会负担重等特点，正迫切呼唤着管理理念与技术手段的协同创新。

本书凝聚了我国健康管理领域众多专家学者的智慧与实践经验，系统梳理了慢性病管理的前沿理论与技术应用，深入探讨了从预防到干预、从个体到群体的全方位解决方案。书中内容既立足国情，又放眼国际（书中内容既结合我国实际，也参考国际经验），涵盖人工智能、大数据、物联网等新兴技术的创新应用，同时关注心理支持、社会资源整合及政策优化的协同作用，体现了健康管理学多学科交叉融合的特色与优势。在书中，读者将看到慢性病管理模式的三大核心跃迁。

其一，从"单兵作战"到"多学科整合"。慢性病的复杂性决定了单一学科或技术的局限性。本书提出构建涵盖全科医生、专科医生、营养师、心理咨询师、药师及社区护士的多学科协作团队，通过联合门诊、病例讨论与标准化路径，打破学科壁垒，实现诊疗资源的无缝衔接。这种整合不仅是技术的协同，更是服务理念的升级，让体检者真正成为健康管理的中心。

其二，从"粗放管理"到"精准赋能"。人工智能与精准医学的深度结合，正推动慢性病管理迈向个体化、动态化。书中详述了如何通过可穿戴设备实时监测数据、利用基因组学识别高危人群、借助区块链技术保障数据安全，构建"预测－干预－反馈"的闭环管理生态。这些技术突破不仅提升了管理效率，更让偏远地区与弱势群体得以共享优质医疗资源，彰显健康公平。

其三，从"疾病干预"到"全人关怀"。慢性病管理绝非仅关注生理指标，患者的心理韧性、社会支持与行为改变同样关键。本书创新性地将正念冥想、家庭协同照护、社区互助网络等社会心理支持体系纳入管理框架，并倡导政策层面对医保支付、基层医疗能力的改革，真正践行了"生物－心理－社会"医学模式的精髓。

中华医学会健康管理学分会始终致力于推动我国健康管理学科的规范化、科学化与智能化发展。当前，我们正站在健康中国战略深入推进的历史节点。随着人口老龄化加剧、慢性病负担攀升，健康管理的重要性愈发凸显。本书所倡导的"预防为主、精准施策、多方联动"理念，与"以治病为中心转向以人民健康为中心"的政策相契合。本书的出版，为临床工作者提供了技术参考，也为政策制定者和研究者提供了研讨基础。

最后，我谨代表中华医学会健康管理学分会，向参与本书编撰的所有专家、学者及科研工作者致以诚挚谢意！希望本书能激发更多同行对健康管理领域的思考，共同探索适合我国国情的慢性病防控路径，为提升全民健康水平贡献我们的专业智慧和力量。

中华医学会健康管理学分会候任主任委员

2025 年 4 月

序言三

近年来，随着人们生活方式的改变，慢性病患病率持续攀升，严重威胁着人类的健康，已成为全球性的重大健康挑战，由此催生了健康管理这一新的医疗服务模式。信息化技术在医疗领域的广泛应用和人工智能技术的崛起，逐步提升了健康管理的智能化水平和服务效果，这既是必然趋势，也是前所未有的机遇。

在人类与疾病的漫长博弈中，技术与医学的每一次交汇都推动着医疗迈入新的纪元。今天，我们正站在人工智能与健康科学深度融合的临界点，这场变革不仅重构了传统医疗的边界，更开启了健康管理的智能化进程。《智能健康管理评估与干预》一书的问世，为智能健康管理提供了系统性框架与实践指南，对人工智能技术赋能健康管理的实践路径进行了全景式解析。

人工智能的核心在于通过数据与算法实现"感知-决策-行动"的闭环。在健康管理领域，这一闭环正逐步从理论走向实践：从可穿戴设备实时采集生理数据，到机器学习模型预测疾病风险；从自然语言处理技术解析电子健康档案，到个性化干预方案的动态优化——人工智能技术的应用已逐步渗透至健康管理的全链条。例如，基于时序数据的深度学习模型能够捕捉心血管疾病的早期征兆，其预测精度远超传统统计方法；而强化学习算法则可通过动态调整干预策略，为糖尿病患者提供实时饮食与运动建议。这些人工智能技术的应用不仅降低了慢性病管理的成本、提高了慢性病管理的服务效果，更将"治未病"的理念推向可操作的现实。大模型技术的出现和应用，更是为智能健康管理提供了极其广阔的发展空间。

本书通过理论与实践的结合，展示了人工智能如何推动健康管理从"被动治疗"转向"主动预防"，从"群体化方案"转向"个性化路径"。这种转变不仅是技术的胜利，更是对人类健康权利的深层尊重。

健康，不应该只是被动维护，更应成为可以被精确评估、动态掌控与科学管理的目标。从健康管理的业务发展而言，人工智能技术不是可选项，而是必选项。从人工智能在健康管理的应用空间看，一则，人工智能的作用恐怕不只限于辅助人，而是有可能比人做得更好，至少在部分健康管理服务内容上会是这样；二则，基本可以预判，人工智能的应用，会在一定程度上改变、优化甚至重塑健康管理的业务流程。这可能是人工智能独特魅力的体现。健康之路无终点,让我们共同迈向、共同拥抱"智能化 + 健康"的崭新的、革命性的未来。

  我从事人工智能教学和科研工作,尽管也做过一些人工智能与医学结合的工作,但对健康管理终究是外行。应邀为此书写序,甚为惶恐。认识难免有偏差之处,表述难免有不当之处,敬请读者见谅。

山东省人工智能学会理事长
山东大学教授

2025 年 4 月

前 言

在人口老龄化加剧、生活方式变更、疾病谱演变的时代，慢性病防控逐渐成为关乎公共健康和社会发展的关键议题。慢性病的健康管理并非单独的医疗问题，而是已经扩展到社会、经济、文化等多个层面。在技术迅猛发展的时代背景下，人工智能、大数据和物联网技术正在快速融入医疗健康领域，为慢性病健康管理提供了革命性的解决方案。这种结合不仅显著提升了医疗实践的效率与精准，更赋予了健康管理全新的内涵与可能性。

《智能健康管理评估与干预》正是在这样的背景下形成的。这本书凝聚了多学科、多领域的智慧，由一支经验丰富且视野开阔的健康管理团队倾力打造。编撰团队在健康管理、人工智能和慢性病防治等领域都有着深厚的理论功底和丰富的实践经验。我们希望通过这本书，为健康管理领域提供系统性、前瞻性、可操作性的理论与工具，推动慢性病管理向更加科学化、智能化的方向迈进。

全书分为五篇，从理论启发到实践落地，逐步构建起智能化健康管理的完整体系。第一篇立足于慢性病防治的理论基础，梳理了慢性病发展机制、面临的社会挑战以及健康管理的独特价值。第二篇进入智能化管理的核心，从医院、社区到居家实践，全面剖析了以人工智能技术为引擎的健康管理在各类场景的应用潜力，为大模型技术、智能化诊断和个性化干预的深化应用提供了清晰的逻辑路径。第三篇和第四篇特别聚焦于慢性病健康评估与干预，提供了系统化的工具与方法论。编撰团队以多系统、多层面的健康评估为基础，配合各类慢性病的个性化干预路径，为实践应用提供了翔实参考。第五篇从未来视角展望智能化慢性病管理的前进方向。智能化技术正在推动全流程慢性病管理从筛查到干预的全面优化，而大数据、精准医学、跨学科协作的持续深化，也在改变人们对于健康的定义和管理方式。这本书不仅是一部系统化的健康管理实用手册，更是一场多学科智慧融合的探索之旅。尤其值得一提的是，编撰团队通过大量鲜活案例、详尽数据和拓展性视角，为读者提供了全景式认知。

感谢参与编撰工作的每一位专家学者，更感谢多年来在第一线为慢性病健康管理不懈努力的同仁们。希望本书能够为读者提供智慧与帮助，为推动健康管理领域的变革与创新贡献力量。同时，也期望未来能与各界同仁进一步交流与合作，共同构建更加安全、高效、个性化的健康管理体系，为社会健康发展创造更多价值。

让我们携手，向科学化、智能化、共享化的健康管理新时代迈进。

2025 年 4 月

目 录

第一篇　慢性病管理的理论基础

第一章　慢性病的概述 ········· 2
　　第一节　慢性病的发生机制 ········· 2
　　第二节　慢性病防控的意义与挑战 ········· 7

第二章　健康管理在慢性病防治中的价值 ········· 15
　　第一节　健康管理的概述 ········· 15
　　第二节　健康管理在慢性病防治中的作用 ········· 20
　　第三节　科学化、智能化健康管理的初步探索 ········· 24

第二篇　智能化健康管理

第三章　大模型技术原理 ········· 36
　　第一节　大模型的演化与原理概述 ········· 36
　　第二节　以 DeepSeek 为代表的大模型能力剖析 ········· 47
　　第三节　大模型技术在健康管理应用中的关键环节 ········· 50

第四章　健康管理智能化的时代机遇 ········· 55
　　第一节　传统健康管理的局限性及挑战 ········· 55
　　第二节　智能化技术为健康管理带来的变革 ········· 59
　　第三节　现状与前景 ········· 66

第五章　智能化在医院健康管理中的应用 …………………………………… 75
　　第一节　医院健康管理概述 ……………………………………………… 75
　　第二节　医院慢性病健康管理服务 ……………………………………… 84
　　第三节　医院智能化健康管理的开展 …………………………………… 89

第六章　智能化在社区健康管理中的应用 …………………………………… 97
　　第一节　社区健康管理概述 ……………………………………………… 97
　　第二节　社区慢性病健康管理服务 ……………………………………… 100
　　第三节　社区智能化健康管理的开展 …………………………………… 103

第七章　智能化在居家健康管理中的应用 …………………………………… 119
　　第一节　居家健康管理概述 ……………………………………………… 119
　　第二节　居家健康管理生态的构建 ……………………………………… 124
　　第三节　居家健康管理的监测与干预 …………………………………… 130

第三篇　身体系统的健康评估

第八章　心血管系统健康评估 ………………………………………………… 136
　　第一节　健康评估指标 …………………………………………………… 136
　　第二节　评估流程与工具 ………………………………………………… 143

第九章　呼吸系统健康评估 …………………………………………………… 152
　　第一节　健康评估指标 …………………………………………………… 152
　　第二节　评估流程与工具 ………………………………………………… 162

第十章　代谢健康评估 ………………………………………………………… 174
　　第一节　健康评估指标 …………………………………………………… 174
　　第二节　评估流程与工具 ………………………………………………… 179

第十一章　消化系统健康评估 ………………………………………………… 201
　　第一节　健康评估指标 …………………………………………………… 201
　　第二节　评估流程与工具 ………………………………………………… 213

第十二章	神经系统与骨骼系统评估	233
第一节	健康评估指标	233
第二节	居家运动评估	245

第十三章	妇科系统评估	250
第一节	健康评估指标	250
第二节	评估流程与工具	256

第十四章	中医健康评估	261
第一节	中医健康评估体系	261
第二节	中医健康评估指标	266
第三节	评估方法与工具	274

第四篇　常见慢性病健康干预

第十五章	心血管系统疾病健康干预	288
第一节	高血压的干预	288
第二节	冠心病的干预	292
第三节	案例	296

第十六章	呼吸系统疾病健康干预	301
第一节	慢性阻塞性肺疾病的干预	301
第二节	支气管哮喘的干预	306
第三节	案例	313

第十七章	代谢疾病健康干预	318
第一节	糖尿病的干预	318
第二节	肥胖与脂代谢异常的干预	324
第三节	案例	328

第十八章	消化系统疾病健康干预	334
第一节	慢性肝病健康干预	334
第二节	器质性胃肠病疾病干预	345
第三节	功能性胃肠病疾病干预	352

第十九章　神经系统与骨骼系统疾病健康干预 ········· 359
    第一节　认知康复及卒中后康复管理 ········· 359
    第二节　骨质疏松症及骨关节疾病的干预 ········· 363

第二十章　妇科疾病干预路径 ········· 367
    第一节　妇科疾病的管理原则 ········· 367
    第二节　行为与药物干预路径 ········· 370
    第三节　妇科常见疾病的干预 ········· 372

第二十一章　中医干预路径 ········· 386
    第一节　中医常见干预方法 ········· 386
    第二节　亚健康的中医健康干预 ········· 388
    第三节　常见慢性病的中医健康干预 ········· 392

第五篇　慢性病管理的理论基础

第二十二章　全流程慢性病管理 ········· 404
    第一节　慢性病从筛查、干预到随访的完整路径 ········· 404
    第二节　健康教育与患者自我管理的关键方法 ········· 409
    第三节　慢性病管理干预效果的科学评价 ········· 416

第二十三章　智能化慢性病管理的未来趋势 ········· 421
    第一节　慢性病管理模型的进化与优化思考 ········· 421
    第二节　基于大数据的疾病预测与个性化干预趋势 ········· 435
    第三节　人工智能与精准医学对慢性病管理的潜在作用 ········· 439
    第四节　跨学科合作与慢性病管理模式的创新发展路径 ········· 441

第一篇

慢性病管理的理论基础

第一章 慢性病的概述

第一节 慢性病的发生机制

慢性病的发生机制是一个复杂且多因素交互作用的过程，其病因学涉及多个层面的影响因素。从生物医学角度来看，遗传因素在慢性疾病的发生和进展过程中具有根本性影响，某些基因的变异可能提升个体对特定慢性疾病的易感风险。环境因素则构成了疾病发生的外部条件，包括空气污染、水污染、职业暴露等物理化学因素，以及社会经济发展水平、文化习俗等社会环境因素。不良生活方式作为重要的可改变危险因素，涵盖不合理的膳食结构、缺乏体力活动、吸烟酗酒等行为模式，这些因素通过影响机体的代谢平衡而增加患病风险。此外，医疗卫生服务体系的完善程度直接影响疾病的早期发现和有效干预，服务可及性不足和资源配置不均衡往往导致慢性病防治效果欠佳。值得注意的是，随着人口老龄化进程的加快，机体器官功能的自然衰退与慢性病的发生呈现显著相关性，这使得老龄化成为慢性病流行的重要社会决定因素。

一、遗传与慢性病的发生

遗传因素在慢性病的发生发展中起着基础性和关键性的作用。从疾病分布特征来看，许多常见的慢性非传染性疾病都表现出显著的家族聚集性特征。在分子机制层面，随着全基因组关联研究技术的广泛应用，研究者已识别出数千个与慢性病相关的单核苷酸多态性。这些遗传变异可能通过影响基因表达调控、改变蛋白质功能或干扰关键代谢通路等多种机制，从而决定个体对特定疾病的易感性。然而需要特别指出的是，遗传因素的作用往往与环境因素存在复杂的交互效应，表观遗传学研究的进展进一步揭示了基因表达调控在环境—遗传交互作用中的关键作用。这种多层次的相互作用网络使得慢性病的预防和控制策略必须同时考虑遗传易感性和环境可干预性的双重特征。

（一）基因变异与慢性病

基因是遗传信息的基本单位，它们决定了生物体的各种性状和功能。基因变异是指基因序列上发生的改变，这些改变可能导致生物体性状和功能的异常。许多慢性病的发生与特定基因的变异密切相关。例如，高血压与血管紧张素转换酶基因的变异有关；糖尿病则与胰岛素基因、胰岛素受体基因等多个基因的变异有关。

（二）遗传多态性与慢性病

遗传多态性是指同一物种内不同个体之间在基因序列上存在的差异，这些差异可能导致个体对疾病的易感性不同。例如某些基因的多态性可能与个体对高血压、糖尿病等慢性病的敏感性增加有关。这些多态性位点可能通过影响基因的表达水平、蛋白质的结构和功能等方面，从而增加慢性病的风险。

（三）基因—环境相互作用

遗传因素和环境因素在慢性病的发展中往往存在相互作用。环境因素可以触发或加剧遗传易感个体的慢性病风险。例如，空气污染、不良饮食习惯等环境因素可能加剧慢性阻塞性肺疾病（chronic obstructive pulmonary disease，COPD）、糖尿病等慢性病的发生。同时，遗传因素也可能影响个体对环境因素的敏感性。例如，某些基因的多态性可能导致个体对空气污染物的敏感性增加，从而更容易患上呼吸道慢性病。

二、环境因素与慢性病的发生

环境因素作为慢性病发生的重要决定因素，其影响机制具有多维度和多层次的特点。从环境类型学角度，可分为自然环境因素和社会环境因素两大范畴。在自然环境因素中，物理化学因素占据重要地位，包括大气污染物（如PM2.5、二氧化硫）、水体重金属污染、土壤持久性有机污染物等，这些环境毒物可通过氧化应激、炎症反应等途径导致机体损伤。生物因素则涉及病原微生物感染、过敏原暴露等，其中某些慢性感染与特定肿瘤的发生密切相关。地理气候因素，如极端气温、湿度变化等，也被证实与心血管疾病等慢性病的发生存在关联。在社会环境因素方面，建成环境的影响日益受到关注，包括城市规划、绿地面积、健身设施可达性等空间要素。社会经济环境则涵盖了收入水平、教育程度、职业特征等社会决定因素，这些因素通过影响个体的健康素养、就医行为和生活质量，间接作用于慢性病的发生发展。值得注意的是，自然环境与社会环境因素并非孤立存在，而是通过复杂的交互作用共同影响人群健康，这种影响往往具有累积性和长期性的特征。

（一）自然环境因素

自然环境因素主要包括气候、地理、水质、空气等。这些因素对慢性病的发生具有重要影响。例如，空气中的颗粒物、有害气体等污染物可损害呼吸系统，导致COPD等慢性病的发生。水质中的重金属、化学制剂等污染物会对多个系统造成损害。此外，气候因素也可能影响慢性病的发生。例如，寒冷的气候可能增加心血管疾病的风险，而高温潮湿的气候则可能增加糖尿病等代谢性疾病的风险。

（二）社会环境因素

社会环境因素主要包括工作压力、生活节奏、人际关系等。这些因素对慢性病的发生同样具有重要影响。工作压力过大、生活节奏过快可能导致个体长期处于应激状态，进而提升罹患高血压和冠心病等心血管系统疾病的可能性。不良的人际关系也会增加罹患慢性病的可能。此外，社会经济地位、教育水平等社会因素也可能影响慢性病的发生。例如，低收入群体可能面临更差的生活环境和医疗资源，从而更容易患上慢性病。

三、不良生活方式与慢性病的发生

不良生活方式作为慢性病发生的重要可控可变的危险因素，在现代社会中呈现出普遍性和多样性的特征，其影响机制涉及生理、心理和社会多个层面。从流行病学调查数据来看，不合理的膳食结构、缺乏规律性运动、吸烟、酗酒是主要的危险因素，对呼吸系统、心血管系统和免疫系统造成多重损害。值得注意的是这些不良生活方式往往具有协同作用，例如吸烟与饮酒的交互作用会显著增加消化道肿瘤的风险。

（一）不合理的膳食结构

不合理的膳食结构是慢性病发生的关键诱因之一，缺乏膳食纤维、维生素等营养素的饮食可能增加慢性病的风险。不合理的膳食结构还可能导致肠道微生态失衡，从而进一步加剧慢性病的发生和发展。

（二）缺乏运动

缺乏运动是慢性病发生的另一大危险因素，适量的运动可以促进新陈代谢、增强免疫力、降低心血管疾病等慢性病的风险。然而现代社会的快节奏生活和工作压力使得许多人缺乏足够的运动时间。长期缺乏运动可能导致肥胖、心血管疾病等。

（三）吸烟与酗酒

吸烟和酗酒是众所周知的慢性病危险因素，吸烟可导致 COPD、心脑血管疾病等多种慢性病的发生，酗酒则可能导致肝脏疾病、神经系统疾病等慢性病的发生。吸烟和酗酒还可能增加高血压、糖尿病等慢性病的风险，戒烟、限酒是预防慢性病的重要措施之一。

（四）其他不良生活方式

现代社会的快节奏生活带来的慢性压力、睡眠障碍等心理行为因素，也通过神经—内分泌—免疫网络影响慢性病的发生发展。这些可改变的行为危险因素为慢性病的预防和控制提供了重要的干预靶点。

四、老龄化与慢性病的发生

随着全球人口老龄化的不断加剧，慢性病的发生率也呈现出持续上升的趋势，这一现象日益引起社会各界的广泛关注。老龄化作为影响公共卫生领域的重要因素之一，对慢性病的发生具有深远的影响和不可忽视的重要作用。老年人群体由于身体机能的逐渐衰退，免疫系统功能的下降，以及可能存在的长期不良生活习惯积累等问题，使得他们更容易成为慢性病的高风险人群。因此深入探究老龄化与慢性病之间的复杂关联，对于制订有效的预防和控制策略，提高老年人的生活质量，具有重大的现实意义和社会价值。

（一）生理机能衰退

随着年龄的增长，人体的生理机能会经历一个逐渐衰退的自然过程，这一过程涉及多个关键系统，包括但不限于心血管系统、呼吸系统以及消化系统。这些系统的功能下降不仅反映了人体整体代谢活动的减缓，还预示着机体对外部环境和内部病理变化的适应能力减弱。心血管系统方面，老年人由于血管壁弹性减弱、心脏泵血功能降低，往往面临更高的血压波动风险，增加了高血压、冠心病等疾病的发病率。呼吸系统同样面临挑战，随着年龄增长，肺活量减少，气道敏感性增加，使得老年人对空气污染、冷空气刺激等环境因素的耐受能力下降。这可能导致 COPD、哮喘等呼吸系统疾病的高发，严重时甚至影响日常活动能力。消化系统方面，胃肠道蠕动减慢、胃酸分泌减少等问题，增加了老年人消化不良、便秘以及胃肠道感染的风险。此外，口腔健康恶化也可能影响食物摄入和营养吸收，进一步加剧整体健康状况的下滑。

综上所述，生理机能的全面衰退是导致老年人慢性病风险增加的重要因素。针对老年人的健康管理策略应注重提高机体抵抗力，优化生活环境，以及采取针对性的医疗干预措施，以期延缓疾病进程，提升生活质量。这要求医疗、社会及家庭等多方面共同努力，为老年人创造一个更加健康、安全的生活环境。

（二）免疫力降低

随着年龄的增长，人体的免疫系统会经历显著的衰退过程，这一现象被称为免疫衰老。免疫力的逐渐降低使得老年人相较于年轻人更容易成为病原体的攻击目标，从而显著增加了罹患慢性病的风险。

免疫系统的衰退主要体现在两个方面：一是免疫细胞的数量和功能下降，导致对病原体的识别和清除能力减弱；二是免疫应答的调节机制失衡，可能引发过度的炎症反应或免疫抑制状态。这种免疫功能的下降，使得老年人更容易受到如肺炎、流感等呼吸道疾病的侵袭。此外，免疫系统的衰退还可能导致老年人无法有效地清除体内的病原体，从而引发或加剧慢性病的发生和发展。例如，慢性感染如结核、肝炎等在老年人中的发病率较高，且治疗难度相对较大。

针对老年人的健康管理应特别关注免疫系统的保护和维护。通过合理的饮食、适当的运动、良好的生活习惯以及必要的免疫增强措施，可以有效延缓免疫衰老的过程，降低老年人罹患慢性病的风险。同时，对于已经患有慢性病的老年人，应积极治疗和管理，以提高其生活质量，延长寿命。

（三）不良生活方式积累

老年人在生活方式上往往存在一些不利于健康的问题，长期积累下可能对身体健康产生影响，尤其是增加慢性病的发生和发展风险。

不合理的膳食结构是老年人常见的生活方式问题，他们可能偏好高盐、高糖、高脂肪的食物，而蔬菜、水果和全谷物的摄入量不足。这种膳食结构不仅增加肥胖、心血管疾病、糖尿病等慢性病的风险，还影响肠道健康，进一步加剧整体健康状况的下滑。

缺乏运动也是老年人生活方式中的一个重要问题。随着年龄的增长，身体活动能力逐渐下降，日常活动量减少，长期缺乏运动会导致肌肉量减少、骨质疏松等问题，同时降低心肺功能，增加慢性病的风险。

除了生理上的不良习惯，老年人还可能面临心理压力、孤独感等心理问题。退休、子女离家、朋友离世等生活变故可能导致老年人产生孤独、焦虑、抑郁等负面情绪。这些心理问题不仅影响老年人的心理健康，还可能通过影响免疫系统、内分泌系统等生理机制，加剧慢性病的风险。

针对老年人的健康管理应特别关注生活方式的改善。通过提供科学的膳食指导、鼓励适量的身体活动以及关注心理健康，可以有效降低老年人罹患慢性病的风险，提升其生活质量。同时家庭成员和社会各界也应给予老年人更多的关爱和支持，帮助他们保持积极健康的生活方式。

五、慢性病发生机制的复杂性

慢性病的发生是一个复杂且多因素交织的过程，绝非单一因素所能导致。遗传因素、环境因素、不良生活方式因素之间并非孤立存在，而是存在着复杂的关系。遗传因素、不良的环境因素和生活方式相互交织，共同影响着高血压的进程，这也使得高血压的防治变得更为棘手。

（一）多因素共同作用

慢性病的发病机制十分复杂，是多种因素共同作用的结果。以高血压为例，其发病并非偶然，而是遗传、环境和生活方式等多方面因素长期相互影响的结果。

遗传因素在高血压的发病中起到了关键的奠基作用。若直系亲属患有高血压，后代携带相关遗传易感基因的概率会大幅增加。这些基因会影响人体的肾素-血管紧张素-醛固酮系统功能以及血管平滑肌细胞的反应性等，从生理层面为高血压的发生提供了内在条件。环境因素对高血压的发生发展也有着重要影响。如今工业化进程加快，空气污染愈发严重。长期暴露在污染环境中，人体的呼吸道和心血管系统会受到持续损害。空气中的有害颗粒如 PM2.5，会引发炎症反应，导致血管内皮功能紊乱，进而影响血压的正常调节。不良生活方式在高血压的发病中也扮演着重要角色。过量的盐摄入会打破体内的钠钾平衡，使血容量增加，加重心脏和血管的负担，久而久之，血压便会升高。缺乏运动导致身体能量消耗减少，脂肪堆积，肥胖问题随之而来。肥胖不仅会增加心脏负荷，还会导致体内激素失衡，产生更多影响血压调节的物质，如瘦素抵抗、炎症因子等，进一步推动血压上升。

这些因素并非孤立存在，而是相互交织、相互促进。遗传因素决定了个体的易感性，而不良的环境和生活方式则是诱发高血压的外部条件。它们共同作用，形成了一个复杂的网络，影响着高血压的发生和发展。

（二）个体差异

不同个体对慢性病的易感性确实存在显著的差异，这种差异源于多种因素的交织影响，包括但不限于遗传因素、生活方式以及环境条件。

遗传因素在慢性病易感性中扮演着重要角色。特定基因的多态性，即基因序列中存在的微小变异，可能影响个体对高血压、糖尿病等慢性病的敏感性。例如，某些基因变异可能导致个体对盐敏感性增加，从而更容易患上高血压。这种基因层面的差异使得不同个体在面对相同的环境因素时，产生截然不同的生理反应和健康结局。

生活模式也会在很大程度上影响慢性病的易感程度。像饮食结构不合理、运动量不足、饮酒过量等不健康的生活习惯，都可能提升个体患上慢性病的概率。相反，维持均衡的饮食、适度运动以及保证充足睡眠等健康的生活方式，能帮助减少慢性病的发生概率。

环境条件也是不可忽视的影响因素。长期暴露于空气污染、噪声污染等不利环境中，可能加剧个体对慢性病的敏感性。这些环境因素不仅直接影响身体健康，还可能通过影响基因表达和生理机制，间接增加慢性病的风险。

因此，在制订慢性病预防和治疗策略时，必须充分考虑个体的差异性和特异性。通过基因检测、生活方式评估以及环境监测等手段，可以更准确地识别出高危个体，从而制订更加个性化的预防和治疗方案。这不仅有助于提高慢性病的防控效果，还能更好地满足个体的健康需求。

第二节 慢性病防控的意义与挑战

一、慢性病防控的意义

慢性病防控对于提高人民健康水平、减轻社会负担以及促进经济发展具有深远而广泛的意义。其长期性、复杂性和高成本性不仅给个人和家庭带来了沉重的负担，也对整个社会造成了深远的影响。因此采取有效措施进行慢性病防控，不仅关乎民众福祉，也是推动社会进步和经济发展的重要一环。

（一）提高人民健康水平

心脑血管疾病、糖尿病、慢性呼吸道疾病以及癌症等慢性病，是危害民众健康的主要病种之一。这些病症不仅会致使患者生活品质下降，还可能诱发多种并发症，严重时会威胁生命。若推行行之有效的慢性病防控手段，能够大幅降低此类疾病的发病和死亡概率，进而提高民众的健康程度与生命质量，为建设健康中国筑牢根基。

1. 强化健康宣教，增强公众健康认知

提升公众对慢性病危害的认知，是防控慢性病的首要举措。加强健康教育与宣传工作，普及健康知识，助力公众树立科学合理的健康观念，养成健康生活方式。政府、医疗机构、学校、社区等主体需要协同发力，借助健康讲座、咨询、展览等多样形式开展教育活动，让公众充分了解慢性病的成因、防治手段。此外，还应善用媒体、网络等渠道，广泛传播健康知识，提升公众健康素养和自我保健能力。

2. 干预生活方式，筑牢慢性病预防防线

慢性病的发生和人们的生活方式紧密相连，借助生活方式干预来纠正不良生活习惯是预防慢性病的关键所在。政府应制定相关政策，倡导均衡饮食、适度运动、戒烟限酒；推广健康饮食指引，引导公众选择低盐、低脂、高纤维食品；完善公共体育设施建设，鼓励大众参与体育活动；强化烟草管控，提高烟草税、限制烟草广告等。医疗机构要为民众提供个性化健康指导，协助制订科学的饮食和运动计划，提升自我管理水平。

3. 规范诊疗管理，延缓慢性病发展进程

对于慢性病患者而言，规范的治疗与管理是延缓病情、减少并发症的关键。医疗机构需要构建完备的慢性病管理体系，提供全方位诊疗服务。医生要依据患者具体状况，制订个性化治疗方案，涵盖药物、物理、心理治疗等。同时加强患者教育，提高其自我管理能力，如定期监测血压、血糖，遵医嘱服药，保持健康的生活习惯等。医疗机构还应建立随访制度，定期对患者进行跟踪评估，适时调整治疗方案，保障治疗效果。

（二）减轻个人与家庭的经济负担

慢性病的治疗和管理需要耗费大量的医疗资源和社会资源，这些资源包括医疗费用、护理费用、康复费用以及因慢性病导致的劳动力损失等。通过加强慢性病防控，可以减少医疗资源的浪费，降低社会成本，从而减轻社会的负担。对于个人和家庭而言，慢性病防控也意味着经济负担的减轻和生活质量的提升。

1. 早期筛查与干预，降低医疗费用

慢性病防控通过早期筛查和干预，可以及时发现并治疗慢性病，避免病情恶化，减少不必要的医疗费用。政府应建立慢性病筛查机制，为高风险人群提供免费的筛查服务。医疗机构应加强对慢性病筛查的宣传和推广，提高公众的筛查意识。对于筛查出的阳性患者，应及时进行干预和治疗，防止病情进一步发展。

2. 健康管理，提高患者自我管理能力

慢性病防控还应注重患者的健康管理，提高患者的自我管理能力。医疗机构应建立完善的健康管理档案，记录患者的健康状况、治疗情况和随访情况。为患者提供个性化的健康管理指导，减少因慢性病导致的住院次数和医疗支出。

3. 优化医疗资源配置，提升服务质效

慢性病防控工作有助于推动医疗资源合理分配，提升医疗服务的效率与质量。政府需强化对医疗机构的指导与监管，促进各医疗机构间的交流合作，达成医疗资源的优化配置与共享。鼓励医疗机构投身于慢性病防治的技术创新与研究，提升慢性病的诊疗水准和治疗成效。还应着重加强对医疗人员的教育培训，提高其专业素质和服务能力，为患者供给更优质的医疗服务。

4. 减轻家庭负担，维护家庭和谐与稳定

慢性病不仅给患者带来身体上的痛苦，也给家庭带来沉重的经济负担和心理负担。通过加强慢性病防控，减轻患者的经济负担和心理负担，可以维护家庭的和谐与稳定。政府应建立慢性病救助机制，为经济困难的患者提供医疗救助和生活救助。鼓励社会组织和企业参与慢性病防控工作，为患者提供心理支持、生活照料等服务。

（三）促进经济发展

慢性病防控对于经济发展的促进作用同样不可忽视。通过加强慢性病防控，提升劳动力健康水平，推动医疗产业的健康发展，提升全社会的健康素养和文明程度，可以为经济发展注入新的动力。

1. 提高劳动力健康水平，提升劳动生产率

劳动力是经济发展的重要支撑。通过加强慢性病防控，提高劳动力的健康水平，可以减少因病缺勤和因病离职的现象，提高劳动生产率。政府应出台相关政策，鼓励企业为员工提供健康福利。此外，还应建立完善的劳动者健康保障体系，为劳动者提供及时有效的医疗保障和救助。

2. 推动医疗产业健康发展，促进经济增长

随着慢性病防控工作的深入，对医疗服务和产品的需求将不断增加，推动医疗产业的快速发展。这不仅包括传统的医疗服务领域，如诊断、治疗和康复等，还包括健康管理、健康咨询等新兴服务领域。政府应加大对医疗产业的支持力度，推动医疗产业的创新和发展。鼓励医疗机构开展慢性病防治研究和技术创新，提高慢性病的诊疗水平和治疗效果；推动医疗信息化和智能化建设，提高医疗服务的效率和质量；加强医疗人才的培养和引进，提高医疗队伍的整体素质。加强对医疗产业的监管和指导，确保医疗产业的健康有序发展。

3. 提升健康素养和文明程度，营造良好社会环境

健康是人类发展的基础，也是社会文明的重要标志。通过加强慢性病防控，提高公众的健康意识和健康素养，可以推动形成健康、文明、和谐的社会风尚，为经济发展提供良好的社会环境。政府应加强对公众的健康教育，提高公众的健康素养和自我保健能力。鼓励社会组织和企业开展健康公益活动，传播健康知识，倡导健康生活方式。加强对健康文化的培育和推广，让健康成为全社会的共同追求和价值观念。

4. 促进经济可持续发展，实现全面小康社会

慢性病防控对于经济可持续发展的促进作用也是显而易见的，通过提高劳动力的健康水平、推动医疗产业的健康发展以及提升全社会的健康素养和文明程度，为经济可持续发展提供有力支撑。这有助于加快经济结构调整和产业升级步伐，推动经济高质量发展。慢性病防控还可以减少因病致贫、因病返贫的现象，缩小贫富差距，促进社会的公平与正义。这有助于实现全面小康社会目标，让人民群众共享经济发展成果。

二、慢性病防控的挑战

慢性病防控不仅关系到个人的健康福祉，更对社会经济发展有着深远影响。然而，尽管慢性病防控意义重大，在实际推进过程中却面临着诸多棘手的挑战。

（一）病因复杂

慢性病的病因呈现出高度的复杂性和多样性。遗传因素在慢性病的发生中扮演着重要角色。在糖尿病领域，遗传因素在2型糖尿病发病中占重要地位，某些基因突变会影响胰岛素的分泌、作用或代谢，从而增加个体患糖尿病的风险。如果家族中存在糖尿病患者，直系亲属携带相关致病基因的概率显著增加，使得他们从出生起就处于较高的发病风险之中。

环境因素同样不容忽视，工业污染是一个突出问题，长期暴露在严重污染的环境中，会导致呼吸系统慢性病的发病率急剧上升，以我国北方部分重工业城市为例，由于长期受到工业废气排放的影响，当地居民患COPD的比例远高于全国平均水平。水污染也是一大隐患，被污染的水源中可能含有重金属、化学农药等有害物质，长期饮用会损害人体的消化系统和泌尿系统，增加患上消化系统慢性病如胃炎、胃溃疡以及泌尿系统慢性病如慢性肾炎等的概率。

生活方式因素与慢性病的关联也极为紧密。不良的饮食习惯是导致慢性病的重要原因之一。高盐饮食会显著增加高血压的发病风险，过量的盐分摄入会使体内钠离子增多，引发水钠潴留，增加血容量，从而给血管壁带来更大压力，促使血压升高。高糖、高脂肪饮食则是肥胖和心血管疾病的重要诱因，肥胖会导致体内脂肪堆积，引发一系列代谢紊乱，进一步增加心血管疾病的发病风险。缺乏运动也是慢性病的重要危险因素，长期久坐不动会使身体新陈代谢减缓，能量消耗减少，脂肪容易堆积，进而引发肥胖、高血压、糖尿病等多种慢性病。

面对如此复杂的病因，加强对慢性病病因的研究迫在眉睫。一方面，科研人员需要深入挖掘遗传因素与慢性病之间的内在联系，通过基因测序、遗传图谱绘制等先进技术，精准定位致病基因，为个性化的预防和治疗提供理论基础。另一方面，要加强对环境因素的监测和评估，制定严格的环境质量标准，减少工业污染、水污染等对人体健康的危害。此外，还应大力开展健康教育，从而降低慢性病的发病风险。

（二）防控意识不足

部分人群对慢性病的危害认识严重不足，防控意识淡薄。许多人在慢性病初期，由于症状不明显，往往忽视了疾病的存在。高血压初期患者可能无症状，对高血压的危害缺乏足够认识，认为没有头晕、头痛症状不需要就医检查和治疗。随着病情的发展，高血压会逐渐损害心脏、大脑、肾脏等重要器官，引发冠心病、脑卒中等严重并发症。

在农村地区，这种防控意识不足的问题尤为突出。由于文化水平相对较低，信息获取渠道有限，农民对慢性病的了解十分有限。一项针对农村地区的调查显示，超过60%的农民对糖尿病的症状、危害和预防方法知之甚少。很多糖尿病患者在出现明显症状如多饮、多食、多尿、体重下降时才去就医，此时病情往往已经发展到较为严重的阶段。

防控意识不足还体现在对慢性病预防措施的忽视上，很多人明知吸烟、过量饮酒对健康有害，但依然我行我素。吸烟是导致肺癌、COPD、冠心病等多种慢性病的重要危险因素，吸烟率居高不下，据统计我国吸烟人数超过3亿。过量饮酒会损害肝脏、心脏等器官，增加患肝硬化、心肌病等慢性病的风险。

为了提高人们的防控意识，需要加强健康教育和宣传。一方面，可以利用电视、广播、互联网等多种媒体平台，广泛传播慢性病的防治知识，制作生动有趣的科普视频、宣传海报等，提高公众对慢性病的认知度。另一方面，要深入社区、农村、学校等基层单位，开展健康讲座、义诊等活动，面对面地向群众普及慢性病的危害和预防方法，提高他们的自我管理能力。社区可以定期组织健康讲座，邀请专家为居民讲解高血压、糖尿病等慢性病的防治知识，并提供免费的血压、血糖检测服务，让居民能够及时了解自己的健康状况。

（三）老龄化问题加剧

随着人口老龄化的加剧，慢性病的发病率和死亡率呈现出进一步上升的趋势。老年人由于身体机能衰退，免疫力下降，更容易患上慢性病。老龄化问题给慢性病防控带来了巨大挑战。

在健康管理领域，老年人群体面临着不小的挑战。相当数量的老年人被多种慢性病症缠身，日常需要同时服用多种药物，增加了肝肾负担，提高了不良药物反应的可能性。老年人的记忆力和认知能力下降，往往难以按时服药、定期复诊，导致疾病控制不佳，如忘服药或不按时服药，导致血压、血糖波动较大，增加了并发症的发生风险。

老龄化社会对医疗资源的需求大幅增加，慢性病患者需要长期的医疗护理和康复服务，这给医疗系统带来了沉重的负担。目前我国的养老服务和医疗保障体系还不够完善，无法满足老年人日益增长的健康需求。在一些养老院，缺乏专业的医护人员和医疗设施，无法为患有慢性病的老人提供有效的治疗和护理服务。

为了应对老龄化带来的挑战，需要加强对老年人的健康管理和服务。建立完善的老年人健康档案，定期为老年人进行健康体检，及时发现和干预慢性病的发生发展。同时，要加强对老年人的用药指导和健康宣教，提高他们的自我管理能力。此外，还应加大对养老服务机构的投入，培养专业的养老护理人员，完善医疗设施，为老年人提供高质量的医疗护理和康复服务。

(四）健康行为改变困难

改变不良生活方式和习惯是慢性病防控的重要措施之一，但在实际操作中，这一过程往往困难重重。人们的生活习惯和行为模式具有很强的惯性和依赖性，一旦形成很难在短时间内改变。吸烟是一种成瘾性行为，尼古丁的成瘾性使得吸烟者很难戒烟。据统计，我国吸烟者尝试戒烟的成功率仅为3%~5%，很多吸烟者在尝试戒烟后不久就会复吸。

不良饮食习惯的改变也面临诸多挑战。现代社会中，快餐、外卖等食品盛行，这些食品往往高盐、高糖、高脂肪，长期食用会对健康造成危害。然而，由于工作繁忙、生活节奏快，很多人贪图方便，难以改变这种饮食习惯。此外，口味偏好也是一个重要因素，很多人喜欢吃重口味的食物，对清淡饮食难以接受。

缺乏运动也是一个普遍存在的问题。随着科技的发展，人们的生活越来越便捷，体力活动量大幅减少。很多人在工作中长时间久坐不动，下班后又缺乏运动的动力和时间。虽然大家都知道运动对健康有益，但真正能够坚持定期运动的人却寥寥无几。

为了推动健康行为的形成和巩固，需要政府、社会和个人共同努力。政府应制定相关政策，鼓励健康产业的发展，如建设更多的健身设施、推广健康饮食文化等。社会各界应积极参与，开展形式多样的健康教育活动，营造健康的生活氛围。例如，企业可以组织员工开展健身活动，社区可以举办健康饮食烹饪比赛等。个人也应增强自我健康意识，主动改变不良生活方式，培养健康的生活习惯，如坚持每天适量运动、合理饮食、戒烟限酒等。

(五）防控策略缺乏针对性

慢性病防控策略需要根据不同地区、不同人群和不同疾病类型制订具有针对性的措施，但在实际操作中，往往存在防控策略缺乏针对性的问题。不同地区的经济发展水平、生活环境和文化背景存在差异，慢性病的发病情况也不尽相同。例如，在经济发达地区，心血管疾病的发病率就高；而在经济欠发达地区，由于医疗卫生条件有限、居民健康意识不足，传染病和营养不良相关的慢性病发病率较高。然而，目前一些地区在制订慢性病防控策略时，没有充分考虑这些地区差异，采取"一刀切"的防控措施，导致防控效果不佳。

不同人群对慢性病的易感性和防控需求也存在差异。老年人、儿童、孕妇、职业人群等不同群体，由于生理特点和生活方式的不同，面临的慢性病风险也不同。例如，老年人容易患高血压、糖尿病等慢性病，儿童则更容易患肥胖症、龋齿等慢性病。职业人群由于长期处于特定的工作环境中，可能面临不同的职业危害，如长期接触粉尘的工人容易患尘肺病，长期久坐的办公室人员容易患颈椎病、腰椎间盘突出症等。但目前的防控策略往往没有针对这些不同人群的特点制订个性化的防控措施。

不同疾病类型的慢性病也需要不同的防控策略。例如，高血压和糖尿病虽然都是慢性病，但它们的发病机制、治疗方法和预防措施存在很大差异。高血压主要通过控制血压、改善生活方式等措施进行防控；而糖尿病则需要综合控制血糖、血脂、血压等指标，同时注重饮食管理和运动治疗。然而在实际防控过程中，一些地方没有根据不同疾病的特点制订针对性的防控方案，导致防控效果不理想。

为了提高慢性病防控策略的针对性，需要加强对慢性病防控策略的研究和探索。深入了解不同地区、不同人群和不同疾病类型的慢性病发病特点和流行趋势，制订符合实际情况的防控措施。例如，针对经济发达地区的心血管疾病高发问题，可以加强对职业人群的健康管理，推广有氧运动、心理减压等干预措施；针对农村地区传染病和营养不良相关慢性病的防控，可以加强公共卫生设施建设，提高居民的健康意识和营养水平。同时，要根据不同疾病类型的特点，制订个性化的治疗和预防方案，提高防控效果。

慢性病防控是一项长期而艰巨的任务，面对病因复杂、防控意识不足、医疗资源分布不均、老龄化问题加剧、健康行为改变困难以及防控策略缺乏针对性等诸多挑战，全社会需要共同努力，采取综合性的防控措施，加强病因研究、提高防控意识、优化医疗资源配置、加强老年人健康管理、推动健康行为改变以及制订针对性的防控策略，才能有效遏制慢性病的蔓延，提高公众的健康水平和生活质量。

三、慢性病应对策略

世界卫生组织指出，慢性病每年导致的死亡人数占全球总死亡人数的70%以上，严重影响着人们的生活质量和社会经济的可持续发展。面对慢性病防控中病因复杂、防控意识不足、医疗资源分布不均等诸多挑战，实施一系列科学有效的策略迫在眉睫。

（一）加强健康教育

健康教育是慢性病防控的基础环节，对于提升公众对慢性病的认知和防控意识意义重大。

针对不同人群的特点制订针对性的健康教育内容和形式是关键。对于青少年群体，可将慢性病防控知识融入学校课程体系。例如，在健康教育课程中，设置专门的章节讲解肥胖、糖尿病与不良饮食习惯、缺乏运动之间的关联。通过生动有趣的动画、案例分析以及小组讨论等形式，让青少年了解慢性病的危害，培养他们健康的饮食和运动习惯。

对于成年人，尤其是职场人士，可利用线上线下相结合的方式开展健康教育。线上，通过社交媒体平台、企业内部网络等渠道推送慢性病防控知识，如定期发布关于高血压、心血管疾病预防的科普文章、短视频等。线下，举办健康讲座、工作坊等活动。

对于老年人，考虑到他们获取信息的习惯和身体特点，采用更为贴近生活的方式。如在社区组织健康义诊活动，医护人员不仅为老年人免费测量血压、血糖，还现场讲解慢性病的症状、预防和治疗方法。同时，发放图文并茂、通俗易懂的宣传手册，内容涵盖常见慢性病的日常护理、用药注意事项等。

（二）推动跨学科合作

慢性病防控是一个复杂的系统工程，需要政府、医疗机构、科研机构、社区组织等多方面的跨学科合作与协同努力。

政府在跨学科合作中起着统筹协调的关键作用。应制定相关政策，鼓励和引导各方力量参与慢性病防控工作。例如，设立专项基金，支持跨学科合作的慢性病防控项目。同时，建立健全跨部门协调机制，加强卫生健康、财政、教育、体育等部门之间的沟通与协作。医疗机构作为慢性病防控的核心力量，应加强与科研机构的合作。一方面，科研机构可以为医疗机构提供最新的科研成果和技术支持，帮助医疗机构提升诊疗水平。社区组织在慢性病防控中也发挥着不可或缺的作用。社区开展健康宣传活动，协助医疗机构开展慢性病患者的管理和随访工作。

为了更好地推动跨学科合作，还应建立跨学科的合作机制和信息共享平台。通过建立合作机制，明确各方的职责和任务，规范合作流程，确保合作项目的顺利实施。信息共享平台则可以打破信息壁垒，实现各方数据和资源的共享，提高工作效率。

（三）加强科研投入

加大对慢性病防控科研的投入力度，是推动慢性病防控工作取得突破的重要动力。在慢性病病因研究方面，需要进一步深入挖掘遗传因素、环境因素、生活方式因素等之间的相互作用机制。例如，利用全基因组关联分析技术，研究遗传变异与慢性病发病风险之间的关系。同时，开展大规模的流行病学调查，研究环境因素如空气污染、水污染、噪声污染等对慢性病发病的影响。某科研团队通过对某污染严重地区的长期流行病学调查发现，该地区居民长期暴露在高浓度的 PM2.5 环境中，患肺癌和心血管疾病的风险分别比正常地区高出 40% 和 30%。

在慢性病发病机制研究方面，应加强对细胞生物学、分子生物学等领域的研究。例如，研究细胞信号传导通路在糖尿病、肿瘤等慢性病发病过程中的作用机制，为开发新的治疗靶点和药物提供理论基础。某科研机构通过对肿瘤细胞信号传导通路的研究，发现了一种新的治疗靶点，并据此研发出一种新型的抗癌药物，在临床试验中取得了良好的治疗效果。

在慢性病预防和治疗技术创新方面，鼓励科研机构和企业加大研发投入。例如，研发新型的慢性病筛查技术，提高早期诊断率。目前，一些基于人工智能（Artificial Intelligence，AI）和大数据技术的慢性病筛查工具已经问世，能够快速、准确地对高血压、糖尿病等慢性病进行筛查。例如：某企业研发出一种新型的胰岛素泵，能够根据患者的血糖变化自动调节胰岛素的输注量，大大提高了糖尿病患者的血糖控制效果。

此外，还应加强科研人才培养，打造一支高素质的慢性病防控科研队伍。为促进慢性病防控科研发展，可运用设立科研专项基金、给予科研项目资助等手段，吸引并培育一批杰出的科研人才。在积极开展人才建设工作的同时，大力推进国际科研合作交流活动，深入学习并借鉴国际前沿的科研理念与先进技术，以此提升我国在慢性病防控领域的科研能力和水平。

（四）促进国际合作

在全球化的背景下，慢性病已成为全球性的公共卫生问题，加强国际合作与交流对于共同应对慢性病挑战具有重要意义。

积极参与国际慢性病防控合作项目和研究计划，能够让我国及时了解国际最新的研究成果和防控经验。例如，我国参与了世界卫生组织发起的全球糖尿病防控项目，通过与其他国家共同开展研究和交流，学习到了先进的糖尿病管理模式和防控技术。同时，我国也将自身在慢性病防控方面的成功经验分享给其他国家，为全球慢性病防控作出了贡献。与国际组织和相关国家建立长期稳定的合作关系，能够实现资源共享、优势互补。

通过国际合作与交流，还可以促进国际间的标准制定和规范统一。在慢性病诊断、治疗、预防等方面，制定统一的国际标准和规范，有助于提高全球慢性病防控工作的质量和效率。此外，国际合作还能够加强全球公共卫生治理，共同应对全球性的公共卫生危机。

（五）制订针对性防控策略

不同地区、不同人群和不同疾病类型的慢性病具有各自独特的特点，因此制定针对性的防控策略是提高防控工作针对性和实效性的关键。

根据不同地区的社会经济发展水平和慢性病流行特点制订差异化的防控措施。针对经济发达地区，可以加强职业健康管理，推广心理健康干预措施，如在企业中设立心理咨询室，为员工提供心理疏导服务。同时，加强对高端医疗资源的配置，提高对疑难慢性病的诊疗能力。在经济欠发达地区，由于医疗卫生条件有限、居民健康意识不足，传染病和营养不良相关的慢性病发病率较高。针对这些地区，应加大对医疗卫生基础设施的投入，加强公共卫生服务体系建设，开展健康教育活动，提高居民的健康意识和营养水平。

针对不同人群制订个性化的健康教育和管理服务。对于儿童，应注重培养健康的生活习惯，如合理饮食、适量运动、充足睡眠等。通过学校、家庭和社区的共同努力，营造健康的成长环境。对于孕妇，应加强孕期保健和营养指导，预防妊娠期糖尿病、高血压等慢性病的发生。对于老年人，应加强慢性病的筛查和管理，提供个性化的康复护理服务。例如，某社区为老年人建立了慢性病康复中心，提供康复训练、中医理疗等服务，有效提高了老年人的生活质量。

针对不同疾病类型制订科学有效的预防和治疗方案。对于高血压，应加强血压监测，推广生活方式干预和药物治疗相结合的综合防控措施。对于糖尿病，应注重血糖监测、饮食管理、运动治疗和药物治疗的有机结合。对于肿瘤，应加强早期筛查和诊断，推广规范化的综合治疗方案，包括手术、化疗、放疗、靶向治疗等。

慢性病防控是一项长期而艰巨的任务，需要全社会的共同努力。通过加强健康教育、完善医疗保障体系、推动跨学科合作、加强科研投入、促进国际合作以及制订针对性防控策略等一系列措施的综合实施，我们有信心有效应对慢性病防控的挑战，降低慢性病的发病率和死亡率，提高公众的健康水平和生活质量，为实现健康中国的战略目标奠定坚实基础。

第二章 健康管理在慢性病防治中的价值

第一节 健康管理的概述

一、健康管理的基本概念

（一）健康管理的概念

健康管理是以现代医学理论为指导，结合管理学方法与信息技术手段，对个体或群体健康状况进行系统性、连续性监测、评估与干预的综合性医学实践。其本质是通过科学识别健康风险、优化资源配置，实现疾病预防和健康促进的目标，推动医学模式从被动治疗转向主动管理。这一概念根植于生理—心理—社会医学模式，将传统中医"治未病"的预防思想与现代循证医学技术相融合，强调在疾病发生前或早期阶段介入，尤其关注慢性非传染性疾病的防控。健康管理的核心逻辑在于构建"数据采集—风险评估—精准干预—效果追踪"的闭环体系，既包括通过体检、生物检测、可穿戴设备等技术手段获取血压、血糖、睡眠质量等生理指标，也涉及对生活方式、心理压力、环境暴露等多元数据的整合分析。例如，利用 AI 算法对体检报告中的异常指标进行关联性挖掘，可预测糖尿病、心血管疾病等慢性病的发病风险，进而为高风险人群制订个性化干预方案，如膳食结构调整、运动计划优化或压力管理训练。

在实施层面，健康管理需依托跨学科协作，由具备临床医学、营养学、心理学等专业背景的医疗团队主导，面向健康人群、亚健康群体及慢性病患者分层施策。对于健康人群，重点在于通过健康教育维持良好状态，如推广疫苗接种、普及营养知识；针对亚健康状态（如代谢综合征前期、长期失眠等），则侧重行为干预，包括戒烟指导、睡眠质量监测；而慢性病患者的管理更强调疾病控制与并发症预防，如糖尿病患者通过动态血糖监测系统实现用药依从性监督。值得关注的是，现代信息技术成为健康管理的重要赋能工具，电子健康档案系统可整合分散的医疗数据，移动医疗平台支持远程随访与实时反馈，区块链技术则能提升健康数据共享的安全性。这种管理模式不仅降低了医疗成本，更重要的是通过早期干预显著延缓疾病进程，如对高血压前期人群实施限盐、减重等干预措施，可使冠心病发病率下降 40% 以上。

从社会医学视角看，健康管理实质上重构了医患关系与医疗服务供给模式。它突破传统医疗以医院为中心的局限，将服务场景延伸至社区、家庭甚至个体日常生活，形成覆盖全生命周期的健康维护网络。世界卫生组织提出的"健康老龄化"战略中，健康管理被视为实现老年人功能维持与生活质量提升的关键路径。当前，随着精准医学和基因组学的发展，健康管理正朝着个体化、预测性方向深化，如通过基因检测识别肿瘤易感人群并制订前瞻性筛查计划。这种以数据为驱动、以预防为导向的管理体系，不仅体现了现代医学从"疾病中心"向"健康中心"的范式转变，更是应对全球慢性病负担加剧、医疗资源紧张挑战的战略性解决方案。

（二）健康管理的目标

健康管理作为现代医学模式转型的重要实践，已从单纯的疾病治疗转向全人群、全周期的健康维护。这个系统性工程以提升国民健康水平为核心目标，通过多维度的干预策略构建起覆盖生命全过程的健康防护网。健康管理旨在实现健康的最大化和医疗资源的最优化利用，通过对健康危险因素的有效干预，减少疾病的发生和发展，降低医疗费用，提高生命质量。健康管理不仅有助于个体的健康，也对整个社会的医疗资源配置和健康保障体系的建设具有重要意义。健康管理正在重塑现代医疗生态，其目标实现需要个人、医疗机构、政府三方协同。未来发展方向包括基因检测指导的精准预防、物联网支持的实时健康监测、AI赋能的个性化管理方案。这个系统工程的成功实施，将使人类平均健康寿命延长 10~15 年，真正实现从"治病"到"造健康"的范式转变。

二、健康管理的理论基础

（一）循证医学

循证医学强调将临床证据、医生的经验和患者的价值观相结合，为患者提供最佳的医疗服务。在健康管理中，循证医学的理念同样重要。通过收集和分析大量的临床研究证据，健康管理师可以为个体或群体制订科学、合理的健康管理方案，提高健康管理的效果和质量。

（二）健康危险因素理论

健康危险因素是指那些能够影响个体健康状况的因素，如吸烟、酗酒、不合理饮食、缺乏运动、心理压力等。通过对个体的健康危险因素进行全面评估，健康管理师可以制订个性化的健康管理方案，帮助个体消除或减少健康危险因素，预防疾病的发生。

（三）管理学理论

健康管理是一个系统的工程，需要运用管理学的理论和方法来进行组织、协调和管理。管理就是在特定环境条件下，通过合理的计划和组织，可以有效地整合健康管理资源，提高健康管理的效率和效果；通过科学的领导和控制，可以确保健康管理方案的顺利实施，实现健康管理的目标。其中，管理学中的计划、组织、领导、控制等职能在健康管理中都有着重要的应用。

（四）心理学理论

心理因素对健康有着重要的影响。长期的心理压力、焦虑、抑郁等不良情绪会导致身体免疫力下降，增加疾病的发生风险。在健康管理中，心理学理论的应用可以帮助个体调整心态，缓解心理压力，提高心理健康水平。例如，通过心理咨询、心理治疗等方法，可以帮助个体解决心理问题，培养积极的心态，促进身心健康。

三、健康管理的基本流程

健康管理的基本流程包括健康信息采集、健康风险识别、健康干预和健康追踪四个主要环节。

（一）健康信息采集

健康信息采集主要包括以下几个方面。

1. 健康状况调查

通过问卷调查、体检数据等方式，全面了解个体的健康状况、生活习惯和家族病史。

2. 健康指标监测

通过定期的体检和健康指标监测（如血压、血糖、血脂等），获取个体的健康数据。

3. 健康档案建立

将健康数据系统化记录，形成个体的健康档案，为后续的健康管理提供依据。

（二）健康风险评估

健康风险评估是基于健康评估结果，对个体的健康风险进行分析和评估，主要包括以下几个方面。

1. 健康风险因素分析

根据健康数据，识别可能导致慢性病发生和发展的风险因素，如不良生活习惯、遗传因素、环境因素等。

2. 健康风险等级评估

根据风险因素的影响程度，评估个体的健康风险等级，为制订个性化的健康管理计划提供依据。

（三）健康干预

健康干预作为健康管理的核心实施环节，健康介入措施聚焦于对不良生活行为模式、致病性危险因子及其引发的亚健康状态实施系统性医学干预。该环节通过主动介入方式落实健康管理策略，已成为慢性病防治体系的关键实施载体。需要强调的是，健康信息采集与健康风险评估本质属于健康维护流程的基础性工作；而健康干预是主动化、动态化的健康管理执行单元，亦是当前转化健康管理理论为实践的核心服务模块。健康干预主要包括以下几个方面。

1. 健康教育

作为系统性健康促进工程，健康教育通过知识宣导、技能培训及行为修正三维路径，致力于引导个体与群体实现非健康行为转化及健康行为模式构建，是以优化全民健康素养为导向的系统性实践工程。其核心价值体现在向公众输送健康管理新范式，有效弥合非专业群体在健康认知领域的知识鸿沟，对规范化健康档案建设、服务质量优化及医患信任关系培育具有显著促进作用。现阶段国内健康教育体系呈现被动式传播特征，实施主体集中于公共卫生机构，主要采用专题讲坛、科普读本、数字化课程等载体，着力强化民众健康认知水平与自主健康调控能力。

2. 行为干预

行为是指可以观察到的个体反应或适应环境的活动总称。人的行为对健康的影响是具有双向性的。不良行为对健康具有负面的危害作用；而优良的行为则对健康具有促进、维护和改善作用。行为干预就是针对个体或群体的不良行为，采取一系列有计划、有组织的措施，以促进其改变行为，建立有利于健康的行为模式，从而降低健康风险、预防疾病发生或控制疾病进展的过程。

3. 医疗干预

医疗干预是指在健康管理过程中，针对个体或群体存在的健康问题、疾病隐患或已患疾病，由专业医疗人员运用医学手段和技术进行的一系列干预措施，以达到维护健康、预防疾病、控制病情发展、促进康复等目的。主要包括定期体检、疾病管理及疫苗接种等方式。

4. 心理干预

心理干预是指运用心理学的理论、方法和技术，对个体或群体的心理状态、认知、情绪和行为等方面进行有目的、有计划地影响和调整，以促进其心理健康，提高生活质量，更好地应对生活中的各种压力和挑战，预防和缓解心理问题及相关心身疾病的发生。主要包括心理咨询、心理健康教育及自我管理策略。

5. 综合干预

健康干预路径规划需综合考量服务客体的个性化诉求，同时受其社会属性、年龄分布及群体特征等多维度因素影响。其中干预模式主要包括契约管理干预模式、自我管理干预模式、家庭管理干预模式、社区干预模式。干预策略的制订需依据健康风险因子的叠加特征与交互效应，主要包括社区综合干预策略、群体干预策略及个体干预策略。目前多数采取综合干预策略。

（四）健康追踪

健康追踪是健康管理的重要保障，健康追踪是指通过对个体健康相关信息的持续收集、监测和分析，以了解身体状况、发现健康问题并采取相应措施的过程，主要包括以下几个方面。

1. 健康数据监测

通过定期的健康检查和健康指标监测，评估健康管理效果，及时调整管理策略。

2. 健康反馈机制

通过健康数据反馈和健康评估，为个体提供健康改进建议和后续管理计划。反馈是健康跟踪的重要环节。根据健康跟踪的结果，及时反馈给个体和健康管理者，调整干预措施。

3. 健康管理效果评价

通过长期的健康追踪和数据分析，评估健康管理的整体效果，为后续的健康管理提供科学依据。评价方法包括定量评价、定性评价及成本效益分析。定量评价是收集生理指标、疾病指标等客观数据，进行统计分析。通过对比干预前后的数据，计算指标的变化率，评估健康管理的效果。定性评价是采用问卷调查、访谈等方式，了解个体对健康管理的满意度、健康意识的提高程度以及生活方式改变的主观感受等。成本效益分析则是计算健康管理的投入成本（包括人力、物力、财力等）和产出效益（如医疗费用的减少、生产力的提高等），评估健康管理的经济合理性。

四、健康管理的意义

（一）预防疾病的发生

健康管理通过对个体的健康危险因素进行识别、评估和干预，可以帮助个体消除或减少健康危险因素，预防疾病的发生。例如，通过生活方式干预，可以降低高血压、糖尿病、冠心病等慢性疾病的发生风险。

（二）提高生活质量

健康管理不仅关注个体的身体健康，还注重个体的心理健康和生活质量。通过提供健康咨询、心理干预等服务，可以帮助个体缓解心理压力，调整心态，提高心理健康水平。同时，通过生活方式干预和营养干预等措施，可以帮助个体改善生活方式，提高生活质量。

（三）降低医疗成本

健康管理通过预防疾病的发生和控制疾病的发展，可以降低慢性疾病的发病率和复发率，减少住院次数和住院时间，从而降低医疗成本。

（四）促进社会经济发展

健康是社会经济发展的基础，只有拥有健康的劳动力，才能推动社会经济的发展。健康管理通过提高国民的健康水平，可以减少因疾病导致的生产力损失，促进社会经济的发展。

五、健康管理面临的挑战和未来发展趋势

（一）面临的挑战

1. 专业人才短缺

健康管理是一个综合性的学科，需要具备医学、管理学、营养学、运动学等多学科知识的专业人才。目前，我国健康管理专业人才短缺，难以满足市场的需求。

2. 公众认知度低

虽然健康管理的理念已经逐渐被人们所接受，但公众对健康管理的认知度仍然较低。很多人对健康管理的概念、内容和意义还不够了解，缺乏参与健康管理的积极性和主动性。

3. 行业标准和规范不完善

随着健康管理市场的不断发展，健康管理机构如雨后春笋般涌现。但由于缺乏统一的行业标准和规范，健康管理服务质量参差不齐，存在一些不规范的行为。

4. 信息安全

健康管理涉及个体的大量健康信息，如个人基本信息、健康体检信息、疾病诊断信息等。这些信息的安全保护至关重要。但目前，我国在健康信息安全方面还存在一些问题，如信息泄露、信息滥用等。

（二）未来发展趋势

1. 个性化和精准化

随着基因检测、大数据分析等技术的不断发展，健康管理将更加注重个性化和精准化。通过对个体的基因信息、生活方式信息、健康体检信息等进行综合分析，可以为个体制订更加个性化、精准化的健康管理方案。

2. 智能化和数字化

随着AI、物联网、云计算等技术的不断发展，健康管理将更加智能化。通过智能穿戴设备、远程医疗应用等技术，可以实现对个体健康状况的实时监测和管理。同时，通过大数据分析和AI算法，可以为个体提供更加智能化的健康管理建议。

3. 整合化和协同化

健康管理是一个系统的工程，需要整合医疗、保险、养老、健身等多个领域的资源。未来，健康管理将更加注重整合化和协同化，通过建立跨领域的合作机制，实现资源的共享和优化配置，为个体提供更加全面、优质的健康管理服务。

4. 国际化和标准化

随着全球化进程的加速推进，健康管理将愈加重视国际化和标准化。通过制定统一的国际健康管理标准和规范，能够促进健康管理服务的国际化和规范化。同时，增强国际间的交流与合作，可以借鉴国外先进的健康管理经验和技术，推动我国健康管理事业的发展。

第二节 健康管理在慢性病防治中的作用

一、慢性病健康管理的主要措施

（一）健康教育与健康促进

健康教育与健康促进是健康管理在慢性病预防中的基础环节。通过系统的健康教育，可以提高公众对慢性病危险因素的认识，促使人们采取健康的生活方式。健康教育的内容包括慢性病的病因、危险因素、预防措施以及早期症状的识别等。健康促进则通过创造支持性的环境，促使人们采取健康的行为。例如，通过政策倡导，推动公共场所禁烟、推广健康饮食等。健康教育与健康促进的目标是提高公众的健康素养，使其具备自我健康管理的能力。有效的健康教育与健康促进可以显著降低慢性病的发病率。

1. 健康教育的内容与方法

健康教育的内容应涵盖慢性病的各个方面，包括病因、危险因素、预防措施、早期症状识别、治疗方法及康复管理等。

2. 健康促进的策略

健康促进的策略包括政策倡导、环境改造、社区参与等。例如，通过政策倡导，推动公共场所禁烟、推广健康饮食等；通过环境改造，提供安全的运动场所和健康的食品选择；通过社区参与，组织健康活动，营造健康生活的社会氛围。

（二）健康风险评估与早期筛查

健康风险评估与早期筛查是健康管理在慢性病预防中的重要手段。通过定期的健康检查和风险评估，可以早期识别慢性病的高危人群，实施针对性的预防干预措施。健康风险评估包括对个体的健康状况、生活方式、家族史等进行全面评估，以确定其患慢性病的风险。例如，通过问卷调查、体检数据分析和生物标志物检测，评估个体患心血管疾病、糖尿病等慢性病的风险。早期筛查则是通过特定的检测方法，早期发现慢性病的危险因素或早期症状。例如，定期测量血压、血糖和血脂水平，可以早期发现高血压、糖尿病和高脂血症等慢性病。早期筛查有助于及时采取干预措施，防止疾病的发生和发展。健康风险评估与早期筛查可以显著降低慢性病的发病率和死亡率。

1. 健康风险评估的工具

健康风险评估的工具包括问卷调查、体检数据采集、生物标志物检测等。问卷调查可以收集个体的健康状况、生活方式、家族史等信息；体检数据分析可以评估个体的生理指标；生物标志物检测可以评估个体的生化指标。

2. 早期筛查的技术与策略

早期筛查的技术包括血压测量、血糖测量、血脂测量、影像学检查等。筛查策略应根据个体的风险因素和健康状况制订，例如，对于有家族史的高危人群，应定期进行相关检查。

（三）生活方式干预

生活方式干预是健康管理在慢性病预防中的核心策略。通过改变不健康的生活方式，可以有效降低慢性病的发病风险。生活方式干预的内容包括健康饮食、规律运动、控制饮酒和戒烟等。健康饮食是预防慢性病的重要措施。例如，地中海饮食被证明可以显著降低心血管疾病的风险。规律运动是预防慢性病的另一重要措施。通过每天进行 30 分钟以上的有氧运动，可以增强心肺功能，降低肥胖、高血压、糖尿病等慢性病的风险。控制饮酒和戒烟也是预防慢性病的重要措施。过量饮酒和吸烟是多种慢性病的危险因素，通过控制饮酒和戒烟，可以显著降低慢性病的发病风险。

1. 健康饮食的具体措施

健康饮食的具体措施包括控制热量摄入、增加蔬果摄入、减少盐和糖的摄入、选择健康的脂肪和蛋白质来源等。例如，推荐每天摄入 5 份以上的蔬果，减少加工食品的摄入。

2. 规律运动的实施方法

规律运动的实施方法包括制订个性化的运动计划、选择适合的运动方式、逐步增加运动强度和时间等。

3. 控制饮酒与戒烟的干预策略

控制饮酒与戒烟的干预策略包括健康教育、行为干预、药物治疗等。例如，通过健康教育提高公众对饮酒和吸烟危害的认识；通过行为干预帮助个体改变不良习惯；通过药物治疗辅助戒烟。

（四）环境与社会支持

环境与社会支持是健康管理在慢性病预防中的重要保障。通过创造支持性的环境和社会支持系统，可以促进人们采取健康的行为，降低慢性病的发病风险。支持性的环境包括政策环境、物理环境和社会环境。例如，通过政策倡导，推动公共场所禁烟、推广健康饮食等；通过改善社区环境，提供安全的运动场所和健康的食品选择；通过社会倡导，营造健康生活的社会氛围。社会支持系统包括家庭支持、社区支持和专业支持。例如，通过家庭支持，鼓励家庭成员共同采取健康的生活方式；通过社区支持，提供健康教育和筛查服务；通过专业支持，提供个性化的健康管理方案。环境与社会支持可以显著提高健康管理的效果。

1. 支持性环境的构建

支持性环境的构建包括政策倡导、环境改造、社会倡导等。例如，通过政策倡导推动公共场所禁烟，通过环境改造提供安全的运动场所，通过社会倡导营造健康生活的社会氛围。

2. 社会支持系统的建立

社会支持系统的建立包括家庭支持、社区支持和专业支持。例如，通过家庭支持鼓励家庭成员共同采取健康的生活方式；通过社区支持提供健康教育和筛查服务；通过专业支持提供个性化的健康管理方案。

（五）政策与法规支持

政策与法规支持是健康管理在慢性病预防中的重要保障。通过制定和实施相关政策与法规，可以创造支持性的环境，促进人们采取健康的行为，降低慢性病的发病风险。政策与法规支持的内容包括公共卫生政策、健康促进政策、环境保护政策等。例如，通过公共卫生政策推动慢性病的早期筛查和干预；通过健康促进政策推广健康饮食和规律运动；通过环境保护政策改善空气质量和饮用水安全。政策与法规支持可以显著提高健康管理的效果。

1. 公共卫生政策的制定与实施

公共卫生政策的制定与实施包括慢性病的早期筛查和干预、健康教育和健康促进、疫苗接种等。例如，通过政策推动慢性病的早期筛查和干预，提高公众的健康素养。

2. 健康促进政策的推广

健康促进政策的推广包括健康饮食、规律运动、控制饮酒和戒烟等。例如，通过政策推广健康饮食，减少盐和糖的摄入；通过政策推广规律运动，增加公众的运动量。

3. 环境保护政策的落实

环境保护政策的落实包括改善空气质量、饮用水安全、食品安全等。例如，通过政策改善空气质量，减少空气污染对健康的影响；通过政策改善饮用水安全，保障公众的饮水安全。

（六）社区与工作场所健康管理

社区与工作场所健康管理是健康管理在慢性病预防中的重要组成部分。通过在社区和工作场所实施健康管理，可以提高公众的健康水平，降低慢性病的发病风险。社区健康管理的内容包括健康教育、健康筛查、健康干预等。例如，通过社区健康服务中心开展健康教育和筛查活动，促进慢性病的早期发现和预防。工作场所健康管理的内容包括健康促进、健康筛查、健康干预等。例如，通过工作场所健康促进计划，鼓励员工采取健康的生活方式，降低慢性病风险。社区与工作场所健康管理可以显著提高健康管理的效果。

1. 社区健康管理的实施

社区健康管理的实施包括健康教育、健康筛查、健康干预等。例如，通过社区健康服务中心开展健康教育和筛查活动，促进慢性病的早期发现和预防。

2. 工作场所健康管理的实施

工作场所健康管理的实施包括健康促进、健康筛查、健康干预等。例如，通过工作场所健康促进计划，鼓励员工采取健康的生活方式，降低慢性病风险。

（七）数字化健康管理技术的应用

随着科技的发展，数字化技术正在革新健康管理的方式。数字化健康管理技术的应用包括远程监测、AI、大数据分析、移动健康应用程序等。远程监测技术使医生能够实时了解患者的健康状况，及时调整治疗方案。例如，AI系统可以根据患者的病史和生活习惯，预测糖尿病发病风险，并给出预防措施。大数据分析有助于发现健康问题的规律，为公共卫生决策提供依据。例如，通过分析区域性的健康数据，可以识别慢性病的高发区域，制订针对性的干预策略，移动健康应用程序使个人能够更方便地帮助用户养成健康的生活习惯。数字化健康管理技术的应用可以显著提高健康管理的效果。

1. 远程监测技术的应用

远程监测技术的应用包括可穿戴设备、远程医疗系统等。例如，可穿戴设备可以持续监测心率、血压等指标，数据自动传输至医疗系统，医生可以实时了解患者的健康状况。

2. 人工智能算法的应用

AI算法的应用包括健康风险评估、疾病预测、个性化干预等。例如，AI系统可以根据患者的病史和生活习惯，预测糖尿病发病风险，并给出预防措施。

3. 大数据分析的应用

大数据分析的应用包括健康数据分析、公共卫生决策支持等。例如，通过分析区域性的健康数据，可以识别慢性病的高发区域，制订针对性的干预策略。

4. 移动健康应用程序的应用

移动健康应用程序的应用包括健康监测、饮食建议、运动计划等。例如，移动健康应用程序可以提供健康监测、饮食建议、运动计划等功能，帮助用户养成健康的生活习惯。

二、健康管理的效果评估

健康管理的效果评估是健康管理在慢性病预防中的重要环节。通过科学的评估，可以了解健康管理的效果，优化健康管理策略。健康管理的效果评估包括健康指标的评估、行为改变的评估、健康素养的评估等。例如，通过评估血压、血糖、血脂等健康指标，了解健康管理的效果；通过评估饮食、运动、吸烟等行为改变，了解健康管理的效果；通过评估健康知识、健康技能、健康态度等健康素养，了解健康管理的效果。科学的健康管理效果评估可以显著提高健康管理的效果。

（一）健康指标的评估

健康指标的评估包括血压、血糖、血脂等生理指标的评估。例如，通过定期测量血压、血糖、血脂等指标，了解健康管理的效果。

（二）行为改变的评估

行为改变的评估包括饮食、运动、吸烟等行为的评估。例如，通过问卷调查了解个体的饮食、运动、吸烟等行为改变，评估健康管理的效果。

（三）健康素养的评估

健康素养的评估包括健康知识、健康技能、健康态度等的评估。例如，通过问卷调查了解个体的健康知识、健康技能、健康态度等，评估健康管理的效果。

第三节　科学化、智能化健康管理的初步探索

一、概述

随着科学技术的快速发展和人们生活水平的提高，健康问题日益受到广泛关注。传统的健康管理模式已难以满足现代社会对健康服务的需求，智能化健康管理应运而生，AI、大数据、物联网等技术的快速发展为健康管理带来了新的机遇，推动了健康管理的科学化与智能化转型。

（一）科学化、智能化健康管理的现状

近年来，随着 AI、大数据、物联网等技术的快速发展，科学化、智能化健康管理逐渐成为健康管理领域的重要发展方向。

1. 技术驱动的健康管理变革

随着 5G 网络、智能手机、大数据、云服务、AI、区块链等技术的逐渐成熟和广泛应用，医疗服务和健康管理服务模式发生了深刻变革。例如，基于互联网的智慧健康管理平台能够实现健康信息的高效采集、个性化体检方案的制订、智能导检、健康状态评估与干预等功能。

2. 智能化健康管理平台的构建

智能化健康管理平台通过整合医疗资源，构建智能医学知识库和模型库，实现健康自测、风险预测、健康教育、健康评估、智能咨询、综合干预等功能。例如，某智慧健康管理平台通过这些功能实现了对 40 种法定传染病的早期监测和预警，以及对 260 种常见疾病的智能化管理，同时基于区域医共体内医疗机构、医保、居民等多方数据建立的居民全息健康档案，能够通过 AI 技术进行分级分类评估，预测疾病转归。

3. AI 在健康管理中的应用

AI 技术在健康管理中的应用日益广泛，包括智能健康信息采集、风险评估、个性化健康管理方案制订等。例如，百度灵医智慧通过生成式 AI 技术，为健康管理师提供了强大的工具支持，提升了健康管理的效率和精准度。

4. 应用场景的广泛落地

智能化健康管理的应用场景已广泛落地，涵盖了从疾病预防到康复管理的全过程。①智能随访：通过语音识别、自然语言处理等技术，实现自动化的患者随访，减轻医护人员负担；②智能患者院后管理：为出院患者提供个性化的健康管理、健康教育、药物管理和康复指导；③智能健康管理：汇聚区域居民健康信息，开展健康服务、风险评估及健康宣教，实现分层分类治疗与管理；④智能中医健康管理：基于中医药知识库，提供中医"治未病"养生保健和健康管理服务。

5. 智能化诊疗与个性化治疗

智能化健康管理在诊疗和治疗领域也取得了显著进展。大模型通过分析海量医疗数据，能够辅助医生进行更准确的诊断。此外，大模型可对患者进行精准画像，制订个性化治疗方案。

6. 基层公卫服务的智能化

智能化健康管理在基本公共卫生服务中也发挥了重要作用。例如，通过智能健康管理平台，基层医疗机构能够实现居民健康档案的智能化管理，提供精准的健康干预和健康管理服务。

7. 医疗设备与耗材管理的智能化

智能化技术还被应用于医疗设备和耗材管理中。通过物联网技术，医疗设备的状态数据、使用记录、故障信息等能够实时监控和分析，提高设备使用效率。此外，智能医用耗材管理系统能够实时监测耗材需求及使用情况，优化资源调配。

8. 健康管理服务的数字化转型

随着数字化技术的普及，健康管理服务正加速向数字化、智能化转型。数字大健康平台通过在线零售药房、在线问诊等服务，赋能传统医疗健康价值链。

9. 健康管理学科建设的推进

智能化健康管理的发展也推动了健康管理学科的建设。未来十年，智慧健康管理将成为健康管理学科建设的重要方向。预计到2030年，智慧健康管理将取得长足进展，对健康管理从业人员、机构、学科建设与行业发展都将产生深远影响。

10. 中医药智能化的应用

中医药在智能化健康管理中也展现出独特优势。基于中医药大模型，智能中医健康管理系统能够辅助进行中医"治未病"养生保健和健康管理。这种结合传统医学与现代技术的模式，为健康管理提供了新的思路。

（二）科学化健康管理的理论基础

科学化健康管理的理论基础涉及多个学科领域，其中预防医学和健康促进理论为其提供了重要的理论支撑。预防医学强调通过三级预防策略，即一级预防（病因预防）、二级预防（早期发现和干预）和三级预防（疾病管理和康复），来维护和促进健康。健康促进理论则强调通过创造支持性环境、强化社区行动、发展个人技能等方式，提高人群健康水平。循证医学和精准医疗理念的引入，进一步推动了健康管理的科学化进程。循证医学强调将最佳研究证据、临床经验和患者价值观相结合，为健康管理决策提供科学依据。精准医疗则通过整合个体基因、环境和生活方式等信息，实现疾病的精准预防、诊断和治疗。这些理论的应用，使得健康管理从经验主导转向证据主导，从群体化转向个性化，大大提高了健康管理的科学性和有效性。

（三）智能化健康管理系统的构建

智能化健康管理系统的设计原则包括用户中心、数据驱动、智能决策和持续优化。用户中心强调以满足用户需求为导向，提供个性化的健康管理服务；数据驱动强调充分利用各种健康数据，为健康管理决策提供科学依据；智能决策强调利用AI技术实现自动化、智能化的健康管理决策；持续优化强调通过反馈机制不断改进和优化健康管理方案。

智能化健康管理系统的关键技术包括数据采集与处理技术、AI算法、大数据分析技术、云计算技术和区块链技术等。数据采集与处理技术用于收集和处理各种健康数据；AI算法用于疾病预测、诊断和个性化方案制订；大数据分析技术用于挖掘健康数据中的潜在规律；云计算技术用于实现系统的弹性扩展和高可用性；区块链技术用于保障数据安全和隐私保护。

智能化健康管理系统的构建是实现科学化、智能化健康管理的关键。该系统主要包括数据采集与整合、健康数据分析与建模以及智能决策支持与个性化干预三个核心环节。数据采集与整合是智能化健康管理的基础，这些数据的有效整合和标准化处理，为后续分析和决策提供了可靠的数据基础。

智能化健康管理系统的功能模块包括数据采集模块、数据存储与管理模块、数据分析与挖掘模块、健康评估模块、干预方案制订模块和效果评价模块等。数据采集模块负责收集各种健康数据；数据存储与管理模块负责存储和管理健康数据；数据分析与挖掘模块负责对健康数据进行深度分析；健康评估模块负责评估用户的健康状况；干预方案制订模块负责制订个性化的健康管理方案；效果评价模块负责评估健康管理方案的效果并进行优化。

健康数据分析与建模是智能化健康管理的技术基础。通过机器学习、深度学习等 AI 技术对健康管理数据进行处理并建立模型组建系统，可以对海量健康数据进行深度挖掘和分析，进行健康风险评估，疾病预测等。这些模型能够识别健康风险因素，预测疾病发生发展，为健康干预提供科学依据。

智能决策支持与个性化干预是智能化健康管理的最终目标。基于健康数据分析结果，系统可以为个体提供个性化的健康评估报告、风险预警和干预建议。同时，通过智能算法和规则引擎，系统能够智能生成个性化的健康管理方案，实现精准健康管理。

（四）科学化、智能化健康管理的优势

科学化、智能化健康管理通过整合先进的技术手段与传统健康管理理念，为个人和群体提供了更高效、精准、全面的健康服务。以下是其多方面的优势。

1. 个性化健康管理方案

方案涵盖了饮食、运动、心理健康、疾病预防等多个方面，确保每个方案都切实符合个体的健康需求。例如，对于患有高血压的个体，系统会提供相应的饮食控制建议、适当的运动处方以及必要的药物干预，从而有效控制血压水平。

2. 早期筛查与疾病预防

智能化健康管理强调预防性措施，通过定期体检、基因检测、影像学筛查等手段，帮助个体早期发现潜在的健康问题。例如，定期的癌症筛查可以帮助发现早期癌症，及时干预，提高治疗效果。此外，对于高风险人群如老年人、肥胖者、糖尿病患者等，专属干预和监测能够有效防止疾病的进一步恶化，从而降低医疗费用和提高生活质量。

3. 提高健康管理效率

智能化健康管理平台通过自动化和智能化技术，显著提高了健康管理的效率。例如，AI 技术能够快速分析大量健康数据，为健康管理师提供精准的决策支持。同时，智能穿戴设备和物联网技术使得健康数据的收集变得更加精确和实时，方便健康管理师、医生等专业人员进行远程监控和数据分析。

4. 持续健康监测与数据共享

智能化健康管理平台支持健康数据的实时监测和共享。通过智能穿戴设备和健康管理平台，用户的健康数据（如心率、血糖、血压等）可以实时上传，方便专业人员进行远程监控和数据分析。

此外，个人健康数据和管理方案会保存在电子健康档案中，方便参与者随时查看和参考。这种信息共享模式确保参与者在任何时候都可以获取最及时、最专业的健康指导，同时也方便医生或健康管理师根据数据作出调整。

5. 多学科团队协作与综合干预

科学化、智能化健康管理强调多学科团队的协作，包括医生、营养师、心理咨询师、康复师等多个领域的专家。这种多学科协作模式能够为参与者提供全方位、全周期的健康管理服务。例如，在慢性病管理中，医生负责治疗和用药，营养师提供膳食建议，康复师帮助运动和康复，而心理咨询师则关注个体的心理健康。这种团队化、系统化的健康管理方式，已经成为现代健康管理的发展趋势。

6. 提升患者依从性

智能化健康管理平台通过个性化干预和持续的健康教育，显著提高了患者的治疗依从性。例如，通过智能健康课程和在线咨询服务，患者能够更好地理解和执行健康管理方案。此外，健康管理项目还注重健康教育，通过提供科学的健康知识和健康行为指导，帮助个人养成良好的健康习惯，从而预防慢性疾病的发生。

7. 降低医疗成本

通过早期干预和精准管理，科学化、智能化健康管理能够显著降低慢性病的发病率和并发症发生率。这种模式可以减少医疗资源的浪费，降低患者的医疗费用。此外，云计算和物联网技术优化了医疗资源的配置，降低了医疗机构的运营成本。

8. 全方位、全周期的健康服务

科学化、智能化健康管理不仅注重生理健康，还涵盖了心理健康和生活方式的全面调整。这种全方位、全周期的健康服务模式，为个人提供了一个系统、全面、长期的健康保障。例如，健康管理项目不仅提供疾病预防的知识，还教导个体如何正确进行生活方式的调整，如合理膳食、适量运动、科学的作息时间、压力管理等。

9. 数据安全与隐私保护

智能化健康管理平台具备严格的数据安全和隐私保护措施，确保个人健康信息的安全性和保密性。需要通过设置硬件与软件双重保障与法律法规保护体系来有效防止数据泄露和滥用，保护用户的隐私。

10. 提升生活质量

科学化、智能化健康管理帮助用户更好地管理自己的健康，减少医疗负担，提高工作效率和生活质量。通过持续的健康监测和个性化的健康干预，用户能够更好地应对健康问题，提升整体生活质量。

11. 智能技术的深度应用

智能化健康管理平台利用物联网、大数据、AI等技术，对用户的生理数据进行实时采集和分析。这些平台能够监测用户的血压、血糖、心率等关键指标，及时发现异常并提醒用户就医。同时，通过数据分析，平台还能预测用户未来可能出现的健康问题，为预防和治疗提供有力支持。

12. 精准用药与营养指导

智能化健康管理平台通过分析用户的病史、过敏史、用药记录等信息，为用户提供个性化的药物推荐方案。这种系统能够综合考虑用户的个体差异和药物特性，确保用药的准确性和安全性。

13. 心理健康支持

智能化健康管理不仅关注生理健康，还提供心理健康支持。通过监测用户的情绪变化、睡眠质量等，平台能够评估用户的心理健康状况，并提供心理咨询和疏导服务。这种全方位的健康支持有助于用户更好地应对心理压力，提升整体健康水平。

14. 健康教育与行为改变支持

健康管理项目通过专业健康管理师、营养师、心理咨询师等的指导，帮助个体建立健康的生活习惯，并对不良生活习惯进行有效干预。通过健康教育，不仅能够提升个体的健康素养，还能促进健康行为的长期养成，从而有效降低慢性病的风险。

15. 适应未来健康需求

随着技术的不断发展，科学化、个性化和精准化的健康管理将成为重要趋势，健康管理项目将能够更加针对性地为个体提供定制化的健康干预方案。

二、健康管理的科学化、智能化实践

（一）健康管理系统的设计与实现

健康管理系统的设计与实现是科学化健康管理的重要环节。一个完整的健康管理系统通常包括数据采集、数据存储、数据分析、健康评估、干预方案制订和效果评价等功能模块。系统设计应注重用户体验，提供友好的操作界面和个性化的服务内容。同时，还需要考虑数据安全和隐私保护问题，确保用户健康信息的安全性。个性化健康管理方案的制订是科学化健康管理的核心内容。首先，需要全面收集用户的健康信息，包括基本信息、生活方式、家族病史、体检数据等。然后，利用大数据分析和 AI 技术，对用户的健康状况进行全面评估，识别健康风险因素。在此基础上，结合用户的个人需求和偏好，制订针对性的健康管理方案，包括饮食建议、运动计划、心理调节等内容。最后，通过持续监测和动态调整，确保健康管理方案的有效性和可持续性。

（二）个性化健康管理服务模式的创新实践

个性化健康管理服务模式的设计理念是以用户为中心，注重服务的精准性、便捷性和持续性。精准性强调根据用户的个体特征和健康需求提供针对性的健康管理服务；便捷性强调通过智能化技术提高健康管理的效率和用户体验；持续性强调建立长期的健康管理机制，实现健康管理的全程化和动态化。

个性化健康管理服务模式的实施路径包括用户画像构建、健康风险评估、个性化方案制订、持续监测与反馈等。用户画像构建是通过收集和分析用户的健康数据，形成全面的用户健康画像；健康风险评估是基于用户画像，评估用户的健康风险；个性化方案制订是根据健康风险评估结果，制订针对性的健康管理方案；持续监测与反馈是通过智能设备和健康管理平台，实时监测用户的健康状况，并根据反馈不断优化健康管理方案。

个性化健康管理服务模式的案例分析表明，智能化健康管理在慢性病管理、健康促进和疾病预防等方面取得了显著成效。例如,某智能健康管理平台通过整合可穿戴设备数据、电子病历数据和基因组数据,为用户提供了糖尿病个性化管理方案,有效保证了患者的血糖控制和提高了生活质量。

（三）智能化技术在健康管理中的创新应用

AI 技术在健康管理中的应用日益广泛。机器学习算法可以用于疾病预测和诊断,提高诊断的准确性和效率。自然语言处理技术能够帮助医生快速分析病历资料,提高工作效率。计算机视觉技术在医学影像分析中发挥重要作用,辅助医生进行疾病诊断,如基于深度学习的医学影像分析系统可以辅助医生进行早期癌症筛查。大数据技术在健康管理中的应用主要体现在数据采集、存储、分析和可视化等方面。

物联网技术在健康管理中的应用主要体现在远程监测和智能设备方面。通过 5G 物联网的建立,能够实现对个人生命体征的实时监测,及时发现数据异常并采取警报处理及必要措施。智能健康设备如智能手表、手环等,可以监测用户健康状况,并将数据传输至智能化健康管理平台进行分析和处理。

基于大数据和 AI 技术,健康管理平台能够对个体的健康风险进行精准评估。例如,通过分析个体的基因信息、生活方式和既往病史,AI 模型可以预测慢性病的发生风险,并提供个性化的干预建议。同时智能化健康管理平台支持远程医疗和在线咨询功能,使患者能够随时随地获得专业的医疗建议。这种模式不仅提高了医疗服务的可及性,还降低了患者的就医成本。在公共卫生与群体健康管理方面,智能化技术为大规模健康数据的收集和分析提供了有力工具。通过整合区域人口健康数据,系统可以识别群体健康风险,预测疾病流行趋势,为公共卫生政策的制定和资源配置提供科学依据。

区块链技术在健康管理中的应用主要体现在数据安全和隐私保护方面。同时,区块链技术还可以实现健康数据的安全共享,促进医疗健康数据的互联互通。此外,区块链技术在医疗保险、药品追溯等领域也有广泛应用前景。

三、智能化健康管理的挑战与应对

（一）挑战

智能化健康管理的发展也面临着一些挑战,如数据安全和隐私保护、技术标准和规范的制定、跨学科人才的培养等。尽管科学化、智能化健康管理带来了诸多优势,但在实际应用中仍面临一系列挑战,这些挑战涉及技术、数据、伦理、社会认知等多个方面。

1. 技术层面的挑战

（1）数据质量和可用性

健康管理中的数据来源广泛且分散,包括电子病历、可穿戴设备、基因检测等,但这些数据往往存在不完整、不准确的问题。例如,可穿戴设备的监测数据可能因环境因素或设备故障而失真。此外,数据的整合和标准化也面临困难,不同来源的数据格式和标准不一致,增加了数据处理的复杂性。

（2）技术的可靠性

尽管 AI 和大数据技术在健康管理中展现出巨大潜力,但其决策过程的可靠性和可解释性仍存在不足。许多深度学习模型（如人工神经网络）被视为"黑箱"，难以解释其决策依据，这可能影响其在医疗领域的广泛应用。例如，在疾病诊断中，AI模型可能因数据偏差或算法缺陷而给出错误的建议。

（3）技术普及性不足

智能化健康管理技术的应用在不同地区和人群中存在显著差距。基层医疗机构和偏远地区往往缺乏必要的智能设备和专业技术人员，难以开展智能化健康管理服务。此外，技术的更新换代速度快，部分医疗机构难以跟上技术发展的步伐。

2. 数据隐私与安全问题

健康管理平台需要处理大量的个人健康数据，这些数据具有高度敏感性。数据泄露可能导致患者的个人信息被滥用，引发法律和伦理问题。例如，电子病历中的个人隐私信息如果被泄露，可能会对患者造成严重的心理和经济负担。尽管各国政府逐渐重视数据隐私保护，但相关法律法规仍滞后于技术发展。目前，健康管理数据的收集、存储和使用缺乏统一的法律框架，导致数据保护措施难以落实。技术手段在数据安全方面仍存在漏洞。例如，黑客攻击、数据篡改等风险难以完全避免，需要进一步完善加密技术和访问控制机制。

3. 人才问题

科学化、智能化健康管理需要既懂医学又懂技术的复合型人才。然而，目前这类专业人才的短缺限制了智能化健康管理的发展。高校和研究机构的学科建设尚未完全跟上行业发展的需求，导致人才培养滞后。健康管理涉及医学、计算机科学、数据科学等多个学科，培养跨学科人才需要整合不同领域的教育资源，难度较大。即使有相关专业背景，新入行的人才往往缺乏实际操作经验，难以快速适应健康管理的实际需求。

4. 社会认知与接受度低

部分患者对智能化健康管理的认知和接受度较低。例如，一些老年患者对新技术的适应性较差，更倾向于传统的健康管理方式。此外，公众对健康管理的认知程度和参与度也参差不齐，如何激发用户的积极性、提高健康管理的依从性，是当前健康管理领域亟待解决的问题。一些人对健康管理的理解仍停留在疾病治疗阶段，对预防性健康管理的重要性认识不足。部分用户对智能化健康管理技术的安全性和可靠性存在疑虑，担心技术故障或数据泄露会带来风险。

5. 行业标准化难题

目前，市场上各类健康管理产品层出不穷，但缺乏统一的标准规范，导致产品质量参差不齐。例如，不同健康管理平台的数据格式和分析方法不一致，难以进行有效的数据共享和互操作。相关部门尚未制定完善的健康管理行业标准，导致市场上的产品和服务质量难以把控。

6. 伦理与社会问题

智能化健康管理技术的应用还涉及一系列伦理和社会问题。例如，AI模型的决策过程可能受到算法偏见的影响，导致对某些群体的不公平对待。此外，健康管理平台的普及可能导致患者对技术的过度依赖，忽视了医生的专业判断。AI模型的训练数据可能存在偏差，导致模型在决策时对某些人群（如少数族裔、老年人）产生不公平的结果。在健康管理中，AI技术需要与专业医生相结合，但如何在二者之间找到合适的平衡仍是一个挑战。

7. 成本与资源分配问题

智能化健康管理技术的研发和应用需要大量的资金投入，包括设备采购、技术研发、人才培养等。此外，资源分配不均也限制了智能化健康管理的普及。智能化健康管理技术的研发需要大量的资金和人力投入，许多小型医疗机构或企业难以承担。在一些地区，尤其是偏远地区，资源分配不足，难以开展智能化健康管理服务。

8. 用户依从性问题

尽管智能化健康管理平台提供了个性化的健康干预方案，但用户的依从性仍是一个关键问题。例如，部分用户可能因缺乏动力或对技术的不熟悉而难以坚持使用健康管理平台。用户可能因缺乏健康意识或对健康管理的长期效益认识不足，而难以坚持使用健康管理平台。部分健康管理平台的操作复杂，用户可能因技术障碍而放弃使用。

9. 多学科协作的复杂性

智能化健康管理强调多学科协作，但实际操作中，不同学科之间的协作存在诸多困难。例如，医生、营养师、心理咨询师等专业人员之间的沟通和协调成本较高，影响了健康管理的效率。不同学科的专业人员之间需要频繁沟通和协调，但缺乏有效的协作机制。在多学科协作中，不同专业人员的责任划分不明确，可能导致责任推诿。

10. 未来适应性挑战

随着技术的快速发展，健康管理行业需要不断适应新的技术趋势。例如，量子计算、区块链等新兴技术的应用将对健康管理带来新的机遇和挑战。健康管理行业需要不断探索新兴技术（如量子计算、区块链）的应用，以提升健康管理的效率和精准度。健康管理平台需要不断更新和优化，以适应用户不断变化的需求。

（二）应对策略

推动健康管理领域的持续创新和发展，需要政府、企业、科研机构和医疗机构等多方共同努力，加强政策支持、加大研发投入、完善人才培养体系。随着AI、大数据、物联网等技术的飞速发展，科学化、智能化健康管理正迎来前所未有的发展机遇。未来，健康管理将在多个方面实现突破和创新，推动健康管理行业向更高水平发展。

1. 智能化与个性化服务的深化

未来，健康管理将更加注重智能化与个性化服务。制定从服务流程、数据管理到专业人员培训的标准化体系，确保服务的可靠性和一致性。通过AI和机器学习技术，健康管理平台能够处理和分析大量复杂的健康数据，为用户提供定制化的健康管理方案。例如，AI技术可以结合用户的基因信息、生活方式和健康监测数据，提供个性化的饮食、运动和心理干预建议。此外，移动化趋势将推动健康管理服务更加便捷。用户可以通过智能手机随时随地访问自己的健康信息，进行自我监测和管理。这种便捷性不仅提高了用户的参与度，也促进了主动健康管理理念的普及。

2. 大数据与云计算的深度融合

大数据和云计算是未来健康管理的核心技术支撑。通过收集和分析可穿戴设备、电子病历等多源数据，健康管理平台能够对健康数据进行深度分析，实现精准的健康风险评估和个性化干预方案，提供更为精准的服务。例如，在慢性病管理方面，系统可以通过对患者日常行为习惯和生理指标的长期跟踪，提前预警潜在风险，帮助预防疾病的发生和发展。云计算的强大计算能力和弹性资源分配特性，使得大规模数据分析成为可能，降低了医疗机构维护IT基础设施的成本。这不仅有助于资源的有效配置，还能为偏远地区的医疗服务提供远程支持。

3. 物联网与智能穿戴设备的融合

物联网技术的发展将推动健康管理设备的智能化升级。未来，智能穿戴设备和移动健康应用将成为健康管理服务的重要组成部分。这些设备能够实时监测用户的健康状况，并将数据传输至健康管理平台，为用户提供即时反馈和预警。这种融合不仅提高了健康管理的效率，还增强了用户体验。结合基因检测、环境数据和生活方式等多模态数据，提供更全面的健康评估和干预方案。

4. 中医药智能化的创新应用

中医药与智能化技术的结合将成为未来健康管理的重要发展方向。中医智能辅助系统的建立：通过数字化中医诊疗记录，构建中医大数据平台和临床辅助决策系统，提高中医诊疗效率。中医智能机器人的发展：随着数据规模的扩大和智能化程度的提高，中医智能机器人将具备自主诊断能力，提供更高效、精准的中医诊疗服务。

5. 健康管理服务模式的多元化

未来，健康管理服务将更加多元化，涵盖从预防、干预到康复的全方位健康管理方案。健康管理市场将呈现细分化趋势，针对不同人群（如老年人、儿童、职业白领等）和特定需求（如慢性病管理、心理健康、营养咨询等），提供个性化的健康管理服务。

6. 技术创新驱动的产业链整合

技术创新将成为未来健康管理行业发展的核心动力。随着基因测序技术、AI、5G、3D打印、量子计算等核心技术的快速发展，健康管理行业将迎来更多创新应用。例如，AI技术在基因数据分析中的应用，将为疾病的预防、诊断和治疗提供新的思路。健康管理产业链将进一步整合与优化，通过加强上下游企业之间的合作与协同，提高产业链的整体效率和竞争力。同时健康管理行业应与医疗、保险、金融、科技、旅游、体育等领域深度融合，形成全方位的健康生态系统。

7. 政策支持与市场潜力

各国政府将逐步加大对健康管理行业的投入，通过政策扶持、资金补贴等方式推动行业发展。相关法规和规范的不断完善，将为健康管理行业的健康发展提供有力保障。根据市场预测，到2028年，中国健康管理市场规模将突破3万亿元，年复合增长率达12.5%。完善数字健康管理市场的监管框架，确保市场健康发展，保护消费者权益。AI驱动的个性化服务将成为核心增长极，推动健康管理行业从传统的体检服务向全生命周期的健康管理转型。

8. 健康管理系统的智能化升级

未来，健康管理系统的功能和服务模式将经历重大变革。智能化健康管理平台将通过AI技术实现从数据积累到数据智能的跃迁，提供更加精准的健康评估和干预建议。例如，美年健康推出的"健康小美"AI健管师，能够处理多模态数据，提供全天候的健康服务。此外，健康管理平台将通过物联网技术实现设备与设备之间的无缝连接，进一步提升健康管理的效率和效果。

9. 健康管理行业的标准化建设

随着健康管理市场的不断扩大和细分化趋势的加剧，行业标准化将成为未来的重要发展方向。

政府带领企业推动健康管理服务的标准化，并且通过行业协会及相关机构，制定相关标准和规范，加强对健康管理服务的质量监管，提升行业整体水平。

10. 健康管理与保险、金融的深度融合

未来，健康管理行业将与保险、金融等领域深度融合。通过与保险公司的合作，健康管理平台可以为用户提供个性化的健康保险产品。这种融合不仅为用户提供了更全面的健康保障，也为健康管理行业带来了新的商业模式和发展机遇。

11. 加强数据隐私与安全保护

政府应出台更严格的数据隐私保护法规，确保健康管理平台在数据收集、存储和使用过程中的合法性。同时进行技术手段创新，采用区块链技术，确保健康数据的安全性和不可篡改，同时实现数据的透明共享。

12. 加强多学科交叉合作

结合心理学、营养学、计算机科学等多学科知识，开发创新型健康管理产品和服务。例如，利用虚拟现实和增强现实技术进行心理治疗，或基于区块链技术的安全健康档案共享平台。推动高校、科研机构与企业之间的合作，加速科研成果的转化和应用。

13. 提升公众认知与接受度

通过社区健康讲座、网络平台和媒体宣传，普及健康管理知识，提高公众对健康管理的认知和接受度。进行便捷的移动应用和个性化的服务，提升用户对健康管理的参与度。

智能化健康管理的科学化探索与实践是当前健康管理领域的重要研究方向。未来，随着技术的不断进步和应用场景的不断拓展，健康管理将在提高国民健康水平、优化医疗资源配置、促进健康产业发展等方面发挥更加重要的作用。

第二篇

智能化健康管理

第三章 大模型技术原理

第一节 大模型的演化与原理概述

一、从深度学习到大模型的演进

深度学习的基础理论从神经网络、激活函数到训练方法和网络架构，逐步搭建了一个具备强大表达能力和适应能力的技术体系。这一技术体系不仅推动了 AI 领域的革命性进步，也为后续大模型如 GPT、BERT 以及垂直领域模型的开发提供了有力支撑。在探索大模型技术的演进过程中，深度学习的核心理论和方法依然是理解和优化大模型不可或缺的基础。通过对深度学习和大模型技术的深入剖析，我们不仅能够更好地理解深度学习的过去，还能展望深度学习乃至 AI 更广阔的未来。

（一）深度学习的基础理论

深度学习作为 AI 领域的重要分支，是基于多层神经网络结构的一种机器学习方法，是通过模拟人脑神经网络的工作机制实现对数据的学习与表征的一种技术。自进入 21 世纪以来，深度学习技术的飞跃发展彻底改变了图像识别、自然语言处理、推荐系统等领域的研究格局，也为后续大模型的发展奠定了坚实的理论基础。

1. 深度学习的兴起背景

深度学习的发展并不是空中楼阁，而是伴随着计算机技术、数学理论、数据规模等一系列突破而自然演化的结果。从时间轴上看，深度学习可以追溯到 20 世纪 40 年代神经网络的早期探索：1943 年，McCulloch 和 Pitts 提出了 MP 神经元模型，首次使用简单的数学方法来模拟生物神经元的行为；20 世纪 80 年代，反向传播算法的提出解决了神经网络中的梯度计算和参数调整难题，为多层网络的训练铺平了道路。然而，由于计算资源不足、模型训练时间漫长、数据规模有限等因素，深度学习在 20 世纪 90 年代沉寂了一段时间。进入 21 世纪，深度学习从算法优化、计算资源和数据规模三方面实现了突破，为其广泛应用奠定了技术基础。图形处理单元（graphics processing unit，GPU）的普及极大提升了模型训练的计算效率，高质量的大规模数据集推动了机器学习算法的性能提升，而层层的算法改进使得深度学习模型的表达能力进入了指数级增长的时代。

2. 深度学习的核心理论

深度学习的核心在于构建多层神经网络，使得模型能够通过多个非线性变换层的叠加，逐步提取数据中的深层特征。为了深入理解深度学习，必须从神经网络的基本组成元素和工作机制切入。

（1）神经元与神经网络

深度学习模型的基本单元是人工神经元，其主要模仿了生物神经元的工作原理。

一个人工神经元的数学公式可以表示为：

$$y = f\left(\sum_{i=1}^{n} w_i x_i + b\right)$$

式中，x_i 表示输入特征，w_i 是权重系数，b 是偏置，f 是激活函数，y 是输出值。

在神经网络中，多个神经元通过前馈连接构成输入层、隐藏层和输出层。输入层接收数据，隐藏层学习特征，输出层生成最终的预测结果。通过增加隐藏层的数量和神经元的连接，神经网络能够学习到数据的更深层次特征。

（2）激活函数

激活函数是深度学习的关键组件，赋予了神经网络以非线性表达能力。经典的激活函数包括下列几项。

Sigmoid 函数：能够将输入值压缩到 0 到 1 之间，但容易导致梯度消失的问题。

ReLU（RectifiedLinearUnit）函数：解决了梯度消失问题，在大部分深度学习模型中被广泛采用。

Softmax 函数：用于分类任务的输出层，将多分类的结果转换为概率分布。

这些激活函数的创新直接推动了深度学习算法的性能提升。

（3）反向传播与优化

反向传播是训练神经网络的核心技术，它通过链式法则将误差从输出层逐层传播回输入层，计算每个权重的梯度。结合梯度下降优化算法，能够实现网络参数的高效更新。此外，随着深度学习的应用场景增多，优化方法也逐渐多样化。例如动量优化、AdaGrad 和 RMSProp 等方法，为神经网络提供了更稳定和快速的收敛能力。

（4）深度学习的网络架构

在深度学习的发展过程中，研究者们提出了许多具有代表性的模型架构，这些关键技术推动了深度学习向更广范围、更高性能的方向演化。

卷积神经网络（convolutional neural network，CNN）：CNN 通过卷积操作与权值共享机制显著提高了图像数据的处理效率，是计算机视觉任务的基础。LeNet、AlexNet、VGG、ResNet 等经典网络构成了计算机视觉领域的重要里程碑。

循环神经网络（recurrent neural network，RNN）：RNN 具有处理时间序列数据的能力，通过循环结构记忆历史信息，成为自然语言处理和时间序列分析的重要工具。后续的优化模型长短期记忆人工神经网络（long short-term memory，LSTM）和门控循环单元（gated recurrent unit，GRU）进一步解决了序列长度增长带来的梯度消失问题。

生成对抗网络（generative adversarial network，GAN）：GAN 由生成器和判别器两个网络组成，生成器试图创造逼真的数据，而判别器试图区分真实数据和生成数据。这种对抗训练机制为图像生成、风格迁移等领域打开了新的可能性。

Transformer 与自注意力机制：Transformer 架构首次将自注意力机制引入深度学习网络，通过对输入数据的全局建模实现信息的高效提取。其无序列依赖的特性极大提升了并行计算能力，使得 Transformer 成为自然语言处理的主流模型。基于 Transformer 的 BERT、GPT 等模型，为后续的大模型技术奠定了理论基础。

3. 深度学习的技术局限与挑战

尽管深度学习技术取得了巨大成功，但其在实际应用中仍然面临许多技术局限和挑战。

（1）计算资源需求高

深度学习模型的参数规模往往庞大，其训练需要大量的计算资源，成为普通研究者和中小型企业的进入壁垒。

（2）数据需求庞大

深度学习模型对高质量大规模数据的依赖较强，而许多领域的数据往往是稀缺或存在噪声的。

（3）模型解释性差

深度学习模型常被视为"黑箱式"系统，其内部推理过程难以解释，特别是在重要领域的使用上，模型的可解释性需求尤为迫切。

（4）过拟合与泛化性

当模型参数过于复杂时，容易在训练数据上表现很好，但对未知数据表现欠佳，即过拟合问题。因此，如何提升模型的泛化能力仍是关键问题。

4. 深度学习与大模型发展的衔接

深度学习的基础理论和方法是后续大模型开发的根基。随着计算能力的提升和 Transformer 架构的创新，深度学习逐步进化为"预训练—微调"的新范式。这种范式不仅在数据量庞大的场景中表现卓越，同时也开启了大模型在各个领域包括健康管理、医学、科学计算等的广泛应用。大模型本质上可以被看作是深度学习的集大成者，吸收了多层神经网络的设计思想，并通过训练规模和数据覆盖范围的指数级增长，实现了前所未有的通用性和性能。

（二）从特定任务模型到通用大模型的发展历程

随着 AI 的迅猛发展，从特定任务模型到通用大模型的发展历程成为推动 AI 技术迈向更高层次的重要演化路径。深度学习提供了强大的理论与技术基础，为特定任务模型的成功奠定了地基，而通用大模型的诞生则是对这一发展趋势的进一步延续和提升，使得 AI 能够跨领域、跨任务发挥更强的泛化能力。

1. 特定任务模型的崛起

特定任务模型是传统深度学习系统的基础，它们专注于特定问题或应用场景，针对单一任务构建优化的模型架构和算法流程。这类模型在语音识别、图像分类、机器翻译等领域初步展现了深度学习的优势。

（1）特定任务模型的典型特征

特定任务模型的设计通常依赖领域专家的手工调优，针对性较强，其数据输入、网络结构及目标函数高度契合具体问题。

单任务专注性：模型只聚焦单一应用场景，无法处理多任务或跨领域问题。例如，ResNet专注于图像识别，LSTM适用于时间序列分析。

有限的泛化能力：在训练数据分布明确的特定领域表现优异，但无法直接应用到不同任务或未见数据场景。

高效的轻量化设计：模型通常体积较小，因任务明确不需要海量数据或参数。

（2）特定任务模型的里程碑式模型及技术突破

图像分类任务模型：①LeNet，由YannLeCun提出，第一个成功应用于手写数字识别的CNN；②AlexNet，通过使用GPU加速训练并采用ReLU激活函数，极大提升了图像分类性能；③ResNet，提出"残差学习"设计，解决深层网络训练中的梯度消失问题，成为许多后续模型设计的重要参考。

自然语言处理任务模型：①Seq2Seq模型，基于RNN的端到端机器翻译模型，首次使用编码器—解码器结构；②Word2Vec，通过分布式表示学习将单词映射为低维向量，为后续自然语言处理任务提供了有效的向量化输入表示。

时间序列模型：LSTM在时间序列预测和语音识别中效果优异，能有效处理长期依赖问题。

尽管特定任务模型在上述领域取得了辉煌的成就，但其局限性逐渐显现，即难以扩展到更多任务，"每个任务都需要重新设计一套模型"的弊端开始凸显。这为通用大模型的发展提供了时代背景。

2. 从特定任务模型到多任务模型的过渡

为了克服特定任务模型的单一性，能够同时处理多个任务的模型架构开始涌现。这类多任务模型通过共享一定的底层特征，有效提升了任务间的协同能力。

（1）多任务学习的理论与技术基础

共享表示：多任务模型往往通过一个共享的底层特征提取网络，为多个上层任务提供信息，减少了单任务模型所需的独立训练时间和数据量。例如在计算机视觉中，特征提取网络可以同时为图像分类和图像分割任务服务。

联合损失优化：不同任务的损失函数被联合优化，要求模型在权衡任务间性能的同时保证整体性能最佳。

（2）多任务模型的代表性案例

ProgressiveNeuralNetworks：通过添加专门处理不同任务的"柱"网络，实现跨任务的知识迁移。

UNIFIED-Transformer：在自然语言处理中，可同时处理不同的生成型任务如翻译、摘要生成等。

多任务模型的演化虽然取得了一定成果，但其缺乏真正的通用性，依旧局限于预先指定的任务集，无法扩展到未见任务。而大模型的发展开始超越这一限制。

3. 通用大模型的发展

随着深度学习网络深度的增长和训练数据规模的指数级扩展，传统的特定任务模型逐渐被更大、更通用的模型所取代——通用大模型正式登上历史舞台。

（1）通用大模型的定义与特征

通用大模型指的是通过在大规模数据集上预训练获得初始能力，然后通过微调或零样本/少样本学习解决广泛任务的大型多参数模型。它具有以下特征：①规模化，大模型通常拥有数十亿甚至上千亿参数，需要大规模计算资源支持；②通用性，经单一预训练后，能够迁移到其他多样化的任务中；③自主学习能力，无须手工设计特定特征，通过大量数据暴露自发学习任务相关的表示。

（2）通用大模型的关键里程碑

Transformer 的出现：Google 提出的 Transformer 模型引入了自注意力机制，用完全基于注意力的架构代替传统的 RNN/CNN，解决了计算瓶颈的同时，展现了自注意力在序列建模中的优越性。Transformer 的"模块化设计"特别适合通过扩展网络深度和宽度形成规模更大的模型。

BERT：双向语言表示的突破通过对句子进行双向上下文建模，实现了自然语言理解任务的重大突破。BERT 提出以"掩码语言模型"作为预训练目标，为大模型后续发展提供了理论启发。

GPT 系列：从生成到通用模型的崛起。OpenAI 提出的 GPT 系列，通过自回归预训练方法，奠定了生成型大语言模型的核心框架。GPT-3 以 1 750 亿参数成为当时参数规模最大的模型，展示了惊人的零样本学习和少样本学习能力。

多模态大模型：CLIP 和 DALL·E 是多模态模型的代表性成果，这些模型跨越了语言、图像等范畴，让机器同时在多个模态中理解和生成内容。

（3）通用大模型的使用范式

通用大模型通常遵循"预训练—微调"的双阶段流程。这一范式不仅极大降低了训练成本，同时使得模型可以迅速适用于各种领域。

大规模预训练：在通用数据集上训练模型以学习广泛的基础知识。

任务微调：针对特定任务（如医疗诊断）对模型进一步调整，提升与任务相关的性能。

4.通用大模型背后的驱动因素

通用大模型的发展受到技术、数据和计算资源等多方面驱动。

硬件支持：GPU、张量处理单元（Tensor Processing Unit，TPU）等高效计算设备的快速迭代为海量参数训练提供了可能。

大规模训练数据：互联网生成的海量数据（如文本、图像）为模型提供了丰富的学习内容。

优化算法的改进：如 Adam 优化器、梯度裁剪等技术显著提高了训练效率和稳定性。

从特定任务模型到通用大模型的发展历程是深度学习历史上最重要的转折之一。特定任务模型满足了早期的应用需求，但随着数据、计算能力的持续增长和社会对智能系统的需求增加，通用大模型逐渐成为 AI 的发展方向。通用大模型不仅改变了人们开发模型的方式，还推动了 AI 从单一场景应用向跨领域、跨模态的全面智能迈进。

（三）DeepSeek 等重要模型的里程碑式突破

AI 技术在近年来的迅猛发展中，跨越了从特定任务优化到通用模型设计的多个阶段。在这一过程里，一些重要的模型成为技术发展的里程碑，不仅推动了模型设计方法论的进化，也在不同领域中体现出了变革性影响。DeepSeek 就是其中一个备受瞩目的代表，它不仅局限于医疗领域，还在金融、工业、能源、科研等多个专业场景发挥了重要的作用，展示出大模型助力复杂问题解决和行业智能化革新的能力。DeepSeek 作为通用型的多模态大模型平台，其技术优势体现在多模态信息的全方位处理、灵活的领域知识适配和广泛的跨领域应用能力上。

1. 多模态建模的重大突破

多模态分析是诸多现代复杂问题的核心需求。DeepSeek 通过其先进的多模态处理能力突破了传统算法的瓶颈。

（1）统一的多模态表示

通过将不同模态文本、图像、音频、时序等映射到共享表示空间，DeepSeek 能够在层次记忆基础上捕获跨模态的隐含关系。

（2）多模态自注意力机制

通过扩展 Transformer 架构的多头注意力机制，有效捕捉多模态输入中特征交互的动态变化，提升了任务建模的灵活性。

（3）动态数据融合机制

无须显式区分输入模态，DeepSeek 能够根据输入权重动态调整不同信号来源对分析结果的影响。

2. 领域知识的灵活嵌入

对于特定行业和应用场景来说，模型的纯数据驱动能力往往需要与显式的领域知识结合，以优化其在专业问题上的表现。DeepSeek 通过以下方式实现对领域知识的深度嵌入。

（1）知识图谱增强

DeepSeek 通过引入领域知识图谱，理解不同实体之间的关系。例如金融领域知识图谱整合了宏观经济指标、公司财务数据和证券关联数据，能够为金融预测任务提供全面支持。

（2）规则嵌入

结合领域规则进行模型训练，使其输出更加解释性强。例如，在科学研究中，实验规则和自然约束可以作为输入条件，确保推理结果不违反基本规律。

（3）任务微调

DeepSeek 对通用预训练模型进行细分领域的微调，将其快速适配到如医疗诊断、环境监测等复杂任务中。

3. 实时预测与动态优化能力

DeepSeek 在许多需要实时响应的场景中展现了其灵活性和高效性。

（1）实时推理与更新

DeepSeek 结合在线增量学习技术，能够根据动态输入数据持续优化模型表现。例如，在股票市场预测中，随着实时数据的输入，DeepSeek 可以不断更新趋势分析并调整预测策略。

（2）强化学习

在需要制订动态策略的问题中，DeepSeek 引入强化学习机制，通过环境反馈持续改进输出决策。例如，在智能交通领域，DeepSeek 可以不断优化信号灯的切换时间以实现通行效率最大化。

DeepSeek 作为新一代多模态通用大模型，不局限于单一领域，其真正的里程碑式突破体现在技术广度和跨行业的深刻影响上。它以多模态数据处理、领域知识嵌入和动态优化能力为核心，通过创新的技术框架打破了单领域工具的局限，推动了从医疗和工业到法律和能源的广泛智能化。DeepSeek 不仅在技术层面引领发展，也成为各行业迈向数字化、智能化高阶转型的重要引擎。未来，DeepSeek 及类似的重要模型将继续推动 AI 技术向更多领域渗透，为社会和经济创造更大价值。

二、大模型的核心技术框架

近年来随着 AI 技术的迅猛发展，大模型已经成为推动深度学习和其实际应用快速扩展的重要引擎。其在自然语言处理、计算机视觉、多模态协作等领域取得的突破，标志着 AI 从专用任务优化向通用化、多样化方向的转变。大模型的成功离不开其核心技术框架的持续演化与创新，其中 Transformer 架构、自注意力机制以及预训练—微调范式堪称三大支柱。它们构成了大模型强大的表征能力、高效的任务适配机制以及灵活的跨模态扩展能力的基础。

（一）Transformer 结构与其变革性意义

Transformer 架构的提出，为深度学习在序列建模与长距离依赖问题上的技术瓶颈带来了革命性解决方案，抛弃了传统的 RNN 和长短时记忆网络的时间进一步递归机制，转而基于完全并行计算的全新方案。Transformer 的引入不仅在自然语言处理领域取得了令人瞩目的成功，还迅速扩展到计算机视觉、多模态建模等领域，成为几乎所有现代大模型的技术基础。

1. Transformer 的架构创新

Transformer 架构的核心由两个对称的模块组成：编码器和解码器。编码器用于处理输入序列并生成深层特征表示，解码器则以此为基础生成目标序列。编码器和解码器均由多个相同结构的层堆叠而成，每层包括一个自注意力模块和一个前馈神经网络。不同于传统的递归网络，Transformer 通过引入自注意力机制，使每个输入位置的信息能够直接与其他所有位置进行全局交互，从而有效捕获长距离依赖。此外，Transformer 在训练时能够充分利用并行计算：其输入可以在一次前向传播中同时被处理，这一特性极大地提升了训练效率。

2. 多头注意力机制与位置编码

Transformer 架构中多头注意力机制的设计尤为精妙。它通过对输入数据的多个独立注意力头进行并行建模，使模型可以从不同的子空间中学习多样化的上下文关系。相比单一注意力机制，多头注意力使得 Transformer 在建模复杂关系时表现更强，同时增加了捕捉特征的灵活性。同样值得关注的是位置编码的引入。由于 Transformer 摒弃了 RNN 的顺序计算方式，其内部不具备自然的位置信息嵌入能力。为此，模型通过正弦和余弦函数生成位置嵌入向量，将序列中各元素的位置信息显式加入数据表示中。这样的设计不仅确保了输入序列的顺序性得以保留，还使得 Transformer 能够灵活适应任意长度的输入序列。

3. Transformer 的变革性意义

Transformer 的意义远不止于其架构设计，它的提出直接推动了深度学习技术向通用大模型时代的迈进。从技术角度来看，Transformer 通过全局自注意力计算彻底解决了长序列依赖建模瓶颈，同时通过完全并行化的处理方式显著提高了模型训练效率和扩展性。从应用层面看，基于 Transformer 的模型在自然语言处理、语音识别与合成、多模态生成等领域取得显著突破，通过堆叠更多的层数和参数量实现规模化，成功针对多种任务展现了可迁移性与通用性。在计算机视觉领域，Transformer 同样展示了巨大的潜力。例如 VisionTransformer 首次将自注意力机制引入视觉任务，通过将图像划分为序列化的块处理，摆脱传统卷积网络的明确定义结构优势，建立了更灵活的解决方案。此外对比语言—图像预训练等跨模态模型，也依赖于 Transformer 架构的强大特征提取能力，对不同模态例如文本和图像进行高效协同建模。这些应用充分体现了 Transformer 架构在跨任务与跨模态环境中的变革性意义。

（二）自注意力机制的原理及其关键作用

自注意力机制可以说是 Transformer 架构的核心，它赋予了模型全局信息捕捉的能力，为解决传统序列建模方法面临的长距离信息传递受限问题提供了高效方案。自注意力机制通过构建输入序列中每个位置与其他所有位置之间的依赖关系，动态地调整模型对不同上下文信息的关注权重，从而使得模型能够适应多样化任务。

1. 自注意力机制的实现分析

自注意力机制的实现包含多个重要计算步骤：①每个输入向量会被分别映射为查询向量、键向量和值向量，这些向量通过线性变换生成，用于后续的特征交互；②通过计算查询与键的点积相似性，生成注意力分布权重，这一注意力权重经过 Softmax 归一化过程后，反映了输入序列中各位置间的相关强度；③将注意力权重应用于值向量的加权求和，生成最终的特征表示，这一表示不仅保留了基于原始输入的上下文信息，还通过注意力机制动态调整了对不同位置的关注。

在这一过程中，为避免点积结果的数值范围过大对梯度优化造成不稳定的影响，自注意力引入了缩放因子，通过简单的缩放操作进一步提高了模型的鲁棒性。多头注意力机制是自注意力机制的扩展，通过同时计算多个独立的注意力头，模型能够针对不同子空间进行特征交互学习，进一步增强表现能力。

2. 自注意力机制的关键特性

自注意力机制的引入带来了大模型在序列建模中的显著提升。首先，它实现了序列信息的全局建模，与传统递归网络的时间步累计机制不同，自注意力机制可以同时关注序列中所有位置的信息，从根本上突破了序列长度对建模能力的限制。其次，具有动态特性的注意力分布，使得模型能够自适应调整对不同位置的关注程度，在具有复杂语境的任务中，例如机器翻译或问答系统，表现得尤为优越。自注意力机制在跨模态任务中的能力同样不可忽视。在多模态任务中，通过跨模态注意力，自注意力机制可以实现不同模态的信息协同。举例来说文本输入和图像输入可以通过彼此计算注意力分布，达到语义信息高效对接与融合的能力。

（三）预训练—微调范式

如果说 Transformer 架构和自注意力机制构成了大模型的架构基础，那么预训练—微调范式的提出，则为大模型的训练和任务适配提供了标准流程。预训练—微调范式的核心在于充分利用大规模无标注数据进行通用模型能力的学习，并通过少量标注数据对特定任务进行模型精调。

1. 预训练阶段——提升模型的表示能力

在预训练阶段，模型通过自监督或无监督学习，在海量通用数据上进行特征表示的学习。例如，BERT 采用掩码语言建模作为预训练目标，旨在通过随机屏蔽部分输入词语并训练模型预测缺失词，学得上下文关系。而 GPT 则采用自回归方式，通过逐步预测序列后续输出，优化生成能力的同时积累更丰富的序列表示。预训练在很大程度上扩展了模型对于数据规模的支持，使得大模型不必依赖人工标注的任务特定数据即可获得大量知识。这一阶段训练产生的模型不仅具备领域不可知的泛化能力，还为后续的微调阶段提供了极为有效的权重初始化。

2. 微调阶段——快速适应任务需求

微调阶段是在预训练完成后，通过少量带标注数据进一步调整模型，以适配目标任务。例如，通过在情感分析数据上对 BERT 模型进行微调，可以快速实现针对情感分类的高性能模型。这种训练流程显著减少了训练时间和计算资源需求，同时也提高了模型的实际适用性。预训练—微调范式的最大亮点在于知识迁移效率的显著提升。例如 OpenAI 的 GPT-3 通过一次性预训练后，即具备少样本学习甚至零样本学习的能力，在未经任务特定微调的情况下，便能基于上下文进行多种问答和生成任务。

预训练—微调范式不仅改变了模型开发的思路，还使得大模型具备了跨领域任务迁移的能力。在科研、工业和服务等领域，该范式提供了一种高效开发复杂 AI 系统的解决方案。未来，随着更多领域基础知识被预训练阶段建模，大模型的通用化能力将进一步提升，从而推动 AI 向更高层次发展。

三、大模型在健康领域的理论基础

大模型技术的发展标志着 AI 从任务专用的工具型技术向通用智能迈进的重要阶段。大模型，尤其是以 Transformer 结构为核心的深度学习框架，具备了从海量数据中学习复杂语义关系的能力，在多模态、多任务场景中的表现令人瞩目。在健康领域，涉及疾病诊断、健康预测、个性化医疗等复杂应用场景，大模型技术以其强大的语义理解能力和生成能力，成为推动医疗智能化的重要工具。从理论层面上，大模型在健康领域的能力基础主要依赖于三大技术支柱：以数据驱动为核心的基础建模能力、基于上下文感知的语义理解能力以及通过生成式推理实现复杂问题解决的能力。这三者构成了大模型在健康领域应用的重要理论基础，同时也在实际应用中表现出巨大的创新潜力。

（一）数据驱动

1. 数据驱动的重要性

大模型的核心理论基础之一在于数据驱动的学习模式，这种模式源于 AI 的深度学习范式，其关键在于通过大规模数据训练使模型自动地学习特征表示和潜在模式。在健康领域，由于涉及从电子病历、医疗影像、基因组测序到患者监测的多维、多模态数据，数据驱动为模型建立全局性、复杂性的时空关系提供了理论支撑。

健康数据具有多样性、复杂性和动态性。例如磁共振成像（magnetic resonance imaging，MRI）、计算机断层扫描（computed tomography，CT）直接呈现生理结构，基因组序列展现微观的生物遗传特征，而患者的连续监测数据，如心电图或血糖水平，则反映出随时间变化的健康状态。这些数据的分布呈现出高度非线性和异构性，传统机器学习方法难以捕捉其内在依赖关系。然而大模型引入的大规模参数优化技术和多模态建模机制，使得从这些异构数据中提取有价值的特征成为可能。

此外，医疗领域的数据稀缺性问题在一定程度上通过大模型的预训练机制得以缓解。许多健康数据并未被充分标注或结构化，这一限制对于传统方法是制约其性能的主要瓶颈。在大模型的预训练阶段，通过无监督学习或自监督学习利用常见但未标注的医疗数据，模型可以捕捉潜在的语义关系和统计特性，从而在下游应用中实现高效的迁移学习。因此，数据驱动为大模型适配健康场景提供了基础保障。

2. 数据驱动的技术路径

数据驱动不仅强调数据规模，而且更聚焦于对多源、多模态数据的统一建模。在健康领域，大模型通过以下几种关键技术路径提升数据驱动的表现能力。

（1）多模态特征融合

通过自注意力机制，多模态大模型能够同时处理来自不同类型的健康数据。以 Transformer 为核心的框架允许多模态数据通过联合嵌入空间进行交互，从而建模跨模态的复杂关系。例如，临床诊断场景中结合患者病历结构化数据和非结构化文本记录，可提升疾病分类或预测的可解释性。

（2）动态数据建模

患者健康是一个动态过程，典型表现为时间维度上的递变性。大模型通过序列建模和时序数据分析方法，可以捕捉症状的动态演变、治疗方案的调整与疗效评估。例如，通过对某种慢性病患者多年的体检数据进行序列预测训练，模型可以实现对疾病未来发展趋势的预测，并为早期干预提供理论依据。

（3）数据扩展与模拟

另一项重要技术路径是基于生成模型的数据扩展。健康数据具有隐私敏感性，实际应用中往往受到样本量限制。通过对潜在分布的学习，大模型能够生成高质量的虚拟健康数据，从而补充现有数据样本。例如，GAN 可以生成不同患者 CT 的替代样本，用于增强模型的鲁棒性和泛化能力。

数据驱动理论的深度融入，使大模型在健康领域具备了对多模态、动态性、稀疏性问题的综合适配能力，为其构建智能医疗系统提供了充足的数据层支持。

（二）语义理解

1. 语义理解的重要性

在健康领域，语义理解能力的提升直接关系到如何在大规模医疗数据中提取有意义的知识。医疗数据高度依赖领域知识，并且存在大量的非结构化文本数据，例如医生书写的临床记录、病理报告和手术记录。这些数据不仅包含病症描述，还可能涉及用药、治疗方案和临床结论，逻辑结构的复杂性对模型理解能力提出了极高要求。

语义理解能力来源于大模型在上下文感知上的创新能力。特别是基于 Transformer 框架的语言模型，如 BERT 和其健康领域的扩展版本 Bio BERT，通过多头自注意力机制捕捉上下文中词语之间的隐含关系，从而构建准确的语义表示。这种语义表示不仅对词汇本身的含义具有深刻理解，还能隐含建模更高层次的语义依赖关系，包括句子间因果关系、时间逻辑以及病症的合并与排除诊断等。

尤其在涉及多学科协作的复杂诊疗场景中，语义理解的能力要求自然语言处理模型充分掌握医学知识。例如，药物名称与不良反应的关联、疾病之间的发病机制共性等，均属于语义理解能力的具体体现。

2. 语言模型的健康知识强化

大模型在医疗语义理解中的应用依赖多种知识增强技术。特别是在健康领域，语言模型需要融入医学知识图谱以及领域特定的上下文表示学习优化，形成面向医疗语义的知识强化能力。

（1）知识图谱嵌入

医学知识图谱是一类基于语义网络的结构化知识表示，其中包含了疾病、药物、治疗方法以及其他生理术语的关联信息。通过整合知识图谱，大模型能够在训练过程中将领域内的显式知识注入其语义表示空间中。这不仅大幅提高了模型对复杂概念及其关系的理解，还有效弥补了非结构化文本数据中描述不全或模糊表达的不足。

（2）预训练任务的医学定制

除了传统任务如掩码语言建模，健康领域的大模型需要设计专门的预训练策略。例如，面向医学生物学术语关系学习的对比学习任务，或基于医疗推理的逻辑完备训练。这些任务进一步提升了模型在细粒度语义理解和多实体协同推理上的表现。

通过这些优化路径，语义理解能力成为大模型在健康领域处理复杂知识的关键桥梁，它不仅支持疾病识别、症状分类等基础任务，同时帮助多模式、多粒度医疗数据的统一处理与精准诊断决策的形成。

（三）生成能力

1. 生成能力对健康领域的意义

生成能力是大模型在健康领域更高级的核心能力，它通过从潜在分布中采样生成新数据，解决了复杂医疗场景中的知识补全和内容设计问题。例如，医疗影像生成可用于辅助医生判断隐匿特征；疾病进程模拟可以帮助预测治疗结果；而基因序列生成更是推动精准医学应用的重要工具。

生成能力的理论基础源于概率生成模型的深度神经网络扩展，与深度学习的生成式预训练方法密切相关。在医疗场景中，这种能力解决了许多传统方法无法攻克的挑战，尤其是在稀疏数据环境下构建对病症发展全局场景的模拟。例如，通过生成对比样本，模型可以在健康与疾病状态间建构变化轨迹，从而为疾病预测、干预设计等提供新思路。

2. 生成模型在健康场景中的应用

从技术视角来看，大模型的生成能力通过以下几种类型在健康领域体现出来。

（1）医学影像生成与增强

以 GAN 和扩展模型为代表，大模型能够生成逼真的医学影像，用于模拟不同患者条件下的生物学特征。例如，医生在训练心脏病 AI 分类算法时，利用生成的虚拟病态影像补充数据不均匀问题。这不仅提高了下游任务的鲁棒性，还减少了依赖真实影像收集的高成本。

（2）疾病进程模拟

通过时间序列生成模型，特别是基于 Transformer 的长序列生成框架，大模型能够模拟慢性病或复杂传染病在不同个体中的长时间演化轨迹。这种依靠生成能力实现的疾病路径研究，有助于早期干预设计与多阶段治疗规划的制订，从而显著提升疗效与患者生存率。

（3）个性化医疗方案生成

基于生成能力的优点，大模型可以将患者的个人特征（如遗传背景、生物标志物水平与病史）融入其生成框架中，用于创建定制化的治疗方案。例如，通过生物样本生成潜在响应数据，大模型能够指导精准药物选择及剂量调整，为个性化医疗提供技术支持。

生成能力是大模型迈向高效决策和智能创新的核心动力之一。通过对潜在分布的学习与连贯生成能力的分析，大模型能够灵活解决数据不足、多样化需求以及高维优化等问题，在健康领域展现了广泛的应用潜力。

第二节　以 DeepSeek 为代表的大模型能力剖析

随着深度学习和大模型技术的快速发展，基于 AI 的系统正逐步成为许多行业的核心生产力工具。在健康领域，大模型正在解决过去高度复杂且依赖人为经验的问题。作为以垂直领域为目标的新一代大模型，DeepSeek 结合深度学习、自注意力机制、领域知识和大规模健康数据的处理能力，为精准医疗、疾病预防和健康管理提供了新的技术范式。

一、DeepSeek 的基础架构与设计理念

（一）DeepSeek 与传统模型的区别

DeepSeek 作为垂直领域模型的一种典范，与传统通用模型相比，具有鲜明的领域特化特点，同时在架构设计、模型优化策略上引入了针对健康医疗特点的创新。

1. 数据多样性与专业性

传统的深度学习模型通常是通用设计，专注于解决大量标注数据驱动的单一任务，且其数据处理能力主要局限于结构化或单模态数据。然而，健康领域的数据不仅来源多元，包括文本、图像、时序数据等，还具有一定的复杂性，这要求模型能够基于多模态信息进行联合计算，确保从多个维度准确提取健康相关特征。DeepSeek 基于多模态建模设计，能够将健康数据映射到统一的特征空间，实现了对复杂异构数据的有效融合。

2. 优化支持

DeepSeek 区别于传统模型的另一个重要特点是优化支持。例如，针对疾病发展动态性及患者个性化特征，DeepSeek 引入动态健康评估框架，通过时序建模来追踪健康状态的变化趋势。传统方法通常依赖静态特征，这在捕捉动态健康状态方面显得力不从心。此外，DeepSeek 在疾病数据稀缺性情况下表现较优，通过迁移学习和自监督预训练等方法，在少量标注数据的健康场景上也能够实现较好的模型性能。

3. 可解释性与决策支持

从可解释性与决策支持角度，DeepSeek 更符合健康领域的需求。医疗决策高度依赖可解释性，而许多传统深度学习模型被视为"黑箱"，难以提供令人信服的诊断依据。DeepSeek 通过引入注意力机制、领域知识嵌入和因果推理框架，显著提高了模型输出的透明度，并能生成推理路径用于支持医疗场景中的决策过程。

（二）模型设计的科学基础

在健康领域，由于医学数据包含极强的领域特性，模型设计必须结合学术原理，以实现数据驱动与领域科学的无缝结合。

1. 多模态性

医疗数据形式多样,包括电子病历、实验室检测结果、医疗影像、基因组数据,以及可穿戴设备产生的持续生物信号。DeepSeek 通过自注意力机制和多模态融合结构,有效应对了这些数据形式异质性问题,从数据中捕获跨模态的潜在模式。

2. 不完整性

由于诊断流程的个性化设计,患者的健康记录往往有信息缺失。深度学习模型虽然以海量数据为优势,但对于缺失数据的处理是难点。DeepSeek 通过归因噪声建模和数据插补增强技术,有效提升了模型对健康数据不完整性的鲁棒性。

3. 个体化差异性

不同患者的遗传、环境和行为干预因素可能导致疾病进展模式呈现出极大的差异。传统模型倾向于捕捉全局规律而忽略异质性群体的特殊性,而 DeepSeek 引入了个体分层建模框架,比如通过特定变量聚类和嵌入空间优化,为患者设计个性化健康解决方案。

DeepSeek 的设计深入结合了医学统计学和生物学理论。例如,多层注意力网络的引入允许捕捉来自不同时间跨度的健康特征关联,从而在疾病分析中重现流行病学研究中的因果推理过程。此外,针对医学影像和基因组信息,DeepSeek 通过卷积嵌入或基于 Transformer 变体的广义序列建模捕捉分子特征与宏观健康状态之间的复杂联系。这种从生物学到流行病学的建模覆盖,使得 DeepSeek 更接近服务医学科学的统一目标。

(三)深度学习与领域知识的结合

DeepSeek 不仅依赖深度学习的普适能力,还在设计中强调了领域知识的重要性。健康领域对技术模型的要求不仅是高性能,还包括操作安全性和医学合理性,尤其需要模型在关键任务上具有基于专业知识的诊断能力和推理能力。

领域知识的嵌入可以通过多种途径实现。

1. 医学知识图谱的引入

知识图谱通过网络化结构将疾病、药物、症状、治疗之间的关系显式表达出来。在 DeepSeek 中,这种医学知识图谱与语言模型的上下文建模结合,确保健康数据在语义表征中的准确性。

2. 医学规则和逻辑约束的应用

医学规则和逻辑约束是领域知识嵌入的重要体现。例如,某些医学判断存在显性的逻辑限制,如高血糖水平通常会增加糖尿病合并症的风险,DeepSeek 通过逻辑规则嵌套映射,将这些规则直接交由模型学习层次,帮助模型改进输出质量及合理性。

最值得注意的是,DeepSeek 并非单纯依赖领域知识作为输入,而是将这些知识与深度学习特征提取过程有机结合。例如,在预测病程模型中,DeepSeek 通过嵌入关于疾病发生机制的医学理论指导样本选择和特征优先级决定,确保最终模型体现数据驱动与知识驱动的有机统一。

二、DeepSeek 在健康领域的核心能力

(一)分析能力

健康评估是健康管理的核心任务,精准化、个体化的健康评估能力直接决定了医疗服务的质量。

在这一领域，DeepSeek 通过结合多模态数据建模和深度学习算法，实现了高分辨率的个体化健康状态识别。DeepSeek 的分析能力主要体现在两个层面：一是对健康状态的全局评估，二是对疾病相关特征的精细提取。通过构建基于时序和多模态卫生数据的联合建模框架，DeepSeek 能够对个体的整体健康水平、体检指标趋势以及疾病发生可能性进行全面预测。此外，在靶点疾病的评估中，DeepSeek 通过多头注意力机制提取关键特征，并关联患者行为数据和基因组学数据，进一步提高了评估的精准性。

例如一位潜在高血压患者可能表现为一系列心血管征兆，包括多年的血压波动和家族患病史。常规评估模型可能忽略个体差异，而 DeepSeek 可以通过多维信号的结合将可穿戴设备生成的血压时序数据和患者历史就诊记录，动态评估疾病风险的累积效应。这种深度分析能力显著提高了健康评估的专业化水平，同时为下游任务的健康干预提供了重要依据。

（二）预测能力

疾病的早期诊断是实现精准医疗和大幅降低治疗成本的核心环节。DeepSeek 在预测能力上的突出特点是，能够通过复杂数据和长时间范围的关联性分析，准确识别个体发生疾病的潜在风险。DeepSeek 的预测能力源于其时序建模框架的优秀设计。健康数据往往呈现时间跨度长、特征关联复杂的特性，尤其是对于慢性病如心血管疾病、糖尿病等，其发展过程可能受到多种因素的隐性交互作用影响。DeepSeek 通过其动态注意力网络及强化学习模块，能够捕获非线性时间模式和隐含因果关系，从而远超传统统计方法的预测效能。

例如在糖尿病早期风险预测领域，DeepSeek 通过分析患者的数据指标包括空腹血糖、早餐后血糖峰值、糖化血红蛋白水平变化，结合长期行为数据如饮食摄入、运动习惯，实现了对发病倾向的高精度预测。这种基于多维输入的推理能力，不仅使模型预测结果更加可靠，同时也能够提供实际的风险因子排名，为患者提供早期干预方案的制订提供数据支持。

（三）干预能力

在健康管理应用中，干预是从数据分析到医学行动的关键环节。DeepSeek 赋能医生及健康管理者，通过其可靠的决策支持推动个性化、动态化的智能干预。

DeepSeek 的干预能力主要体现在两个方面：一是智能化干预方案生成，二是动态优化健康管理决策。以干预生成为例，针对心血管风险较高的群体，DeepSeek 可基于患者的实际状况如是否有吸烟史、不良饮食习惯等，生成科学的管理建议，如推荐戒烟方案、调整高脂饮食摄入等。在动态优化上，DeepSeek 能够通过强化学习或多阶段规划，追踪患者随时间的健康轨迹，将最优干预措施动态调整到健康状态的边缘点上，从而实现个体化干预效益的最大化。

通过引入智能健康干预，DeepSeek 不仅为慢性病患者提供预防性管理手段，也为提高公共健康水平和应对特定疾病流行提供了强有力的数据支持平台。

三、DeepSeek 应用的案例剖析

（一）常见慢性病管理中的应用案例

慢性病管理是现代医疗的主要挑战之一。以心血管疾病和糖尿病为代表的慢性病因其高发病率和持续性需求，极其依赖于基于数据驱动的持续追踪和个性化治疗。DeepSeek 通过多模态建模与

智能推理能力，显著优化了慢性病管理流程，降低了医疗服务的复杂性与成本。

例如在心血管疾病的长期管理中，DeepSeek基于患者多年的历史数据血压、体脂分布等进行个体化危险因素建模，从而生成精准预测和分层干预建议。糖尿病管理中，该模型还通过整合患者的饮食数据、连续血糖监测结果，并结合运动习惯模型化，帮助医生快速了解并优化控制方案。

（二）健康风险评估与个性化干预的成功案例

在精准公共健康领域，DeepSeek为高危人群提供了全生命周期的健康风险评估。在个性化干预上，DeepSeek针对特定患者生成治疗方案模拟，为患者提供最优治疗路径建议，提高了干预成功率。

（三）医疗大数据与实际应用的结合探索

医疗大数据与AI是未来数字健康的关键一体支柱。DeepSeek不仅能高效处理大规模数据，同时在人群研究、个性化分析两个维度均取得了显著成就。通过与国家级医疗机构长期协作，DeepSeek可以系统挖掘某些新药物对于特殊群体的潜在疗效，这些研究成果将推动药物开发与公共策划的深入探索，展现学术研究与实际技术结合的典范作用。

DeepSeek以其对健康数据复杂性和动态性问题的精准应对，体现了大模型技术在医学领域的应用潜力。通过其基础架构和领域适配设计理念，DeepSeek展现了大模型从数据理解到医疗干预的完整功能链条。在实际案例中，DeepSeek推动了慢性病管理、公共健康与个性化医疗的智能化升级，成为健康管理智能决策的强力助推器，并为未来健康管理技术的发展提供了理论与实践的双重支柱。

第三节　大模型技术在健康管理应用中的关键环节

伴随着深度学习和大模型技术的飞速发展，健康管理作为结合现代计算技术与传统医学的交叉领域，正从以人为中心的技术辅助向以数据和AI为驱动的综合智能系统方向转变。在这一过程中，大模型技术以其卓越的表现成为推动这一领域变革的核心力量。然而，健康管理的复杂性和特性使得大模型在这一领域的应用必须解决诸多关键环节，包括如何对健康数据进行处理、如何优化模型训练过程以及如何对模型性能进行评估与提升。

一、健康领域数据处理技术详解

在健康管理中，有效处理多样化的健康数据是构建大模型应用的基础。健康领域的数据来源以多模态为特点，包括结构化数据如电子病历、实验室检验指标，非结构化数据如医疗影像、文本记录，以及连续时间序列如动态生命体征、可穿戴设备数据等。这些数据在模态、分布和质量上都存在显著差异，因此，数据处理的精确性直接决定了模型最终性能的上限。本部分将重点解析多模态数据融合、数据预处理与清洗，以及数据标注与医疗知识图谱构建的关键技术和方法。

（一）多模态数据融合

多模态数据融合是健康领域数据建模的一大核心挑战。健康管理应用中，数据模态多样且信息来源复杂，通常包括结构化数据、非结构化数据和动态时序数据。以电子病历为例，它可能既包含表格形式的数值指标，也包含医生书写的非结构化文本记录，以及医学影像数据等。如何将这些异质数据整合为统一输入，成为多模态大模型的核心技术难点。

1. 多模态数据的预处理

（1）结构化数据处理

对于表格形式的数值数据，可以通过归一化方法将不同维度的数据转换到统一的数值范围，例如 0 到 1 之间，避免某一维特征值过大引发梯度爆炸。同时，归一化后的数据也更符合多模态融合的数值表示需求。

（2）非结构化文本数据的表示化

将文本数据转化为模型可读的嵌入向量。具体操作中可以结合 Transformer 类语言模型，以预训练模型直接生成医学术语的上下文相关表示。

（3）医学影像与时序信号的表示建模

影像数据可通过 CNN 或图像处理 Transformer 架构提取语义特征。时间序列健康数据如连续心电信号则可以通过扩展形式的自回归模型或序列特定模型进行特征提取。

2. 多模态建模技术

将文字、图像、时序等不同模态数据融合输入同一模型是多模态建模的关键。大模型通过以下方法实现多模态数据的联合建模。

（1）共享表示空间

将不同模态数据投射到共享的高维向量空间中，从而统一表征存在于数据中的共性特征。例如 CLIP 模型通过联合优化文本和图像嵌入空间，学得了多模态语义相关性。这些方法在健康领域可直接应用于病历文本与影像数据的联合分析。

（2）跨模态注意力机制

Transformer 架构中的多头自注意力机制被自然扩展到多模态场景中，构建了模态间的信息交互桥梁。这种技术尤其适合需要医学影像解释的场景，例如通过将 X 光片特征与医生书写的病程摘要结合，提升影像诊断的准确性。

（3）后融合策略

在某些任务中可对模态单独建模后再合并特征，例如文本和影像特征。这一方式通常适用于数据同步性要求较低的场景，如将病史文本和基因组数据分开处理后，通过共享预测层组合，完成基因调控与诊断匹配。

（二）数据预处理与清洗

健康数据在输入模型前需要进行规范化处理，以确保其可靠性与一致性。由于医疗场景数据记录中普遍存在的不完整、噪声干扰、单位变异等问题，对数据的预处理和清洗是构建大模型训练管道的重要环节。

1. 噪声数据处理

（1）缺失值填充

缺失数据是健康数据中的常见现象，例如，受限于设备或手术程序，部分实验结果可能缺失。

填充方法包括基于统计的均值填充、基于回归的插值填充，以及基于深度学习的时序插补技术。后者能够学习缺失模式，并更好地拟合真实分布规律。

（2）异常检测

异常数据可能来源于仪器测量误差或人工记录错误。在医疗数据中，结合健康常识与统计规则的自动检测算法是异常处理的基础，例如基于绝对中位差或概率模型的离群值剔除方法是常用方案。

2. 数据归一化与标准化

数据归一化和标准化是提升模型训练收敛效果的基础操作。归一化将数据值调整到均值接近0、方差为1的均衡状态，以消除因量纲或单位不一带来的扰动。对于健康领域的指标如化验值或基因表达水平，归一化不仅简化了模型的数值优化难度，还使模型训练的尺度一致性大幅提高。

（三）数据标注与构建医疗知识图谱

数据标注和知识图谱构建是高质量健康数据管道不可或缺的一部分，它们直接关系到下游任务的建模质量。在医疗场景中，由于标注的多样性和知识复杂性，半监督学习与弱监督学习成为解决标注难题的重要技术手段。

1. 半监督与弱监督学习技术

医疗数据通常标注不足，这是因为专业医生标注的成本极高且周期长。半监督学习能够利用未标注数据中的潜在语义信息提升模型性能，例如通过伪标记法在少量标注数据的基础上对无标签数据生成伪标签并进行迭代训练；弱监督学习则利用部分噪声标注或标签质量低的数据，结合噪声对抗训练，在有限标注条件下提升大模型的泛化能力。

2. 知识图谱生成技术

医疗知识图谱是构建智能健康平台的重要工具。通过关系抽取和术语对齐，健康领域知识图谱可以链接如疾病、药物、症状、治疗方法等实体间的语义网络。例如，借助工具如SpaCy、Stanza，通过依存句法分析提取健康文本中的知识条目，再结合数据库完善实体标签。这种图谱不仅为疾病诊断决策提供直观支持，还为个性化临床路径规划提供可行性建议。

二、模型训练过程中的优化技术

在医疗健康场景下，训练大模型的复杂性不仅体现在数据异构和任务多样上，还体现在与成本相关的计算效率问题上。模型训练过程中需要同时关注任务的定制化、效率优化和并行分布式策略，以确保训练的稳定性和收敛性。

（一）健康管理任务定制化的预训练与微调

1. 基于公开数据集的预训练

在许多健康管理任务中，大规模公开医疗数据集为初步预训练提供了良好的语义和统计基础。例如，医学语言模型Bio BERT主要在Pub Med和PMC等生物医学文献语料库上完成预训练，由此得到的模型拥有对医学语义的良好聚合能力。大模型通过大规模预训练提供基础参数，以减少下游任务的训练成本。

2. 微调中的参数冻结与适配层技术

微调是健康任务定制化建模的关键。参数冻结技术允许部分预训练参数保持不变，仅优化最后几层的任务专用参数，从而减少计算开销，适应小数据集任务。适配层是一种轻量化微调方法，通过添加小规模附加层对特定任务进行局部训练，避免对全模型重新优化，节省计算资源并防止过拟合。

（二）模型优化算法与效率提升

1. 梯度裁剪与学习率调度

健康领域数据易含长尾分布特性，导致训练过程中可能出现参数更新的数值不稳定情况。梯度裁剪技术通过限制梯度更新的上界，防止超大梯度误差引发模型参数爆炸；学习率调度器则优化了训练过程，使得模型从最优路径更快收敛。

2. 量化与剪枝优化

为适应医疗设备的硬件性能限制，模型压缩技术旨在降低模型复杂度和性能需求。模型量化通过约束浮点运算精度，从 32 位降为 8 位或 16 位精度；剪枝技术则动态剔除对模型性能贡献小的冗余神经元，实现计算效率提升。

（三）实时分布式模型训练

在大模型训练中，分布式计算是应对海量参数和数据的核心解决策略。在健康管理中，大模型的训练常需融合分散式医疗数据，分布式架构的设计尤为重要。

1. 数据并行与模型并行策略

数据并行拆分训练样本并在多个 GPU 处理，适用于健康数据规模较大但模型规模相对较小的场景；模型并行适应大参数量嵌入模型的拆分需求，可通过按层分割或参数切分实现部分共享累加。

2. 分布式框架的应用

开源工具如 Horovod 和 DeepSpeed 提供了实用的分布式模型训练方案。例如，通过 DeepSpeed 自带的内存优化器，可以有效降低医疗大模型预训练中的显存占用，提升训练效率和推理性能。

三、健康管理任务的模型评估与性能优化

大模型的有效性不仅体现在训练阶段，还取决于任务中的准确性、鲁棒性和可解释性。因此，评估和优化模型性能是确保在实际健康管理任务中获得稳定表现的必须环节。

（一）常见评估指标与方法

1. 分类任务

分类准确率：衡量正确分类样本在总样本中的比例，是模型评估最基本指标。

ROC-AUC 曲线：反映模型在不同阈值下分类能力；用于二分类任务尤其适用。

F1 分数：强调精准率和召回率的平衡，适合医疗场景中不均衡数据分布下的评估任务。

2. 回归任务

针对健康指标趋势预测任务，常用指标包括均方误差和均绝对误差，分别表征预测值的平均偏离程度及其方向性偏差。

（二）模型鲁棒性评估

医疗数据中的噪声干扰和分布外数据为模型的稳定性提出高标准要求。使用对抗训练法生成对比样本，结合数据增强（如随机裁剪、旋转影像造噪）可提升对异常输入响应的鲁棒性。

(三)可解释性技术的实现

可解释性 AI 技术使医生更好地理解模型决策背后的逻辑。例如,LIME 和 SHAP 可提供全局和局部解释,用于展示健康模型如何挑选特定特征对预测结果作出贡献。例如通过从医疗影像生成显著性图,直观地向医生呈现疾病关键区域。

大模型技术在健康管理中的应用需要通过数据处理、模型训练优化以及性能评估三个关键环节的协作实现对复杂医疗场景的全面支持。从数据多模态融合到模型定制化微调,再到鲁棒性和可解释性增强,这些技术的逐步成型,不仅奠定了大模型解决健康问题的技术基础,也为推动 AI 在医疗健康领域的深度布局提供了可行路径。

第四章 健康管理智能化的时代机遇

第一节 传统健康管理的局限性及挑战

一、慢性病传统健康管理模式概述

随着慢性病的发病率逐年上升，慢性病健康管理成为全球公共卫生体系的重要组成部分。慢性病的管理不仅涉及医疗治疗，还包括长期的健康干预和监控。特别是近年来，国内慢性病健康管理模式的不断发展，也反映了我国在慢性病管理中的努力与探索。虽然现代健康管理模式逐渐倾向于信息化、个性化、综合性，但传统的健康管理模式在我国依然占据主导地位，且具体的管理方式和内容因地域、机构和人群的不同而有所区别，目前常用的慢性病健康管理模式共有以下三种。

（一）医院主导型慢性病健康管理模式

1. 概述

在我国，慢性病健康管理的传统模式大多依赖于医院主导，具体形式包括门诊管理和住院管理两种。医院主导型模式以定期的医疗检查和常规的药物治疗为主，依靠专业的医生对患者进行诊断、治疗和健康指导。

2. 主要特点

（1）定期随访与监控

医院主导的慢性病管理模式下，患者定期到医院进行随访。医生根据患者的健康数据和检查结果调整治疗方案，并指导患者合理使用药物。慢性病患者往往需要按时监测血压、血糖、血脂等关键生理指标，从而及时掌握健康状况波动并采取相应措施。

（2）治疗与健康教育

在传统模式下，医生不仅要对患者进行药物治疗，还承担着慢性病患者健康教育的职责。医生会根据患者的具体病情，提供生活方式的建议，如饮食、运动和心理调节等。尽管这种健康教育在一定程度上能够帮助患者提高自我管理意识，但通常局限于医生与患者的面对面沟通，缺乏系统化的管理计划。

（3）管理模式单一

传统的医院管理模式大多依赖医生个人的经验和医院的资源，缺乏跨学科合作和个性化的治疗方案。患者的健康管理通常局限于疾病的治疗，而缺少对患者综合健康状况的全方位管理。

（二）社区主导型慢性病健康管理模式

1. 概述

社区主导型慢性病健康管理模式是我国慢性病健康管理中的一个重要组成部分。随着慢性病人群的逐渐老龄化，社区健康管理发挥着越来越重要的作用。在许多国家，尤其是英国和澳大利亚，慢性病的管理强调社区卫生服务中心的作用。这些中心提供持续的健康监测、生活方式干预、健康教育以及基本的医疗服务。例如，英国的"慢性病联合计划"通过在社区内建立健康管理团队，帮助居民尤其是老年人群体管理心脏病、高血压和糖尿病等慢性病。社区健康管理不仅依赖医院资源，还注重对基层社区医疗机构的建设和利用。

2. 主要特点

（1）社区卫生服务中心参与管理

在社区管理模式下，社区卫生服务中心扮演着慢性病管理的重要角色。这些中心提供的服务通常包括日常健康体检、血糖、血压等常规监测、慢性病患者的药物管理和健康指导。患者可在社区卫生服务中心得到便捷的就诊和随访服务，从而实现更高效的疾病管理。

（2）健康档案和信息管理

传统的社区健康管理模式中，社区卫生服务中心为每个慢性病患者建立健康档案，定期更新患者的健康数据。这一档案可以帮助医生跟踪患者的健康变化，并为未来的治疗决策提供依据。然而，这种档案管理模式在一定程度上仍面临信息共享和技术支持的不足问题。

（3）健康教育与行为干预

在社区管理模式下，健康教育是核心环节之一。通过社区的健康讲座、宣传活动和健康咨询，患者能够获得更多的健康知识。此外，社区工作人员还会针对患者的实际情况进行个性化的健康行为干预，如改变饮食习惯、增加运动量等，以帮助患者提高自我管理的能力。

（三）家庭医生签约服务模式

1. 概述

随着"健康中国2030"战略的实施，家庭医生签约服务逐渐成为我国慢性病健康管理的新兴模式。这一模式侧重于通过家庭医生提供个性化的健康管理服务，特别适用于慢性病的长期管理。家庭医生通过签约服务与患者建立长期的健康管理关系。

2. 主要特点

（1）个性化的健康管理

家庭医生会综合考量个体健康状态、生活习性及遗传背景等多维度信息，进而制订个性化的全周期健康干预策略。通过长期跟踪和随访，家庭医生能够帮助患者管理慢性病，减轻疾病负担。

（2）预防为主的健康干预

在签约服务模式下，家庭医生不仅仅是治疗疾病的提供者，还是健康预防的推广者。家庭医生会对患者进行健康筛查，及早发现疾病风险，并为患者提供合理的生活方式干预建议，以防止疾病的进一步发展。

（3）全科医生与慢性病管理

家庭医生通常为全科医生，具备广泛的医疗知识和技能，可以管理多种慢性病。全科医生能够在患者的整体健康方面提供综合服务，涵盖慢性病的诊断、治疗、健康教育及预防等各个方面。

（四）远程医疗和自我管理

1. 概述

随着科技的发展，特别是信息技术的普及，远程医疗和自我管理成为慢性病管理的新兴趋势。虽然这类模式尚在发展过程中，但一些发达国家已在传统管理模式中融入了远程监控和自我管理的理念。

2. 主要特点

（1）远程健康监控

在美国、欧洲等地区，一些医疗机构已经开始运用远程监控技术对慢性病患者进行管理。通过可穿戴设备、智能手机应用程序等，患者的血压、血糖、心率等健康数据能够实时传输给医生。医生通过远程系统监控患者的健康状况，根据数据变化及时进行干预。对于心脏病患者，远程心电图监测能够帮助医生及时发现病情变化，避免突发事件的发生。

（2）自我管理和教育

自我管理是慢性病患者健康管理的核心。传统的医院管理模式往往依赖医生进行治疗和指导，而远程监控模式则更多地依靠患者自我管理。患者通过各种健康应用程序、在线教育平台、健康博客等途径，能够学习疾病知识、健康行为和自我监测技能。这种模式下，患者在医生的指导下，通过自我监控和调整治疗措施，有效地管理疾病。

（3）健康数据分析与决策支持

通过远程监控技术，可以对慢性病患者产生的大量健康数据进行科学分析，医生可以利用这些数据为患者提供更加精确的个性化治疗方案。例如，使用 AI 和大数据分析技术，医生能够识别出患者可能的疾病风险，提前进行干预，减少急性病发作的可能。

二、慢性病健康管理的局限性

慢性病已成为全球公共卫生领域的核心挑战，其管理模式的发展与优化直接关系到患者生活质量、医疗资源分配效率及社会经济发展。尽管国内外已形成多种慢性病健康管理模式，但实际应用仍面临诸多瓶颈。

（一）机制性障碍

机制设计与政策落地之间存在断层，我国虽推行分级诊疗制度多年，但实际运行中仍存在转诊标准模糊、上下级医疗机构利益冲突等问题。例如，社区卫生服务中心与上级医院之间缺乏统一的转诊标准，患者常因信任度不足直接选择三甲医院，导致基层资源闲置与大医院超负荷并存。转诊流程中信息不对称与绩效考核机制不匹配是主要诱因，如基层医疗机构因转诊患者流失而缺乏激励动力。医保政策与激励机制缺位也是影响慢性病健康管理的因素之一。现有医保政策对慢性病管理的覆盖范围有限，重点仍集中于疾病治疗而非预防与长期管理。例如，我国基本医保对慢性病筛查、健康教育的报销比例较低，导致患者参与依从性不足。此外，医疗机构与医务人员缺乏针对慢性病管理的长效激励机制，基层全科医生因待遇低、职业发展路径不清晰而流失严重，进一步削弱了管理能力。

（二）主体参与不足

患者自我管理能力薄弱对于慢性病管理也具有一定的影响。慢性病管理的核心在于患者主动参与，但现实中普遍存在认知不足与执行偏差。调查显示，约40%的高血压患者因缺乏疾病知识擅自停药，糖尿病患者的饮食依从率不足50%。此外，心理因素如焦虑、抑郁显著影响患者行为，部分患者因长期病程产生习得性无助，进一步降低管理效能。其次，社区作为慢性病管理的前沿阵地，其服务能力直接影响管理效果。当前我国基层医疗服务体系亟待破解全科医师荒这一人才瓶颈，全国性缺口近50万人既体现在专业人才储备量不足的客观现实，更反映在临床业务能力存在梯度落差等深层次矛盾。例如部分社区医生对慢性病指南更新滞后，无法提供个性化管理方案，导致患者对基层医疗信任度偏低。

（三）信息化滞后

首先，尽管多地推广电子健康档案，但区域间、机构间的数据壁垒依然显著。例如，某省慢性病管理平台因医院信息系统与社区系统不兼容，导致患者随访数据无法实时更新，影响病情评估。此外，隐私保护与数据安全法规的缺失，进一步限制了跨机构数据流动。其次，AI、物联网等技术在慢性病管理中的应用多停留在数据采集阶段，缺乏深度分析与决策支持。例如，某市"数智防控体系"虽能监测患者血压数据，但未结合生活习惯、遗传因素进行风险预测，导致干预措施滞后。远程医疗亦面临重设备轻服务问题，患者使用智能穿戴设备后，未能获得及时的专业反馈。

（四）资源配置不均

城乡医疗资源分布失衡。农村地区慢性病管理面临双重贫困：其一，医疗资源匮乏与健康意识薄弱。例如，江苏省农村居民因高盐饮食、缺乏体检，慢性病确诊时多已进入中晚期，治疗难度与经济负担显著增加。此外，偏远地区基层医疗机构设备陈旧，难以开展必要的筛查项目如糖化血红蛋白检测。其二，多学科协作机制缺失。慢性病管理需整合医疗、营养、心理等多学科资源，但实际中跨专业团队建设滞后。例如，某三甲医院糖尿病管理项目因缺乏营养师与心理咨询师参与，患者血糖控制达标率仅提高15%，远低于预期。此外医疗联合体（简称"医联体"）内部利益分配机制不明确，导致上下级医疗机构协作流于形式。

（五）传统医疗模式转型困难

从"疾病中心"到"健康中心"的路径障碍。传统医疗模式以疾病发作为干预起点，慢性病前期管理严重缺位。例如，高血压患者多在出现并发症后才就医，错过最佳干预期。此外，专科化诊疗导致慢性病患者需在多科室间辗转，治疗方案缺乏整合，依从性降低。另外，医疗机构与公众对健康管理的认知仍局限于疾病治疗，忽视预防与康复。例如，某社区健康讲座参与率不足20%，且内容多聚焦用药指导，缺乏生活方式干预的实操培训。医务人员亦缺乏健康管理技能的系统培训，难以胜任"健康守门人"角色。

第二节　智能化技术为健康管理带来的变革

健康管理是一个系统性的持续过程，其核心在于运用循证医学和预防医学的原理，对个体或群体的生理指标、生活方式和疾病风险进行动态监测与综合评估、制订干预策略及健康促进方案，最终实现疾病预防、健康维护和生活质量提升的协同效应。传统的健康管理模式往往依赖于医疗从业人员的经验与手工数据记录，但这种方式在面对现代复杂多变的健康问题时显得力不从心，慢性病管理、老龄化社会的健康问题、突发公共卫生事件等均对传统医疗系统提出了更高要求。随着科技的迅猛发展，智能技术在健康管理领域的应用逐渐成为一种趋势，作为一种创新的手段，智能化技术将健康管理从一个单纯的医疗问题转变为多层次、跨领域的系统工程，为我们提供了更加高效、精准的健康管理方案，极大地提高了健康管理的质量与效率。

一、数字健康平台的建立

（一）数字健康平台的概念

数字健康作为新兴的健康技术范式，其概念框架首次在世界卫生组织发布的《数字健康全球战略（2020—2024）（草案）》中得到系统性阐述。该战略将数字健康定义为：通过物联网、AI、大数据分析、区块链等创新性数字技术的研发与应用，实现健康知识传播、医疗实践创新和健康服务优化的跨学科领域。数字健康平台是在全球数字化浪潮推动下形成的，有别于传统医疗服务模式的新型医疗服务载体。数字健康平台对传统医疗服务的诊疗流程进行了深度的改革重塑，打造了线上线下一体化、智能化、全方位的数字健康医疗服务。

（二）数字健康平台的优势

数字健康平台设计大多突破传统医疗应用的复杂性，采用图形化引导、智能提示等人性化交互方式，构建简洁直观，让用户尤其是老年人等特殊群体也能够轻松上手。在功能模块构建方面，数字健康平台也立足于患者就医全流程的实际需求，将预约挂号、在线问诊、查阅检查检验等服务进行系统整合，针对挂号难、支付难、检查难、购药难等传统诊疗服务问题，推出了线上诊前挂号预约、诊中线上支付结算、线上问诊与健康咨询等服务，打造了一站式服务体系，极大地提升了患者的就医体验。数字健康平台支持不同医疗机构间的数据共享，医生可以通过数字健康平台查询患者的历史检查数据，更全面地了解患者的病情发展，准确地判断患者的病情变化，从而调整或优化现有方案，避免重复或无效治疗。这一变革不仅顺应了医疗服务智能化、便捷化的时代潮流，更是对人民群众日益增长的医疗健康需求的积极回应。数字健康平台以其便捷性、可及性和高效性为核心优势，不仅在提升医疗服务保障水平方面发挥了重要作用，更彰显了其巨大的发展潜力与现实价值。

（三）数字健康平台的未来发展方向

虽然数字健康平台在技术创新和服务模式上取得了显著进步，但其相关政策制度并不完善，需要建立健全互联网医疗服务标准体系，制定科学完善的准入标准，建立服务质量评估体系和动态监管机制，规范互联网诊疗服务，为确保平台运营规范、医疗行为可控，构建全方位的制度保障框架。还应设立适应互联网医疗特点的纠纷处理程序，处理线上医患纠纷。除此之外，如今的平台过度依赖基础服务，增值服务开发不足，导致其在功能深度和用户体验上仍存在一定的局限性，要想实现其可持续发展，就需要创新运营服务模式。随着后续智能化技术的高速发展以及人民对于医疗健康服务需求的进一步提升，数字健康平台应重点强化个性化服务能力，可以效仿其他智能软件开发会员服务，依托平台数据优势，整合优质医疗资源，为用户提供个性化的健康管理服务；还可以与保险机构合作开发专业的定制化医疗保险产品，提升平台的经营韧性。

数字健康平台作为医疗服务模式创新的重要载体，通过其技术创新，正在改变传统的医疗服务模式，推动健康管理向更加人性化和个性化的方向发展。这场健康管理领域的革命性变革不仅改变了健康管理的方式和手段，更在重新定义健康管理的本质。通过技术赋能、模式创新和体系重构，健康管理正在变得更加精准、个性化和智能化。未来，随着相关政策的完善、用户接受度的提高以及商业模式的改良，数字健康平台必将为构建具有优良医疗服务的高效医疗服务体系作出积极贡献。

二、健康管理应用程序的普及

在智能手机和移动互联网技术的推动下，健康管理应用程序的普及正在重塑人们的健康观念和行为模式。智能手机的高性能传感器和强大的计算能力使其成为个人健康管理的理想工具。加速度计、陀螺仪、气压计、全球定位系统（global positioning system，GPS）等内置传感器设备可以精确记录用户的运动数据和生理指标，通过云计算和大数据技术将用户的健康数据实时上传到云端进行分析处理，可以识别潜在的健康问题，生成个性化的健康报告和干预建议。这种基于健康管理应用的新型管理模式，显著提升了医疗服务的精准度和响应速度，为预防医学和慢性病管理开辟了新途径。

（一）运动健身类应用程序

自"十三五"规划发布至国务院印发的《全民健身计划（2021—2025年）》进一步明确，全民健身理念逐渐深入推行，人们越来越重视通过运动健身来提高自身免疫力。在此背景下，运动健身类应用程序作为最早的一批健康管理工具开始出现在大众视野，其核心功能就是为用户提供科学的运动指导和健康管理服务。其主要功能特点如下。

1. 运动计划定制

根据用户的身体状况、运动目标和时间安排，应用程序能够生成个性化的训练计划。例如，初学者可以选择基础的有氧运动计划，而进阶用户则可以选择高强度间歇训练或力量训练计划。

2. 实时数据监测

通过如加速度计、陀螺仪、GPS等智能手机传感器，应用程序可以精确获取用户的运动步数、移动距离、运动速度以及能量消耗等多项运动指标。部分应用程序还支持与智能手表、心率带等可穿戴设备连接，获取更精准的心率、血氧等生理数据。

3. 动作指导与纠正

可以提供视频或动画演示，帮助用户掌握正确的运动姿势。一些高端应用还利用AI和计算机视觉技术，通过手机摄像头实时分析用户动作，并提供纠正建议。

4. 社交互动与激励

运动健身类应用程序普遍整合了社交互动模块，为用户构建了多维度的社交体验。用户可通过平台实时分享运动数据、训练成果以及健身心得，同时还能参与线上挑战赛事或与社交圈好友展开运动数据比拼。这种社交化设计不仅丰富了应用的功能维度，更重要的是通过社群互动和良性竞争机制，显著提升了用户的运动参与度和持续性，有效促进了健身习惯的养成。

（二）饮食营养管理应用程序

科学的饮食管理不仅能预防疾病，还能提高生活质量。随着生活水平的提高和健康知识的普及，人们对饮食与健康的关系的认识逐渐加深。由此，饮食营养管理应用程序应运而生，为用户提供便捷的工具，帮助他们实现健康饮食目标。其主要功能特点如下。

1. 饮食记录与分析

基于先进的营养数据库和智能分析算法，应用程序能够对用户录入的膳食信息进行自动化营养成分解析。系统可精准计算出每餐摄入的总热量值，并详细分解出蛋白质、脂肪、碳水化合物等宏量营养素以及各类维生素和矿物质等微量营养素的具体含量。通过数据可视化技术，应用将生成结构化的营养分析报告，使用户能够直观了解自己的饮食结构，发现潜在的健康问题。

2. 提供个性化营养建议

应用程序可以根据用户的年龄、性别、体重、运动量和健康目标提供个性化的营养建议。例如，系统可能会推荐每日摄入的卡路里范围，或提醒用户增加膳食纤维的摄入量。

3. 食谱推荐与饮食计划

饮食营养管理应用程序内置了丰富的健康食谱库，用户可以根据自己的口味和需求选择合适的食谱。此外，应用程序还能生成每周或每日的饮食计划，帮助用户均衡摄入各类营养素，避免饮食单一化。

（三）慢性病管理应用程序

近年来，慢性病的患病率逐年上升。传统的慢性病管理方式往往依赖于定期的医院就诊、医生的人工干预和患者的自我管理，存在着监测不连续、治疗不精确、患者依从性差等问题。传统医疗模式难以满足患者的日常管理需求，应运而生的慢性病管理应用程序便成了患者的全新疾病管理工具。其主要功能特点如下。

1. 健康数据监测与记录

慢性病管理应用程序通常支持与智能手表、血糖仪、血压计等可穿戴设备连接，实时监测用户的生理指标，如血糖、血压、心率、血氧等，应用程序会自动记录并生成长期趋势图。患者还可以选择将健康数据分享给家人或医生，方便他们实时了解病情并提供支持。

2. 用药管理与提醒

慢性病患者通常需要长期服药，应用程序提供用药管理功能，用户可以记录药物名称、剂量和服用时间。系统会根据医嘱设置定时提醒，确保患者按时服药，避免漏服或重复服药。

3. 病情分析与预警

依托先进的大数据分析技术和 AI 算法，应用程序能够对用户的多维度健康数据进行深度挖掘和智能分析，识别潜在风险并发出预警。例如，如果患者的血压或血糖值连续超标，系统会提醒患者及时就医或调整生活方式。

4. 远程医疗与医生沟通

远程医疗是指通过互联网、视频会议、电话等通信技术提供远程医疗服务，从而使医生和患者能够突破地理限制在不同地点进行实时互动，进而为患者提供诊断、治疗和健康管理服务。患者可通过应用程序与专业医师建立实时在线连接，上传包括生理指标、检查报告、用药记录等在内的多维度健康数据，经专业医师分析评估后，可获得个性化的诊疗建议和健康指导方案。对于偏远地区的慢性病患者来说，远程医疗是他们获取专业医疗服务的重要途径。

（四）心理健康类应用程序

现代社会节奏快、压力大，焦虑、抑郁等心理健康问题日益普遍，越来越多的人意识到心理健康与生理健康同样重要。但大多数人因担心隐私泄露或社会偏见而不愿面对面接受心理咨询，无法获得及时的心理健康支持。心理健康类应用程序通过为用户提供了安全私密的服务环境，极大地提高了用户进行心理咨询的积极性，帮助用户及时缓解心理压力、改善情绪状态。其主要功能特点如下。

1. 情绪追踪与记录

用户可以通过日记、问卷或表情符号记录每日情绪状态。应用程序会分析这些数据，生成情绪变化趋势图，帮助用户了解自己的情绪波动规律，并识别可能的触发因素。

2. 心理健康评估

应用程序通常提供专业的心理测试和评估工具，例如焦虑量表、抑郁量表和压力测试。通过标准化的心理测量量表，用户可以系统性地评估自身的心理健康水平，获得初步的心理状态分析报告及针对性的初步干预建议，为用户后续寻求专业心理服务提供重要参考依据。

3. 在线心理咨询

许多应用程序提供 AI 聊天机器人与专业心理咨询师的在线咨询服务，能够提供即时情绪支持和心理疏导，帮助用户缓解焦虑、孤独等负面情绪状态，同时根据用户的具体情况，提供基于循证医学的心理干预建议和治疗方案。

4. 冥想与放松练习

心理健康类应用程序通常提供丰富的冥想、呼吸练习和放松音频，帮助用户缓解压力、改善睡眠。例如引导式冥想课程可以帮助用户集中注意力，而白噪音或自然声音则有助于放松身心。

从简单的步数记录到复杂的慢性病管理再到进一步心理健康的应用需求，健康管理应用程序的普及不仅改变了个人健康管理的方式，更在推动整个医疗健康体系的数字化转型。通过健康管理应用程序的实时数据反馈，用户可以直观地了解自己的健康状况和行为影响。这种即时反馈机制增强了人们的健康意识，促进了健康行为的形成和维持，用户不再是被动的治疗接受者，而是主动参与健康管理的合作伙伴。可以说健康管理应用程序的普及正在开启一个全民健康管理的新时代。这些应用程序不仅提供了便捷的健康管理工具，更在潜移默化中改变着人们的健康观念和行为模式。随着技术的不断进步，健康管理应用程序将变得更加智能和精准，为个人健康管理和公共卫生事业带来更多可能性。这场数字健康革命将构建一个全新的健康管理生态系统，推动医疗服务向预防为主、个性化管理的方向转变，未来，健康管理应用程序将成为每个人生活中不可或缺的健康伙伴，为实现全民健康目标提供强大支持。这场变革将最终推动健康管理从疾病治疗向健康促进转变，为人类健康事业开辟新的篇章。

三、人工智能在医疗中的广泛应用

AI 正在重塑医疗行业的每一个环节，从疾病预防、诊断到治疗和康复。这场技术革命不仅提高了医疗服务的效率和质量，更在重新定义医疗的本质。AI 算法能够处理和分析海量医疗数据，发现人类医生难以察觉的规律和关联，为患者提供更加精准和个性化的医疗服务。

（一）疾病诊断

在癌症诊断中，AI 系统能够识别出人类肉眼难以察觉的微小特征，为精准治疗提供依据。深度学习算法能够快速准确地分析 CT、MRI 等医学影像，识别出微小的病变，AI 算法也可以通过分析数字化的病理切片，提供客观、精准的诊断结果。以肺癌和乳腺癌为例，基于深度学习的 AI 辅助诊断系统在影像识别准确率方面已实现突破性进展。这不仅提高了诊断效率，还减少了漏诊和误诊的风险。

（二）基因分析

AI 在医疗领域的应用不仅适用于传统疾病诊断范畴，其通过深度学习和模式识别算法，能够对大规模基因组数据进行系统性分析，精准识别与疾病相关的遗传变异位点。基于基因组信息、电子病历记录、生活方式数据等多维数据融合分析，AI 系统可构建个性化的疾病风险预测模型，并为患者量身定制最优化的治疗策略。这种基于精准医学理念的个性化治疗方案，不仅显著提升了治疗的有效性和安全性，同时最大限度地降低了药物不良反应发生率，推动了临床诊疗模式向精准化、智能化方向转型。

（三）药物研发

药物研发也是 AI 技术正在颠覆的传统领域。传统药物研发周期长、成本高，且成功率低。AI 技术通过高效的数据分析和精准的模型预测，能够对海量数据进行分析处理，进而在短时间内抽丝剥茧，找出分子与疾病之间潜藏的关联，筛选出具有潜在药效的化合物。同时 AI 还能模拟药物在人体内的代谢过程，预测药物的毒性、药效以及可能的副作用，为后续的临床试验提供重要的数据支持。总而言之，AI 不仅为新药发现开辟了全新的路径，还为药物研发按下了"快进键"，大大缩短新药研发周期，为全球医疗健康领域带来了前所未有的创新动力与发展机遇。

（四）临床实践

在临床工作中，AI 可以通过语音识别、自然语言处理等技术，协助医生更高效地记录患者病历、跟踪治疗效果。以 AI 技术组建的临床决策支持系统还可以通过分析患者的病历、检查结果和最新医学文献为医生提供诊断建议和治疗方案，这种辅助决策系统不仅提高了诊疗效率，还能缩短治疗时间、减少人为失误，特别是在涉及多个学科领域的知识和经验的复杂病例和多学科会诊等情形下。通过分析医疗需求和服务能力数据，AI 系统可以优化医疗资源的分配，帮助医院优化床位分配和医护人员调度，通过提高资源利用效率进一步提高医疗系统的应对能力。

（五）疾病预测与预防

疾病预测与预防已成为 AI 技术在健康管理领域的关键应用方向。基于机器学习算法，AI 系统能够对海量人群健康数据进行深度挖掘和分析，构建疾病传播预测模型，准确预判流行病的时空分布趋势。同时，通过多维度风险评估，系统可精准识别疾病易感人群和高风险个体，为公共卫生部门制订针对性的防控策略和资源配置方案提供数据支撑，从而实现疾病防控的关口前移和精准干预。在慢性病管理中，AI技术正在帮助实现从治疗为主向预防为主的转变。在患者管理与远程监护领域，AI系统通过整合智能可穿戴设备和移动应用平台，构建了全方位的健康监测网络。该系统能够实时追踪患者的生理参数、用药依从性和生活方式数据，通过机器学习算法进行动态分析和风险评估，为患者提供个性化的健康干预方案。这种智能化的远程监护模式不仅优化了医疗资源配置，更显著提升了慢性病管理和术后康复的效果，使优质医疗服务突破时空限制，实现了医疗服务的普惠性和精准性。

AI在医疗中的应用正在开启一个精准医疗的新时代。从疾病诊断到治疗决策，从药物研发到健康管理，AI技术正在深刻改变医疗行业的每一个环节。这场由AI驱动的医疗变革正在重塑整个健康管理产业生态，其影响已超越单纯的效率提升和质量改进，正在催生医疗模式的根本性变革。可以见得，AI与医疗的融合在未来将不断深化。这种融合不仅体现在诊断精度和治疗效果的提升上，更将推动预防医学、精准医疗和个性化健康管理等新兴领域的发展，为构建智能化、普惠化的健康服务体系提供创新解决方案，最终实现医疗健康服务的范式转移和价值重构。

四、数据安全与隐私保护

尽管智能化技术为健康管理带来了诸多便利，但其在应用过程中仍然面临一些挑战。首先，数据隐私和安全问题是智能化技术面临的主要难题之一。患者的健康数据非常敏感，一旦泄露或被滥用，可能带来严重后果。因此，在智能化健康管理过程中，需要采取严格的数据安全措施，确保患者信息不被泄露。随着网络安全环境日趋复杂，传统的基于边界防御和特征识别的安全防护体系已无法有效应对高级持续性威胁、零日攻击等新型网络风险，暴露出明显的防护短板。以AI为核心的前沿技术集群包括AI、大数据分析、区块链分布式存储、云计算架构等的快速发展和深度融合，不仅提升了安全防护能力，更在重新定义数据安全与隐私保护的范式。

（一）人工智能与大数据技术

传统的数据安全防护系统通常依赖于规则和已知的攻击模式，而AI系统则能通过自动化安全管理，利用深度学习、机器学习、模式识别等技术分析大量数据中的复杂模式，实时发现未知的潜在威胁和异常活动，提前进行风险预警，并作出相应的防御反应，大大提升了数据安全管理的效率和反应速度。与此同时，大数据技术为激增的数据提供了处理、存储和分析海量信息的能力。通过大数据分析，安全防护系统可以从大量的日志、网络流量、用户行为等数据中提取有效信息，从而增强数据安全和隐私保护能力。大数据技术不仅能够实时分析用户的行为模式，还能对检测到的与正常行为不符的异常活动发出警报并采取预防措施；大数据技术还可以利用历史数据和趋势预测潜在的安全威胁，提前采取措施，避免数据泄露或攻击事件的发生。这种基于行为分析的安全防护模式相较于传统的基于规则的防护方式更加灵活和精准。

（二）区块链技术

区块链技术为构建新一代数据安全体系提供了创新范式。这种基于分布式账本的技术架构，通过密码学算法和共识机制确保了数据的完整性和可信度，有效解决了传统中心化存储模式下的单点故障和数据篡改风险，为数字时代的数据安全保护开辟了新的技术路径。其所具有的不可篡改特性是指区块链技术通过数据分散存储和加密验证，确保了一旦数据被写入区块链，就无法被修改或删除，从而有效避免了数据伪造和篡改的风险。这一特性对于确保数据安全、增强信任度具有重要意义。而区块链去中心化的特点使得数据不再依赖于某一中心化的存储服务器，减少了数据泄露和集中式攻击的风险。此外，区块链技术提供了数据操作的全程追溯功能，确保数据访问、修改的过程可被记录和审核，任何异常行为都可以被追溯到源头，从而提高数据操作的透明度和安全性。

（三）云计算技术

云计算技术的普及改变了传统的数据存储和处理方式。企业将数据存储在云端，不仅能提高存储的灵活性和可扩展性，还能有效降低基础设施的成本。云服务提供商通常会采用多层次的加密技术保护用户数据的安全，包括传输层加密和存储层加密。此外，在云计算的多租户架构下，物理资源的共享特性使得租户间的数据安全隔离成为关键挑战。为确保数据隐私和系统安全，云服务提供商必须通过虚拟化技术和多租户隔离机制，以确保不同用户的数据互不干扰。并且云服务平台普遍构建了多层次、跨地域的灾备防护体系，通过实时数据同步、增量备份、快照技术等组合方案，确保数据的持久化可用性。这种完善的容灾机制不仅实现了分钟级的故障恢复能力和秒级的数据恢复点目标，更通过自动化运维和智能监控预警，显著提升了系统的可靠性和业务连续性，有效降低了各类数据安全事件可能造成的业务中断风险和经济损失。

（四）宣讲教育

不仅需要进行技术的提升，也需要及时向用户进行宣教，使其了解隐私数据泄露的后果，学习如何保护自己的个人信息，避免在使用应用时出现安全隐患。可以通过教导用户利用AI整合多模态生物识别技术（包括面部特征识别、指纹特征匹配、声纹识别等）构建高精度的用户身份验证机制，降低身份盗用的风险，确保只有授权用户能够访问敏感数据，进而有效防止未经授权的访问所导致的数据泄露。而对于涉及隐私的个人数据，可以教导用户开启应用程序的各种隐私设置，利用智能化技术通过对数据进行脱敏、去标识化等手段，对数据进行匿名化，确保即使数据被泄露，也无法追溯到具体的个人，避免个人信息泄露带来的风险。

智能化技术正在深刻改变数据安全与隐私保护的格局。从威胁检测到隐私保护，从加密技术到安全管理，AI和相关技术正在推动安全防护体系向更加智能、主动和自适应的方向发展。未来，智能化安全技术将继续演进，在保护数字资产、维护个人隐私和支持数字经济发展方面发挥更加重要的作用，为构建安全可信的数字世界提供坚实保障。

随着信息技术和AI的发展，可以说，智能化技术正在医疗健康管理领域逐步融合。健康管理最先突破的就是传统检查方式中存在的时间和地域限制，通过可穿戴设备和智能手机，利用各种健康管理软件就能实时监测心率、血压、睡眠等健康数据，不仅方便了患者，也有助于降低健康管理整体医疗成本。其次，利用AI技术分析实时采集的生理数据，医生可以更早地发现疾病的潜在风险，及时采取干预措施，从而提高疾病预防和早期诊断的能力。而通过早期干预，患者又能够有效地控制疾病的进展，避免病情加重，甚至延缓疾病的发生。智能化技术的优势还在于其可以根据患者的个体差异进行个性化的健康管理。传统的健康管理过程往往是"一刀切"的，医生根据经验为患者制订标准化的治疗方案。而智能化技术则可以令医生根据患者的健康数据为患者量身定制高度个性化的治疗方案和健康管理策略，从而达到更好的治疗效果。最后，可以通过智能化健康管理平台，将不同设备的患者健康数据进行整合上传，形成全面的健康档案，极大地方便医生掌握患者的健康状况，提升诊疗效率。

总而言之，智能化技术为健康管理带来了巨大的变革，提升了疾病预防、早期诊断、个性化治疗等方面的能力。通过智能设备、大数据分析、AI和远程医疗等手段，患者能够实现更好的自我管理，医生能够提供更加精准的治疗方案。然而，智能化技术的普及仍然面临技术、隐私、安全等多方面的挑战。并且智能化技术的普及需要一定的技术和设备支持，而部分老年患者或经济条件较差的患者可能无法享受到这些先进的医疗服务。因此，建立完善的技术普及机制和资源分配方案，确保不同社会经济背景的群体都能公平获得智能化医疗服务是未来要突破的重点。其次，医患双方对新兴技术的认知差异和接受程度也将直接影响技术应用效果。例如，部分医生可能对AI诊断和远程医疗持保留态度，认为机器无法替代人类医生进行专业判断；而一些患者则可能因为技术障碍或不了解智能设备的使用而不愿意尝试。而这些问题，则需要全社会共同努力解决。我们应积极响应医疗行业新的机遇和挑战，努力适应智能化技术为健康管理带来的变革，以确保健康管理的可持续发展。

第三节　现状与前景

一、国外智能化健康管理发展现状

健康管理服务已经成为美国、澳大利亚等国家医疗机构的核心服务，其内容包括疾病预防、筛查、个性化治疗、管理、随访等，这一领域正在迅速发展。

2025年1月，美国卫生与公众服务部发布《卫生、人类服务和公共卫生领域人工智能战略计划》，该计划通过创新、协调的公私合作方式，提高健康和人类服务的质量、安全性、效率、可及性、公平性及结果。它特别强调了AI在公共卫生、医疗服务、医学研究等方面的重要应用，并提出了推动健康AI的创新与应用、促进可信赖的AI发展、推动AI技术和资源的民主化以及培养以AI为基础的工作队伍与组织文化等核心目标。

2024年，欧盟委员会通过并实施《欧洲人工智能法》，这是全球首部针对AI的全面立法框架，在医疗领域明确提出任何AI系统的应用必须确保对患者健康和安全没有负面影响。对于高风险的AI医疗应用如AI辅助诊断、机器人手术等，要求进行严格的临床验证，并设定了详细的合规要求和透明度标准。英国药品和保健品监管局发表《人工智能对医疗产品监管的影响》，旨在确保AI技术在医药产品中的应用安全、有效，同时推动创新技术的广泛使用。文件中明确提出AI作为医疗产品的具体监管路径、AI在医疗器械和药品辅助中的使用标准，提出的改进措施极大地适应快速发展的技术环境。

2017年日本颁布《人工智能技术战略》，战略中详细制定了AI新药研发的发展路线图，包括AI辅助药物发现，结合生物标志物和释药系统开发个性化/特异性药物等。2022年，日本再次制订《AI

战略2022》，针对推进AI的社会实现设置了新的目标，还就应对疫情、重大灾害等迫在眉睫的危机制订了具体措施。

国外智能化健康管理在技术融合与创新、服务模式的转变、智能健康设备的普及以及市场与政策环境等方面都取得了显著进展。显著提高了健康管理的效果和效率。

（一）技术融合与创新

AI与大数据的应用：全球范围内，AI与大数据技术的融合在健康管理领域取得了显著进展。这些技术被用于深入剖析影响个体健康的诸多因素，精准解读个体健康差异与复杂性，从而推动了个性化健康管理的发展。PieX AI为智能化健康管理提供多模态AI硬件，如内置AI的吊坠，通过无缝整合技术与情感健康，改变心理健康管理。利用专有传感技术和基础模型构建，提供准确的情绪跟踪结果，并建立个性化的情绪数据库。谷歌旗下的Verily公司不仅在AI硬件+医疗领域取得巨大成功，而且利用健康数据分析，提供护理管理、疾病预防、医疗保健等服务。Sophia Genetics作为一家专注于AI医疗领域的公司，致力于建立一个跨越国界的数据共享平台，以便更好地分析和提供临床洞见。

云端技术的赋能：云端技术以其强大的数据处理能力和无限的存储空间，为健康管理带来了全新的可能。通过构建云端平台，实现了医疗信息的实时共享和远程访问，极大地提高了医疗服务的响应速度和质量。亚马逊的Amazon Comprehend Medical平台能够帮助开发人员更好地管理和分析复杂的医学信息，实现医疗支持服务。

（二）服务模式的转变

1. 远程医疗服务的普及

国外发达国家已经广泛实施了远程医疗服务。患者可以通过视频通话接受专业医生的诊断和指导，甚至进行远程手术。通过这种新型的服务模式，我们可以跨越地域界限，为更多人提供优质的医疗保障。Philips Healthcare是一家荷兰健康管理机构，通过创新的医疗设备和健康管理解决方案，为客户提供远程医疗、慢性病管理和健康监测等。远程医疗企业Ro通过网络进行咨询、设计和实施个体化的健康计划、出售药品。

2. 个性化健康管理方案的提供

借助AI和大数据技术，国外健康管理机构能够为个体提供个性化的健康管理方案。这些方案通常包括健康风险评估、疾病预测、个性化治疗建议等，旨在帮助个体更好地管理自己的健康。Mayo Clinic通过整合医疗、健康咨询和保险等服务，为患者提供全方位的健康管理服务。采用个性化的健康方案，为患者提供预防、治疗慢性病、心理辅导以及康复指导，以期达到最佳的治疗效果。Mighty Health专门为50岁以上老年人设计的运动、营养和健康线上平台。通过教练团队的模式，给予用户健康管理道路上的支持和鼓励。Tempus利用AI开发精准医学，通过大量收集和分析临床和分子数据，帮助癌症患者找到适合的个性化临床治疗方案。

（三）智能健康设备的普及

1. 可穿戴设备的广泛应用

各种智能健康设备，如可穿戴设备、家庭健康监测器等，在国外已经得到广泛应用。这些应用可以及时监测和记录使用者的身体状况，包括心跳、体温、呼吸频率、睡眠状况，从而给出个性化的健身指导，同时也可以及早发现和防范可能的疾病。苹果公司通过 Apple Watch 等设备提供健康监测功能，并获得美国食品药品监督管理局的许可，Apple Health 运用智能手机和可穿戴设备，帮助用户追踪健康数据并提供个性化的健康建议。通过该系统，医护人员能够实时监测用户的运动情况、心跳速度、入睡时间，同时也能够将这些信息与其他的健身工具分享。

2. 智能健康管理软件的兴起

除了硬件设备的普及外，国外还涌现出了一批智能健康管理软件。这些软件通常具备数据收集、存储、传输、分析等功能，能够为用户提供全面的健康管理服务。

（四）市场与政策环境

1. 市场规模扩大

随着人们对健康的日益重视，智能化健康管理市场的规模也在迅速扩大。作为智能化健康管理的关键组成部分，保险行业积极利用大数据分析和 AI 技术，提供全面的健康风险评估、专业的健康指导以及有效的健康促进等服务，以满足居民的需求。例如，美国知名的保险公司 Cigna 将健康管理作为其核心业务之一。通过与专业的医疗机构和科技公司的合作，我们可以提供针对个人需求的全面健康管理解决方案。英国的国际性健康管理机构 Bupa 为全球范围内的客户提供个性化、智能化的健康保险和健康管理服务。在健康评估、健康咨询和健康促进等领域具有独特之处。预计未来几年，智能化健康管理市场将继续保持强劲的增长势头。

2. 政策支持的加强

为了促进智能化健康管理的发展，国外政府纷纷出台了一系列支持政策。采取一系列的财务支撑、税务减免和市场开放等政策，大大推动了智慧型健康管理的迅猛崛起。

二、国内智能化健康管理发展现状

中国在 AI 领域的政策布局体现了一个多层次、多维度的战略框架，旨在推动技术创新、产业融合、伦理规范和国际合作。2017 年《新一代人工智能发展规划》发布，到 2030 年中国成为全球领先的 AI 创新中心，分三步走：2020 年同步先进水平，2025 年实现重大突破，2030 年达到全球领先。在基础理论研究大数据智能、跨媒体感知、关键技术芯片、开源平台、应用转化智能制造、医疗、城市管理取得巨大进步。在人才培养高校学科建设、数据开放公共数据资源共享、法律规范 AI 伦理与安全实现创新发展。"十四五"规划（2021—2025）将 AI 列为"前沿科技"重点领域，强调与实体经济深度融合。重点推动深度学习、自然语言处理、智能交互等核心技术突破。实现智能制造、智慧农业、智慧物流、智慧政务等数字化转型。2023 年颁布的《生成式人工智能服务管理暂行办法》要求生成内容须标识来源，禁止传播虚假信息，保护用户隐私。同年发布的《科技伦理审查办法》覆盖 AI 研发全流程，重点评估算法歧视、数据滥用等风险。提出敏捷治理，结合动态监管与行业自律。

近年来，国内关于智能化医疗的政策文件频频出台，《健康中国行动（2019—2030 年）》极力推动国家对智慧医学的投入，其中包括引入和运行基础科学技术，以及开放式的、可持续的、可监督的、可追溯的、可预测的、可控制的、可预测的技术，以及利用先进的技术和资源，来推动智慧医学的可持续发展。《促进健康产业高质量发展行动纲要（2019—2022 年）》的颁布有利于促使智能化健康行业的可持续性增长，并且积极采取措施来提升健康服务水准。2024 年 7 月，国家卫生健康委员会（简称"卫健委"）颁布《2024—2025年持续开展"公立医疗机构经济管理年"活动的通知》，以加强健康服务体系的可视化，促使各类健康服务企业更好地服务社会，提升健康服务水准。同月，工业和信息化部等四部门发布《国家人工智能产业综合标准化体系建设指南（2024版）》，提出了到2026年新制50项以上国家标准和行业标准的目标，为AI技术在医疗等领域的应用提供了标准化指导。2024年8月国家卫健委等9个部门联合出台了《关于建立健全智慧化多点触发传染病监测预警体系的指导意见》，着力加强了对传播疾控的数据分析和处理，构筑了一个具有较强可靠性的数字化防控体系。2024年9月国家医疗保障局发布《关于进一步做好医保药品耗材追溯码信息采集工作有关事项的公告》，加强建设全国统一接口实现药品耗材追溯码信息一次上传、全国通用，为智能化医疗中的药品管理和追溯提供了便利。2024年11月由国家卫健委、国家中医药管理局及国家疾病预防控制局联合制订《卫生健康行业人工智能应用场景参考指引》，列出了共计84个典型应用场景，涵盖了AI在医疗服务管理、基层公共卫生服务、健康产业发展以及医学教学科研等多个维度。工业和信息化部办公厅、国家药品监督管理局综合和规划财务司下发《关于开展2025年人工智能医疗器械创新任务揭榜挂帅工作的通知》推动AI技术与医疗器械深度融合发展，征集并遴选一批具备较强创新能力的单位集中攻关，以加速新技术、新产品的落地应用。

此外，还有一些地方政府如上海市、江西省、河南省等也相继推出了相关政策，支持AI在医疗领域的创新发展。这些政策文件的出台，为智能化医疗在国内的发展提供了有力的政策保障和支持。智能化健康管理在国家政策的有力推动下，国内智能化健康管理行业的市场规模持续扩大。据统计，2023年中国健康管理市场规模已达到11 879.0亿元，同比增长6.2%，预计到2025年，市场规模将继续保持稳健增长态势。

（一）技术创新推动行业发展

云计算、大数据、AI等先进技术的融合应用进一步推动了智能化健康管理行业的发展。这些技术为健康数据的收集、分析和应用提供了强大的支持，使得健康管理更加精准和高效。例如AI技术可以应用于医疗诊断，通过深度学习和机器学习技术，高效地处理和分析海量的医疗数据，包括医学影像、病历记录和实验室检查结果，辅助医生提高诊断的准确性和速度。通过使用智能可穿戴技术，人们的日常生活变得更加方便，这使得人们不必担心身体的健康问题。这些技术还允许人们实时监控自己的身体情况，并将信息存储在云端，供后续分析。依托大模型技术建立的私人健康管理师，融合海量专业经验、体检大数据与医疗文献知识，具备多模态数据识别能力，能精准分析复杂医疗数据，提供全流程、全生命周期数字健康档案、全方位个性化健康计划等健康管理服务。

（二）产业链上下游协同发展

智能化健康管理产业链上下游呈现出蓬勃发展势头。上游主要包括数据中心、云计算、集成电路等软硬件设备制造商和开发商、数据提供商等；下游则涵盖了医疗机构、健康管理服务提供商和广大居民。上下游企业之间的合作更加紧密，共同推动行业的规范化、高质量发展。随着市场竞争的加剧和居民需求的不断变化，智能化健康管理产业链将进一步整合优化。例如医家通智慧养老系统集成了物联网、大数据、AI等先进技术，为养老院打造了一个全方位、智能化的健康管理平台。利用最新的技术，我们可以对老年人的身体状态进行定期的检查，包括心率、血压、血糖水平，从而更好地了解他们的身体情况，为他们制订出更加精准的健康计划。

（三）服务模式多元化创新发展

随着大数据、AI 等前沿技术的发展，个性化健康管理方案将取代传统的体检和疾病管理服务，为居民提供更加优质的服务。这些方案将更加注重预防和早期干预，提高健康管理的效果和效率。同时，健康管理服务也将与其他行业如金融、旅游、体育等产生更多交集和互动，催生出新的业态和经济增长点。

1. "互联网+慢性病管理"模式

TPP 智凰科技基于"互联网+慢性病管理"模式，辅助慢性病患者实现早诊早治。其 SystmOne 的 AI 算法能够对慢性病患者进行长期体征监测，并建立数据模型，识别潜在的并发症风险及导致慢性病恶化的因素。在诊疗过程中，系统还能对患者症状进行评估和风险分层，辅助医生尽早发现可能恶化的慢性病患者，提前进行干预，预防慢性病恶化。此外，SystmOne 的高度可配置性支持医疗机构为患者提供个性化护理方案，通过创建临床报告，关联预设好的工作流程，一旦患者诊疗时的某项数据达到触发条件，系统会自动警示，提示医护人员对患者采取相应措施，保障患者得到及时的治疗及服务。

2. 基于物联网技术的智慧医疗系统

无锡市以新安镇为试点，推行了基于物联网技术的智慧医疗系统。这个系统能够与医院、社区和自助服务平台相连，提供在线健康咨询。居民在家中使用特制血压仪等设备测量生理健康数据，数据通过物联网感知传输技术实时同步至医院数据中心，并与个人的电子病历和电子健康档案关联起来。依照居民的健康状况提供专业的治疗建议。这一系统不仅方便了居民进行健康管理，也提高了医疗资源的利用效率。

3. 智慧医疗管理体系

重庆市长寿区构建了智慧医疗管理体系，包括"长寿区公共卫生信息管理平台""长寿区区域卫生信息平台"等多个互联互通信息平台。这些平台共同为全区各级、各类慢性病防控工作医务人员提供信息化管理工具，实现慢性病患者健康信息全面共享。通过这一体系，临床医生可以调阅患者的个人电子健康档案和电子病历，进行居民建档、体检、慢性病随访等公共卫生服务。基层医疗机构的家庭医生团队也能通过信息平台掌握签约居民的全生命周期健康数据，及时、全面地发现慢性病高危人群和患者，并开展相应的健康管理。

4. 新诚智慧模式

新诚智慧医药集团与国家中医药管理局亚健康干预技术实验室等深度合作，首创了中药医学营养干预逆糖的新诚智慧模式。该模式结合营养干预、饮食干预、运动干预、行为干预和血糖监测五驾马车，为糖尿病患者提供完整的逆糖解决方案。

智能化健康管理以其便捷性、高效性为人们提供长久而可靠的健康保障，未来市场前景广阔。同时，居民对健康需求的不断升级也推动了智能化健康管理行业的创新和发展，个性化健康管理成为行业发展的重要趋势。

三、智能化健康管理人才培养

近年来，政府积极采取措施，大力支持并促进了人工 AI 的广泛运用，在政策推动下，AI 在医学人才培养领域取得了显著进展。各大医学院校纷纷探索将 AI 技术融入医学教育全过程，通过建设智能化教学平台、开发 AI 辅助教学工具、优化课程设置等方式，提升医学人才培养质量和效率。同时，一批以 AI 为特色的医学教育项目和研究机构也应运而生，为医学人才培养注入了新的活力。

（一）人工智能对医学人才培养的意义

随着智能技术的不断进步，它已经成为当今社会不可或缺的一部分。尤其是对于医药领域来说，它的快速增长使得其成为一个非常受欢迎的领域。因此，将它应用于医药领域对于促进其未来的健康、安全、可持续的生产力以及治理能力的建设，都显得尤为必要。通过将这些技术应运到临床，可以更好地满足不同的需求，并且为我们的健康事业带来更好的保障。通过 AI 技术，可以实现对医学教育资源的高效整合和优化配置，为医学生提供更加个性化、精准的学习支持。同时，AI 技术还能够模拟真实的医学场景，为医学生提供安全的实践机会，降低临床实习的风险和成本。一个由墨西哥科研小组开展的腹腔镜训练系统，结合最新的计算机视觉、增强现实技术及其相关的 AI 技术，经过系统性的测试，证明其在训练过程中的效果十分出色，不仅有助于培养出更高的个体素质，还大大降低训练的费用。通过应用 CDSS，可以帮助大众更好地理解和掌握疾病，并且可以有效地构筑一个更加科学、规范的治病方案，从而有效地减少病例的错报情况，进而大幅度增强患者的治病技巧。

（二）人工智能在医学人才培养中的应用现状

AI 技术在不断进步，但 AI 在我国高等医学教育和医疗培训领域的硬件设备及其应用仍处于初级阶段，尚未取得实质性进展。AI 在医学人才培养中的主要应用现状如下。

1. 智能辅助教学

（1）个性化学习路径

通过使用 AI 技术，我们可以针对每位学生的不同情况、需求和潜在潜质，制订出专属的课程内容，并且给予他们最适合的辅导。这样的课程设置可以帮助学生更好地理解并应用所学的医疗专业知识，从而大幅提升学习成绩。

（2）智能答疑系统

AI 答疑系统能够对学生的问题进行即时反馈，提供准确的答案和解析。这不仅减轻了教师的负担，也能让学生在学习过程中遇到问题时得到及时的帮助。

（3）虚拟实验室

AI 技术可以模拟真实的医学实验环境，让学生在虚拟实验室中进行实践操作。这既降低了实验成本，又提高了实验教学的安全性和可操作性。

2. 智能评估与反馈

（1）自动化考试系统

通过应用 AI 技术，我们能够建立一个自动化的考试系统，并能够进行组卷、阅卷和成绩分析。这大大提高了考试效率，同时也确保了考试的公正性和客观性。

（2）学习成效评估

AI 技术能够对学生的学习成效进行实时跟踪和评估，为教师提供学生的学习数据报告。通过实时监测学生的学习进度，教师可以更好地制订教学计划。

（3）智能反馈机制

AI技术可以根据学生的学习数据，为学生提供个性化的学习反馈和建议。这种反馈机制有助于学生发现自己的学习短板，及时调整学习策略。

3.智能科研助手

（1）文献检索与分析

AI技术能够快速检索和分析海量的医学文献，为科研人员提供最新的研究进展和前沿动态。这大大提高了科研工作的效率和准确性。

（2）数据挖掘与预测

AI技术能够对大量的医学数据进行挖掘和分析，发现潜在的疾病风险因素和预测疾病的发展趋势。这给医学研究带来了全新的视角和技术手段。

（3）智能科研管理平台

AI技术可以构建智能科研管理平台，实现科研项目的立项、进度跟踪、成果管理等全链条管理。这有助于提升科研管理的规范化和智能化水平。

（三）存在的不足

通过引入AI技术，我们不仅可以提高医疗水平，还为患者带来更多的治疗选择，并且为医疗行业的发展提供了新的动力。与此同时，AI在医学人才培养中也存在很多不足和需要改进之处。

1.技术成熟度不足

尽管AI技术在医学教育中的应用已经取得了一定的成果，但其技术成熟度仍有待提高。例如，在智能辅助教学方面，AI技术尚不能完全替代教师的教学角色，其在教学过程中的互动性和灵活性仍有待提升。此外，在智能评估与反馈方面，AI技术的准确性和可靠性仍需进一步验证和完善。

2.数据安全与隐私保护问题

AI技术在医学教育中的应用涉及大量的学生数据和医学数据，这些数据的安全性和隐私保护问题不容忽视。一旦数据泄露或被滥用，将对学生的个人隐私和医学研究的伦理道德造成严重影响。为了充分发挥AI的优势，我们必须加强对数据的管理，构筑完善的安全防御体系，以便有效地防止非法、违反相关规定的行为。

3.师资力量培训不足

AI技术在医学教育中的应用对教师的专业素养和技术能力提出了更高的要求。然而，目前许多医学教育机构的师资力量在AI技术培训方面存在不足。这导致教师在使用AI技术进行教学和科研时缺乏必要的技能和知识，难以充分发挥AI技术的优势。因此，需要加强教师的AI技术培训，提高其专业素养和技术能力。

4.教学模式创新不足

尽管AI技术为医学教育提供了新的教学模式和方法，但目前许多医学教育机构在教学模式创新方面仍存在不足。传统的灌输式教学和应试教育模式仍然占据主导地位，这限制了AI技术在医学教育中的深入应用和推广。因此，需要鼓励医学教育机构积极探索和创新教学模式，将AI技术与传统教学相结合，形成具有特色的医学教育体系。

5.缺乏跨学科合作与交流

技术在医学教育中的应用需要跨学科的合作与交流。然而，目前许多医学教育机构在跨学科合作方面存在不足，导致 AI 技术在医学教育中的应用受到限制。为了促进 AI 技术在医学教育中的普及，我们必须建立起跨学科的合作关系，并且不断探索和改进医学教育的模式和方法，以期达到更好的教育效果。

（四）未来发展

AI 在医学人才培养中的应用将不断拓展和深化。未来，AI 将进一步深入医学教育，以实现数字化、智能化和个性化的教育模式，从而提升医学教育的质量和效率。同时，随着 AI 技术的不断进步和应用场景的拓展，医学人才培养将更加注重跨学科、跨领域的交叉融合，培养具备多学科知识和技能的复合型人才。因此，我们需要不断优化改进。

1.加大技术研发投入

为了提升 AI 技术在医学教育中的应用效果，需要加大技术研发投入，推动 AI 技术的不断成熟和完善。这包括加强算法研究、提高数据处理能力、优化用户界面等方面的工作。通过技术研发的投入，可以不断提升 AI 技术在医学教育中的应用水平和效果。

2.加强数据安全与隐私保护

随着 AI 技术的不断发展，为了有效地防止数据泄露，我们必须加大对其的监督力度。具体而言，我们必须加快构建严格的数据管理体系，实施严格的加密、访问限制，并且定期实施数据备份、恢复措施，从而有效地防止未经授权的人员使用 AI，并有效地维护学习、研究及其他领域的信息。

3.加强师资力量培训

为了提升教师在 AI 技术方面的专业素养和技术能力，需要加强师资力量的培训。这包括组织定期的 AI 技术培训课程、邀请专家举办讲座和指导、鼓励教师参与 AI 技术的研发和应用等方面的工作。通过加强师资力量的培训，可以提高教师在 AI 技术方面的应用能力和教学水平。

4.推动教学模式创新

为了推动 AI 技术在医学教育中的深入应用和推广，需要鼓励医学教育机构积极探索和创新教学模式。这包括将 AI 技术与传统教学相结合、采用混合式教学模式、开展项目式学习等方面的工作。采用全新的教学模式，构建一套独具特色的医学教育体系，将有助于提升医学人才的素质和能力。

5.加强跨学科合作与交流

为了促进 AI 技术在医学教育中的普及，我们必须建立起跨学科的合作关系，并加强对医学、计算机科学、数据科学等领域的交流与探索。这包括组织跨学科的学术会议和研讨会、建立跨学科的合作研究团队、推动跨学科的项目合作等方面的工作。深化各个学科的联系，拓展 AI 的应用范围，将有助于推动各个领域的智慧分享，实现 AI 的全面普及，从而激发出更多的创造力，推动 AI 在医疗行业的发展。

四、趋势前景

（一）市场规模持续扩大

由于国内居民日益增长的保护意识，以及全民参与保养、养生等活动的热情，中国的保养品及相关产品的销售额正在迅速增长，预计到 2025 年，中国的健康管理及相关产品的销售额可能达 21 898 亿元，年复合增长率高达 20.8%。

（二）政策环境更加有利

政府正在采取更多措施来推动健康管理行业的发展，其中包括制定更加完善的法律法规和政策措施，以及建立一个有利于促进健康管理行业发展的政策环境，以促进其良性发展。

（三）监管力度逐步加强

政府将加强对健康管理行业的监管和规范力度，确保其健康、有序发展。这将有助于提升健康管理服务的整体质量和水平，保障居民的权益和安全。

第五章　智能化在医院健康管理中的应用

第一节　医院健康管理概述

一、智慧医院建设

（一）智慧医院的概念

智慧医院是基于现代信息技术、互联网、大数据、AI、物联网等技术手段的应用，结合传统医疗服务模式，致力于提升医院整体服务水平、患者就医体验、医疗效率以及医院管理智能化。智慧医院通过数字化、智能化的基础设施和系统，进一步优化医疗资源的配置，提升医疗决策的科学性和效率，推动医院医疗服务质量的持续改善。

在智慧医院中，医疗过程、管理流程以及患者体验的每一个环节都充分融入了先进的技术，力求在智慧与医疗的结合上找到最佳平衡，使医院成为一个更加高效、个性化、透明、便捷的健康管理平台。智能化医院具有智能化医疗服务、数字化管理与数据共享、智慧化患者服务、基于大数据的决策支持等功能，可以通过电子病历、区域健康信息平台、健康档案系统等数字化工具，实现患者信息的集中管理与共享。通过智能挂号、在线预约、电子支付、智能导诊系统等手段，简化患者就医流程，提高就医便捷度。

（二）智慧医院的发展背景

随着信息技术的快速发展和医疗需求的不断增长，传统医院的运营模式面临诸多挑战，如医疗资源分布不均、就诊流程复杂、医疗效率低下等。在这样的背景下，智慧医院应运而生，通过数字化、智能化手段提升医疗服务质量、优化医院管理模式、改善患者就医体验（图5-1）。

（三）智慧医院在慢性病管理中的独特作用

慢性病已成为全球公共卫生的重大挑战。传统医疗模式通常以疾病治疗为核心，而慢性病管理需要长期监测、个性化干预和多学科协作。智慧医院依托AI、大数据、物联网、5G、区块链等技术，打破传统医疗模式的局限，为慢性病管理提供高效、精准、便捷的解决方案，在慢性病管理中具有

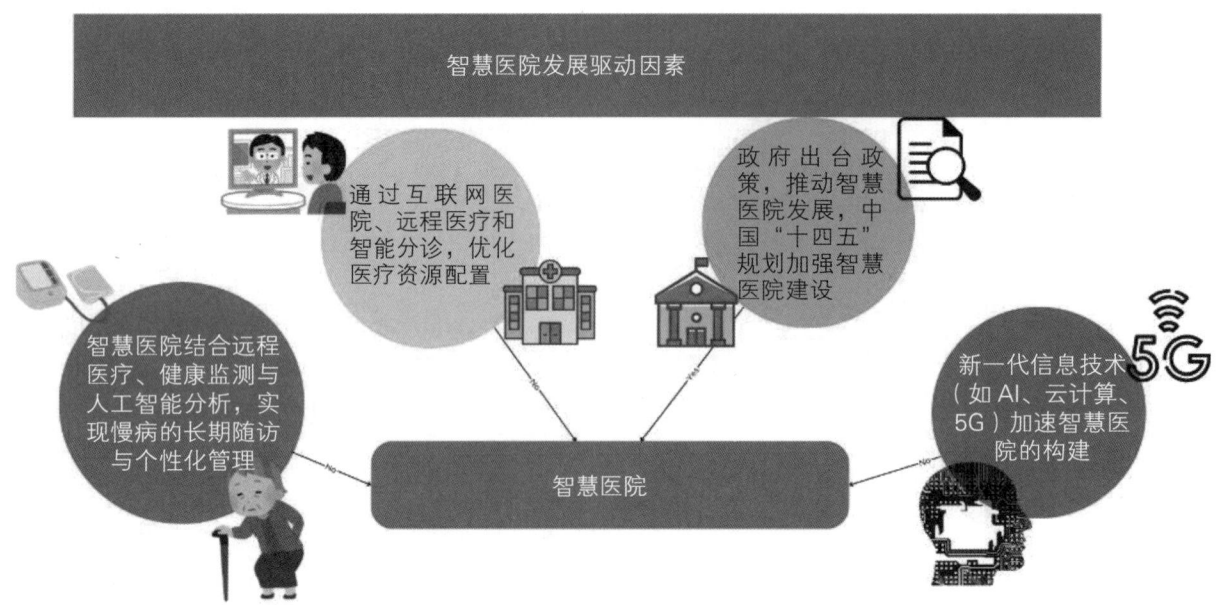

图 5-1　智慧医院发展的驱动因素

多项核心优势。

1. 糖尿病管理

物联网血糖仪实时监测血糖，AI 分析波动情况，智能调整胰岛素剂量；AI 膳食管理，推送个性化饮食建议；远程医疗团队定期评估患者健康状态，提供动态管理方案。

2. 高血压管理

可穿戴设备监测血压变化，AI 自动分析趋势，预测心血管事件风险；结合个体数据，推送个性化运动和降压饮食建议；远程问诊，减少患者去医院的频率，提高依从性。

3. 慢性阻塞性肺疾病管理

智能肺功能监测设备，远程采集患者呼吸数据，医生在线指导调整用药；AI 分析环境因素（如空气质量、天气变化），智能提醒患者预防急性加重。

4. 冠心病与心衰管理

24 小时心电监测，AI 自动识别异常心律，减少猝死风险；远程心脏康复系统，提供个性化运动训练，提高心脏功能恢复速度。

（四）智慧医院的发展趋势

在未来，智能化医院在慢性病中的应用还可以体现在整合影像、基因组、临床数据进行多模态健康数据融合，提升慢性病诊疗的精准性。通过 AI+ 数字孪生，构建患者数字模型，模拟慢性病进展，优化治疗方案。推动智慧医院与社区医院联动，形成慢性病全生命周期管理体系。智慧医院将持续深化智能化、精准化、个性化，推动医疗服务模式的全面变革，主要体现在以下几个方面。

1. 全流程智能化医疗服务

全流程智能化医疗服务涵盖从预约、挂号、就诊、治疗到随访、健康管理的全流程智能化。

2. 人工智能深度赋能医疗决策

AI 辅助阅片提高病变检出率，如肺结节、乳腺癌筛查等。基于大数据的 AI 预测模型分析疾病风险，提前进行干预，提高健康管理的精准度。

3. 医院—社区—家庭一体化健康管理

向家庭、社区延伸形成"医院—基层—家庭"一体化健康管理体系，例如远程医疗可实现患者在家中即可接受专家会诊，提高医疗服务的可及性。

4. 5G推动远程医疗与智慧病房升级

5G高速、低延迟的特点，使远程机器人手术成为可能，帮助偏远地区的患者获得优质医疗资源。

5. 医疗大数据推动精准医学发展

通过整合基因组学、影像学、病理学、生活方式等多维度数据，为患者提供个性化的精准诊疗方案。

二、慢性病的分级诊疗与专科管理

为了提高慢性病的管理和治疗效果，我国在医疗体系中逐步推行分级诊疗与专科管理模式。通过合理的分级诊疗和专科管理，能够实现对慢性病患者的精准管理，优化医疗资源配置，提高医疗服务效率。慢性病具有病程长、病因复杂、需要长期管理的特点。根据世界卫生组织的数据，慢性病占全球死亡原因的70%以上，且发病率呈逐年上升趋势。在中国，慢性病患者数量已超过3亿，慢性病导致的疾病负担占总疾病负担的70%以上。

（一）慢性病的分级诊疗

慢性病的分级诊疗是指根据慢性病患者的病情严重程度、治疗需求和医疗资源的分配，将慢性病患者按照不同的层级进行诊疗。目的是通过合理配置医疗资源来提高治疗效率、降低医疗成本，并改善患者的长期健康管理。

1. 分级诊疗的核心原则

（1）以患者为中心

根据患者的病情、需求和生活方式，制订个性化的诊疗方案。

（2）双向转诊

根据病情需要，患者在基层医疗机构与上级医院之间进行双向转诊。

（3）合理配置医疗资源

急性期患者在上级医院治疗，稳定期患者回归基层医疗机构进行长期管理。

2. 分级诊疗的必要性

（1）提高资源利用率

通过将轻症患者引导至基层医疗机构，大型医院能够集中资源处理重症患者。

（2）增强患者满意度

患者在基层医院接受初步诊疗后，可快速转诊至上级医院，避免长时间等待，提升了就医体验。

（3）降低医疗成本

分级诊疗能够减少不必要的重复检查、药物及住院费用，降低患者的经济负担。

3. 分级诊疗的实施路径

（1）基层医疗机构的培训

基层医疗机构如社区卫生服务中心和乡镇卫生院负责慢性病的初诊、健康管理和日常随访。加强基层全科医生的培训，提高其慢性病诊疗和管理能力。通过建立健康档案，基层医生能够对患者进行个性化管理，并提供健康教育和干预措施。

（2）专科医院的支持

专科医院承担着慢性病患者的复诊与专业治疗，负责对病情复杂或急性加重的患者进行深入诊疗。在分级诊疗的过程中，专科医院需要与基层医疗机构保持密切沟通，及时转诊并反馈患者病情。

（3）医联体的协作

医联体作为医疗资源整合的重要平台，在分级诊疗中发挥着桥梁作用。通过医联体整合区域内医疗资源，实现上下级医疗机构之间的协作，通过信息共享和协同服务，医联体能够为患者提供无缝对接的医疗服务。

（二）慢性病的专科管理模式

专科管理模式是指以专科医生为核心，结合多学科团队协作，为慢性病患者提供专业化、个性化的管理服务。

1. 专科管理模式的核心要素

（1）专科医生主导

由专科医生如内分泌科医生、心血管科医生负责制订治疗方案和随访计划。

（2）多学科协作

结合营养师、药剂师、心理医生等多学科团队，提供全面的健康管理服务。

（3）患者教育

通过健康教育提高患者的自我管理能力。

2. 专科管理模式的实施路径

（1）建立专科门诊

在二级以上医院设立慢性病专科门诊，提供专业化诊疗服务。在专科门诊中，医生会根据患者的具体情况，制订个性化的治疗方案，并定期进行健康评估。健康管理师则负责患者的日常管理，包括饮食指导、运动计划和药物管理。

（2）远程医疗支持及多学科协作

利用远程会诊和远程监测技术，为基层医疗机构提供技术支持。且慢性病的管理涉及多个学科的协作。通过多学科团队 MDT，整合内科、营养、心理等各领域的专业知识，为患者提供全方位的管理。

（3）数据驱动的智能管理

借助医疗大数据，专科管理可以对患者的病情进行实时监测与分析。通过智能化管理平台，患者的健康数据能够被及时收集与分析，从而实现精准的健康干预。

北京协和医院通过建立糖尿病专科门诊和多学科协作团队，为糖尿病患者提供个性化管理服务，通过远程监测和定期随访，患者的血糖控制率显著提高，并发症发生率明显下降。

（三）分级诊疗与专科管理模式的协同作用

1. 数据共享与连续性管理

通过医疗大数据平台，实现患者在基层医疗机构和上级医院之间的信息共享，确保诊疗的连续性和协调性。例如，通过建立统一的数据平台，实现了高血压患者的全程管理，从而提高患者的血压控制率。

2. 资源优化与效率提升

通过合理配置医疗资源、分流患者至适当级别的医疗机构，提高治疗效率、减少医疗成本，并确保患者得到及时、精准的治疗与管理。

3. 患者满意度与健康结局改善

分级诊疗与专科管理模式的结合，提高了患者的满意度和健康结局。

通过分级诊疗实现患者分流和连续性管理，通过专科管理提供专业化、个性化的服务，两者协同作用可显著改善慢性病管理的效果。未来，随着智能化技术的应用和政策支持的加强，慢性病管理将更加高效和精准。

三、医联体与区域性健康管理云平台

（一）医联体的概念与协作模式

医联体作为一种新兴的医疗服务模式，通过整合区域内各级医疗资源，实现了医疗服务的协同与共享，正逐渐成为推动医疗服务创新的重要力量。通过医联体的协作，医疗机构能够更有效地利用大数据，提升医疗服务的质量与效率，尤其是在体检人群和亚健康人群管理方面。

1. 医联体的概念

医联体通常是指以某个中心医院为核心，吸引周边的基层医疗机构、社区卫生服务中心以及专业医疗机构，共同组成的一个协作网络。医联体通常包括三级医院、二级医院、社区卫生服务中心等，形成一个多层次、多维度的医疗服务网络。

2. 医联体的重要性

医联体通过优化医疗资源配置、促进分级诊疗、提升基层医疗能力和加强信息共享，有效减轻大医院压力、提高治疗效率，并确保患者在不同层级的医疗机构中得到更适合的诊疗服务。它通过技术支持和人才培养，帮助基层医院提升服务质量，同时推动医疗资源的均衡分布，减少城乡之间的医疗差距。医联体还能够提高医疗服务质量，减少重复检查和治疗，降低医疗成本，推动健康管理与疾病预防。

3. 医联体的协作模式

（1）数据共享与整合

医联体内各医疗机构通过建立统一的信息共享平台，实现数据的整合与共享。这一模式不仅提高了医疗服务的效率，还促进了信息的流动。例如，中心医院通过与周边社区医院的信息系统对接，实现患者健康档案的共享，使得社区医院在接诊时能够实时查询患者的病历信息，从而制订更为合理的治疗方案。这种方式不仅节省了重复检查的时间和费用，还提升了患者的就医体验。

（2）远程医疗协作

通过大数据分析，医联体可以实现远程会诊、远程手术指导等，提高医疗服务的可及性和质量。例如，利用大数据技术，建立远程会诊系统，通过该系统，基层医院的医生可以与三级医院的专家进行实时会诊，提高了疑难病例的诊疗效率。

（3）个性化健康管理

个性化健康管理依据患者具体病情和需求制订个性化治疗方案，有助于提高患者的治疗依从性，优化治疗效果，并减少慢性病的并发症与医疗资源浪费。

（4）疾病预测与预防

利用大数据分析技术，医联体可以对区域内的高发疾病进行预测，并制订相应的预防措施。例如，通过分析社区居民的健康数据，预测糖尿病、高血压等慢性病的发病风险，并提前进行干预，这样的预警机制能够有效降低糖尿病并发症、心脑血管疾病等的发生率。

（5）科研合作与学术交流

医联体在大数据背景下，能够促进科研合作与学术交流。通过数据的共享，各医疗机构可以共同进行医学研究，提高科研的效率。例如，通过建立共享数据库，可以促进不同医院之间的科研合作。医联体内的多家医院共同参与一项关于肿瘤患者生存率的大规模研究，这种合作方式不仅提高了研究的广度和深度，还为患者提供了更好的治疗方案。

（二）健康医疗大数据的应用

医疗大数据是指在医疗健康领域中，利用信息技术生成、收集、存储、分析和处理的海量数据。这些数据不仅包括患者的基本信息、病历记录、诊断结果，还包括医疗资源、设备利用率等。

1. 医疗大数据的特征

医疗大数据的特征包括以下几项。①多样性：数据来源广泛，包括电子病历、影像数据、实验室数据等；②实时性：医疗数据的生成速度快，能够实时反映患者的健康状况；③规模性：数据量巨大，涉及的信息广泛；④复杂性：数据结构复杂，需通过专业技术进行处理和分析。

2. 医联体与医疗大数据的协作

医联体与医疗大数据的协作在促进医疗服务整合与效率提升方面具有重要意义，但在具体实施过程中也面临诸多挑战。

（1）数据标准化问题

在医疗大数据的应用中，数据标准化是一个亟须解决的重要问题。医疗数据来源于不同的医疗机构和系统，这些数据在来源、格式、编码和结构上存在很大差异。例如，不同医院可能使用不同的电子病历系统、实验室信息系统和影像学系统，这导致数据在传输和共享时容易出现不兼容的情况。若没有统一的标准，医联体内不同机构之间的数据整合会面临极大的困难，影响临床决策和患者管理的效率。为克服这一挑战，相关部门和机构需要推动医疗数据的标准化工作，制定统一的医疗数据交换标准和规范，促进不同系统之间的数据互操作性。这不仅需要技术的支持，还需要政策的引导和行业的协同，同时还要考虑到各个机构的实际情况，逐步推进标准化进程。

（2）数据隐私与安全

医疗数据含有大量的个人隐私信息，涉及患者的健康状况、病历记录等敏感信息。在医联体与医疗大数据的协作中,如何保护这些数据的隐私和安全是一个重要挑战。数据的共享必然会增加泄露和滥用的风险,一旦发生数据泄露事件,不仅会影响患者的信任度,还可能导致法律问题和经济损失。为应对这一挑战,医联体需要制定严格的数据管理和保护政策,确保数据在收集、存储、传输和使用过程中符合相关法律法规,如《中华人民共和国个人信息保护法》等。同时,技术手段如数据加密、匿名化处理等也应得到广泛应用,确保敏感数据在使用过程中的安全性。此外,定期进行安全评估和风险管理也是必不可少的。

（3）技术整合与系统兼容性

医联体的构建通常涉及多个医疗机构的资源整合,这些机构往往使用不同的技术平台和系统。在进行医疗大数据的协作时,如何实现技术的整合与系统的兼容性是一个重大挑战。不同的技术平台可能存在数据接口不兼容、功能不一致等问题,影响数据的有效利用。为解决这一问题,医联体内各个机构应当建立起良好的沟通机制,明确技术整合的目标和方向。同时,可以考虑引入中立的第三方技术服务商,帮助各方实现系统的对接和数据的整合。此外,推动云计算和大数据相关技术的发展,也能帮助提升不同系统间的兼容性和协同能力。

（4）基础设施与可扩展性

健康管理云平台需要处理海量数据,如影像数据、实时监测数据等,这对计算能力、存储容量和网络带宽提出了极高要求。同时,平台需要具备良好的可扩展性,以应对用户数量和数据量的快速增长。此外,偏远地区可能面临网络覆盖不足的问题,影响平台的普及和使用。

（5）人员培训与意识提升

尽管医疗大数据技术的快速发展为医联体的协作提供了更多的可能性,但医疗人员的培训与意识提升依然是一个不可忽视的挑战。许多医疗人员对大数据的应用缺乏足够的了解和培训,导致在数据收集、分析和应用过程中存在诸多障碍。这不仅影响了医疗服务的质量,也可能导致数据的误用或滥用。因此,医联体应当重视医疗人员的继续教育与培训,定期组织大数据应用相关的培训课程和研讨会,提高医务人员对于数据分析和应用的能力。同时,通过宣传和普及医疗大数据的重要性,增强医务人员的责任感和使命感,使其更加积极地参与到数据共享与应用的过程中。

（6）法规合规与伦理问题

健康数据的处理涉及复杂的法律和伦理问题。不同地区对数据保护的要求不同,平台需要确保合规性,避免法律风险。此外,数据使用中的伦理问题如知情同意、数据所有权也需要妥善解决,以维护公众信任。当前医疗大数据的应用和医联体的协作虽然得到了一定的政策支持,但法规与政策的滞后性仍然是一个不容忽视的挑战。医疗数据的管理与使用涉及多个方面,如数据共享、隐私保护、法律责任等,然而在许多地方,相关的法律法规尚不完善,导致在实际操作中缺乏明确的指导。为此,各级政府及相关部门应加快制定和完善医疗大数据相关的法律法规,确保在数据共享与应用过程中有法可依。同时,建立健全行业标准和管理机制,对于促进医联体与医疗大数据的良性互动具有重要意义。只有在法规与政策的保障下,医联体的合作才能更加顺利,数据的使用才能更加合法合规。

医联体与医疗大数据的协作为健康管理提供了新的思路和路径。通过数据共享、协同诊疗、健康管理与预警、科研合作等多种模式,医联体能够更有效地提升医疗服务的质量与效率。然而,这一过程中仍面临数据隐私、技术壁垒和人员培训等挑战。未来，随着技术的持续进步，医联体的协作模式将更加多元化，医疗大数据的应用将更加深入。通过不断探索和实践，医联体将在医疗健康管理中发挥更为重要的作用。

（三）区域性健康管理云平台建设

随着信息技术的快速发展，医疗健康行业正在经历一场深刻的变革。特别是医疗大数据的兴起，使其成为提升医疗服务质量和效率的重要手段，为患者的健康管理提供了丰富的资源。随着信息技术的迅速发展和医疗需求的多样化，区域性健康管理云平台应运而生。该平台通过整合区域内外的医疗资源，实现跨区域医疗合作与资源共享，旨在为体检人群和亚健康人群提供更加便捷、高效的健康管理服务。在这一过程中，医疗大数据的共享与利用成为推动区域性健康管理的重要驱动力。

1.区域性健康管理云平台的概念

区域性健康管理云平台是指在一定的地理范围内，由政府、医疗机构及相关组织共同建立的，以互联网为基础，集成各类健康数据，实现跨区域信息共享、医疗资源整合、健康管理服务提供的一体化平台。该平台可以为一个地区提供一个以居民健康档案为中心，集管理、医疗等为一体的公共卫生管理系统，通过信息化管理使地区平台充分发挥计划、组织、指挥、协调、控制等职能，为居民的健康提供更有力的服务保障，还能推动区域内外医疗机构的协作与发展。

2.区域性健康管理云平台的基本构成

（1）数据采集层

负责从各类医疗机构、社区卫生服务中心、患者自我健康管理设备等渠道收集健康数据。这些数据包括但不限于患者的基本信息、病历记录、实验室检查结果、影像资料等。

（2）数据存储层

数据存储层是区域性健康管理云平台的核心部分，负责将采集到的健康数据存储在云端数据库中。考虑到数据的安全性和隐私保护，平台需要采用先进的加密技术和权限管理机制。

（3）数据分析层

通过对患者健康数据的采集、处理和挖掘，提供精准的健康评估、风险预测和个性化干预方案，支持决策和优化健康管理服务。

（4）应用服务层

提供用户界面和各项功能模块，包括健康档案管理、在线咨询、预约挂号、健康评估、健康教育等，方便患者和医疗机构的使用。

3.区域性健康管理云平台的功能

（1）健康监测与管理

区域性健康管理云平台可以实现实时采集和个人健康数据分析。通过大数据技术，云平台可以将这些数据进行整合和分析，识别出患者的健康趋势和变化。基于这些分析结果，平台能够为患者提供个性化的健康管理方案，建议饮食、运动和生活习惯的调整。此外，平台还可以定期生成健康报告，帮助患者了解自己的健康状况，并及时向医疗专业人员寻求指导。这种个性化的健康管理，不仅提高了患者的健康意识，也能有效降低慢性病的发生率，提升整体的公共健康水平。

（2）疾病预测与预防

通过大数据分析技术，区域性健康管理云平台能够对历史医疗数据、环境因素和人口统计信息进行深入分析，进而预测疾病的高发区域和高危人群。例如平台可以通过分析气候变化、人口流动和社会经济状况，识别出可能面临流感、传染病或其他健康风险的区域和人群。根据预测结果，卫生部门和医疗机构可以制订相应的预防措施，如开展针对性的健康宣传活动、疫苗接种、疾病预防知识普及等。此外，平台还可以监测疫情的发展动态，及时发出预警，协助作出快速反应。这种基于数据的预测与预防机制，能够有效降低疾病传播和暴发的风险，维护公众健康安全。

（3）远程医疗协作

区域性健康管理云平台的远程医疗协作功能，能够打破地理限制，实现跨区域的医疗资源共享。通过云平台，患者可以方便地与远程医生进行视频会诊，获取专业的医疗建议。这一功能尤为重要，特别是在偏远地区，居民往往无法获得高质量的医疗服务。此外，平台还支持远程手术指导和专业培训，专业医生可以通过远程技术为基层医院的医生提供手术指导，提升其医疗水平。这样的远程医疗服务，不仅提高了医疗服务的可及性和质量，还能有效缓解医疗资源不均衡的问题，使更多患者受益。同时，通过远程医疗，患者可以减少就医成本和时间，提高就医效率。

（4）医疗资源优化配置

区域性健康管理云平台通过对医疗资源使用情况的全面分析，能够实现医疗资源的合理配置。平台能够监测各医疗机构的患者流量、设备使用率、医务人员工作负荷等数据，从而识别出资源浪费和短缺的情况。基于这些分析结果，管理者可以制订针对性的资源配置策略，如优化医疗服务流程、调整医务人员的排班、提升设备的利用率等。这样，不仅可以提高医疗服务的效率，还能确保患者在需要时能够获得及时和有效的治疗。通过有效的资源管理，区域性健康管理云平台能够提升整体医疗体系的服务能力，确保公众健康需求的满足。

4. 区域性健康管理云平台的建立意义

促进医疗资源共享：通过平台，患者可以获得更广泛的医疗资源和服务。提升健康管理效率：基于大数据分析，云平台能够提供个性化的健康管理方案，提高健康服务的针对性。加强医疗协作：不同区域的医疗机构可以通过云平台进行实时信息交流，促进协作诊疗。

（四）基于云平台的医联体服务能力提升

1. 信息共享互通

云平台为医联体内不同级别、不同区域的医疗机构提供了一个统一的信息共享和数据互通平台。患者的健康档案、检查结果、诊疗记录等可以在各医疗机构之间无缝传递，确保医生能够实时获取全面的患者信息，避免重复检查和治疗，同时提升诊疗的连续性和一致性。数据共享使得患者在不同医院、诊所就诊时能够得到更好的服务，提升医疗质量。

2. 远程医疗与在线会诊

云平台支持远程医疗和在线会诊功能，尤其在基层医疗机构与大型医院之间的协作中具有重要作用。基层医生可以通过云平台与大医院的专家进行远程会诊，获得专业的诊疗建议，解决疑难杂症。患者无须到大医院排队，便可以在本地医院获得高水平的医疗服务，从而提高医疗效率，降低医疗成本。

3. 借助预测模型实施精准干预

基于大数据的预测模型能够提前洞察健康问题，帮助公共卫生部门制订有针对性的干预措施。例如，利用机器学习算法分析慢性病患者的健康数据，可以预测疾病进展风险，并为高风险人群提供个性化的健康管理方案。这种精准干预不仅能够降低疾病发生率，还能减少医疗资源的浪费。

4. 持续教育与专业培训

云平台可以为医联体成员提供继续教育与专业培训资源，帮助基层医疗机构的医务人员不断提升专业技能。通过在线学习平台、远程培训和学术讲座等方式，医生可以随时随地接受最新的医学知识、治疗技术和慢性病管理经验。这不仅提升了基层医生的诊疗水平，也有助于确保医联体内医疗服务质量的一致性，提高整体医疗水平。

5. 医疗资源优化配置

基于云平台的医联体能够实现医疗资源的优化配置，避免医疗资源的浪费和重复。通过云平台，医疗机构可以根据患者的需求、病情的复杂性和紧急程度进行合理的患者分流和转诊。高端医疗设备、专家资源等可以进行集中调配，确保基层医疗机构能够有效利用医疗资源，同时降低大医院的就诊压力，提升整体医疗服务效率。

通过以上策略的实施，医联体可以充分利用健康医疗大数据的潜力，全面提升服务能力，为居民提供更高效、精准的健康保障。

第二节 医院慢性病健康管理服务

一、基于医学证据的疾病管理

（一）循证医学理念

基于医学证据的疾病管理是一种科学、系统的管理方法，它强调以医学证据为基础，制订和实施疾病的预防、诊断和治疗策略。循证医学是一种以现有最佳证据为基础的临床决策方法，它的主要理念是在对患者进行诊治时，应用目前能得到的最佳证据，结合医师的临床经验，并结合患者实际情况，以给予患者最恰当、最经济的诊断和治疗。通过循证医学，医生可以根据具体病情，合理评估治疗方案的利弊，制订最佳诊疗策略。近年来，循证医学在中国迅速传播，有了良好的发展。医学证据是疾病管理的基石。它主要来源于临床研究、实践经验、患者反馈等，经过科学方法评估后，为疾病的预防、诊断和治疗提供可靠依据。医学证据的使用可以提高医疗决策的科学性和准确性，降低医疗风险，提升患者的生活质量。

（二）基于医学证据的疾病管理流程

1. 证据收集与评估

首先，要收集证据，证据来源包括临床研究、实践经验、患者反馈等。然后，采用科学方法，如系统评价、Meta分析等，评估证据的质量、相关性、实用性和安全性。

2. 制订管理策略

根据评估后的医学证据，结合患者的具体情况，制订个性化的疾病管理策略。策略内容涵盖预防、诊断、治疗和康复等各个方面。

3. 实施管理策略

按照制订的管理策略，实施预防、诊断、治疗和康复等措施。在实施过程中，密切关注患者的病情变化，及时调整管理策略。

4. 监测与评估

定期监测患者的健康状况和疾病进展情况。通过评估管理策略的实施效果，及时调整和优化管理策略。

（三）基于医学证据的疾病管理实践应用

1. 个性化治疗与精准医疗

通过结合患者的基因组数据、生活习惯、环境因素等，制订符合其具体需求的治疗策略。精准医疗不仅仅依赖于疾病的普遍治疗指南，还会结合患者的具体情况进行调整。

2. 循证医学与临床决策

通过系统地收集、评估和应用最佳的临床证据，帮助医生制订最优治疗方案。在疾病管理过程中，医生参考最新的研究成果、临床指南和患者的个体特征，为每位患者量身定制治疗计划。

3. 健康监测与长期随访

通过定期评估患者的健康状态，利用医学证据来判断治疗效果和病情变化趋势。定期随访确保疾病得到持续监控，及时调整治疗方案，避免病情恶化。例如，糖尿病患者的血糖监测和高血压患者的血压控制都是依据循证医学的方法，确保疾病得到有效管理和控制。

4. 多学科团队协作

复杂疾病或需要多学科联合诊疗的疾病往往需要多学科团队的协作，包括内科、外科、营养学、心理学等不同专业的医护人员共同参与。医学证据支持的疾病管理不仅限于药物治疗，还包括生活方式干预、心理支持和健康教育等，确保患者在多个维度得到充分的治疗和支持。

二、患者体验与流程优化

（一）就诊流程的智能化改造

在传统医疗体系中，患者就诊通常经历多个环节，包括预约挂号、候诊、问诊、检查、取药、缴费等，整个过程往往存在排队时间长、候诊和缴费等流程耗时长的问题。部分医疗资源如专家号、检查设备等供需不平衡，影响诊疗效率。随着高血压、糖尿病、心血管疾病等慢性病发病率的持续上升，健康管理的重要性日益凸显。智能化健康管理作为现代医疗的重要发展方向，已逐步成为提高医疗服务效率、优化患者体验、降低医疗成本的重要手段。

1. 智能化改造的核心技术

（1）互联网医疗与线上预约

通过微信公众号、医院官网等渠道在线预约挂号，提升就诊效率。结合 AI 智能导诊，根据患者症状推荐合适的科室和医生，提高挂号效率。基于患者病情紧急程度、预约时间等因素，智能分诊系统优化就诊顺序，减少候诊时间。

（2）电子健康档案与智能病历

通过区域医疗信息平台，实现患者病历、检查报告、用药记录等数据的互联互通，避免重复检查。智能病历系统：利用AI语音识别辅助医生自动记录病历，提高书写效率。电子处方系统：医生开具处方后，药房自动接收，提高药品调配速度。

（3）智能候诊与导航

通过智能叫号系统，患者可在手机端实时查看就诊进度，减少现场等候时间。院内导航系统基于蓝牙、5G定位、增强现实导航等技术，引导患者快速找到诊室、检查科室、药房等地点。

（4）AI辅助诊断与智能影像分析

AI辅助诊断系统：基于深度学习的医学影像分析，可自动识别病灶，提高医生诊断效率和准确性。智能问诊机器人：在患者就诊前，AI机器人可根据病史和症状进行初步筛查，为医生提供诊疗参考。

（5）智能支付与无接触医疗

通过电子支付、医保电子凭证，患者可在线完成挂号费、检查费、药费等费用的支付，减少窗口缴费时间。自助取药机：部分医院提供智能药品自动发放系统，患者刷身份证或健康码即可取药，减少人工发药工作量。

2. 智能化就诊流程

①在线预约：患者通过应用程序（application，App）/小程序选择医生和时间，智能导诊推荐合适科室；②电子健康档案同步：医院系统自动调取患者既往病史，医生提前了解病情；③智能分诊：基于病情和预约时间优化排队顺序，减少候诊时间；④AI辅助诊断：智能问诊机器人初步筛查，影像AI快速识别病灶，提高诊断效率；⑤远程医疗：慢性病患者可通过远程视频复诊，减少不必要的医院就诊；⑥智能缴费与药品配送：患者可在线支付，药品可通过自助机或快递配送，减少医院取药压力；⑦智能随访：AI分析病历数据，定期提醒患者复查，个性化调整健康管理方案。

（二）患者体验的智能化提升

随着慢性病患者数量的持续增长，传统医疗模式面临随访难、管理难、个性化不足等挑战。智能化技术的应用使医疗服务更加高效、精准和便捷，提高了患者的就医体验，同时也优化了医疗资源的利用效率。智能化技术在慢性病管理中的应用，极大提升了患者体验和医疗效率。智能随访系统使慢性病管理更加精准、高效；个性化健康干预方案提高了患者的健康管理效果；智能化的医患互动模式增强了患者的健康意识和依从性。未来，随着AI和大数据等技术助力医疗机构优化资源配置，慢性病管理将更加成熟。

1. 智能化沟通与信息反馈

随着信息技术的飞速发展，智慧医疗的应用在改善患者体验方面发挥了巨大的作用。尤其是在慢性病管理领域，患者体验的提升不仅体现在医疗服务质量的提高上，还体现在服务过程的便捷性、个性化以及信息的安全性等方面。智能化技术的引入，不仅为患者提供了更高效的就医流程，还为他们带来了更为精准和个性化的健康管理服务。

2. 个性化健康管理与疾病预防

慢性病患者通常面临长期的健康管理需求，传统的治疗方式往往侧重于对症治疗和疾病控制，忽视了健康管理和疾病预防的综合性需求。而智能化技术的引入，使个性化健康管理和疾病预防成为可能，极大地提升了患者的体验和治疗效果。

3. 智能化健康档案的建立

智慧医院通过电子健康档案系统整合患者的所有健康数据，包括个人基本信息、病史、检查结果、诊疗记录、用药历史、手术记录、过敏反应等，形成完整、实时更新的数字化健康档案。对于慢性病患者，健康档案的建立不仅仅是疾病治疗的记录，更是一个长期健康管理的工具。例如，在高血压管理中，基于患者的血压记录和生活方式，智能系统可以提供适合患者的饮食、运动和药物建议，并跟踪患者的执行情况，从而实现精准的慢性病管理。

4. 个性化预防措施的制订

智能化技术的另一大优势在于能够基于患者的具体情况，制订个性化的疾病预防措施。通过大数据分析，医生能够识别高危人群并进行有效的健康干预。例如，针对肥胖症患者，平台会提供合理的饮食控制建议，并为患者推荐适合的运动方案。同时，平台会根据患者的体重变化、饮食和运动情况进行数据分析，实时调整健康管理计划。对于一些具有家族史的慢性疾病患者如心血管疾病、糖尿病患者等，通过这种个性化的健康管理，患者能够在疾病发生前获得及时的预防指导，避免或延缓疾病的进展。

5. 智能化远程监测与干预

远程健康监测系统是智能化健康管理的重要组成部分，特别是在慢性病管理中具有极其重要的作用。智能设备（如血糖仪、血压计、心率监测器等）可以实时收集患者的生理数据，并通过无线传输将数据发送到云端平台。医生可以随时获取患者的健康数据，进行实时监控和干预。患者通过互联网与医生进行视频、语音或文字咨询，获取用药建议和健康指导。这种远程监测与干预，不仅提升了患者的健康管理体验，也有效避免了由于治疗方案调整不及时而导致的疾病恶化。

（三）医疗资源的动态调度与分配

在智能化医院的建设过程中，医疗资源的动态调度与分配是提高医院运行效率、优化患者就医体验的关键。尤其在慢性病管理中，随着就诊需求群体增多，医疗资源包括医生、床位、检查设备、药品等需要在不同科室、科别以及不同时间段之间进行高效、灵活的调度，以满足慢性病患者的长期、个性化需求。智能化医院通过物联网、大数据分析、云计算和AI等技术，可以在患者就诊前就预测其可能的医疗需求，并根据患者的病情、健康状况、就诊频率等因素，通过智能化的调度系统，实现跨科室、跨区域、跨时段的资源配置，做到精确、高效、动态调配。

1. 医生资源的优化调配

在慢性病管理中，患者通常需要定期随访和长期健康监测，而这类患者可能存在不同的病情并适合不同的治疗方案。医院通过智能排班系统，根据患者的需求、医生的专业特长和工作负载等因素动态调整医生的工作时间。

2. 床位与检查设备的动态调度

慢性病患者在长期治疗过程中，可能需要频繁检查、住院或接受康复治疗。智能化调度系统能够基于患者的病情预测、住院历史、预定的检查任务等数据，自动优化床位、设备、医护人员等资源的分配。

3. 药品和耗材的智能管理

慢性病患者的长期治疗往往涉及多种药物和医疗耗材，医院的药品与耗材管理成为资源调度中的关键部分。智能化管理系统能够根据患者的治疗方案、历史药物使用情况以及药品的库存情况，自动生成药品补充和采购建议，并进行库存预警，避免出现药品短缺或过期的情况。

4. 远程医疗与虚拟护理的支持

随着远程医疗技术的发展，医院可以通过远程诊疗系统对慢性病患者进行长期健康监测与管理，医生可以对患者的治疗方案进行实时调整。这不仅缓解了医院内资源的压力，也提高了患者的就医便捷性和治疗效果。

（四）医疗服务效率的提升

随着科技的不断发展，智慧医院作为推动医疗行业变革的重要力量，正逐步实现医疗服务的全面智能化。特别是在慢性病管理领域，智慧医院的流程优化不仅显著提升了医疗服务效率，还有效改善了患者的就医体验。医疗服务效率的提升，主要体现在精准的诊疗、优化的资源配置、智能化的工作流程以及数据驱动的决策支持等方面。

1. 智能化诊疗决策的精确化

慢性病患者通常需要进行长期、复杂的治疗，需要不断监测身体情况、调整治疗方案和跟踪治疗效果。AI辅助诊疗系统可以通过分析大量患者的病历数据、检查报告、临床症状以及历史治疗效果，自动识别出潜在的疾病风险，并为医生提供精准的诊疗建议。

2. 智能化健康监测与远程医疗

慢性病患者通常需要定期检查和长期健康管理，而智慧医院通过智能健康监测系统，能够实现对患者健康状态的实时跟踪和监控，并通过云平台进行分析和存储。这些数据不仅能够为医生提供实时的病情变化信息，还能帮助医院提前识别潜在的健康风险。

3. 医疗资源的智能调度与分配

智慧医院通过集成的医疗资源调度系统能够精确地预测每个患者的就诊时间、检查需求、床位需求等，并通过自动化算法优化医生排班、床位分配以及检查设备的使用。此外，智能化调度还可以减少不必要的检查和重复性治疗，通过患者健康档案的数字化存储和跨医院的数据共享，避免了医疗资源的重复浪费，显著提升了医疗服务的效率。

4. 工作流程的智能化与自动化

在慢性病管理中，智能化工作流程系统能够自动化地处理患者的预约挂号、排队叫号、病历录入、处方开具等任务。在就诊过程中，医生利用智能病历系统快速记录和获取患者的病史、检查报告、治疗方案等信息，从而节省了大量时间。在开具处方时，智能处方系统能够自动进行药物检查，避免药物冲突和过敏反应的发生。

5. 大数据分析与决策支持

大数据分析在慢性病管理中的应用，能够为医院提供精准的决策支持，推动医疗服务效率的提升。通过对患者健康数据、就诊记录、治疗效果等数据的深度挖掘，医院可以更好地了解患者群体的健康状况、疾病趋势和治疗效果，从而优化治疗方案和资源配置。

6.效果评估与持续改进

智能化在提升医疗服务效率方面的应用,不仅体现在直接的流程优化,还体现在通过效果评估来进行持续改进。智慧医院可以通过数据反馈和患者满意度调查等方式,评估智能化系统对医疗服务效率的影响。通过持续的数据反馈和智能算法的自我优化,医院能够不断提升慢性病管理的效率和质量。

智慧医院在慢性病管理中的应用,凭借智能化诊疗、远程监控、医疗资源调度、自动化工作流和大数据决策等技术的集成,显著提升了医疗服务的效率。通过智能化手段,医院不仅能够优化资源配置,减少患者的等待时间,还能够提供更加个性化、精准化的治疗方案,最终实现更高效、更优质的医疗服务。这一切都为智慧医院的持续发展奠定了坚实的基础,并为慢性病患者提供了更加便利和高效的健康管理体验。

第三节 医院智能化健康管理的开展

随着慢性病(如高血压、糖尿病、心血管疾病等)患病率的上升,传统的健康管理模式难以满足大规模、长期随访和个性化管理的需求。智能化健康管理利用AI、大数据、物联网和远程医疗等技术,为慢性病患者提供精准、高效的健康管理服务。国家卫健委发布的《"健康中国2030"规划纲要》,提出要加强智慧医院建设,推动"互联网+医疗健康"服务模式,提高慢性病管理的智能化水平。政策的出台,为推动智能化健康管理提供了政策支持,也促进了医疗信息化技术的发展。随着AI、大数据和物联网技术的不断发展,慢性病管理中的智能化应用逐步深化。通过大数据分析,医院可以识别慢性病高风险人群,并制订精准的干预策略。可穿戴设备和智能医疗设备的普及,使得公立医院能够实时获取患者的健康数据。

一、核心技术支撑

(一)电子健康档案与信息化管理

1.电子健康档案

(1)电子健康档案的概念

电子健康档案是指通过数字化手段收集、存储和管理患者的健康信息,包括病史、实验室检查结果、影像资料、用药情况、手术记录等。电子健康档案是智能化健康管理的基础,它记录患者的病史、体检数据、实验室检查、影像学报告、用药情况等信息,并实现医疗机构之间的数据共享。电子健康档案的建立实现了跨机构、跨区域的医疗信息共享,使医疗资源得到更合理的配置。电子健康档案的核心作用是将患者的既往病史、检查结果、诊疗记录等数据进行信息整合,避免重复检查,提高诊疗效率。电子健康档案系统支持医生间远程会诊、实时共享患者数据,促进多学科协作联合决策。

(2)电子健康档案在慢性病管理中的作用

整合患者健康数据:电子健康档案能够收集患者在不同医疗机构的就诊信息,使医生可以全面了解患者的健康状况。

支持个性化慢性病管理：通过分析电子健康档案数据，医疗机构可以根据患者的病史和健康状态，制订个性化的慢性病管理方案，如优化降压药物治疗方案。

提高医疗决策效率：医生可以通过电子健康档案快速查询患者既往诊疗记录，减少重复检查，提高诊疗效率。

2. 信息化管理

智慧医院的信息化管理涵盖患者管理、医院运营、医疗质量控制、智能决策支持等，具体包含以下几个方面。①智慧病房管理：结合患者入院、出院数据，优化床位使用效率，提高医院接诊能力。②智慧门诊与住院管理：结合患者病情和就诊历史，智能导诊系统自动推荐合适的科室和医生，减少候诊时间；电子病历自动化，医生通过语音识别或手写输入，快速生成电子病历，减少人工录入错误；在线预约与支付，患者可通过手机 App 完成挂号、缴费、报告查询，提高就诊体验。③医学影像与实验室信息化管理：医学影像归档与通信系统实现CT、MRI、B超等影像数据的存储、分析和共享，医生可远程阅片，提高诊断效率。实验室信息管理系统实验室检测结果可自动录入电子健康档案，医生可实时查看，提高检查结果的时效性和准确性。④AI辅助医疗决策：AI通过分析患者的大量健康数据，帮助医生作出更加精准和及时的医疗决策。AI辅助系统还可以提供个性化的治疗方案，提升医疗效率与患者的治疗效果。⑤医院运营与资源管理：AI结合患者就诊高峰、医生工作负荷，优化排班，提高医疗资源利用率。基于医院运营数据，管理层可优化科室设置、调整医疗资源配置。

（二）人工智能与数据分析

AI 和大数据分析正逐步渗透到医疗行业的各个环节，成为智慧医院建设的重要驱动力。通过高效的数据处理能力，AI 和数据分析能够辅助医生诊断疾病、优化治疗方案、预测疾病风险、提升医院运营效率，并推动精准医疗的发展。AI 技术能够利用大数据和机器学习算法，对慢性病患者的健康状态进行预测和风险评估，提高早期干预效果。例如高血压患者的心血管风险评估，AI 可以通过分析患者的血压波动、血脂水平、心率变异性等数据，预测未来 5~10 年发生心血管疾病的风险，并提供个性化干预建议，糖尿病并发症预测，AI 可以结合患者的血糖水平、糖化血红蛋白、肾功能指标等数据，评估糖尿病患者发生肾病、视网膜病变等并发症的风险，帮助医生制订精准的随访计划。

1. 辅助诊断与疾病筛查

AI在医学影像分析和实验室数据解读方面的应用越来越广泛。例如，在 AI 辅助糖尿病视网膜病变筛查中，通过深度学习算法，AI 可以自动分析眼底照片，识别糖尿病视网膜病变，提高筛查效率。

2. 个性化治疗

AI 通过整合患者的基因组数据、电子健康档案、病理报告和治疗反应数据，能够推荐个性化的治疗方案。

3. 疾病预测与健康风险评估

AI 结合大数据分析，可以对个体或人群的健康数据进行建模，预测疾病风险，提前干预。例如糖尿病、心血管疾病等风险预测。AI 可以结合可穿戴设备的数据，监测患者的生理指标，并提供个性化的健康指导，如高血压、哮喘等慢性病的管理。

4.医院运营优化与智能管理

AI和数据分析不仅能应用于临床医学，还可用于医院管理和资源优化，提高医疗服务效率。优化病房管理，减少病床空置率。优化排班，提高医疗资源的利用率。

5.医学研究与新药研发

AI能够加速医学研究和药物开发，提高新药上市效率。

（三）医疗物联网与智能监测设备

医疗物联网是物联网在医疗领域的应用，它通过智能传感器、可穿戴设备、无线通信技术和云计算，将患者、医疗设备、医院管理系统和医护人员连接起来，实现实时健康监测、数据采集和远程医疗服务。随着5G、AI、大数据等技术的发展，医疗物联网已成为智慧医院建设和慢性病管理的重要支撑。医疗物联网的构建涉及多个技术领域：传感器技术，采集患者的生命体征数据，如心率、血压、血氧、血糖等；无线通信技术，包括Wi-Fi、蓝牙、5G、窄带物联网，实现数据的远程传输；云计算与边缘计算，云端存储和处理医疗数据，同时结合边缘计算提升本地响应速度；AI分析，对采集到的健康数据进行智能分析，提供预测预警和健康管理建议。

对于慢性病如糖尿病、高血压、心血管疾病的管理，物联网设备可以实现连续监测，提高疾病控制效果。如智能血糖仪、可穿戴心电设备等。医疗物联网在远程患者监测中发挥关键作用，使医生能够随时随地掌握患者的健康状况。医疗物联网提高医疗服务效率，减少医生的重复工作，使患者能够获得更便捷的健康管理服务。实时监测和个性化健康管理，提高患者的依从性和疾病控制效果。减少不必要的住院和门诊随访，提高医疗资源利用率。

1.人工智能驱动的健康管理助手

智能App、微信小程序能够提供全天候的慢性病管理支持服务。

智能饮食与运动管理：基于患者的病情、体重指数（body mass index，BMI）、饮食习惯等，AI可以推荐个性化的饮食计划和运动方案。例如，高血压患者可以获得低盐、低脂的饮食建议，并监测日常步数以调整运动强度。

自动健康提醒：AI可以分析患者的用药依从性，并在患者漏服药物时发送提醒，降低慢性病恶化的风险。

二、技术应用

（一）远程医疗与慢性病随访系统

1.传统随访的局限性

慢性病管理需要长期随访，但传统的随访方式主要依赖电话回访或患者主动就医，存在以下问题。

（1）患者依从性差

患者往往因工作繁忙、路途遥远等原因未能按时就医，导致病情恶化。

（2）医疗资源浪费

医生花费大量时间进行随访，但缺乏系统化管理，难以精准干预。

(3)数据管理困难

随访数据零散,医生难以追踪患者的长期健康变化,影响治疗决策。

2.智能随访系统的优势

慢性病管理的核心在于长期随访,而传统随访模式往往依赖患者主动复诊,导致部分患者未能及时监测病情。智能化慢性病随访系统通过物联网设备和数据分析,实现个性化、动态化的随访:智能手表、血压计、血糖仪等设备可实时采集患者的健康数据,并上传至云端,医生可远程监测患者状况。AI系统可根据患者病情自动安排随访计划,并通过短信、App通知患者,提高随访依从性。智能随访系统借助AI、大数据和移动互联网,实现自动化、个性化、精细化的慢性病管理,提升医疗效率和患者体验。

(1)智能提醒

基于患者病情,系统自动推送复查、用药、运动管理提醒,提高依从性。

(2)远程健康监测

患者通过智能设备(如血压计、血糖仪、心率监测仪)上传健康数据,系统自动分析并预警异常情况。

(3)自动化随访

智能客服或医生可定期发送健康问卷,并根据患者反馈调整随访策略。

(4)数据智能分析

系统自动整理患者长期健康数据,生成个性化健康报告,辅助医生决策。

3.远程医疗在慢性病管理中的作用

远程医疗通过实时监控和在线咨询,使患者能够在家中接受医生指导,减少了因慢性病管理而频繁就医的需求。它还可以通过数据共享和远程会诊,实现医疗资源的优化配置,提升慢性病管理的效率与质量。

(二)慢性病患者的个性化健康干预

1.传统慢性病干预的不足

以往慢性病管理采用标准化方案,难以满足不同患者的需求,忽略了不同年龄、生活方式、遗传背景的患者需要不同干预措施的情况。病情变化未能及时识别,导致干预滞后或失效。缺乏个性化指导,患者缺少动力执行健康管理计划。

2.AI驱动的个性化健康管理

智能化健康管理平台结合AI和大数据,提供精准的个性化干预方案。智能化健康评估:AI综合分析患者病史、基因数据、生活习惯,定制专属健康管理计划。个性化用药与饮食推荐:结合智能监测数据,系统可调整患者的用药方案,减少副作用;结合AI营养算法,推荐个性化膳食方案,提高血糖、血脂控制效果。个性化运动方案:AI根据患者的体质、病情、活动能力,推荐最适合的运动类型和强度。通过智能手环监测患者运动数据,并提供实时反馈,防止运动风险。

(三)医患互动与健康教育的智能化

1.传统医患沟通的困境

慢性病患者需要长期健康指导,但传统的医患互动存在诸多限制。就诊时间有限:医生面对众多患者,难以提供充足的健康指导。健康教育覆盖不足:多数患者缺乏慢性病管理知识,依赖错误的健康观念。互动方式单一:传统宣教以纸质资料、健康讲座为主,难以持续吸引患者关注。

2. 智能化医患互动模式

智能技术的应用,使医患沟通更加高效、便捷,并提升患者对健康管理的参与度。AI 健康助手与智能问诊:AI 健康助手可 24 小时在线解答患者问题,提供个性化健康建议,提高服务可及性;智能问诊系统可初步评估患者病情,并为医生提供辅助诊断建议,减少患者等待时间。健康管理 App 与远程咨询:医院 App 可提供智能问诊、在线咨询、随访管理等功能,提升患者就医体验;远程视频咨询使患者无须前往医院,也能获得医生的专业建议。个性化健康教育:AI 可根据患者病情、文化程度、兴趣偏好,推送个性化健康科普内容,提高健康教育的针对性;互动式学习,如健康知识测验、智能语音助手问答,提高患者的学习兴趣。

三、实施路径

(一)互联网医院与在线医疗服务

随着慢性病如高血压、糖尿病、冠心病等患病率的持续上升,传统公立医院的慢性病管理模式面临巨大挑战。智能化健康管理的引入,使得公立医院能够借助互联网医院、AI、大数据和物联网等技术,提高疾病筛查效率、优化个性化管理方案,并建立医院—社区—家庭一体化的慢性病管理体系。

1. 互联网医院的主要功能

互联网医院是公立医院智能化健康管理的重要载体,通过线上诊疗、远程会诊、慢性病随访等功能,提升医疗服务的可及性和效率。

(1)在线复诊

慢性病患者可通过互联网医院进行定期复诊,减少不必要的线下就诊,提高随访依从性。

(2)远程会诊

上级公立医院专家可以在线指导基层医生,提升基层医疗机构的诊疗能力。

(3)电子处方与药品配送

患者可以通过平台在线开方,并方便地收到药品。

2. 互联网医院在慢性病管理中的优势

(1)提升患者就医便捷性

慢性病患者无须频繁往返医院,通过手机或电脑即可完成咨询、复诊、用药调整等操作。

(2)优化医疗资源配置

通过远程会诊、专家在线问诊,缓解大型公立医院的接诊压力,提高基层医院的服务能力。

(3)提高慢性病管理的连续性

医生可利用智能随访系统追踪患者病情,并提供个性化的健康指导。

(二)智能筛查与个性化疾病预测

1. 智能筛查技术在慢性病管理中的应用

传统的慢性病筛查往往依赖患者主动就诊,而智能筛查技术则可通过大数据、AI 等手段,实现高效、精准的早期筛查。医院可设置智能健康自助体检站，居民可自主完成血压、血糖、BMI、血脂等指标检测，并通过 AI 评估慢性病风险。在偏远地区，公立医院可部署智能筛查车，提供糖尿病、高血压等慢性病筛查服务，提高医疗覆盖率。

2. 人工智能驱动的个性化疾病预测

机器学习预测模型：基于大规模健康数据，AI 可以分析患者的遗传、环境、生活习惯等因素，预测个体患慢性病的风险。例如 AI 可结合患者的饮食、运动、BMI 等信息，预测糖尿病风险，并提供个性化干预建议。国内某三甲医院的智能健康管理平台结合可穿戴设备监测患者血压、血糖变化，并通过 AI 分析趋势，自动调整随访计划，提高慢性病管理的精准性。

（三）医院与基层联动方案

随着我国社会经济的快速发展和人民健康意识的增强，健康管理在综合性医院和基层医疗机构中的重要性日渐突出。健康管理的核心是通过"早发现、早报告、早治疗"的理念来保护人们的健康，降低疾病的发病率和病死率，进而提高广大人民群众的生活质量。互联网＋医疗等信息化手段实现医疗服务的共享与互动，"早筛查、早评估、早干预"的三早健康管理模式实现了从"以治病为中心"向"以健康为中心"的转变，全方位守护着人民群众的健康。2023 年 3 月 23 日，中共中央办公厅、国务院办公厅印发《关于进一步完善医疗卫生服务体系的意见》，提出"提升卫生健康人才能力"，要增强城乡基层医疗卫生服务能力；同时，要"强化健康管理能力"，推动医院与基层医疗机构协作，构建以健康管理为核心的医疗服务体系。由于基层医疗机构包括乡镇卫生院和社区卫生服务中心等多存在健康管理机制不健全，如早期筛查、主动监测工作较少，健康管理能力不强，专家较少等问题，综合性医院，尤其是大型医疗机构，需要和基层医疗机构联合，建成医联体，进行健康管理的协调。在传统医疗模式下，优质医疗资源分布不均衡，增加了患者就医难度。而区域医疗协同体系的建立，可以打破医疗机构间的信息壁垒，实现资源共享，优化慢性病管理模式。

1. 组织与管理

（1）政府主导，多方参与

要发挥政府的主导作用，政府要因地制宜制定政策，并提供资金支持；同时，医院、基层医疗卫生机构、社会力量等共同参与，各司其职，推动医联体健康协调发展。

（2）建立协作机制

明确医院与基层医疗机构在健康管理中的职责和分工，确保双方能够高效协作。医院负责提供技术支持、业务指导和培训，基层医疗机构则负责为群众提供基本医疗服务和健康管理。双方应遵循"谁主管、谁负责"的原则，确保医疗服务的质量和效率。

（3）设立管理机构

在医院和基层医疗机构内部设立专门的健康管理机构如健康管理中心等，负责协调、监督和评估健康管理服务的实施情况。建立以医院为核心、基层医疗机构为骨干的健康管理网络，为本区域人民群众的人身健康提供全方位健康管理服务。

2. 技术支持与培训

（1）技术支持

医院向基层医疗机构提供必要的技术支持，包括远程医疗、电子病历系统、健康管理软件等，方便基层医生在遇到问题时及时获取专家会诊分析，为基层患者制订科学合理的治疗方案。

医疗机构数据共享：通过建立区域健康信息平台，实现不同层级医疗机构包括三级医院、二级医院、社区卫生中心之间的患者健康数据互联互通。

远程会诊与双向转诊：基层医生可通过远程会诊系统与上级医院专家交流，提升诊断水平。同时，当慢性病患者病情恶化时，可以通过智能系统快速转诊至上级医院，减少延误。

区域慢性病管理中心：建立区域性的慢性病管理中心，由专科医生团队、健康管理师、全科医生协同管理慢性病患者，提高疾病控制率。

（2）人员培训

医院定期举办培训班和讲座，定期组织专家团队到基层医疗机构进行坐诊、带教和技术指导；同时推广适宜技术，将医院成熟的健康管理技术推广到基层。基层医疗机构积极选派人员到医院学习先进的诊疗技术和临床经验，提升基层医疗机构人员的专业技能和服务水平。

3. 资源共享与信息互通

（1）资源共享

医院与基层医疗机构共享医疗资源，包括专家库、医疗设备、药品等，确保基层医疗机构能够满足群众的基本医疗需求。

（2）信息互通

建立健全的信息共享机制，实现医院与基层医疗机构之间的患者信息、健康数据等实时互通，为制订个性化的健康管理方案提供依据。

4. 服务流程与优化

（1）双向转诊

建立健全双向转诊机制，确保患者在基层医疗机构与医院之间能够顺畅转诊（绿色通道），享受连续、高效的健康管理服务。

（2）服务优化

医院与基层医疗机构共同优化服务流程，减少患者等待时间，提高服务效率和质量。

5. 健康教育与促进

（1）健康教育

医院和基层医疗机构定期开展健康知识讲座、义诊等活动，充分发挥新媒体传播优势，开展面向公众的健康科普宣传，倡导"每个人都是自己健康的第一责任人"理念，引导公众提高群众的健康意识和自我管理能力。

（2）健康促进

医院与基层医疗机构共同推动健康促进项目，如慢性病防治、控烟限酒等健康生活方式推广，提升群众的整体健康水平。要以居民健康需求为导向，提供个性化、精准化的健康管理服务。

6. 监督与评估

（1）监督机制

建立健全监督机制，对医院与基层医疗机构的健康管理服务进行定期检查和评估，确保服务质量。

（2）评估反馈

根据评估结果，及时调整和优化健康管理服务方案，确保服务效果持续改进。

随着医联体的发展，建立医院与基层医疗卫生机构之间高效、顺畅的协作机制，实现资源共享、优势互补；同时，提升基层医疗卫生机构健康管理服务能力，推动优质医疗资源下沉。最终，要提高居民健康素养和自我健康管理能力，构建覆盖全生命周期的健康管理体系。随着今后智慧医疗的发展，医院与基层医疗机构要高效协作，携手发展，通过双向转诊与信息共享机制等多种途径，探索医养结合与慢性病管理的新途径，切实有效地提升医疗服务的质量和效率，为群众提供更加优质、便捷的健康管理服务。

（四）医院—社区—家庭的智能健康管理体系

1. 医院—社区—家庭一体化管理模式

在智能化健康管理体系下，公立医院、社区卫生服务中心、家庭共同构成一个闭环管理体系，确保慢性病患者能够在不同场景下获得持续的健康服务。

（1）公立医院的角色

提供慢性病管理的权威诊疗、数据分析和随访方案制订。通过互联网医院、远程会诊等方式，支持基层医生的诊疗决策。

（2）社区卫生服务中心的角色

承担慢性病患者的日常健康管理、随访、康复指导等工作。通过智能筛查、智能随访系统，发现高风险人群并进行早期干预。

（3）家庭健康管理的角色

通过智能可穿戴设备、居家健康监测设备，患者可实时上传健康数据，医生可远程监测病情变化并调整管理策略。

2. 远程健康监测与随访

（1）居家智能监测

高血压患者可使用智能血压计，数据实时上传至医院系统，医生可远程查看并调整用药。糖尿病患者可使用智能血糖仪，AI 分析血糖波动趋势，自动生成个性化饮食建议。

（2）智能随访系统

AI 可根据患者病情自动安排随访时间，并通过短信、App 提醒患者，提高随访依从性。若患者健康数据异常，系统可自动通知医生或社区卫生中心进行干预，减少并发症发生风险。

公立医院智能化健康管理的实施路径包括互联网医院与在线医疗服务、智能筛查与个性化疾病预测，以及医院—社区—家庭的智能健康管理体系。互联网医院提升了慢性病管理的便捷性和医疗资源利用效率；智能筛查和个性化预测技术提高了疾病早期筛查和风险评估的精准度；医院—社区—家庭联动的智能管理体系，确保慢性病管理的连续性和高效性。未来，随着 AI、大数据、物联网等技术的发展，公立医院的智能化健康管理模式将更加完善，为慢性病患者提供更精准、更便捷、更高效的健康管理服务。

第六章 智能化在社区健康管理中的应用

第一节 社区健康管理概述

一、社区健康管理

社区健康管理是通过系统化、科学化的方法，以社区为基础，全面管理社区居民的健康状况，提供多层次、综合性的预防、监测、管理和服务。其核心目标是改善社区居民的整体健康水平，提高疾病的早期预防和干预能力，降低慢性病和相关疾病的发病率，推动健康社区的全面建设。社区健康管理是现代社会医疗服务体系的重要组成部分，体现了以人民健康为中心的服务理念。

（一）社区健康管理的定义与内涵

社区健康管理是指通过整合医疗服务、健康教育、疾病控制、环境卫生管理等多方面资源，针对居民的健康需求开展个性化、全方位的健康服务。其主要内容包括疾病预防、健康监测、健康评估、健康干预和健康教育等。

具体内涵包括：以社区为单位，服务对象主要是生活在特定社区范围内的居民，包括不同年龄、性别和健康状况的人群。健康全周期管理，提供从婴儿、青少年、中年到老年的全生命周期健康服务。预防为主、防治结合，注重健康教育和疾病预防，同时提供必要的医疗服务和康复指导。个性化与普惠性结合不仅关注群体健康需求，也根据个体具体情况定制服务方案。

（二）社区健康管理的目标

社区健康管理的实施有助于促进居民健康水平的全面提升，具体目标包括：

预防疾病，通过健康教育和行为管理，帮助社区居民树立健康观念，与疾病风险因素作斗争；提高健康意识普及健康知识，提高居民主动管理健康的能力；降低慢性病发病率，针对高血压、糖尿病等慢性病进行有效管理，减少其潜在危害；改善医疗资源分布与利用效率，分流医院压力，提供更便捷、经济的医疗服务；推动健康社区建设助力创建健康、和谐、有活力的社区环境。

（三）社区健康管理的主要内容

社区健康管理涵盖了健康的各个领域，以下是其主要内容。

1. 建立电子健康档案

对社区居民的个人基本信息、病史、生活方式、健康行为、健康监测数据等进行系统记录和更新。健康档案为医疗服务的个性化提供支撑，同时也是社区卫生机构健康评估和决策的重要数据依据。

2. 健康教育与宣传

定期开展健康讲座、知识普及活动，提高居民健康素养。推广健康饮食、适量运动、戒烟限酒等健康行为，帮助构建健康生活方式。

3. 疾病预防控制

针对社区常见慢性病定期开展监测和筛查。强化传染病预防与控制，尤其针对流行性疾病的抗击与宣传。

4. 慢性病管理

建立针对慢性病患者的长期随访制度，包括定期测量血压、血糖及提供健康指导。制订个性化的健康干预措施，帮助患者养成符合医学建议的日常行为习惯。

5. 心理健康管理

在社区中开展压力管理、心理健康知识教育，帮助居民改善心理健康状态。

6. 老年人健康服务

针对老年群体的常见病症、康复需求及日常照护，提供定制化服务方案。推进智慧养老服务，如健康监测设备和远程医疗技术的应用。

7. 母婴健康管理

提供孕产妇及婴幼儿的健康服务，包括健康咨询、营养指导、疫苗接种以及早教指导。普及母婴健康知识，保护母婴身心健康。

8. 环境卫生管理

关注社区的生活和居住环境卫生，包括垃圾处理、空气质量、食品安全等问题。引导居民共同维护健康的社区环境，减少环境对健康的负面影响。

9. 居民健康行为干预

针对吸烟、过量饮酒、不良饮食习惯、缺乏运动等危害健康的行为进行引导与干预。推行健康生活方式的社区活动，如健步走、社区健身讲座等。

（四）社区健康管理的支撑体系

1. 技术支持

信息技术：大数据、AI、物联网等科学技术。远程医疗平台：为居民提供在线问诊、健康咨询、病情跟踪等便捷服务。

2. 人力支持

家庭医生团队：以家庭医生为核心，整合护理、营养、健康管理师等专业力量。社区志愿者：动员居民志愿者参与到社区活动中，促进居民健康宣传和观察。

3. 政策支持

政府主导：通过政府卫生管理部门的政策推动和经费支持，为社区健康管理提供财力和制度保障。基层卫生机构支持：如社区卫生服务中心的网络建设和资源分配，支撑健康管理工作日常开展。

（五）当前社区健康管理面临的挑战与前景

1. 主要挑战

健康意识不足：部分居民对健康管理重视程度不够。技术普及滞后：智能化健康管理设备的应用还需进一步推广。资源不足：一些社区的医疗服务资源和专业人员储备存在短缺。数据隐私问题：居民对健康数据的安全性存有顾虑。

2. 未来前景

随着数字化和智能化技术的发展，社区健康管理将会更加高效精准。政府政策支持力度的加强，为社区健康管理转型升级提供了坚实基础。健康管理理念逐步深入人心，居民自我健康管理能力有望显著提升。社区健康管理是促进居民健康、改善医疗资源分布、降低疾病发病率的重要措施。通过政府政策支持、社区卫生服务机构的配合、信息技术的应用以及居民的主动参与，社区健康管理将成为"健康中国"战略的重要一环，为实现全民健康目标奠定坚实基础。

二、社区慢性病预防与早期筛查的关键策略

慢性病的早期筛查是指通过一系列的医学检查和评估方法，在慢性病尚未出现明显临床症状或体征之前，就识别出那些可能患有慢性病或处于慢性病高风险状态的个体。社区的慢性病预防是指通过在社区层面上采取一系列措施，来降低慢性病的发病率和死亡率。基于社区的慢性病预防与早期筛查体系是应对慢性病高发、优化医疗资源配置的重要策略。通过整合社区资源、利用信息化技术、强化医防融合，可以有效实现慢性病的早发现、早干预和早管理。

（一）健康教育与生活方式干预

为构建全民健康管理网络，建议通过多元化手段推进健康促进工作。首先，依托社区健康小屋打造家门口的健康驿站，配备智能体测设备、营养评估系统等数字化工具，为居民提供免费体质检测、健康风险评估等基础服务。同步开展主题鲜明的社区健康讲座，邀请三甲医院专家、营养师、运动康复师组成讲师团，围绕"膳食金字塔实践指南""科学运动处方制订""烟草依赖干预策略"等主题，每月开展互动式健康课堂，通过现场烹饪演示、运动损伤防护实操、戒断成功案例分享等生动形式，将健康知识转化为可操作的生活技能。针对高血压前期、糖耐量异常等高风险人群，建立健康管理闭环机制。通过社区筛查建立专项档案，由全科医生、健康管理师、心理咨询师组成多学科团队，结合个体生化指标、生活习惯、心理状态等因素，制订包含饮食结构调整方案如低GI食物替换清单、阶梯式运动计划（从每日步数达标到有氧训练进阶）、压力管理技巧等在内的个性化干预方案。利用智能手环监测数据、健康管理App的用药提醒和饮食打卡功能实现动态跟踪，每季度通过健康小屋的复检设备评估干预效果，及时调整管理策略，形成"筛查—干预—跟踪—优化"的全周期健康管理模式，切实阻断慢性病发展进程。该体系通过普适性健康教育与精准化健康管理相结合，既提升全民健康素养，又筑牢重点人群疾病防控屏障，最终实现医疗资源前移和健康关口前移的双重目标。

（二）早期筛查与风险评估

为了有效预防和控制慢性病，社区可以开展针对 35 岁以上人群的慢性病筛查活动，特别是高血压和糖尿病等高发疾病。通过定期组织血压测量和血糖检测，能够早期发现潜在的健康问题，并及时进行干预。对于糖尿病高危人群，如肥胖、有家族史或生活方式不健康的人群，应加强血糖监测频率，以便尽早发现血糖异常，避免病情恶化。同时，社区可以充分利用信息化工具，如健康云平台，进行慢性病的风险评估和管理。通过健康云平台，居民可以上传个人的健康数据，平台会根据这些数据自动进行风险评估，并将人群分为健康人群、高危人群和患病人群三类。针对不同人群，平台可以提供个性化的健康管理建议，并定期发送筛查提醒，确保高危人群和患病人群能够及时进行复查和干预。此外，健康云平台还可以与社区医疗机构联动，实现数据的实时共享。医生可以通过平台了解居民的健康状况，及时提供远程咨询或预约服务，提高慢性病管理的效率和精准度。通过这种信息化手段，社区能够更好地实现慢性病的早发现、早干预和早治疗，从而降低慢性病的发病率和并发症风险，提升居民的整体健康水平。

（三）规范化管理与随访

对已确诊的慢性病患者实施规范化管理是控制病情、延缓并发症发生的关键措施。首先，社区医疗机构应为患者建立健康档案，定期进行随访，监测其血压、血糖等关键指标的变化情况。对于高血压和糖尿病患者，除了常规的血压和血糖监测外，还应定期开展并发症筛查，如眼底检查以早期发现糖尿病视网膜病变，以及肾功能检测以评估肾脏健康状态。这些筛查能够帮助医生及时发现潜在问题，并采取针对性干预措施，避免病情进一步恶化。其次，个性化治疗方案的制订至关重要。根据患者的具体病情、生活习惯和健康状况，医生应为其量身定制治疗方案，包括药物治疗、饮食指导、运动建议等。

通过落实随访包干机制，家庭医生团队可以全面负责患者的健康管理，定期上门或通过电话、线上平台进行随访，确保患者的血压、血糖等指标控制在合理范围内。家庭医生还可以为患者及其家属提供健康教育，帮助他们掌握疾病管理的基本知识和技能，从而形成医患共同参与的健康管理模式。通过规范化管理和家庭医生团队的精细化服务，能够有效提升慢性病患者的健康水平，减少并发症的发生，提高患者的生活质量，同时也减轻了医疗系统的负担。这种管理模式不仅体现了以患者为中心的服务理念，也为慢性病的长期防控提供了有力支持。

第二节 社区慢性病健康管理服务

一、服务对象

服务对象包括：①高危人群具有慢性病风险但尚未确诊的人群，例如肥胖、吸烟、酗酒、高盐饮食等危险因素人群；②患者，已确诊但未出现并发症的慢性病患者，例如高血压、糖尿病、COPD、冠心病等，以及慢性病合并并发症的患者；③特殊人群，老年人、孕妇、儿童等健康脆弱群体。

二、服务流程

（一）建立电子健康档案系统

电子健康档案是一个综合性的信息记录系统，它包含了个人或群体的健康信息，旨在提供全面、连续和安全的健康数据。电子健康档案的设计旨在确保信息的准确性和安全性，同时便于医疗人员在不同时间和地点访问和使用这些信息，以提高医疗服务质量和效率。

1. 具体内容

个人基本信息：包括姓名、性别、出生年月、联系方式等。

健康史：包括家族病史、既往病史、过敏史、手术史、药物反应史等。

体检信息：包括身高、体重、血压等生理指标，以及其他辅助检查结果。

诊断信息：医生作出的各种诊断，包括疾病名称、诊断日期、诊断依据等。

治疗信息：包括治疗方案、用药记录、手术记录、物理治疗记录等。

检查检验结果：各种实验室检查、影像学检查如X光、CT、MRI等和病理学检查的结果。

健康咨询和指导：包括健康生活方式的建议、疾病预防措施等。

2. 建立过程

人群筛查：通过社区体检或居民问卷，对慢性病高危人群进行筛查。

确诊分级：根据疾病严重程度分轻、中、重级进行管理，建立分级诊疗通道。

登记入库：将慢性病患者纳入社区健康档案，实施动态管理。

（二）加强患者教育与健康管理

为全面提升慢性病患者的健康素养，定期举办慢性病健康教育讲座是关键举措。讲座内容通常包括疾病基础知识、心理调适技巧、营养饮食建议以及运动康复指导等，旨在帮助患者构建科学的健康管理观念。

可以通过手机应用程序提供个性化健康服务，确保患者能够持之以恒地遵循医嘱。该应用程序能够发送服药提醒、运动计划、饮食建议等，帮助患者养成良好的生活习惯。同时，短信提醒服务也是一项有效的辅助手段，定时发送的健康提示和信息，能够确保患者不遗漏任何重要的治疗步骤和生活调整。通过这些综合性的健康管理措施，患者不仅能够更好地控制病情，还能提高生活质量，减少疾病对日常生活的影响。AI助手的服务旨在为慢性病患者提供全方位的支持，帮助他们建立起长期健康的生活模式。具体包括以下几项。①干预实施：根据患者的健康状况及疾病类型，制订并实施个体化干预计划；②动态随访：通过信息化手段实施动态跟踪，及时调整健康管理方案；③定期评估：对患者病情和干预措施的效果进行阶段性评估，及时总结经验；④数据反馈：将管理结果和风险数据汇总到健康管理系统，助力社区卫生决策。

（三）分级诊疗与用药管理

实施分级诊疗制度，旨在优化医疗资源配置。慢性病患者首先在社区卫生中心接受初步诊断和治疗，由专业的社区医生提供基础医疗服务。对于病情复杂或重症患者，通过转诊机制，及时将其引导至上级医院接受更高级别的专业治疗，确保患者得到及时、有效的医疗照顾，同时减轻大型医院的负担，提高医疗服务效率。

对慢性病患者的用药进行全面评估和指导是保障患者健康的重要环节。通过专业评估，医生能够确保患者的用药安全性和合理性，避免药物相互作用和过量使用。同时，开展用药咨询和随访服务，为患者提供个性化的用药建议，解答他们在用药过程中遇到的问题，帮助患者正确理解药物的作用和副作用。

这种持续的关注不仅有助于患者遵循医嘱，还能及时发现并处理潜在的不良反应，减少药物对患者身体的不利影响。通过定期的随访，医生可以调整治疗方案，确保患者用药与病情变化相匹配，从而提高治疗效果，改善患者的生活质量。AI 助手倡导的这种用药管理模式，旨在为慢性病患者提供全方位的用药支持，确保他们能够安全、有效地管理自己的疾病。

（四）远程医疗服务

远程医疗技术的应用为慢性病患者带来了极大的便利。通过这一技术，患者可以在家中通过视频咨询、在线问诊等方式，直接与专业医生进行交流，获取及时的诊断和建议。远程会诊则允许在不同地区的专家共同参与病例讨论，为患者提供更加全面和专业的治疗方案。利用远程医疗技术，慢性病患者能够享受到更加个性化和高效的医疗服务，有效提升了整体的健康管理水平。

（五）健康大数据分析

收集和分析慢性病患者的健康数据是精准医疗的重要基础。通过对患者病史、生活习惯、生理指标等数据的系统收集和整理，可以形成详细的患者健康档案。这些数据不仅有助于医生了解患者的整体健康状况，还能用于疾病风险评估、个性化治疗方案的制订以及康复效果的评价。通过数据挖掘和分析，可以为疾病预防策略的优化、治疗效果的跟踪和患者康复路径的规划提供科学依据，从而提高慢性病管理的有效性。

（六）多学科合作

为了更全面地应对慢性病患者的复杂需求，建立跨学科团队是关键。这样的团队通常由医生、护士、健康管理师等多领域专业人士组成，协同工作。医生负责疾病的诊断和治疗；护士提供日常护理和药物管理指导；营养师则针对患者的饮食习惯提供专业建议，帮助调整饮食结构；心理咨询师则关注患者的心理状态，提供心理支持和缓解压力的方法。通过这种多学科合作的模式，患者可以获得从生理到心理的全方位服务，确保治疗方案的综合性和连贯性。这种全方位的慢性病管理服务有助于提高患者的依从性，促进疾病的长期控制和康复。

三、健康干预项目设计与实施

（一）社区健康干预项目分类

社区健康干预项目旨在提升居民的整体健康水平，通常涵盖以下几类内容。

健康教育项目致力于提高居民的健康素养和普及健康知识，通过举办健康讲座和知识竞赛等活动来增强公众的健康意识。慢性病管理项目专注于预防、筛查、管理和控制高血压、糖尿病等慢性疾病，并建立患者档案进行定期随访。传染病防控项目则是预防和应对流感、艾滋病、结核病等传染病，通过疫苗接种提高免疫率。心理健康促进项目则着重于提升居民的心理健康水平，提供心理健康讲座和咨询服务。营养与食品安全项目则旨在推广健康饮食习惯和监督食品安全，减少食源性疾病。环境卫生与健康教育项目旨在改善社区环境卫生，开展垃圾分类和环保知识宣传。运动与健康促进项目鼓励居民参与体育活动，提高身体素质，并建立社区运动设施和体育赛事。国际合作与交流项目与国际组织合作，引进先进健康理念和技术，并开展国际间的健康交流与合作。这些项目类别会根据实际情况和需求进行调整和补充。

（二）关键步骤

社区健康干预项目的设计与实施是一个系统性的过程，涉及多个环节，其关键步骤和注意事项如下。

设计阶段：进行社区居民需求评估，了解居民的健康需求和问题，确定目标人群。根据需求评估结果设定 SMART 原则指导下的具体目标。项目规划包括确定范围、规模、持续时间及预算。干预策略涉及设计具体的措施和方法，并建立合作伙伴关系，同时进行风险评估。

实施阶段：宣传与动员是提高居民参与度的关键，项目启动时要确保按计划进行，并持续监测与评估项目效果。质量保证和反馈与改进是确保项目质量的关键环节，而项目结束时应进行总结和评估其影响力和可持续性。

注意事项包括确保社区参与、考虑文化适宜性、确保项目的可持续性、保持设计的灵活性以及遵循伦理考量，保护参与者的隐私和权益。通过遵循这些步骤和注意事项，可以有效地设计和实施社区健康干预项目，从而促进社区健康和福祉。

第三节　社区智能化健康管理的开展

社区智能化健康管理是指通过现代科技手段，如物联网、云计算、大数据、AI、可穿戴设备等，构建一个高效、精准、便捷的健康管理体系，在社区范围内为居民提供全方位的健康服务。它结合了传统社区健康管理的优势和信息化技术的先进性，能够实现健康数据实时监测、智能分析、个性化干预以及远程服务，为社区居民打造一个智慧化、可持续的健康管理模式。社区健康管理的智能化发展是应对人口老龄化、慢性病高发及医疗资源紧张等挑战的重要路径。

一、概述

（一）核心目标

提升社区居民健康数据的采集、分析和可视化水平。强化疾病预防、健康促进和慢性病管理，改善居民整体健康状况。优化社区卫生服务资源配置，提高服务效率，分流医疗机构压力。推动"互联网＋健康管理"的发展，助力智慧社区和智慧城市建设。鼓励居民参与健康管理，提升健康意识和自我管理能力。

（二）特点

1. 智能化

利用现代技术实时监控和分析健康数据，为社区居民提供科学、高效的健康服务。

2. 综合性

覆盖居民生活的多个健康领域，包括疾病监测、健康教育、运动管理、心理关怀等。

3. 精准性

基于大数据分析和 AI 技术，能够根据每位居民的健康状况制订个性化健康干预方案。

4. 便捷性

通过可穿戴设备、智能手机 App、社区健康管理平台等，居民能够随时随地获取健康建议和服务。

5. 高效性

提高社区健康管理效率，整合资源，减少传统健康服务中的人工消耗与沟通成本。

（三）组成要素

1. 数据采集与监测

通过可穿戴设备如智能手环、智能手表，智能家居设备如血压计、血糖仪，以及二维码打卡等手段，采集社区居民的身体健康数据，例如体温、血压、血糖、心率、运动量、睡眠质量等。收集环境健康数据如空气质量、污染指数分析其对居民健康的影响。

2. 信息化平台支撑

构建社区智能健康管理数字化平台，整合社区卫生服务中心、家庭医生、医院的健康资源，提供居民健康信息的统一管理与服务。通过云端数据库将居民健康档案存储并进行系统化管理。

3. 智能化分析与评估

利用 AI 技术，分析居民健康档案、进行健康风险评估，提供个性化健康管理建议，例如疾病早期干预、定期运动提醒、饮食指导等。

4. 远程医疗与咨询

提供居民与社区医生、专科医生的实时互动，通过视频问诊、远程监控和在线医疗咨询等方式解决健康问题。减少慢性病患者、老年人等特殊人群的就医成本和时间成本。

5. 健康教育与宣传

基于线上平台，例如健康 App、社区门户网站以及社交媒体，向居民推送疾病预防、健康饮食、心理调适等方面的知识。组织在线或者线下健康知识讲座与培训。

6. 个性化健康服务

根据居民的健康需求提供针对性的运动建议、营养搭配方案以及疾病管理目标。制订慢性病管理计划，监督患者药物使用、生活作息及复诊时间。

（四）主要应用场景

1. 慢性病智能管理

通过智能设备监测慢性病患者的健康数据例如血压、血糖，结合 AI 算法，对患者健康状况进行智能评估，并推送管理建议。提供用药提醒、饮食管理、运动计划，以及必要时的医生上门随访服务。

2. 智慧养老服务

为老年人群提供 24 小时健康监护，例如佩戴智能手环监测生命体征，通过传感器对居住空间中的跌倒风险预警。提供远程医疗咨询和定制化膳食建议，提高老年人的生活质量。

3. 孕产妇与儿童健康管理

通过智能健康设备实时监控孕产妇健康数据，提供个性化的孕期指导、育儿建议和营养计划。对社区儿童开展生长发育监测并推送疫苗接种计划。

4. 疫情期间的健康预防

自动化体温监测、健康码管理以及社区内密切接触者追踪。利用大数据和智能化平台做好传染病风险预测和控制。

5. 健康行为干预

利用虚拟健康工具指导居民进行科学锻炼如智能跑步机、运动追踪器，培养健康生活习惯。推动社区健身活动，如组建在线健身社群、举办健康竞赛等。

6. 心理健康支持

为居民提供心理测评工具及智能情绪监测，通过 AI 聊天机器人或在线心理咨询服务缓解心理压力。定期推送心理健康教育内容，如冥想技巧和压力管理建议。

7. 健康紧急响应

利用智能化报警设备、社区巡逻车以及实时定位技术，快速对突发健康问题作出处理。社区应急服务团队与医院联动，为有需求的居民提供及时帮助。

（五）优势

1. 实时健康监测与精准管理

提供健康数据的实时采集和分析，形成动态的健康档案，方便居民与医生随时掌握健康状况。

2. 降低基础医疗成本

通过线上平台和智能设备，有效减少医院就诊负荷和居民就医成本。

3. 提升健康服务的覆盖面

弥补部分社区卫生服务资源不足的短板，尤其是在经济欠发达地区或老龄化地区，提高医疗覆盖面。

4. 推动居民健康自主管理

鼓励居民通过可穿戴设备、移动应用等工具，参与自身健康管理，提升健康意识。

5. 疾病风险提前干预

通过大数据预测潜在健康风险，实现疾病防患于未然。

二、技术应用

（一）健康小屋打造远程健康保护盾

1. 概述

健康小屋最早起源于 20 世纪 90 年代的美国，当时是为了应对慢性病高发和医疗资源紧张的问题，通过在社区设立小型健康服务点，为居民提供基础健康检测和咨询服务。2012 年，邯郸市卫生局提出利用中医药未病先防的优势，率先规划发展健康小屋的举措，并在健康教育首席专家、著名心血管病专家胡大一教授"五个健康处方"的指导下，将健康小屋作为实施健康中国行动的重要平台和载体。

国家卫健委办公厅印发了关于《关于印发乡镇卫生院服务能力评价指南（2019年版）和社区卫生服务中心服务能力评价指南（2019年版）的通知》，要求乡镇卫生院和社区卫生服务中心增设健康小屋，健康小屋需要配备计算机硬件及网络、身高体重仪、血压计、血糖仪、腰围仪、健康评估一体机、视力表、糖尿病网膜筛查仪、超声骨密度检测仪、肺功能检测仪等5种以上设备，数据与公卫服务信息系统互联互通。

健康小屋实质上是一种集健康检测、评估、干预、教育与咨询于一体的社区健康服务设施。它起源于对传统医疗模式的反思与创新，是"预防优于治疗"理念的具体实践。健康小屋通常设在社区卫生服务中心、乡镇卫生院等基层医疗机构内，通过配备智能化的健康监测设备和信息化管理系统，实现对居民健康数据的采集、分析与管理。

2. 健康小屋的技术支撑

（1）物联网技术

物联网技术是实现健康小屋远程健康保护的关键技术之一。通过物联网技术，健康小屋内的各种智能检测设备可以与居民家庭中的健康监测设备相连，实现数据的实时传输和共享。这种连接方式使得居民在家中进行健康监测时，数据能够即时上传至健康小屋的管理系统。居民使用智能血压计测量血压后，数据会自动通过家庭网络上传到健康小屋的服务器。医护人员可以远程查看和分析这些数据，及时发现居民健康数据中的异常情况，并进行干预。这种远程监控功能不仅提高了医护人员的工作效率，还为居民提供了更加便捷的健康管理服务。居民无须频繁前往健康小屋，就能得到持续的健康监测和管理。此外，物联网技术还支持多种设备的互联互通，如血糖仪、血氧仪、心电图机等，使得健康小屋能够提供更全面的健康监测服务。

（2）大数据分析技术

通过对居民的健康数据进行大数据分析，可以发现居民健康状况的规律和趋势，为居民提供更加精准的健康管理服务。大数据分析技术能够处理和分析大量的健康数据，从中提取有价值的信息。具体来说大数据分析可以用于建立居民的健康档案，记录其长期的健康数据变化。大数据分析还可以用于评估健康管理措施的效果，优化健康管理方案。通过分析居民的健康数据和干预措施的效果，可以不断调整和优化健康管理方案，提高健康管理的效果。

（3）人工智能技术

AI技术在健康小屋的应用中也具有广阔的前景。通过AI技术，可以实现对居民健康数据的自动分析和诊断，为居民提供更加便捷、高效的健康管理服务。AI算法可以根据居民的健康数据生成个性化的健康管理方案，提供饮食、运动等方面的建议。AI技术可以通过机器学习和深度学习算法，对大量的健康数据进行分析和学习，从而实现自动化的健康诊断和管理。AI算法可以分析居民的健康数据，识别出异常数据，并提供相应的健康建议。此外，AI技术还可以用于健康风险预测，通过分析居民的健康数据，预测其患某种疾病的风险，并提前采取预防措施。通过AI技术，健康小屋可以为居民提供更加个性化、精准的健康管理服务，提高居民的健康水平。

3. 健康小屋的功能与服务

（1）远程健康监测

健康小屋配备多种智能化检测设备，如血压计、血糖仪、体脂秤、心电图机等，可自助检测血压、血糖、血脂、心率、体脂率等生理指标。这些数据通过物联网技术实时上传至健康管理系统，形成居民的电子健康档案。居民在家中使用智能健康监测设备，数据也能即时传输至健康小屋的管理系统，实现远程健康监测。

（2）远程健康评估

基于居民的健康监测数据，健康小屋的信息化管理系统能够进行健康风险评估，预测慢性疾病的发生风险，并提供个性化的健康建议。例如，系统可以根据居民的健康数据，评估其患某种慢性疾病的风险，并提供相应的预防措施。

（3）远程健康干预

针对慢性病患者和高风险人群，健康小屋提供远程生活方式干预、饮食指导、运动指导等服务。医护人员可以通过健康管理系统，为居民制订个性化的干预方案，并通过远程指导的方式，帮助居民改善健康状况。

（4）远程健康教育与咨询

健康小屋定期举办远程健康讲座，发放健康宣传资料，提供专业的健康咨询服务。居民可以通过视频会议、在线咨询等方式，与医护人员进行远程交流，获取专业的健康建议。

4. 典型案例

（1）北京市健康小屋

北京市自2010年底开始建设健康小屋，截至目前，已有400余个社区卫生服务机构设有健康小屋。这些健康小屋配备了多种智能化的健康检测设备，居民可以在健康小屋内进行自助检测，检测结果会自动上传至健康管理系统，形成居民的健康档案。同时，北京市的健康小屋还纳入了家庭医生签约、咨询、宣教等功能，实现了健康档案的完善和互联互通。

（2）广州市健康小屋

广州市的健康小屋建设也取得了显著成效，健康小屋的服务内容主要包括日常监测、健康评估、预约服务、健康活动、上门服务五个方面。居民可以凭广州市居民身份证在健康小屋开放时间内不限次、不定时享受免费自助体检服务。通过健康小屋的建设，广州市的社区卫生服务机构能够更好地为居民提供健康管理服务，提高居民的健康素养和健康水平。

5. 面临的挑战与解决方案

（1）设备操作复杂

部分健康小屋的设备操作程序复杂，需要医护人员的解释和示范引导，这给居民使用带来了不便。为解决这一问题，健康小屋可以对设备进行优化设计，简化操作流程，提高设备的易用性。

（2）居民参与度低

部分居民对健康小屋的了解和认识不足，接受健康管理的主动性不强，导致健康小屋的使用率较低。为提高居民的参与度，健康小屋可以加强宣传推广，提高居民对健康小屋的认知度和认同感。

（3）数据安全与隐私保护

健康小屋涉及居民的大量个人健康数据，数据安全和隐私保护是健康小屋面临的重要挑战之一。为确保数据安全和隐私保护，健康小屋应建立健全数据安全管理制度，加强对数据的加密存储和传输，防止数据泄露。

（4）专业人才短缺

健康小屋的建设和运营需要具备专业知识和技能的医护人员，但目前我国社区卫生服务机构的专业人才相对短缺，这给健康小屋的发展带来了一定的制约。

6. 未来发展趋势

（1）设备智能化升级

随着科技的不断进步，健康小屋的智能检测设备将不断升级和完善，设备的检测精度和功能将进一步提高。未来的健康小屋可能会配备更多种类的智能检测设备，如睡眠质量监测仪、呼吸系统健康评估仪等，为居民提供更全面的健康监测服务。

（2）服务个性化拓展

在未来发展中，健康驿站将重点推进精准化服务升级，通过整合用户个体体征与健康诉求，构建差异化健康干预体系。依托智能算法与数据建模技术，该类设施可提供智能化健康干预方案，基于代谢特征分析的动态监测系统、科学膳食配比方案以及个性化心理健康评估系统，从而实现从基础检测向全周期健康管理的服务转型。

（3）与医疗系统深度融合

健康小屋将与医疗系统深度融合，实现居民健康档案与医疗系统的互联互通。居民在健康小屋的健康监测数据可以实时传输至医疗机构，医生可以远程查看居民的健康数据，为居民提供远程医疗服务。这种深度融合将大大提高医疗服务的效率和质量，为居民提供更加便捷的医疗体验。

（4）智能化管理与服务

未来健康小屋将更加智能化，通过物联网技术、大数据分析技术和AI技术，实现对居民健康数据的自动采集、分析和管理。健康小屋可以为居民提供更加便捷、高效的健康管理服务，如自动预约、智能提醒、远程监测等。

（5）多元化发展

健康小屋将朝着多元化的方向发展，除了提供基本的健康监测、评估和管理服务外，还将拓展更多的功能和服务，如健康养生、康复护理、心理健康咨询等。健康小屋将成为社区居民的健康管理中心和健康生活驿站，为居民提供全方位、多层次的健康服务。

（二）居民健康档案建立与管理

在智能化社区健康管理的体系中，居民健康档案的智能化管理占据着至关重要的地位。作为实现精准医疗和个性化健康管理的基础，它不仅能够显著提升社区卫生服务的效率，还能有效提高服务质量。居民健康档案是社区卫生服务机构为居民提供医疗服务的重要依据，其中详细记录了居民的基本信息、健康状况、疾病史、家族病史以及过敏史等关键信息。此外，居民健康档案还是社区卫生服务机构开展疾病预防、健康教育和健康促进工作的重要工具。

1. 智能化居民健康档案的建立

（1）数据采集的多元化与自动化

居民健康档案的智能化首先体现在数据采集的多元化与自动化上。传统的健康档案数据采集主要依赖于人工记录，不仅效率低下，而且容易出现误差。而智能化的健康档案系统则通过多种渠道实现数据的自动采集。例如，居民在社区卫生服务中心进行体检时，各种检测设备可以直接将数据传输至健康档案系统；居民在家中使用智能健康监测设备，如智能血压计、血糖仪等，也可以通过物联网技术将数据实时上传至档案系统。此外，居民的电子病历、健康检查报告、生活方式调查问卷等信息也可以通过系统整合，形成全面、动态的健康档案。

（2）数据存储与管理的智能化

智能化的居民健康档案系统采用了先进的数据存储与管理技术，确保数据的安全性、完整性和可访问性。通过大数据技术，系统可以对海量的健康数据进行高效管理，实现数据的快速检索和分析。此外，系统还具备智能分类和标签功能，可以根据居民的健康状况、疾病风险等因素，对档案进行自动分类和标记，方便医护人员快速了解居民的健康状况。

（3）数据安全与隐私保护

在居民健康档案的智能化管理中，数据安全与隐私保护是至关重要的。系统具备数据审计功能，可以对数据的访问和操作进行记录和追溯，进一步保障数据的安全性。

2. 居民健康档案智能化的应用

（1）个性化健康管理

系统可以通过分析居民的血压、血糖、血脂等数据，评估其患慢性疾病的风险，并提供相应的预防和干预建议。此外，系统还可以根据居民的健康状况和生活方式，制订个性化的饮食、运动和心理调节方案，帮助居民改善健康状况。

（2）疾病预测与预警

通过大数据分析和AI技术，发现居民潜在的健康风险。例如，系统可以通过分析居民的健康数据，预测其患心血管疾病、糖尿病等慢性疾病的风险，并及时发出预警。医护人员可以根据预警信息，及时对居民进行干预，预防疾病的发生和发展。

（3）医疗资源优化配置

智能化的居民健康档案系统可以为社区卫生服务机构提供全面的居民健康数据，帮助其优化医疗资源的配置。例如，系统可以根据居民的健康状况和需求，合理安排医护人员的工作任务，提高医疗服务的效率和质量。此外，系统还可以为社区卫生服务机构提供决策支持，帮助其制订科学的健康管理策略。

3. 居民健康档案智能化的管理与维护

（1）动态更新与维护

智能化的居民健康档案系统具备动态更新功能，可以实时反映居民的健康状况。居民在社区卫生服务中心进行体检、就诊或在家中使用智能健康监测设备时，数据都会自动上传至档案系统，确保档案的及时性和准确性。

（2）数据质量控制

为了确保居民健康档案的数据质量，智能化的档案系统采用了多重数据质量控制措施。首先，系统在数据采集过程中，对数据进行自动校验，确保数据的准确性和完整性。其次，系统建立了数据质量评估机制，定期对档案数据进行评估和分析，发现数据质量问题及时进行整改。此外，系统还提供了数据纠错功能，医护人员可以对错误数据进行修正，确保档案数据的准确性。

（3）人员培训与管理

智能化的居民健康档案系统的有效运行，离不开专业的管理人员和技术支持。社区卫生服务机构需要定期对医护人员进行培训，使其熟悉系统的操作和应用。此外，还需要建立专业的技术团队，负责系统的维护和升级，确保系统的稳定运行。

4. 面临的挑战与解决方案

（1）数据标准化与互操作性

目前，居民健康档案的智能化管理面临着数据标准化与互操作性的挑战。不同医疗机构和健康监测设备的数据格式和标准不一致，导致数据难以共享和整合。建立数据交换平台，实现不同系统之间的数据共享和交换。

（2）数据安全与隐私保护

数据安全与隐私保护是居民健康档案智能化管理中的重要问题。居民的健康数据涉及个人隐私，一旦泄露，将对居民的生活造成严重影响。加强法律法规建设，明确数据使用和保护的规范，保障居民的合法权益。

（3）技术更新与维护

居民健康档案的智能管理需要不断更新和升级。然而，技术更新和维护需要大量的资金和人力投入，对于一些社区卫生服务机构来说，存在一定的困难。为了解决这一问题，政府和相关部门应加大对社区卫生服务机构的支持力度，提供必要的资金和技术支持。此外，还需要建立技术更新和维护机制，确保系统的稳定运行。

（三）物联网与远程监护系统

在智能化社区健康管理体系中，居家健康监测与远程监护系统扮演着至关重要的角色。随着人口老龄化的加剧以及人们对健康需求的不断提升，传统的医疗模式已经难以满足现代社会的需求。物联网技术的快速发展为居家健康监测与远程监护提供了新的解决方案，使得人们能够在家中享受到便捷、高效的医疗服务。

1. 物联网技术在居家健康中的应用

（1）实时健康监测

物联网技术通过各种传感器和智能设备，能够实时采集居民的健康数据，如心率、血压、血糖、体温等。这些数据可以通过无线网络传输到云端服务器，供医护人员远程监控和分析。例如，智能手环、智能血压计、智能血糖仪等设备，可以实时监测居民的健康状况，并将数据上传到健康管理平台。当居民的健康数据出现异常时，系统会自动发出警报，通知医护人员及时采取措施。

（2）远程医疗咨询

基于物联网技术的远程医疗咨询平台，使得居民可以在家中与医护人员进行实时视频通话，进行在线问诊。医护人员可以根据居民的健康数据和症状描述，提供专业的医疗建议和治疗方案。这种远程医疗模式不仅方便了居民，尤其是行动不便的老年人和残疾人，还有效缓解了医疗资源紧张的问题。

（3）健康管理与干预

物联网技术还可以实现对居民健康数据的长期跟踪和分析，为居民提供个性化的健康管理方案。

例如，通过分析居民的饮食、运动、睡眠等数据，系统可以为居民提供合理的饮食建议、运动计划和睡眠指导，帮助居民改善生活方式，预防慢性疾病的发生。

2. 远程监护系统的功能与优势

远程监护系统的功能包含下列几项。实时监测：通过各种传感器和智能设备，实时采集居民的健康数据，并上传到云端服务器。数据分析：分析采集到的健康数据，生成健康报告。远程报警：当居民的健康数据出现异常时，系统会自动发出警报，通知医护人员和家属。远程医疗咨询：支持居民与医护人员进行实时视频通话，进行在线问诊。健康管理：为居民提供个性化的健康管理方案，包括饮食建议、运动计划和睡眠指导等。

远程监护系统的优势包含下列几项。便捷性：居民可以在家中进行健康监测，无须前往医院，节省了时间和精力。实时性：系统能够实时采集和传输健康数据，确保医护人员能够及时了解居民的健康状况。高效性：通过自动化数据采集和分析，减少了人工干预，提高了工作效率。个性化：系统可以根据居民的健康数据和需求，提供个性化的健康管理方案。安全性：系统具备数据加密和用户认证功能，确保居民的健康数据安全。

3. 实际应用场景与案例分析

（1）老年人远程监护

随着人口老龄化的加剧，老年人的健康监护问题日益突出。通过在老年人家中安装智能传感器和监控设备，可以实时监测老年人的健康状况和活动情况。当老年人出现健康问题或意外情况时，系统会自动发出警报，通知医护人员和家属及时采取措施。

（2）慢性病管理

对于患有慢性病的居民，远程监护系统可以提供长期的健康监测和管理服务。系统可以为患者提供个性化的健康管理方案，帮助患者改善生活方式，控制病情发展。

（3）儿童健康监护

对于有儿童的家庭，远程监护系统可以提供儿童健康监护服务。当孩子的健康数据出现异常时，系统会自动发出警报，通知家长及时采取措施。

4. 未来发展趋势

（1）技术融合

未来，物联网技术将与其他新兴技术如AI、大数据、5G等深度融合，为居家健康监测与远程监护提供更强大的技术支持。

（2）服务拓展

随着技术的不断进步，居家健康监测与远程监护服务将不断拓展和深化。除了现有的健康监测和远程医疗咨询功能外，未来还将增加更多的服务内容，如心理健康咨询、康复指导、健康教育等，为居民提供全方位的健康管理服务。

（3）市场增长

随着人们对健康需求的不断提升，居家健康监测与远程监护市场将迎来快速增长。未来几年全球居家健康监测与远程监护市场规模将保持两位数的增长率，成为医疗健康领域的重要增长点。

在智能化社区健康管理体系中，居家健康监测与远程监护系统具有重要的应用价值。通过物联网技术，居民可以在家中享受到便捷、高效的医疗服务，实现对自身健康的实时监测和管理。尽管在实际应用中还面临一些挑战，但随着技术的不断进步和市场的不断成熟，居家健康监测与远程监护系统将为人们的健康生活提供更有力的支持。

（四）个性化健康咨询

在"健康中国2030"战略推动下，我国基层医疗体系正经历深刻变革。随着居民健康意识觉醒和老龄化社会加速，传统"一刀切"的健康服务模式已难以满足多元化需求。个性化健康咨询作为精准医疗在社区场景的延伸，正在重构基层健康管理模式。通过分析其在社区场景的应用逻辑、技术支撑及实践案例，探讨如何通过个性化服务实现从疾病治疗向健康管理的范式转型。

1. 社区健康服务的现实困境与转型需求

当前我国社区健康服务面临三重矛盾：基层医疗机构服务能力与居民期待之间的供需失衡；慢性病防控压力与碎片化管理之间的矛盾；健康信息爆炸与个体认知局限之间的鸿沟。某省会城市调查显示，68%的居民认为社区健康服务停留在"量血压、测血糖"层面，90%的慢性病患者渴望获得个性化指导方案。个性化健康咨询的兴起，本质是应对三个核心挑战：一是疾病谱系从传染性疾病向生活方式病转变；二是健康需求从被动治疗向主动预防演进；三是数字技术推动服务模式创新。这种转型要求基层医疗从"以机构为中心"转向"以人为中心"，建立覆盖全生命周期的健康管理闭环。

2. 个性化健康咨询的实践路径

（1）数据驱动的健康画像构建

通过整合电子健康档案、可穿戴设备数据、生活方式问卷等多源信息，构建动态健康画像。杭州市某社区试点项目显示，建立包含128项健康指标的评估体系后，高血压控制率提升27%，糖尿病并发症发生率下降15%。关键技术包括：多模态数据融合算法、机器学习驱动的风险评估模型、可视化健康报告生成系统。

（2）分层分级的服务供给体系

根据风险等级实施差异化干预：对于低风险人群，智能推送健康教育内容；对于中风险人群，家庭医生团队定期随访；对于高风险人群，专科医生介入的多学科管理。

（3）场景化的干预方案设计

针对特定场景开发定制化解决方案。职业健康：为IT从业者设计颈椎康复方案；银发健康：开发认知障碍预防训练课程；母婴健康：构建营养—运动—心理综合干预体系

3. 技术创新与服务融合

（1）数字孪生技术的应用

通过构建虚拟健康模型，实现疾病进展模拟和干预效果预测。某三甲医院与社区联动项目显示，数字孪生技术使冠心病二级预防有效率提升34%。在疾病预防方面，数字孪生技术通过整合个体的基因组数据、生活习惯和生理指标，构建出个性化的健康数字模型。这个模型能够实时反映身体状况，预测疾病风险，为预防性医疗提供科学依据。例如，通过分析数字孪生体的数据变化，可以提前预警心血管疾病的发生，使预防性干预成为可能。

在个性化治疗领域，数字孪生技术展现出巨大潜力。医生可以在虚拟模型上模拟不同治疗方案

的效果，选择最优治疗策略。这种"先试后治"的模式不仅提高了治疗精准度，还降低了医疗风险。在癌症治疗中，数字孪生技术已成功应用于放疗方案的优化，显著提高了治疗效果。

数字孪生技术正在推动医疗健康管理从"经验驱动"向"数据驱动"转变。通过持续学习和优化，数字孪生模型能够提供越来越精准的健康预测和干预建议，使健康管理真正实现个性化和精准化。这种技术革新不仅提升了医疗服务质量，也为构建预防为主的健康管理体系提供了技术支撑。

（2）区块链赋能的健康数据管理

解决数据孤岛问题的同时确保隐私安全。区块链技术在健康数据管理中的应用具有显著优势，能够提升数据的安全性、透明性和可操作性。增加数据安全与隐私保护，通过加密技术确保健康数据的安全存储，只有授权用户才能访问。数据分散存储在网络节点中，避免了单点故障和数据泄露的风险。患者可以通过私钥管理自己的健康数据，决定谁可以访问以及访问的权限。

区块链可以打破数据孤岛，实现医疗机构、保险公司、研究机构之间的安全数据共享。通过智能合约和标准化协议，区块链可以促进不同系统之间的互操作性，提升数据流通效率。患者可以通过智能合约设定数据访问规则，确保数据仅在满足特定条件时被使用。所有数据访问和使用记录都公开透明，患者可以随时查看谁访问了他们的数据以及用途。

（3）增强现实健康教育

通过沉浸式体验提升健康宣教效果。北京某社区开展的增强现实膳食指导项目，使居民营养知识知晓率从58%提升至82%。

4. 建立"全科医生+健康管理师+数字工具"协作模式

（1）全科医生的核心作用

作为社区健康服务的核心，全科医生承担着疾病诊疗、健康评估和综合管理的职责。在协作模式中，全科医生的角色从单一的疾病治疗者转变为健康管理的协调者，负责制订个性化的健康干预方案，并与其他健康管理主体协同合作。

（2）健康管理师的桥梁功能

健康管理师是连接全科医生与居民的重要桥梁。他们专注于健康风险评估、生活方式干预和慢性病管理，能够为居民提供持续的健康监测和指导。健康管理师通过定期随访、健康教育、行为干预等方式，帮助居民落实全科医生制订的健康计划，提升健康管理的依从性和效果。

（3）数字工具的赋能作用

数字工具是协作模式的技术支撑，包括健康管理平台、可穿戴设备、AI算法等。这些工具能够实现健康数据的实时采集、分析和反馈，为全科医生和健康管理师提供科学决策支持。同时，数字工具还能通过智能推送、在线咨询等功能，增强居民的健康管理参与感和便捷性。

5. 未来发展趋势

（1）技术驱动的精准化与智能化

AI、大数据和物联网技术的深度融合，将推动健康咨询向"千人千面"的精准化服务转型。美年健康推出的AI私人健康管理师"健康小美"，通过分析用户健康数据如基因、生活习惯、家族病史等，生成全生命周期的个性化健康方案，并借助可穿戴设备实时监测数据，动态调整干预策略。AI辅助诊断系统如肺结节筛查、脑健康评估已在体检领域广泛应用，显著提升早期疾病发现的准确率。

（2）预防医学与全周期管理的深度融合

随着健康观念从"治疗为主"转向"预防优先"，个性化咨询将更注重疾病预防和健康促进。健康管理服务从低频体检升级为动态跟踪，通过数字化平台整合体检报告、运动记录、营养摄入等数据，为用户提供持续的健康风险评估和干预建议。针对亚健康人群的体重管理、心理疗愈定制化方案需求激增，推动服务向多元化延伸。

（3）跨界融合与场景拓展

健康咨询将与其他产业深度融合，形成新型业态。例如与旅游结合的健康旅居项目、与文化结合的冥想疗愈课程，甚至与地产结合的智慧健康社区等。同时中医智能体检等创新模式将传统医学与现代技术结合，通过数字化四诊信息分析体质，提供中西医协同的个性化调理方案。

（4）政策与市场的双向驱动

"健康中国2030"等政策推动行业规范化发展，2025年大健康市场规模预计突破20万亿元，其中个性化服务占比显著提升。消费者对高端、定制化服务的支付意愿增强，如营养咨询、基因检测等细分领域增速超20%，进一步刺激企业技术创新和模式迭代。

个性化健康咨询正在重塑社区健康服务图景。通过技术创新与模式重构，基层医疗机构有望转型为居民健康管理的"第一守门人"。未来需要政策创新、技术突破与人文关怀的协同推进，真正实现"每个人都是自己健康的第一责任人"的价值主张。在此过程中，平衡技术理性与人文温度，构建有中国特色的社区健康管理模式，将成为健康中国建设的重要命题。

（五）典型案例

1.国内典型案例

随着人口老龄化加剧和慢性病发病率上升，传统医疗模式已难以满足居民日益增长的医疗健康需求。近年来，在国家政策支持和科技进步的推动下，智能化社区医疗快速发展，涌现出一批典型案例。近年来，随着人口老龄化加剧和慢性病发病率上升，传统社区医疗服务模式面临着资源不足、效率低下、服务能力有限等挑战。智能化技术的应用为解决这些问题提供了新的思路和手段。

（1）案例一：杭州市拱墅区"健康大脑+智慧医疗"

建设背景：杭州市拱墅区是浙江省老龄化程度较高的城区之一，慢性病患病率高，医疗资源相对紧张。为破解基层医疗难题，拱墅区积极探索"健康大脑+智慧医疗"模式，打造智能化社区医疗服务体系。

主要做法：建设"健康大脑"平台，整合区域内医疗卫生数据，构建居民电子健康档案，实现数据互联互通。推广智能诊疗设备，在社区卫生服务中心配备智能血压计、血糖仪、心电图机等设备，实现居民自助检测和远程诊断。开发"健康拱墅"App，提供预约挂号、在线咨询、健康管理、慢性病随访等服务，方便居民就医。建立家庭医生签约服务机制，利用信息化手段，为签约居民提供个性化、连续性的健康管理服务。

取得成效：居民就医更加便捷，社区卫生服务中心门诊量显著提升。慢性病管理更加规范，居民健康水平得到提高。医疗资源利用效率提升，基层医疗服务能力增强。

（2）案例二：上海市徐汇区"互联网+社区医疗"

建设背景：上海市徐汇区是上海市中心城区，人口密集，医疗资源丰富。为满足居民多元化、个性化的医疗健康需求，徐汇区积极推进"互联网+社区医疗"建设，打造线上线下相结合的社区医疗服务新模式。

主要做法：建设"徐汇健康云"平台，整合区域内医疗资源，提供预约挂号、在线咨询、远程会诊、健康管理等服务。推广"智慧药房"，实现处方流转、药品配送、用药指导等功能，方便居民购药。开展"互联网+护理服务"，为居家老人、慢性病患者等提供上门护理服务。探索"互联网+家庭医生签约服务"，利用互联网技术，为签约居民提供更加便捷、高效的健康管理服务。

取得成效：居民就医更加便捷，医疗服务可及性显著提高。医疗资源利用效率提升，基层医疗服务能力增强。居民健康管理水平提高，慢性病发病率得到控制。

（3）案例三：深圳市南山区"5G+智慧"

建设背景：深圳市南山区是深圳市高新技术产业聚集区，科技资源丰富。为探索5G技术在医疗领域的应用，南山区积极推进"5G+智慧医疗"建设，打造智能化、精准化的社区医疗服务体系。

主要做法：建设5G智慧医疗专网，实现区域内医疗机构之间的高速、稳定、安全的网络连接。推广5G远程诊疗，利用5G技术，实现远程会诊、远程手术指导、远程影像诊断等。开发5G智能医疗设备，利用5G技术，开发智能导诊机器人、智能查房系统等，提升医疗服务效率。探索5G+AI辅助诊断，利用5G和AI技术，开发辅助诊断系统，提高疾病诊断的准确性和效率。

取得成效：医疗服务效率显著提升，居民就医体验得到改善。医疗资源利用效率提高，基层医疗服务能力增强。医疗技术水平提升，疑难杂症诊治能力增强。

（4）经验启示

坚持政府主导，加强顶层设计：智能化社区医疗建设是一项系统工程，需要政府加强顶层设计，制定相关政策，加大资金投入，统筹推进各项工作。

注重数据共享，打破信息孤岛：数据是智能化社区医疗的基础，要打破信息孤岛，实现数据互联互通，为居民提供更加精准、个性化的医疗服务。

加强人才培养，提升服务能力：智能化社区医疗的发展需要一支高素质的人才队伍，要加强人才培养，提升基层医务人员的专业技能和服务水平。

注重应用创新，满足居民需求：智能化社区医疗建设要以居民需求为导向，不断探索创新应用，为居民提供更加便捷、高效、优质的医疗服务。

智能化社区医疗是未来医疗发展的重要方向，对于提升基层医疗服务能力、满足居民多元化医疗健康需求具有重要意义。相信随着技术的不断进步和应用的不断深入，智能化社区医疗将会得到更加广泛的应用，为居民健康保驾护航。

2.国际实践借鉴

随着科技的飞速发展和人口老龄化的加剧，传统医疗模式面临着巨大挑战。智能化医疗社区作为一种新型医疗模式，正在全球范围内兴起并迅速发展。智能化医疗社区是指利用先进的信息技术和AI手段，整合医疗资源，提高医疗服务效率和质量的新型医疗模式。它以患者为中心，通过数据共享、远程医疗、智能诊断等技术，实现医疗服务的个性化、精准化和便捷化。智能化医疗社区的主要特征包括：高度信息化和数字化、医疗资源的高效整合、个性化医疗服务、预防为主和全程健康管理。这些特征使得智能化医疗社区能够更好地满足现代社会的医疗需求，提高医疗服务的可及性和质量。

（1）国际智能化医疗社区的实践案例

美国：凯撒医疗机构是一个成功的智能化医疗社区实践案例。该组织通过建立统一的电子健康记录系统，实现了患者信息的全面数字化和共享。同时，他们开发了远程医疗平台，使患者能够在家中接受专业的医疗咨询和诊断。此外，凯撒医疗机构还利用大数据分析技术，为患者提供个性化的健康管理方案。

欧洲：英国的国家医疗服务体系在智能化医疗社区建设方面取得了显著成效。国家医疗服务体系开发了全国性的健康应用程序，使患者能够在线预约、查看检查结果和获取健康建议。此外，国家医疗服务体系还在探索区块链技术在医疗数据安全共享方面的应用。

亚洲：新加坡的"智慧国家"计划在医疗领域取得了突出成就。他们建立了全国统一的电子健康记录系统，实现了医疗机构之间的无缝数据共享。新加坡还开发了智能健康监测设备，使慢性病患者能够在家中实时监测健康状况，并将数据传输给医生。此外，新加坡政府还大力推广AI在疾病预测和早期诊断方面的应用，显著提高了医疗服务的效率和质量。

（2）国际智能化医疗社区实践的启示与借鉴

建立统一的电子健康记录系统是实现医疗信息共享和整合的基础。远程医疗和智能诊断技术的应用能够显著提高医疗服务的可及性和效率。大数据和AI技术在个性化医疗和疾病预防方面具有巨大潜力。政府的大力支持和跨部门协作是智能化医疗社区成功的关键因素。

国际智能化医疗社区的实践为我国医疗体系改革提供了宝贵的经验和启示。通过借鉴国际先进经验，结合我国实际情况，我们可以加快推进智能化医疗社区的建设，提高医疗服务的效率和质量，更好地满足人民群众的健康需求。未来，我们应继续关注国际智能化医疗社区的发展趋势，不断学习和创新，推动我国医疗体系向更加智能化、人性化的方向发展。

三、发展路径

社区健康管理智能化的发展路径需以技术为支撑、数据为纽带、服务为核心、政策为保障，逐步实现从疾病治疗向健康预防、从单一服务向多元协同的转型。未来，随着5G、区块链等新技术的融入，智能化健康管理将进一步推动社区医疗资源的优化配置与居民生活质量的全面提升。社区的慢性病预防是指通过在社区层面上采取一系列措施，来降低慢性病（如心血管疾病、糖尿病、癌症等）的发病率和死亡率。

（一）技术驱动

1. 物联网与智能设备

通过智能穿戴设备如心率监测手环、智能血压计、环境传感器如空气质量监测仪等实时采集居民健康数据，并依托物联网技术实现数据传输与整合。某些社区老人健康管理系统已通过JavaWeb等技术实现健康数据的动态监测与异常预警。

2. 大数据与人工智能

利用大数据分析居民健康趋势，预测疾病风险如高血压、糖尿病，并通过AI算法生成个性化干预方案。智能健康管理系统可基于历史数据为慢性病患者推荐饮食和运动计划。

3. 云计算与平台化服务

搭建社区健康云平台，实现数据集中存储与多终端共享，支持医疗机构、社区管理者及居民的高效协作。北京市的智慧养老平台已整合健康监测、紧急救助等多项功能。

（二）数据整合

1. 统一数据标准与共享机制

建立跨部门、跨机构的数据共享协议，解决传统健康管理中的数据孤岛问题。例如，浙江乌镇的社区健康管理模式通过信息平台整合居家照料与医疗服务数据。

2. 隐私保护与安全机制

在数据采集与分析中强化隐私保护技术，并制定符合《通用数据保护条例》的本地化政策，提升居民信任度。

（三）个性化与精准化健康管理

1. 个性化健康干预

根据居民年龄、健康状况等差异提供定制化服务。例如，针对老年人设计跌倒监测与紧急呼叫功能，针对孕妇提供孕期健康指导。

2. 远程医疗与在线服务

通过远程诊疗平台连接社区医院与三甲医院资源，实现"线上问诊+线下转诊"的协同模式。上海市的"七彩智慧养老云"平台已支持远程医疗咨询。

（四）覆盖全生命周期的健康需求

1. 慢性病管理

利用智能化系统对高血压、糖尿病等慢性病患者进行长期监测与动态调整治疗方案，降低并发症风险。

2. 老年健康与智慧养老

结合智能家居如智能床垫、社区应急响应系统如跌倒报警装置，提升老年人居家养老的安全性与便利性。

3. 心理健康与环境监测

开发心理评估工具如AI情绪分析及环境健康预警系统如水质监测，实现身心与环境健康的综合管理。

（五）构建多方协作生态

1. 政府主导与政策支持

依托2022年5月，民政部、中央政法委、中央网信办、发展改革委、工业和信息化部、公安部、财政部、住房城乡建设部、农业农村部等9部门印发《关于深入推进智慧社区建设的意见》等政策，明确智能化健康管理的建设目标与资金投入，推动基础设施标准化。

2. 多元主体协同

鼓励医疗机构、科技企业、社会组织共同参与。广州荔湾区的智慧养老服务中心整合了健康管理、居家安全等多方资源。

3. 居民教育与参与激励

开展数字化技能培训如智能设备操作课程，并通过积分奖励机制提升居民参与健康管理的积极性。

（六）挑战与应对策略

1. 主要挑战

技术设备普及：部分社区居民尤其是老年人对智能设备的使用缺乏熟练度。

隐私与数据安全：大量居民健康数据存储在云端，存在信息泄露风险。

社区资源整合难度：需要协调多方医疗机构、政府、科技企业资源进行联动。

资金和技术需求高：智能化基础设施的建设需要较大投入。

2. 应对策略

应对技术适配性不足：需简化操作界面如语音交互功能，降低老年人使用门槛。

应对资源分配不均：通过区域试点推广如北京、上海经验和财政补贴缩小城乡差距。

服务模式创新：探索"社区＋商业保险""健康数据有偿共享"等模式，增强服务的可持续性。

3. 未来展望

智能化技术的广泛普及，将提高社区健康管理的覆盖率和智能化水平。大数据与 AI 的发展将推动更加精准和个性化的健康服务。政府加大政策扶持力度，为智能化健康管理构建更完善的框架。通过智慧健康社区的建设，全民健康素养将得到进一步提升。

社区智能化健康管理通过现代科技手段，将居民健康管理与智能技术紧密结合，是未来智慧社区发展的重要方向之一。它不仅提升了社区卫生服务水平和健康管理能力，同时也能有效提高居民的生活幸福感，为实现"健康中国"战略目标作出积极贡献。

第七章 智能化在居家健康管理中的应用

第一节 居家健康管理概述

一、居家管理的核心理念与实施要点

（一）核心理念

居家管理的核心理念主要体现在以下几个方面，旨在为家庭成员提供全面、个性化、连续和主动的健康管理服务，提升家庭整体健康水平和生活质量。

1. 个性化健康管理

通过先进的数据分析和预测技术，系统能够为每个家庭成员制订专属的健康计划，涵盖饮食、运动、睡眠、心理调节等多个方面，提供科学、合理的建议和指导。例如，对于患有高血压的家庭成员，系统可以提供低盐饮食建议和适度运动计划；对于长期伏案工作的家庭成员，系统可以提供颈椎保健和眼部放松的建议。这种个性化的健康管理方案能够更好地满足每个家庭成员的特定需求，提高健康管理的效果和满意度。

2. 连续性健康管理

居家管理注重对家庭成员健康状况的长期监测和管理，确保健康管理的连续性和有效性。例如，系统可以每天监测家庭成员的血压、血糖、心率等生理指标，每月进行一次健康评估，每季度提供一次详细的健康报告。这种连续性的健康管理能够帮助家庭成员及时了解自己的健康状况，采取积极的健康管理措施，预防和控制慢性疾病的发生和发展。

3. 主动式健康管理

居家管理鼓励家庭成员积极参与健康管理，提高健康意识和自我管理能力。通过健康教育和培训，系统帮助家庭成员掌握基本的健康监测和管理技能，如正确使用健康监测设备、解读健康数据、制订合理的饮食和运动计划等。例如，系统可以提供在线健康课程、健康知识问答、健康挑战活动等，激发家庭成员的参与热情，增强健康管理的主动性和积极性。

（二）实施要点

居家管理的实施要点涉及多个方面，需要综合考虑设备选型、用户培训、数据安全和系统维护等因素，确保居家管理系统的有效运行和家庭成员的健康数据安全。

1. 设备选型与配置

居家管理的实施首先需要根据家庭成员的健康需求，选择合适的健康监测设备，并进行合理的配置。这些设备应具备高精度、易操作、低功耗等特点，以确保数据的准确性和家庭成员的使用便利性。对于高血压患者，可以选择高精度的智能血压计；对于糖尿病患者，可以选择智能血糖仪；对于关注睡眠质量的家庭成员，可以选择智能手环或智能床垫。设备的选型应充分考虑家庭成员的使用习惯和技术水平，确保设备易于操作和维护。此外，设备的配置应合理，避免过多的设备造成家庭成员的使用负担。

2. 用户培训与教育

居家管理的实施需要对家庭成员进行健康监测设备的使用培训，提高其操作技能和健康意识。通过健康教育，帮助家庭成员了解健康管理的重要性，掌握基本的健康监测和管理方法。例如，可以组织家庭成员参加健康监测设备的使用培训课程，学习如何正确使用设备、如何解读健康数据、如何制订合理的健康管理计划等。

3. 数据安全与隐私保护

居家管理的实施需要建立完善的数据安全和隐私保护机制，确保家庭成员的健康数据不被泄露和滥用。健康数据涉及家庭成员的个人隐私，一旦泄露，可能会对家庭成员的生活和工作造成严重影响。此外，居家管理系统还应遵守相关的法律法规，如《中华人民共和国网络安全法》《中华人民共和国数据安全法》等，确保数据的合法使用和保护。

4. 系统维护与更新

随着技术的不断发展和家庭成员健康需求的变化，居家管理系统需要及时进行升级和优化，以满足家庭成员的健康管理需求。例如，可以定期对系统进行软件更新，修复系统漏洞，优化系统性能，提升用户体验。同时，应定期对系统进行硬件维护，检查设备的运行状态，及时更换损坏的设备，确保系统的正常运行。此外，居家管理系统还应建立完善的售后服务体系，为家庭成员提供及时的技术支持和帮助。

综上所述，居家管理的核心理念包括个性化健康管理、连续性健康管理和主动式健康管理，旨在为家庭成员提供全面、个性化、连续和主动的健康管理服务。居家管理的实施要点涉及设备选型与配置、用户培训与教育、数据安全与隐私保护以及系统维护与更新等方面，需要综合考虑家庭成员的健康需求和技术水平，确保居家管理系统的有效运行和家庭成员的健康数据安全。通过科学合理的居家管理，可以有效提升家庭成员的健康水平和生活质量，促进家庭和谐与社会健康。

二、智能化居家健康管理

（一）智能化居家健康管理的概念

居家健康管理是指在家庭环境中，通过各种健康监测设备和服务，对个人或家庭成员的健康状况进行监测、评估和干预，以维护和促进健康。这种模式强调个性化和连续性，能够及时发现健康问题并提供相应的解决方案。根据《健康养老大数据应用》教材，居家健康管理包括老年人健康监测与评估、安全监护与预警干预、数据分析与改进方案制订等内容。

智能化居家健康管理是指基于传统居家健康管理模式的升级形态，通过物联网、AI、大数据分析等数字技术，将家庭环境中的健康监测设备、医疗资源和服务体系深度融合，实现健康数据的实时采集、动态分析与智能决策。相较于传统模式中依赖人工干预的被动管理，智能化系统可通过传感器、可穿戴设备等终端自动监测用户生理指标如心率、血压、睡眠质量，结合云端算法对异常数据进行风险预警，并联动医疗机构提供远程诊疗或紧急救援服务（例如跌倒检测自动报警）。

（二）智能化居家健康管理的内容

智能化居家健康管理的主要内容涵盖了多个方面，旨在为用户提供全面、个性化和便捷的健康服务。

1. 健康监测

健康监测是智能化居家健康管理的基础，通过各种智能化的健康监测设备，实时收集用户的健康数据。这些设备能够 24 小时不间断地监测用户的生命体征，如心率、血压、血糖、血氧饱和度等，并通过无线网络将数据传输至云平台或用户的移动设备。智能血压计和血糖仪则可以定期测量血压和血糖水平，为慢性病患者提供重要的健康数据支持。

2. 健康评估

健康评估是基于收集到的健康数据，运用专业的健康评估模型和算法，对用户的健康状况进行全面分析和评估。通过对用户的生理指标、生活习惯、家族史等多维度数据的系统分析，可以生成个性化的健康评估报告，帮助用户了解自己的健康风险和潜在问题。对于有高血压风险的用户，系统可以根据其血压数据、饮食习惯和运动情况，评估其高血压的发病风险，并提供相应的预警。

3. 健康干预

根据健康评估的结果，居家健康管理系统会为用户提供个性化的健康建议和干预措施。这些措施可能包括饮食调整、运动计划、药物治疗建议等。例如，对于超重或肥胖的用户，系统可以提供科学的饮食计划和运动建议，帮助用户逐步减轻体重，改善身体状况；对于慢性病患者，系统可以提醒用户按时服药，并根据病情变化调整治疗方案。

4. 安全监护

安全监护是居家健康管理的重要组成部分，通过智能设备对家庭环境进行实时监测，确保用户的安全。跌倒检测设备可以在用户发生跌倒时立即发出警报，并通知紧急联系人；火灾报警器和煤气泄漏报警器则可以在检测到火灾或煤气泄漏时及时报警，帮助用户迅速采取应对措施。

5. 数据分析与改进

居家健康管理系统会对用户的健康数据进行长期跟踪和分析，通过大数据分析技术，挖掘用户的健康数据变化趋势，为健康管理方案的优化提供依据。例如，系统可以分析用户的血压数据变化，评估干预措施的效果，及时调整治疗方案，为公共卫生政策的制定提供有力的参考。

（三）居家健康管理的发展历程

居家健康管理作为现代医疗健康领域的重要组成部分，其发展历程大致经历了以下几个阶段。

1. 传统阶段

在早期，居家健康管理主要依赖于家庭成员的日常观察和一些较为简单的健康监测设备，如传统的血压计、体温计等。这些设备功能相对单一，只能提供基础的健康数据，且数据的记录和分析往往依赖于人工，缺乏系统性和科学性。健康管理的方式较为被动和粗放，主要是家庭成员根据自己的经验和观察来判断家人的健康状况，并采取相应的措施。由于缺乏专业的指导和系统的管理，这种方式难以对健康问题进行早期发现和精准干预，效果有限。

2. 数字化阶段

随着数字技术的逐渐普及，居家健康管理开始迈入数字化阶段。这一时期，电子健康记录系统逐渐兴起，使得个人的健康数据能够被电子化记录和存储，方便随时查阅和管理。同时，在线健康咨询平台也应运而生，用户可以通过互联网与专业的医生或健康顾问进行在线交流，获取健康建议和指导。此外，一些便携式的数字健康监测设备，如电子体重秤、电子血糖仪等，也开始进入家庭，这些设备能够将监测数据直接传输到电脑或移动设备上，实现了健康数据的初步数字化和信息化。然而，这一阶段的健康管理虽然在数据记录和咨询方式上有所改进，但仍然缺乏对数据的深度分析和个性化干预能力。

3. 智能化阶段

在物联网等前沿技术的推动下，居家健康管理领域于近年来实现了智能化跃升。市场涌现出智能手环、健康监测手表、电子血压仪等多元化可穿戴设备，这类装置通过生物传感技术可全天候采集用户心率、血压等生理指标，并借助无线传输技术实现数据实时云端归档。基于大数据处理平台，系统能对持续积累的健康参数进行趋势建模与异常值分析，有效识别慢性病风险因子及亚健康状态。机器学习算法通过分析个体健康档案，可输出定制化的膳食营养方案、运动强度建议及用药提醒等数字健康处方。更值得注意的是，智能管理平台已实现与区域医疗数据库的互联互通，支持电子健康档案共享、远程会诊等医疗服务，使居民足不出户即可获得三甲医院专家的诊疗指导，显著提升了健康干预的时效性与个性化服务水平。

三、家庭健康监测系统构建与部署

（一）系统架构

家庭健康监测系统通常由感知层、网络层和应用层组成，各层之间相互协作，共同实现对家庭成员健康状况的实时监测和管理。

1. 感知层

感知层是家庭健康监测系统的基础，负责采集家庭成员的健康数据。这些数据包括生理数据和环境数据。感知层通过各种智能健康监测设备实现数据采集，如智能手环、智能血压计、智能血糖仪、温湿度传感器、空气质量监测器等。这些设备能够实时监测家庭成员的健康状况，并将数据传输到网络层。

2. 网络层

网络层负责将感知层采集到的数据传输到云端或本地服务器。常用的网络技术包括Wi-Fi、蓝牙、ZigBee等。Wi-Fi技术适用于数据量较大的设备，如智能血压计和血糖仪，能够提供高速稳定的数据传输。蓝牙技术则适用于数据量较小的设备，如智能手环，能够实现低功耗的数据传输。ZigBee技术则适用于需要长时间低功耗运行的设备，如温湿度传感器和空气质量监测器，能够提供可靠的无线连接。

3. 应用层

应用层通过数据分析和处理，为家庭成员提供个性化的健康管理服务。这些服务包括健康预警、疾病预测、健康建议等。例如，系统可以分析家庭成员的心率、血压、血糖等数据，及时发现异常情况，并提供相应的健康建议和预警通知。此外，应用层还可以与医疗机构和医生进行实时交流和共享，为家庭成员提供远程医疗诊断和治疗服务。

（二）系统部署

家庭健康监测系统的部署需要综合考虑多个方面，以确保系统的稳定运行和高效管理。

1. 设备选型

根据家庭成员的健康需求，选择合适的健康监测设备。这些设备应具备高精度、易操作、低功耗等特点。例如，对于高血压患者，可以选择高精度的智能血压计；对于糖尿病患者，可以选择智能血糖仪。此外，智能手环和智能手表可以用于监测心率、血氧、运动量等基本生理指标，适合全家人使用。设备的选型应充分考虑家庭成员的使用习惯和技术水平，确保设备易于操作和维护。

2. 网络配置

确保家庭网络的稳定性和安全性，选择合适的网络技术进行数据传输。对于数据量较大的设备，如智能血压计和血糖仪，可以采用 Wi-Fi 技术，以确保数据的高速传输。对于数据量较小的设备，如智能手环和温湿度传感器，可以采用蓝牙或 ZigBee 技术，以实现低功耗运行。此外，家庭网络应具备良好的安全防护措施，防止数据泄露和网络攻击。

3. 数据存储与管理

建立家庭健康数据存储系统，确保数据的安全性和隐私性。可以采用云端存储和本地存储相结合的方式，方便家庭成员随时查看和管理健康数据。云端存储可以提供大规模的数据存储和备份服务，确保数据的安全性和可靠性。本地存储则可以提供快速的数据访问和处理能力，满足家庭成员的即时需求。

4. 系统集成与优化

将各种健康监测设备和系统进行集成，实现数据的互联互通和共享。通过优化系统架构和算法，提高系统的响应速度和准确性。例如，可以采用物联网技术，将各种智能设备连接到一个统一的平台，实现数据的实时传输和共享。此外，可以通过大数据分析和 AI 算法，对采集到的健康数据进行深度挖掘和分析，提高系统的预警和预测能力。系统集成与优化应充分考虑家庭成员的需求和使用场景，确保系统的高效运行和用户体验。

综上所述，家庭健康监测系统的构建与部署需要综合考虑多个方面，以确保系统的稳定运行和高效管理。通过合理的设备选型、网络配置、数据存储与管理，以及系统集成与优化，家庭健康监测系统可以为家庭成员提供全面、便捷、高效的健康管理服务。

第二节 居家健康管理生态的构建

一、健康监测的类型

在智能化健康管理的居家应用中，监测类型主要分为以下三大类：生理数据监测、行为数据监测和环境数据监测。

（一）生理数据监测

生理数据监测是智能化健康管理的核心内容，主要通过各种智能设备采集人体的生理指标，以便及时了解健康状况。

1. 心率监测

心率是衡量心脏功能的重要指标。智能手表、手环等可穿戴设备通过光学传感器，如光电容积描记法或生物电传感器监测心率。例如 OPPO 的 OHealth H1 采用较大的不锈钢电极，信号质量更好，房颤检测准确性更高。

2. 血压监测

血压是心血管健康的重要指标。智能血压计通过压力传感器测量血压，并通过蓝牙或 Wi-Fi 将数据传输到手机应用。欧姆龙的智能血压计数据可同步至手机应用，方便用户随时查看。

3. 血氧饱和度监测

血氧饱和度反映血液中氧气的含量。智能血氧仪或带有血氧监测功能的手环、手表通过光学传感器测量血氧水平。例如 OHealthH1 的光电容积描记法血氧测量方案，测量精度高，可作为医疗诊断的依据。

4. 体温监测

体温是人体健康的基本指标之一。智能体温计通过红外线传感器或热敏电阻测量体温。例如 Kinsa 智能体温计支持快速测温和数据记录。

5. 血糖监测

血糖水平对于糖尿病患者尤为重要。智能血糖仪通过检测毛细血管全血中的葡萄糖浓度来测量血糖。例如雅培的 FreeStyle Libre 可实时监测血糖水平。

6. 呼吸频率监测

呼吸频率是反映呼吸系统功能的重要指标。一些智能设备通过加速度计和陀螺仪监测呼吸频率。例如 OPPO 的 OHealth H1 通过高精度惯性传感器监测呼吸频率，并结合算法处理完成睡眠质量评估。

7. 心电图监测

心电图是监测心脏电活动的重要手段。智能心电检测仪通过电极片采集心脏电脉冲数据，并通过网关传输到云端。例如乐普的智能心电监测仪可用于快速记录心电图变化。

（二）行为数据监测

行为数据监测主要关注用户的日常活动和生活习惯，通过分析这些数据来评估健康风险和提供健康建议。

1. 步数和运动量监测

智能手环和手表通过内置的加速度计和陀螺仪监测用户的步数、运动距离和消耗的卡路里。例如华为手环和 Apple Watch 等设备可以精确记录用户的运动数据。

2. 睡眠质量监测

睡眠质量对健康至关重要。智能手环、手表和睡眠监测设备通过监测用户的睡眠周期、呼吸频率和体动来评估睡眠质量。例如，OPPO 的 OHealthH1 通过采集呼吸率、鼾声、体动等数据，结合算法处理完成睡眠质量评估。

3. 久坐提醒

久坐增加心血管病、糖尿病、腰椎病及血栓风险，易导致肥胖和焦虑。一些智能设备通过监测用户的久坐时间，每 30~60 分钟提醒用户起身活动，智能手环可以在用户久坐后发出震动提醒。

（三）环境数据监测

环境因素对健康有重要影响，空气/水污染、噪声、辐射等可引发呼吸病、癌症及内分泌紊乱。环境数据监测可以帮助用户了解和改善生活环境。

1. 室内空气质量监测

空气质量直接影响呼吸健康，空气质量监测仪可以检测室内 PM2.5、二氧化碳、甲醛等污染物的浓度。例如 Dyson 的空气净化器可以实时监测空气质量。

2. 温湿度监测

适宜的温湿度对健康和舒适至关重要。温湿度传感器可以实时监测室内温度和湿度。小米温湿度传感器可以连接到智能家居系统，方便用户随时查看。

3. 噪声监测

长期暴露在高噪音环境中会对听力和心理健康产生负面影响。一些环境监测设备可以实时监测噪音水平。

二、健康监测的设备

在智能化健康管理的居家应用中，监测设备是实现健康监测功能的关键工具。这些设备通过各种传感器和通信技术，能够实时采集和传输用户的生理、行为和环境数据。

（一）可穿戴设备

可穿戴设备是智能化健康管理中最为常见的监测工具，主要分为智能手表、手环和智能衣物等。

1. 智能手表

功能：现代智能手表具备多种健康监测功能，如心率监测、血压测量、血氧饱和度检测、睡眠监测等。部分高端智能手表还集成了心电图传感器，能够提供更全面的心脏健康数据。

技术：智能手表采用光学传感器监测心率和血氧饱和度，通过压力传感器测量血压，利用心电图技术检测心脏电活动。

2. 智能手环

功能：智能手环通常具备心率监测、睡眠监测、血氧测量、运动追踪等功能。一些手环还支持久坐提醒、消息提醒等辅助功能。

技术：智能手环通过内置的光学传感器和加速度计实现健康监测功能。部分手环还支持近场通信功能，可用于公交卡、门禁卡等功能。

3. 智能衣物

功能：智能衣物通过内置传感器监测生理数据，如心率、呼吸频率、体温等。一些智能衣物还可以监测运动姿态和肌肉活动。

技术：智能衣物采用导电纤维和微电子元件，将传感器收集的数据传输到微处理器进行分析。这些衣物通常配备无线通信模块，能够将数据实时传输到手机 App 或云端。

（二）家用医疗设备

家用医疗设备主要用于监测特定的生理指标，如血压、血糖、体重等，是家庭健康管理的重要工具。

1. 智能血压计

功能：智能血压计能够测量收缩压、舒张压和脉搏率，并将数据同步到手机应用或云端。部分智能血压计还集成了心电图功能，能够提供更全面的心脏健康数据。

技术：智能血压计采用压力传感器测量血压，通过蓝牙或 Wi-Fi 将数据传输到移动设备。一些高端产品还配备了心电图模块，能够检测心脏的电信号。

2. 智能血糖仪

功能：智能血糖仪能够实时监测血糖水平，并将数据同步到手机应用。这对于糖尿病患者来说非常重要，能够帮助他们更好地管理血糖。

技术：智能血糖仪通过检测毛细血管全血中的葡萄糖浓度来测量血糖。一些产品还支持连续血糖监测，能够提供更全面的血糖变化趋势。

3. 智能体重秤

功能：智能体重秤能够测量体重、体脂率、肌肉量、水分含量等身体成分数据。

技术：智能体重秤通过生物电阻抗分析技术测量身体成分，并通过蓝牙或 Wi-Fi 将数据传输到手机应用。

4. 智能体温计

功能：智能体温计能够快速测量体温，并将数据记录到手机应用。这对于家庭健康监测和疾病预防非常重要。

技术：智能体温计通过红外线传感器或热敏电阻测量体温，并通过蓝牙将数据传输到移动设备。

（三）环境监测设备

环境监测设备主要用于监测室内环境质量，如空气质量、温湿度、噪声等。这些设备可以帮助用户了解和改善生活环境，从而促进健康。

1. 空气质量监测仪

功能：空气质量监测仪能够实时监测室内空气中的 PM2.5、PM10、挥发性有机物、二氧化碳等污染物的浓度。

技术：空气质量监测仪采用多种传感器，如激光传感器、电化学传感器等，检测空气中的污染物浓度。一些设备还配备内置风扇，增强空气流量，提高监测精度。

2. 温湿度传感器

功能：温湿度传感器能够实时监测室内温度和湿度，帮助用户了解和调节室内环境。

技术：温湿度传感器采用半导体或陶瓷材料，通过测量电容或电阻的变化来检测温度和湿度。

3. 噪声监测设备

功能：噪声监测设备能够实时监测室内噪声水平，帮助用户了解和改善生活环境。

技术：噪声检测设备采用麦克风和声学传感器，通过测量声音的强度和频率来检测噪音水平。

智能化健康管理的居家应用离不开各种监测设备的支持。可穿戴设备、家用医疗设备和环境监测设备通过先进的传感器技术和无线通信技术，能够实时采集和传输用户的生理、行为和环境数据。

三、健康监测的技术

在智能化健康管理的居家应用中，监测技术是实现精准健康监测的核心。这些技术通过传感器、通信模块和数据分析算法，能够实时采集、传输和分析用户的生理、行为和环境数据。

（一）传感器技术

传感器技术是智能化健康监测的基础，通过各种传感器采集人体和环境的实时数据。

1. 光学传感器

原理：光学传感器（如光电容积描记法传感器）通过测量皮肤表面反射光的变化来监测血管容积变化。其工作原理是利用发光二极管（light emitting diode，LED）光源照射皮肤，光电探测器测量反射光的变化。

应用：光电容积描记法传感器广泛用于心率监测、血氧饱和度测量和睡眠质量检测。例如，通过测量反射光的强度变化，可以实时监测心率和血氧水平。

优势：光电容积描记法传感器具有无创、实时监测的特点，适合长期佩戴和连续监测。

2. 生物电传感器

原理：生物电传感器通过测量生物体内的电信号来监测生理活动。例如，心电图传感器通过检测心肌收缩产生的电信号来测量心率。

应用：生物电传感器用于心电图监测、肌肉活动监测等。例如，一些智能手表和手环配备了心电图传感器，能够提供高精度的心脏健康数据。

优势：生物电传感器能够提供高精度的生理数据，适合医疗级监测。

3. 加速度计和陀螺仪

原理：加速度计和陀螺仪通过测量物体的加速度和角速度来监测运动和姿态。这些传感器可以检测用户的运动轨迹、步数和体动。

应用：加速度计和陀螺仪广泛用于运动监测、睡眠质量检测和跌倒检测。例如，通过监测体动和心率变化，结合睡眠分期算法，可以评估用户的睡眠质量。

优势：这些传感器能够提供详细的运动和姿态数据，适合多种健康监测场景。

4. 温度传感器

原理：温度传感器通过测量物体的温度变化来监测环境或人体的温度。

应用：温度传感器用于监测人体体温和室内环境温度。例如，智能体温计通过红外线传感器快速测量体温。

优势：温度传感器具有高精度和快速响应的特点，适合实时监测。

（二）无线传输技术

无线传输技术是实现健康监测数据实时传输的关键，确保数据能够快速、稳定地传输到云端或移动设备。

1. 蓝牙

原理：蓝牙是一种短距离无线通信技术，通过无线电波传输数据。广泛应用于智能设备与手机之间的数据传输。

应用：蓝牙技术用于智能手表、手环、血压计等设备与手机应用之间的数据同步。例如，智能血压计通过蓝牙将测量数据传输到手机应用。

优势：蓝牙技术具有低功耗、低延迟的特点，适合可穿戴设备。

2. Wi-Fi

原理：Wi-Fi是一种无线局域网通信技术，通过无线路由器传输数据。它用于设备与云端的直接连接。

应用：Wi-Fi技术用于智能体重秤、空气净化器等设备与云端的数据同步。例如，智能体重秤通过Wi-Fi将测量数据上传到云端。

优势：Wi-Fi技术具有高带宽、远距离传输的特点，适合家庭环境。

3. Zigbee/Z-Wave

原理：Zigbee和Z-Wave是低功耗无线通信协议，用于家庭物联网设备之间的互联。

应用：这些技术用于智能家居系统中的设备互联，如智能传感器、智能插座等。

优势：Zigbee和Z-Wave具有低功耗、多设备互联的特点，适合家庭物联网环境。

（三）数据分析技术

智能分析引擎依托机器学习模型与多模态数据融合技术，对生命体征监测数据进行特征提取与模式识别，在此基础上构建个体化健康干预方案，实现从数据解码到精准健康管理路径的智能转化。

1. 人工智能算法

AI算法通过机器学习和深度学习技术，从大量健康数据中挖掘有价值的信息。AI算法用于健康风险评估、疾病预测和个性化健康管理。例如，系统可以根据用户的健康数据，提供个性化的运动和饮食建议。AI算法能够处理海量数据，提供精准的健康建议。

2. 大数据分析

大数据分析技术通过对海量数据进行结构化和非结构化分析，发现健康趋势和潜在风险。大数据分析用于健康数据的长期趋势分析和群体健康研究。例如，通过分析用户的睡眠数据，发现睡眠质量的变化趋势。大数据分析能够提供宏观的健康洞察，支持精准医疗。

（四）系统集成与应用

监测技术不仅需要单独的传感器和通信模块，还需要系统集成和应用开发，以实现完整的健康监测功能。

系统集成将传感器、通信模块和数据分析算法整合到一个完整的系统中。例如，智能手环通过集成多种传感器和无线通信模块，实现心率、睡眠和运动监测。系统集成用于开发智能健康监测设备和平台。例如，基于智能手环的实时健康监测系统可以实时采集和分析用户的健康数据。系统集成能够提供全面的健康监测功能，支持多种应用场景。

应用开发通过开发移动应用和云平台，实现健康数据的可视化和管理。例如，用户可以通过手机应用查看自己的健康数据和健康建议。应用开发用于开发健康管理应用和远程医疗服务。医生可以通过云平台查看患者的健康数据，提供远程诊断和治疗建议。应用开发能够提供便捷的用户体验，支持远程医疗。

监测技术是智能化健康管理的核心，通过传感器技术、无线传输技术和数据分析技术，能够实现对生理、行为和环境数据的实时采集、传输和分析。这些技术不仅为用户提供实时健康监测，还通过AI和大数据算法提供个性化的健康建议，支持远程医疗和健康管理。

四、健康监测的应用

在智能化健康管理的居家应用中，监测数据的高效利用是实现精准健康管理的关键。

（一）实时健康监测与预警

监测数据的实时性是智能化健康管理的重要特点之一。通过可穿戴设备和家用医疗设备，用户可以实时监测自己的生理数据，如心率、血压、血糖、血氧饱和度等。

心率异常预警：智能手表或手环通过光学传感器实时监测心率，当心率异常升高或降低时，系统会发出警报。血糖波动预警：智能血糖仪可以实时监测血糖水平，当血糖过高或过低时，系统会提醒用户采取措施。睡眠质量监测：通过监测睡眠周期和心率变化，系统可以评估用户的睡眠质量，并在发现异常时提醒用户。

（二）个性化健康管理

监测数据为定制化的健康管理提供了数据基础。通过对用户的历史数据进行分析，系统可以识别用户的健康风险因素，并提供针对性的健康建议。

饮食建议：根据用户的血糖、血压等监测数据，系统可以提供个性化的饮食建议，帮助用户控制慢性病。运动计划：通过监测用户的运动数据，系统可以制订科学的运动计划，并根据用户的运动效果进行调整。生活习惯建议：系统还可以根据用户的睡眠质量、压力水平等数据，提供改善生活习惯的建议。

（三）疾病预测与预防

监测数据结合AI和大数据分析技术，可以用于疾病预测和预防。通过对大量健康数据的建模和分析，系统可以预测用户患某些疾病的风险。

慢性病风险预测：通过对用户的基因数据、生活习惯和医疗历史进行分析，系统可以预测用户患心脏病、糖尿病等慢性病的概率。早期干预：系统可以根据预测结果，提前采取预防措施，如调整饮食、增加运动量等。

（四）远程医疗服务

监测数据可以支持远程医疗服务，特别是在偏远地区或医疗资源匮乏的地方。

远程问诊：用户可以通过手机应用将监测数据同步给医生，医生可以根据这些数据进行远程诊断和治疗建议。慢性病远程管理：对于慢性病患者，远程监测系统可以实时监控其生理指标，帮助患者在家中进行自我管理。

（五）医疗资源优化

监测数据还可以为医疗机构提供参考信息，帮助优化医疗资源配置。

资源分配：通过对患者的健康数据进行分析，医院可以合理安排医生的排班和医疗资源的分配，减少患者的等待时间。疾病监测：监测数据可以用于公共卫生领域的疾病监测，帮助政府和医疗机构及时发现和控制传染病。运动与健身监测：监测数据在运动和健身领域也有广泛应用。通过可穿戴设备和移动应用，用户可以记录运动量、卡路里消耗、睡眠质量等数据。系统可以根据这些数据提供个性化的健身和饮食建议，帮助用户实现健康目标。

（六）老年人健康管理

对于老年人，监测数据可以帮助管理健康问题，及时提醒用药和健康检查。同时，系统还可以对突发健康事件进行预警，减少独居老年人的健康风险。

（七）孕产妇健康管理

监测数据可以为孕产妇提供健康监测服务，包括胎心监测、血压监测、营养管理等。这些数据可以帮助孕产妇更好地管理孕期和产后的健康。监测数据在智能化健康管理的居家应用中具有广泛的应用前景。通过实时健康监测、个性化健康管理、疾病预测与预防、远程医疗服务、医疗资源优化等多方面的应用，监测数据不仅能够帮助用户更好地管理自己的健康，还能为医疗机构提供宝贵的参考信息，为人们带来更健康、更便捷的生活。

第三节　居家健康管理的监测与干预

一、慢性病管理

（一）高血压

针对高血压患者的智能化慢性病管理干预措施可以有效地改善患者预后并提高治疗方案的依从性。

1.智能血压计

智能化干预措施的关键组成部分之一是使用智能血压计。数据记录是智能血压计的一个重要特征，这些设备通常配备蓝牙或 Wi-Fi 链接，使它能够与智能手机或其他数字平台同步。这种连接使用户可以随着时间自动记录其血压读数，从而创建一个对于识别趋势、了解治疗方案有效性非常宝贵的数据跟踪。此外，智能血压计具有其他功能，例如用于定期测量的提醒、健康管理应用程序集成以及跟踪其他健康指标的能力，这种整体方法不仅有助于管理高血压，更有助于提高患者的自我监控能力。

2. 用药提醒

用药提醒也在改善患者对降压疗法的依从性方面起着至关重要的作用。患者对治疗方案的依从性低是有效管理高血压的重大障碍。数字健康干预措施，例如提供用药提醒服务的智能手机应用程序，已被证明可以通过促使患者服用药物来提高其依从性。这些提醒与自我监测工具集成在一起，创建一个全面的系统，以支持患者管理病情。

3. 人工智能膳食计划

AI 膳食计划是另一种可以支持高血压患者的创新方法。AI 驱动的饮食计划工具可以根据个人健康数据、偏好和营养需求提供个性化的饮食建议。这种量身定制的方法有助于患者作出更健康的食物选择。

（二）糖尿病

糖尿病，尤其是 1 型糖尿病，是一种需要患者持续监测血糖并根据需要注射胰岛素的慢性疾病。传统的管理方法依赖于指尖采血和手动胰岛素注射，给患者的生活质量带来了巨大的负担和不便。近年来，连续血糖监测技术和胰岛素泵的发展为糖尿病患者带来了新的希望。闭环胰岛素输送算法：根据实时血糖水平，闭环胰岛素输送算法模拟健康胰腺的功能，自动调整胰岛素的输注量。

二、老年健康监护

（一）跌倒监测

传统的跌倒监测方法主要依赖于人工看护和穿戴式设备。然而，人工看护存在人力成本高、监控不连续等问题，而穿戴式设备则可能因老年人忘记佩戴或不适感而导致效果不佳。智能化干预方法通过实时监控、数据分析和自动报警，能够有效预防和应对老年人跌倒，提升其生活质量与安全性。

1. 毫米波雷达技术

毫米波雷达技术是一种利用高频电磁波进行物体探测和距离测量的技术。其基本原理是通过发射毫米波并接收反射波，分析反射波的频率、相位和时间差，从而确定目标物体的位置、速度和姿势。毫米波雷达具有高分辨率、强穿透力和抗干扰能力强的特点，使其在跌倒监测中具有显著的优势。在跌倒监测中，毫米波雷达技术通过实时监测老年人的活动状态，能够准确识别跌倒事件。将毫米波雷达设备安装在老年人生活区域，持续发射和接收电磁波。当老年人发生跌倒时，其身体姿势和运动轨迹会发生显著变化，这些变化会被毫米波雷达捕捉并分析。通过算法处理，系统能够迅速判断是否发生跌倒，并及时发出警报。

2. 视频分析技术

视频分析技术是一种通过计算机视觉和图像处理算法对视频数据进行分析和理解的技术。其基本原理是通过摄像头捕捉老年人的活动画面，利用图像处理算法提取关键特征，如人体姿势、运动轨迹等，进而判断是否发生跌倒。视频分析技术在跌倒监测中的应用主要依赖于深度学习算法，如 CNN 和 RNN，这些算法能够自动学习和识别复杂的跌倒模式。

三、认知障碍早期筛查

认知障碍是一种常见的神经系统疾病，严重影响患者的生活质量和社会功能。随着全球人口老龄化趋势的加剧，认知障碍的发病率逐年上升，已成为一个严重的公共卫生问题。传统的认知障碍筛查方法存在主观性强、耗时长、成本高等局限性，难以满足大规模筛查的需求。近年来，语音交互性分析作为一种非侵入性、低成本、易于实施的筛查方法，引起了广泛关注。语音是人类认知功能的重要外在表现，认知障碍患者的语音特征往往会出现明显变化。通过分析语音交互行为，可以捕捉到这些细微的变化，为认知障碍的早期筛查提供客观、量化的指标。

（一）语音分析

语音分析技术涵盖多个方面，涉及从信号处理到高级的情感分析和声纹识别等多个维度。这些技术的结合，使得通过语音数据来识别认知障碍成为可能。

1. 语音识别

语音识别技术将语音信号转换为文本。这项技术常用在智能语音助手和语音输入中。对于老年人来说，语音识别能够帮助识别他们是否在沟通中表达出了正确的词汇和语法结构。例如，在阿尔茨海默病患者中，常常表现出词汇贫乏或词语记忆障碍，语音识别能够精准捕捉到这些变化，帮助医生更好地判断患者的认知状态。

2. 情感分析

情感分析是通过分析语音中的语调、音量、语速等信息来识别说话者的情感状态。情感分析能够揭示老年人的心理变化，因为认知障碍患者可能在情绪表达上表现出不同寻常的波动。对这些情感波动的分析有助于评估他们的心理健康状态。在语音信号处理的过程中，语音特征的提取是至关重要的一环。通过提取语音中的特征，系统能够对说话者的语言模式、心理状态以及潜在的认知障碍进行分析。

（1）语速

语速是语音特征中最为基础的一个指标。认知障碍患者，尤其是早期患者，往往表现出语速的变化。患有认知障碍的老年人在讲话时可能会表现出语速减慢或语言流畅性差的现象。过慢的语速可能是由于思维迟缓所致，而过快的语速则可能表示焦虑或认知障碍引发的情绪波动。

（2）音调与语调变化

音调和语调是表达情感和语言意图的关键。认知障碍患者可能在语调的变化上有所不同。比如，他们可能在情感表达上较为单一，语调较为平淡或单调。音调的异常变化可提示患者认知功能的退化，尤其是情感表达和语言情绪处理的能力下降。

（3）停顿

在正常的语言交流中，停顿是很常见的，尤其是在话语之间。对于认知障碍患者，停顿的频率和长度可能会增加。过长的停顿通常反映出患者在思维和语言组织上的困难，提示可能存在认知功能下降的问题。

3. 声纹识别

声纹识别技术通过分析个体的声音特征来确认其身份。尽管声纹识别在认知障碍筛查中的应用较少，但在老年人群体中，它可以用来验证患者身份，并在与患者交互时进行身份保护和隐私保障。

4. 自然语言处理

自然语言处理是计算机科学与语言学的交叉领域，旨在通过算法使计算机能够理解和生成人类语言。在认知障碍筛查中，自然语言处理的核心任务是分析患者的语言内容、句法结构、语法错误等，进而识别出认知功能的障碍。自然语言处理能够分析的语言特征包括以下两项。①句法结构：句法分析是对语言中单词和短语的组织结构进行研究。认知障碍患者往往在句子结构上出现简化，句子复杂度降低，甚至可能出现语法错误和断句等现象。自然语言处理技术能够通过分析这些句法变化，识别出潜在的认知障碍。②语义理解：通过对词汇和语义的分析，自然语言处理可以识别出患者在表达上的困难，例如失语症表现为患者对某些常见词汇缺乏理解或使用错误的词汇。

四、亚健康人群干预

（一）睡眠质量优化

传统的睡眠监测方法，如多导睡眠图，虽然准确但需要在医院或者睡眠实验室进行，且需要连接各种电极和传感器，给患者带来诸多不适和不便。通过非接触式呼吸监测来优化睡眠质量是一个新兴领域，该研究领域利用高级传感技术来评估和改善睡眠条件。传感器技术的创新促使了非侵入性睡眠监测的发展，这些系统可以监测睡眠期间的生命体征，包括心率和呼吸模式，例如睡眠期间的呼吸频率、呼吸幅度、呼吸暂停等指标，从而评估睡眠质量，诊断睡眠呼吸障碍，并为睡眠质量优化作指导。

常见的非接触式呼吸监测技术有下列几种。①雷达波技术：利用雷达波反射原理，检测胸部和腹部的微小运动，从而提取呼吸信号；②光学技术：利用摄像头捕捉胸部和腹部的运动图像，或利用红外传感器检测体温变化，从而提取呼吸信号；③声学技术：利用麦克风采集呼吸声音，或利用超声波检测胸部和腹部的运动，从而提取呼吸信号。

（二）压力管理

心率变异性是指逐次心搏间期之间的微小变异，代表了窦性心律的波动变化程度，是衡量自主神经功能的重要指标。高心率变异性通常表示身体适应性强、应激反应较好；低心率变异性则可能与压力、焦虑、抑郁等健康问题相关。心率变异性生物反馈放松训练通过训练个体自我调节生理状态，提升心率变异性水平，进而改善身体和心理健康。

1. 心率变异性生物反馈的核心机制

通过实时监测心率变异性数据，帮助个体了解自身的生理状态，并通过调节生理反应来提高心率变异性。生物反馈技术通过精确测量生理参数如心率变异性，将实时数据反馈给个体，使其能够感知到自己身体的变化。在训练过程中，个体能够直观地观察到心率变异性值的波动，并学会通过自我调节的技巧如深呼吸、放松训练等来提高心率变异性。在心率变异性生物反馈训练中，个体通过深呼吸来调节交感神经与副交感神经的平衡。当个体进行深呼吸时，副交感神经的活跃性增强，心率变异性随之增大，从而达到放松和恢复的效果。通过不断地训练，个体能够在日常生活中主动调节自己的生理状态，提高应对压力和挑战的能力。

2.生物反馈放松训练的技术和方法

心率变异性生物反馈训练的首要任务是准确测量个体的心率变异性数据。

（1）工具

心电图：心电图是通过电极在皮肤表面测量心脏电活动的一种方法，可以非常准确地记录心跳之间的时间间隔，从而计算心率变异性。

心率监测仪器：现代智能设备，如手环、智能手表等，也可以用于测量心率变异性。这些设备通过光电容积脉搏波描记技术来捕捉脉搏波，从而间接计算心率变异性。

光电容积脉搏波描记仪：光电容积脉搏波描记仪是一种利用光学原理测量血管脉搏的技术，常见于穿戴设备中。它能够通过监测脉搏波的变化来推算出心跳的变异性，是一种便捷的心率变异性测量方法。通过这些设备，个体能够实时获取心率变异性数据，并根据数据反馈进行调节训练。

（2）训练方式

呼吸训练：呼吸训练是最常用的心率变异性生物反馈方法之一。通过深呼吸、缓慢呼吸等方式，个体能够增强副交感神经的活动，降低交感神经的紧张反应，从而提高心率变异性。最常见的呼吸模式是"6秒吸气，6秒呼气"，这种规律性的呼吸有助于平稳心率，促进身体放松。

冥想训练：冥想有助于调节神经系统的活动，减缓身体的应激反应。冥想训练能够显著提高心率变异性，降低应激激素的水平，从而提升心理健康。冥想训练的重点是通过集中注意力于呼吸、身体感觉或某一静态图像来缓解紧张和焦虑。

意识引导：通过引导个体将注意力集中在自己的身体感受和呼吸上，帮助他们意识到自身的压力反应，并学会通过放松调整心率变异性。训练过程中，个体通过指导语音、视觉反馈等手段，能够专注于放松技巧，增强身体的恢复能力。

第三篇

身体系统的健康评估

第八章 心血管系统健康评估

第一节 健康评估指标

心血管健康评估涉及的指标包括四个方面：基本信息指标、生理指标、临床相关指标、临床合并症指标。基本信息指标仅包括年龄和性别。下面将介绍生理指标、临床相关指标及临床合并症指标的采集和测量。

一、生理指标的采集及测量

生理指标包括血压、静息心率、BMI 和腰围。

（一）血压

1. 血压测量的仪器

推荐成人采用经过国际标准化方案（国际标准化组织 –81060、欧洲高血压学会、英国高血压学会或美国医疗器械促进协会）验证的上臂式电子血压计。

2. 血压测量的步骤及注意事项

测量血压前安静休息 3~5 min，测量时坐在带有靠背的椅子上，双足平放于地面，两腿勿交叉。上臂平放于桌面，血压计袖带中心保持同心脏水平。

选择合适的袖带：气囊长度为臂围的 75%~100%，宽度为臂围的 37%~50%，袖带气囊宽 12 cm、长 22~26 cm，适用于大多数成人进行血压测量，上臂围 >42 cm 者可选择腕式电子血压计。

测量血压的上臂应充分暴露或只覆盖单层衣物，勿挽袖子，袖带下缘置于肘窝上方 2~3 cm。

每次测量血压至少获得 2 次血压读数，每次间隔 1~2 min，取 2 次读数的平均值；若第一次与第二次血压读数的差值 >10 mmHg，建议测量第三次，取后两次血压读数的平均值。首次测量血压时应测量双上臂血压，以血压高的一侧为准。

老年人、糖尿病患者或出现直立性低血压的患者，应该加测站立位血压，站立位血压在卧位或坐位改为站立位后 1 min 和 3 min 时测量。

在测量血压的同时，应测定脉率。

3. 血压测量的方法

主要采用诊室血压测量和诊室外血压测量。前者包括由医护人员进行的常规诊室血压测量以及患者自我操作的自动诊室血压测量，均须在标准条件下按统一规范进行测量。后者包括动态血压监测和家庭血压监测。

4. 高血压的诊断标准

高血压的诊断标准为在未使用降压药的情况下，非同日 3 次测量诊室血压 ≥ 140/90 mmHg；或连续 5~7 d 测量家庭血压 ≥ 135/85 mmHg；或 24 h 动态血压 ≥ 130/80 mmHg，白天血压 ≥ 135/85 mmHg，夜间血压 ≥ 120/70 mmHg。

（二）静息心率

静息心率可通过摸脉搏、心脏听诊计数心率、电子血压计、动态心率监测获得。至少测量 2 次心率并取平均值。触诊脉搏测量心率时，时间不应短于 30 s。测量静息心率前应避免运动、吸烟、饮酒及饮用咖啡；至少休息 5 min；避免噪声和交谈。静息心率的单位为"次 /min"。

（三）体重指数和腰围

1. 体重指数

BMI 为体重与身高平方的比值，计算公式为：BMI= 体重（kg）/ 身高（m^2），BMI<18.5 kg/m^2 为体重过低；18.5 kg/m^2 ≤ BMI<24.0 kg/m^2 为体重正常；24.0 kg/m^2 ≤ BMI<28.0 kg/m^2 为超重；BMI ≥ 28.0 kg/m^2 为肥胖。

2. 腰围

腹型肥胖（即中心性肥胖）定义为男性腰围 ≥ 90 cm，女性腰围 ≥ 85 cm。

二、临床相关指标的采集和测量

（一）病史信息

病史信息包括家族史、心血管病相关既往病史和行为习惯。

1. 家族史

高血压和糖尿病家族史：一级亲属发生高血压或糖尿病。早发心血管病家族史：男性一级直系亲属在 55 岁或女性一级直系亲属在 65 岁前患缺血性心血管病。

2. 心血管病相关既往病史

既往明确诊断的缺血性脑卒中、短暂性脑缺血发作、冠心病（心肌梗死、不稳定型心绞痛、稳定型心绞痛、缺血性心肌病）、外周动脉粥样硬化性疾病、高血压、糖尿病、慢性肾脏病、房颤等。

3. 行为习惯

行为习惯包括吸烟或被动吸烟、身体活动、饮酒及膳食摄入、睡眠质量。

（二）症状和体征

1. 症状

心血管病的症状常见的有：发绀、呼吸困难、胸闷、胸痛、心悸、水肿、晕厥，其他症状还包括咳嗽、头痛、头晕或眩晕、上腹胀痛、恶心、呕吐、声音嘶哑等。多数症状也见于一些其他系统的疾病，因此分析时要仔细鉴别。

2.体征

体征对诊断心血管病多数具特异性，尤其有助于诊断心脏瓣膜病、先天性心脏病、心包炎、心力衰竭和心律失常。患者仰卧位或者坐位。心血管病常见体征如下。

（1）视诊

观察一般情况、呼吸状况，是否存在端坐呼吸等，是否存在发绀、皮肤苍白、颈静脉怒张、水肿等。此外环形红斑、皮下结节等有助于诊断风湿热，两颧呈紫红色有助于诊断二尖瓣狭窄和肺动脉高压，皮肤黏膜的瘀点、Osler结节、janeways结等有助于诊断感染性心内膜炎，杵状指（趾）有助于诊断右至左分流的先天性心脏病。

（2）触诊

应用手掌尺侧或者示指、中指并拢的指腹进行触诊。主要观察是否存在心尖搏动异常、震颤、心包摩擦感、毛细血管搏动、静脉充盈或异常搏动、脉搏的异常变化、肝颈反流征、肝脾大、下肢水肿等。

（3）叩诊

应用间接叩诊法叩出左、右心界，主要观察是否存在心界增大等。

（4）听诊

依次在心脏二尖瓣听诊区、肺动脉瓣听诊区、主动脉瓣听诊区、主动脉瓣第二听诊区和三尖瓣听诊区以及心脏外相应位置听诊，主要观察是否存在心音的异常变化、额外心音、心脏杂音和心包摩擦音、心律失常、肺部啰音、周围动脉的杂音和"枪击声"等。

（三）实验室检查

实验室检查指标包括血脂、血糖、同型半胱氨酸、尿酸、血肌酐、尿微量白蛋白/肌酐比值、尿蛋白定量。

1.血脂

临床上血脂检测的基本项目包括血清总胆固醇（total cholesterol，TC）、甘油三酯（triglyceride，TG）、低密度脂蛋白胆固醇（low-density lipoprotein cholesterol，LDL-C）、高密度脂蛋白胆固醇（high-density lipoprotein cholesterol，HDL-C），血脂单位为mmol/L或mg/dL。其他血脂项目有载脂蛋白B和脂蛋白a。《中国血脂管理指南（2023年）》关于我国血脂合适水平的定义：TC<5.2 mmol/L、LDL-C<3.4 mmol/L、TG<1.7 mmol/L、非LDL-C<4.0 mmol/L、脂蛋白a<300 mg/L。

2.血糖

血糖测量指标包括空腹血糖、口服葡萄糖耐量试验及糖化血红蛋白、餐后2 h血糖、随机血糖。糖尿病定义为典型糖尿病症状伴有以下任何一条：随机血糖≥11.1 mmol/L；空腹血糖浓度≥7.0 mmol/L；葡萄糖负荷后2 h血糖浓度≥11.1 mmol/L；伴有糖化血红蛋白≥6.5%。

没有糖尿病典型症状者，需改日复查以确定糖尿病诊断。

3.血清同型半胱氨酸

同型半胱氨酸为蛋氨酸的中间代谢产物，同型半胱氨酸升高与叶酸、吡哆醇或钴胺素缺乏有关。正常空腹血浆同型半胱氨酸为5~15 μmol/L，≥15 μmol/L定义为高同型半胱氨酸血症。

4. 血尿酸

尿酸为体内核酸中嘌呤代谢的终末产物。正常嘌呤饮食状态下，非同日 2 次空腹血尿酸水平：男性 >420 μmol/L，女性 >360 μmol/L 为高尿酸血症。《中国高尿酸血症相关疾病诊疗多学科专家共识》将空腹血尿酸 >420 μmol/L 诊断为高尿酸血症，男女标准一致。

5. 血清肌酐

血清肌酐是反映肾功能受损的指标。不同医疗单位正常范围有一定差异，但男性不超过 115 μmol/L（1.5 mg/dL），女性不超过 107 μmol/L（1.4 mg/dL）。

6. 尿微量白蛋白

尿微量白蛋白是血管内皮和肾脏功能早期损害的指标。理想的方法是留取 24 h 尿液，但经常采用随机尿，通过放射免疫和酶联免疫吸附试验进行测定，以 24 h 排泄量表示。

7. 肾小球滤过率

现在成人估算肾小球滤过率采用简化的 MDRD 公式，依据血肌酐值进行计算：肾小球滤过率 [mL/（min·1.73 m^2）] =186× 血肌酐（μmol/L）$^{-1.154}$× 年龄（岁）$^{0.203}$×0.742（女性）×1.233（中国）。

（四）无症状靶器官损害

1. 左心室肥厚

左心室肥厚是心血管事件的独立危险因素，常用的检查方法包括心电图和超声心动图。

2. 肾脏损害

肾小球滤过率中度下降，估算肾小球滤过率 30~59 mL/（min·1.73 m^2）；或血肌酐水平轻度升高，男性 115~133 μmol/L，女性 107~124 μmol/L；或尿白蛋白排出量增加，微量白蛋白尿 30~300 mg/24 h 或尿白蛋白/肌酐比值 ≥ 30 mg/g。

3. 血管结构与功能受损

评估血管受累的指标包括颈动脉内膜中层厚度、颈动脉斑块、脉搏波传导速度和踝臂指数。颈动脉内膜中层厚度为主要评价指标，脉搏波传导速度和踝臂指数为选择使用指标。正常颈动脉内膜中层厚度应 <1.0 mm，1.0 mm ≤ 厚度 <1.2 mm 为内膜增厚，1.2 mm ≤ 厚度 <1.4 mm 为斑块形成，厚度 ≥ 1.4 mm 为颈动脉狭窄。颈 – 股动脉脉搏波传导速度 ≥ 12 m/s 为异常。踝臂指数 ≤ 0.9 可考虑作为诊断下肢动脉狭窄的阈值。

三、临床合并症指标的采集和测量

临床合并症包括明确诊断的缺血性脑血管疾病、短暂性脑缺血发作、冠心病、慢性肾脏病、外周动脉粥样硬化性疾病、视网膜病变等。

（一）缺血性脑血管疾病

缺血性脑血管疾病主要包括缺血性脑卒中和短暂性脑缺血发作。诊断主要依据典型的症状和头颅 CT、MRI 等影像学检查。

（二）冠心病

冠心病主要包括急性冠脉综合征和慢性冠脉综合征。急性冠脉综合征涵盖急性心肌梗死（ST

段抬高型和非 ST 段抬高型）和不稳定型心绞痛；慢性冠脉综合征则包括稳定型心绞痛和缺血性心肌病。可通过心脏同位素显像、冠状动脉 CT 血管造影（computed tomography angiography，CTA）、心脏 MRI 及磁共振血管成像（magnetic resonance angiography，MRA）、冠状动脉造影等检查明确。

（三）严重肾脏损伤

肾脏损害主要表现为血清肌酐升高、估算肾小球滤过率降低或尿白蛋白排泄量增加。估算肾小球滤过率严重下降 <30 mL/（min·1.73 m^2）；或血肌酐水平升高，男性 ≥ 133 μmol/L，女性 ≥ 124 μmol/L；或尿白蛋白 ≥ 300 mg/24 h。

（四）外周动脉粥样硬化性疾病

除心脑血管以外的动脉，因为粥样硬化斑块及血栓造成的狭窄或闭塞。可通过动脉造影和多普勒超声检查明确管腔狭窄、病变部位和范围以及血流情况。

（五）视网膜病变

视网膜病变包括眼底出血、渗出或视盘水肿，光学相干断层扫描有助于检测视网膜，荧光素眼底血管造影可反映小血管病变情况。

四、人工智能技术在健康评估指标采集中的具体应用

（一）人工智能技术与血压、心率监测

1. 人工智能技术与血压

智能可穿戴设备因其能够连续、实时监测血压、脉搏、步数、睡眠、血氧饱和度等健康指标，且价格相对低廉，正在越来越广泛地应用于医疗健康领域。在血压监测方面，其替代性方法主要包括基于传统袖带的装置和通过无袖带技术结合 AI 算法预测血压的装置。

无袖带设备利用光电容积脉搏描记仪采集血液脉冲波形，结合机器学习算法精确估测收缩压和舒张压。AI 算法在应用新兴可穿戴技术诊断和管理原发性高血压时，显著提高了结果的精度、准确性及可重复性。此外，通过透皮光学成像技术利用智能手机摄像头拍摄视频捕捉面部血流细微变化，同样可以借助机器学习模型预测血压。这类技术的创新显著提升了个性化健康监测和高血压管理的便捷性和效率。

2. 人工智能技术与心率

智能可穿戴设备如腕表、手环可用于采集心电信号或光电容积脉搏波信号，结合手机应用程序，通过深度学习和精确计算，能够实时监测心率变化，并识别心律失常情况如期前收缩和房颤。同时这些设备还能向用户发送警示信息，帮助其实时关注心脏健康。

相关研究表明，这类设备在大规模人群中的心律筛查中表现出优异的潜力。苹果心脏研究显示，苹果手表能够检测异常心律，有助于房颤的早期筛查；而根据华为心脏研究的结果，使用华为手表搭载的房颤管理应用，可显著降低房颤患者缺血性脑卒中、死亡及再次住院的复合终点事件风险。这些发现表明智能可穿戴设备在心律监测及房颤管理方面具有巨大的临床应用价值。

（二）人工智能技术与心电图

AI 技术在心电图异常检测和诊断领域展现了强大的潜力，通过深度学习优化心电图的分析和

预测能力，可实现患者危险分层管理。借助算法，AI 技术能够连续比较同一患者不同时段的心电图变化，用于识别新出现的心力衰竭和心肌缺血。此外，AI 技术还可以提取心电图中的关键特征，并具备较高的测试灵敏度，显著提升诊断的准确性。

目前可穿戴设备已普遍支持单导联心电图的采集，通过创新计算方法，这些设备能够将手表从不同部位采集的单导联心电图合成为多导联心电图，其诊断效果接近标准的 12 导联心电图。针对 ST 段抬高心肌梗死的诊断，其敏感度和特异度分别达 0.93 和 0.95，与传统方法具备较高的一致性。这表明智能可穿戴设备在快速识别和诊断心肌梗死方面具有广阔的应用前景，尤其在提升诊疗效率和便捷性方面表现出显著优势。

（三）人工智能技术与超声心动图

在超声心动图检查中，M 型超声和多普勒成像是两种常用模式，各自具有独特优势。M 型超声通过单一探测波束实现高时间和空间分辨率，特别适用于捕捉心脏细微的运动形态。多普勒成像则以速度—时间图像评估心脏血流情况，可帮助判断瓣膜反流和狭窄等病变。AI 技术正在显著提升超声心动图的自动化和精准化。通过机器学习，可自动完成 M 型超声的多项关键测量如右心室内径、室间隔厚度、左心室内径及后壁厚度，以及多普勒成像中的重要参数提取包括二尖瓣、主动脉和三尖瓣的反流评估。此外一些专用算法可精确量化左心室射血分数，其准确性已接近专业临床医生水平。

西门子医疗在 2023 年欧洲心血管病大会上推出的一款创新心血管超声系统，展现了 AI 技术在医疗领域的强大能力。该系统支持实时检测所有心脏解剖结构，并能自动完成多达 500 种测量，同时智能规划后续检查步骤。这种高度智能化的超声设备大幅提升了诊断效率，为患者提供了更加便捷和高效的诊疗体验。

（四）人工智能技术与血管内成像

血管内成像技术主要包括血管内超声和血管内光学相干断层成像，这两种技术在血管病变评估与治疗中发挥着重要作用。它们能够深入观察血管内壁结构，精确评估斑块的进展或消退，识别易损斑块，并且在评估斑块负荷以及指导介入性治疗中表现出显著优势。

近年来 AI 技术进一步推动了血管内成像领域的发展。国外研究人员提出了一种基于深度学习的先进算法 DPU-Net，这是一种深度 CNN，专门设计用于血管内超声图像的自动分割。该算法能够高效地分割血管内超声图像中的管腔和外膜，从而更精准地界定血管结构。这种自动化方法不仅极大地提高了图像处理的效率，还减少了手动操作带来的误差，为临床医生提供了更加可靠的诊断工具。

（五）人工智能技术与冠状动脉计算机断层扫描血管造影

在冠状动脉 CTA 中，冠状动脉狭窄的检测与分级是心脏影像学的重要环节，涵盖冠状动脉中心线追踪、腔体分割以及狭窄的识别与分类等过程。AI 技术在该领域展现出巨大的应用潜力，能够高效评估狭窄的血流动力学影响，其准确性可与复杂的三维血流动力学模拟相媲美。

AI 算法实现了对冠状动脉狭窄程度、动脉粥样硬化特征及血管形态的快速、精准分析，与专家判读结果高度一致，显著提升了冠状动脉 CTA 的诊断效率和性能。国外研究人员开发了一种基于损失函数、精度函数和骰子系数的自动分割模型，能够高效完成光学相干断层扫描图像中冠脉钙化灶的自动分割。该算法在测试集上的准确率达到90%以上，甚至能够发现医生手动操作难以识别的微小钙化病灶，展现了其在冠状动脉疾病检测中的卓越能力。结合AI技术和先进成像技术，这些创新方法为冠心病的精准诊断提供了有力支持。

（六）人工智能技术与心脏磁共振

心脏MRI作为评估心脏结构与功能的"金标准"，已被广泛认可，特别是在晚期钆增强成像中，能够精确辨别心肌活性状态。随着AI技术的飞速发展，心脏MRI图像分析从传统的二维电影和晚期钆增强图像分割，逐步迈向三维图像处理与多维关键参数的自动化测量。AI技术不仅可以高效处理图像，还可从动态序列中提取心肌的组织学和运动特征，用以识别心肌纤维化情况。

心脏MRI的应用已不仅局限于心血管形态学的分析，其在功能学领域中的作用，尤其是在血流动力学评估方面也日益凸显。借助AI算法，心肌血流量以及心肌灌注储备的量化分析变得更加精准，这些参数已被证实为预测心脏疾病预后的独立因子。这表明AI技术在心脏MRI中的应用不仅显著提升了数据处理与分析的效率，还为心血管疾病的诊断与风险评估开辟了更广阔的临床前景。

（七）人工智能技术与核素心肌显像

核素心肌显像是评估心肌缺血以及存活心肌的重要无创影像学工具，在心血管疾病的诊断和治疗管理中发挥着关键作用。随着AI技术的快速发展，AI技术在核素心肌显像中的应用表现出巨大的潜力，不仅优化了流程，还显著降低了辐射剂量，同时提升了图像的清晰度和质量，为临床诊断提供了更可靠的支持。

研究表明，通过优化深度学习模型的参数，AI技术在靶心图的量化分析中与核医学医生的判断一致性高达96%，且在分类准确性上提升了7%。此外，在左心室的自动分割任务中，多项研究证实AI算法能够精准地完成左心室的分割任务，不会受到左心室容积大小的影响。更重要的是这些算法在分割结果与核医学专家的判断之间表现出高度的一致性，进一步验证了其临床应用价值。

总的来说AI的融入不仅让核素心肌显像变得更加高效和精确，也使得无创心脏影像学更加智能化。

（八）人工智能技术与脉搏传导速度

动脉僵硬是高血压患者常见的血管损伤表现，而脉搏传导速度的增快则是其重要特征。其中颈股动脉脉搏传导速度因准确性高，被广泛认为是无创评估动脉僵硬程度的金标准。近年来基于多功能传感器的创新技术，使得脉搏传导速度的测量变得更加便捷。通过采集心电信号与上臂肱动脉或腕部桡动脉的脉搏波信号，并结合大数据算法分析，能够实现对脉搏传导速度的无创估算，为血管功能的实时监测及长期管理提供了新手段。

一项研究显示，基于华为智能手表的脉搏传导速度估算值，与国外设备测量的颈股动脉脉搏传导速度之间具有显著的相关性。这一结果表明智能可穿戴设备在动脉僵硬检测中的应用前景广阔，尤其在常规监测和疾病筛查方面，或将在未来发挥重要作用。此外，这类设备通过实时记录和长期追踪血管功能参数，为个性化健康管理和高血压患者的早期干预提供了更加便捷的解决方案。总的来说，结合传感器技术与大数据分析，基于可穿戴设备的脉搏传导速度估算正在改变传统的动脉僵硬评估方式。这种方法不仅提升了检测的便利性，也为血管功能的动态评估和高血压的早期管理开辟了新的路径。

第二节　评估流程与工具

一、标准化诊断与评估方法

（一）高血压

高血压是以体循环动脉压升高为主要临床表现的心血管综合征，可分为原发性高血压和继发性高血压。原发性高血压又称高血压病，是心脑血管疾病最重要的危险因素。继发性高血压是指由某些确定的疾病或病因引起的血压升高，在高血压患者中约占10%。

1.根据血压水平分类和分级

目前，我国采用正常血压、正常高值和高血压进行血压水平分类，并根据诊室血压水平进一步将高血压分为1级、2级和3级，见表8-1。

表8-1　基于诊室血压的血压分类和高血压分级

分类	收缩压/mmHg	和/和（或）	舒张压/mmHg
正常血压	<120	和	<80
正常高值	120~139	和（或）	80~89
高血压	≥140	和（或）	≥90
1级高血压（轻度）	140~159	和（或）	90~99
2级高血压（中度）	160~179	和（或）	100~109
3级高血压（重度）	≥180	和（或）	≥110
单纯收缩期高血压	≥140	和	<90
单纯舒张期高血压	<140	和	≥90

注：当收缩压和舒张压分属于不同级别时，以较高的分级为准。

2.高血压初步诊断评估流程

目的是作出高血压病因的鉴别诊断和评估患者的心脑血管疾病风险程度，指导诊断与治疗。高血压初步诊断评估流程如下。

（1）详细了解病史

详细了解病史、症状、既往史、家族史、继发性高血压的线索、生活方式、心理社会因素。

（2）体格检查

测血压、脉率、腰围及臀围，计算BMI；观察有无继发性高血压等特殊体征；听诊心脏、颈动脉、胸主动脉、腹部动脉和股动脉有无杂音；触诊甲状腺，检查四肢动脉搏动和神经系统体征。

（3）实验室检查

基本项目：血生化（电解质、血糖、血脂和血肌酐）、血常规、尿常规、心电图；推荐项目：超声新动态、颈动脉超声、口服葡萄糖耐量试验、糖化血红蛋白、血高敏C反应蛋白、血同型半胱氨酸、尿白蛋白/肌酐比率、脉搏波传导速度以及踝臂指数等；选择项目：对怀疑继发性高血压患者完善相关检查，对合并症高血压患者完善心功能、肾功能、下肢血管彩超等检查。

（4）评估靶器官损害

心脏：心电图和心脏彩超；肾脏：尿常规、血肌酐评估肾小球滤过率、肾脏和双肾血管彩超；脑：CT和MRI；眼底：眼底镜检查；大血管：颈动脉内膜中层厚度、颈-股动脉脉搏波传导速度和踝臂指数。

（二）冠心病

急性冠脉综合征是指冠脉粥样硬化斑块破裂或侵蚀，继发完全或不完全闭塞性血栓形成所引起的急性心肌缺血综合征。慢性冠脉综合征是指除急性冠脉综合征之外冠脉疾病的不同发展阶段。

1. 心绞痛严重程度评估

加拿大心血管病学会把心绞痛严重程度分为四级。Ⅰ级：一般体力活动（如步行和登楼）不受限，仅在强、快或持续用力时发生心绞痛；Ⅱ级：一般体力活动轻度受限，快步、饭后、寒冷或刮风中、精神应激或醒后数小时内发作心绞痛，一般情况下平地步行200 m以上或登楼一层以上受限；Ⅲ级：一般体力活动明显受限，一般情况下平地步行200 m内或登楼一层引起心绞痛；Ⅳ级：轻微活动或休息时即可发生心绞痛。

2. 急性心肌梗死所致的心力衰竭严重程度分级

根据有无心力衰竭及其相应的血流动力学改变严重程度，急性心肌梗死引起的心力衰竭可分为四级。Ⅰ级：尚无明显心力衰竭；Ⅱ级：有左心衰竭，肺部啰音<50%肺野；Ⅲ级：有急性肺水肿，全肺大、小、干、湿啰音；Ⅳ级：有心源性休克等不同程度或阶段的血流动力学变化。

3. 急性冠脉综合征的危险分层

常用的是TIMI评分和GRACE评分。TIMI评分相对比较简单，但精准程度较低，GRACE是用于急性冠脉综合征分层的主要标准。

（1）TIMI评分

TIMI评分包括七项指标，即年龄≥65岁，≥3个冠心病危险因素（高血压、糖尿病、冠心病家族史，高脂血症和吸烟），已知冠心病（冠状动脉狭窄≥50%），过去7天内服用阿司匹林，严重心绞痛（24小时之内发作≥2次），ST段偏移≥0.05 mm和心肌损伤标志物增高，每项1分。0~2分为低危，3~4分为中危，5~7分为高危，评分越高，14天内患者发生不良心血管事件的风险越高。

（2）GRACE评分

GRACE评分是国际公认的缺血危险评估标准，采用的变量较多，包括年龄、心率、收缩压、血清肌酐水平、初始的心肌损伤标志物升高、心电图ST段改变、就诊时是否有心脏骤停以及心衰严重程度分级，总分140分，可以针对不同的患者进行评分，根据评分结果将患者分为低危、中危和高危三个风险级别评分，危险程度越高，患者出院后1年内发生主要心血管不良事件的概率就越大。GRACE评分2.0版可直接评估患者住院、6个月、1年和3年的死亡率，还能提供1年的死亡率以及心肌梗死的联合风险。

4. 急性冠脉综合征的出血风险评分

（1）ACUITY 评分

ACUITY 评分包括 6 项独立的基线预测因素（女性、高龄、血清肌酐升高、白细胞计数、贫血和非 ST 段抬高心肌梗死或 ST 段抬高心肌梗死表现）和 1 项与治疗相关的参数（使用普通肝素和血小板糖蛋白 Ⅱ b/ Ⅲ a 受体拮抗剂），该风险评分能够评估 30 天非冠状动脉旁路相关的严重出血风险增高和后续 1 年病死率。

（2）CRUSADE 评分

CRUSADE 评分考虑患者基线特征即女性、糖尿病史、周围血管疾病史或卒中史，入院时的临床参数即心率、收缩压和心力衰竭体征，以及入院时实验室检查即血细胞比容、校正后的肌酐清除率，评估患者住院期间发生严重出血事件的可能性。

5. 稳定型心绞痛的危险分层

通常使用 Duke 运动平板评分法进行，Duke 评分 = 运动时间（min）$-5\times$ ST 段下降的幅度（mm）$-4\times$ 心绞痛指数。心绞痛指数：运动中没有出现心绞痛记为"0"分；运动中有心绞痛但运动不受限制记为"1"分；因心绞痛必须停止运动记为"2"分。Duke 评分 $\geq +5$ 分为低危组，1 年病死率为 0.25%；Duke 评分 +4 到 –10 分为中危组，1 年病死率为 1.25%；Duke 评分 ≤ -11 分为高危组，1 年病死率为 5.25%。

6. 慢性冠脉综合征的诊断流程

通过症状、体征、心电图及心肌损伤标志物等检查排除急性冠脉综合征。

通过验前概率评估慢性冠脉综合征可能性：验前概率是采用简单的预测模型，基于年龄、性别和胸痛性质、呼吸困难等来评估慢性冠脉综合征并决定后续诊断路径。验前概率 $\leq 5\%$（低概率），基本可除外心绞痛；$5\% <$ 验前概率 $\leq 15\%$（中概率），初诊可行运动负荷心电图，条件允许行无创性影像学检查；验前概率 $>15\%$（高概率），行无创性检查，必要时行有创性冠状动脉造影。

根据以上检查和评估结果制订治疗方案，包括血运重建和药物治疗。

（三）心力衰竭

1. 心力衰竭的分类

心衰是多种原因导致心脏结构和（或）功能的异常改变，使心室收缩和（或）舒张功能发生障碍，从而引起的一组复杂临床综合征，主要表现为呼吸困难、疲乏和液体潴留肺淤血、体循环淤血及外周水肿等。根据左心室射血分数的不同和治疗后的变化，分为射血分数降低的心衰、射血分数改善的心衰、射血分数轻度降低的心衰和射血分数保留的心衰。根据心衰发生的时间、速度，又分为慢性心衰和急性心衰。

2. 心力衰竭的分期

A 期：前心衰阶段，患者存在心衰高危因素，但目前尚无心脏结构或功能异常，也无心衰的症状和（或）体征。包括高血压、冠心病、糖尿病和肥胖、代谢综合征等最终可累及心脏的疾病以及应用心脏毒性药物史、酗酒史、风湿热史或心肌病家族史等。

B 期：前临床心衰阶段，患者无心衰的症状和（或）体征，但已出现心脏结构改变，如左心室肥厚、无症状心脏瓣膜病、既往心肌梗死史等。

C期：临床心衰阶段，患者已有心脏结构改变，既往或目前有心衰的症状和（或）体征。

D期：难治性终末期心衰阶段，患者虽经严格优化内科治疗，但休息时仍有症状，常伴心源性恶病质，须反复长期住院。

3. 心力衰竭的分级

（1）心力衰竭的严重程度

通常采用美国纽约心脏病学会的心功能分级方法分为四级。

Ⅰ级：心脏病患者日常活动量不受限制，一般活动不引起乏力、呼吸困难等心衰症状；

Ⅱ级：心脏病患者体力活动轻度受限，休息时无自觉症状，一般活动下可出现心衰症状；

Ⅲ级：心脏病患者体力活动明显受限，低于平时一般活动即引起心衰症状；

Ⅳ级：心脏病患者不能从事任何体力活动，休息状态下也存在心衰症状，活动后加重。

（2）6分钟步行试验

要求患者在平直走廊里尽快行走，测定6分钟步行距离，<150 m、150~450 m 和 >450 m 分别为重度、中度和轻度心衰。

4. 慢性心力衰竭的诊断流程

根据病史、体格检查、心电图、胸部影像学检查判断有无心衰的可能性。病史：冠状动脉粥样硬化性心脏病、高血压病、心力衰竭高危因素、使用利尿剂、端坐呼吸/夜间阵发性呼吸困难等；体格检查：肺部啰音、双下肢水肿、心脏杂音、颈静脉充盈、心尖搏动侧移或弥散；胸部影像学检查：识别/排除肺淤血/水肿和心脏增大。

通过血浆利尿钠肽检测和超声心动图明确是否存在心衰。

结合具有针对性的特殊检查，进一步确定心衰的病因、诱因和分型。

最后，还需评估病情的严重程度及预后，以及是否存在并发症及合并症。

（四）心房颤动

1. 房颤的诊断

主要体征包括心律绝对不齐、第一心音强弱不等、脉搏短绌等。

典型心电图表现包括：①P波消失，代之以不规则的、频率每分钟350~600次的颤动波（f波）；②R-R间期绝对不等。

2. 卒中的风险评估

房颤是卒中的独立危险因素，CHA2DS2-VASC评分是目前应用最广泛的卒中风险评估工具。

评分标准：充血性心衰，1分；高血压，1分；年龄≥75岁，2分；糖尿病，1分；卒中，2分；血管疾病，1分；年龄≥65岁，1分；女性，1分。推荐评分≥2分的男性或≥3分的女性房颤患者使用口服抗凝药物治疗。

3. 抗凝治疗出血风险评估

在启动抗凝治疗时，应对潜在的出血风险进行充分评估。HAS-BLED出血评分是应用最广泛的出血风险预测模型。

评分标准：高血压（收缩压超过160 mmHg），1分；肾功能或肝功能异常，1~2分；卒中，1分；

出血病史，1分；国际标准化比值易变或高于平均反应时限，1分；年龄>65岁，1分；药物或酒精，尤其是合并抗血小板药物及非甾体抗炎药，1~2分。评分≤2分为低出血风险，评分≥3分时提示高出血风险。

二、传统的心血管风险评估工具

（一）国外心血管病风险评估工具

1. 弗雷明汉风险评分

弗雷明汉风险评分由弗雷明汉研究团队于1967年开发，用于预测未来10年冠心病风险，包含年龄、性别、血压、胆固醇、吸烟等因素，其预测终点为心肌梗死和冠心病猝死。弗雷明汉风险评分已在多国验证具有良好预测能力，但也存在局限性，如未纳入家族病史或BMI，对特定人群预测效果有限。在绝经后女性人群中，中国动脉粥样硬化性心血管疾病（atherosclerotic cardiovascular disease，ASCVD）风险预测模型预测精度要优于弗雷明汉风险评分。

2. 欧洲系统性冠状动脉风险评估

欧洲系统性冠状动脉风险评估模型于2003年开发，是针对欧洲人群的心血管疾病风险评估工具，基于12个欧洲国家数据，将地区划分为高危和低危区域，结合年龄、性别、收缩压、TC、高密度脂蛋白（high-density lipoprotein，HDL）及吸烟状况，预测未来10年致死性心脑血管疾病风险，并分为四个等级：低危（<1%）、中危（1%~4%）、高危（5%~9%）、很高危（≥10%）。其优势在于考虑地域差异及饮食习惯，适用于欧洲。局限性包括仅适用于40~65岁人群，未覆盖非致死性事件如外周血管病，缺乏针对移民后代的细化分析。此外，一些研究指出其对主要心血管事件及综合不良影响的预测仍待优化。尽管如此，欧洲系统性冠状动脉风险评估为欧洲心血管疾病预防提供了重要依据，但在模型完善及个性化预测方面仍有改进空间。

3. Q-风险指数模型

英国学者构建的Q-风险指数模型，用于预测未来10年心脑血管疾病风险，包括冠心病、缺血性脑卒中、心肌梗死、短暂性脑缺血发作等。相比传统的弗雷明汉风险评分，Q-风险指数模型新增家族史、BMI、社会剥夺等风险因素，并随版本更新不断优化。Q-风险指数模型2加入种族、心房颤动、类风湿性关节炎等，Q-风险指数模型3进一步纳入慢性肾病、红斑狼疮、糖尿病和皮质类固醇使用等变量。该模型针对不同种族人群适用性较高，如Q-风险指数模型2在评估英国黑人群体时表现优异，Q-风险指数模型3被推荐用于预测系统性硬化患者的高风险心血管事件。然而，Q-风险指数模型变量复杂，部分数据难以获取，制约其在英国以外地区的推广。另外对比研究表明，Q-风险指数模型2和弗雷明汉风险评分均低估了欧洲和南亚女性的风险，对非洲加勒比高风险人群的识别效果也不够理想，显示该模型在多种族和跨地域场景下仍有改进空间。

4. 动脉粥样硬化性心血管疾病风险评分

美国心脏协会和心脏病学会联合开发了ASCVD风险评分，用于评估未来10年发生心血管疾病的风险。该评分基于年龄、性别、种族、胆固醇水平、收缩压、降压治疗、糖尿病史及吸烟状况等因素计算风险值，并将结果分为低风险（<5%）、中等风险（5%~7.5%）、高风险（≥7.5%）和极高风险（≥20%）。ASCVD风险评分广泛应用于心血管疾病一级预防策略的制订。然而，该工

具存在低估非裔人群风险、高估部分种族风险的问题，同时未纳入家族史和新兴标志物如脂蛋白a和C反应蛋白。此外，因其基于美国数据开发，在其他国家和地区的适用性有限，需进一步验证和优化。

（二）国内心血管病风险评估工具

1. 缺血性心血管疾病风险评估模型

由于中西方人群疾病谱和风险因素不同，武阳丰等于2003年基于中国数据开发了针对中国人群的简化心血管疾病风险评估模型。该模型采用Cox比例回归方法，以缺血性心血管疾病为终点，包含年龄、性别、血压、吸烟、TC、BMI和糖尿病等因素，将风险分为极低危（<5%）、低危（5%~9%）、中危（10%~19%）、高危（20%~39%）和很高危（≥40%）。分析表明，缺血性心血管疾病风险评估模型比弗雷明汉风险评分更符合中国人群特点，预测准确性更高。但其局限性在于研究样本主要来源于北京和广州的35~59岁人群，缺乏对其他年龄段和地域的广泛验证，推广时需谨慎评估。

2. 《中国成人血脂异常防治指南（2016年修订版）》

2016年，《中国成人血脂异常防治指南》制订了针对ASCVD的风险分层方案，将ASCVD患者划为极高危人群；若LDL-C ≥ 4.9 mmol/L或TC ≥ 7.2 mmol/L，则为高危人群；糖尿病患者若LDL-C在1.8~4.9 mmol/L且年龄>40岁，也被归为高危。其他人群根据年龄、性别、吸烟史、LDL-C、HDL-C和TC等指标分为低危（<5%）、中危（5%~9%）、高危（10%~19%）和极高危（≥20%）。对于55岁以下初评为中危的人群，还需评估终生风险以指导是否启动调脂治疗。指南配套了风险分层彩图，为医护人员提供直观的量化工具，便于分类和干预决策。

3. 中国动脉粥样硬化性心血管疾病风险预测模型

2016年顾东风团队基于中国人群数据开发了中国ASCVD风险预测模型，用于评估未来10年ASCVD风险，预测终点包括非致命性心肌梗死、冠心病死亡及致命或非致命性脑卒中。模型在传统风险因素（如年龄、血压、胆固醇、吸烟、糖尿病）基础上新增腰围、地理分布、行政区域及家族史等指标，将10年风险分为高危（≥10.0%）、中危（5.0%~9.9%）和低危（<5.0%）。终生风险≥32.8%定义为高危。外部验证表明，中国ASCVD风险预测模型预测ASCVD的准确性优于其他模型，更适合中国人群。局限性在于未纳入心绞痛等事件，且对部分地区（如内蒙古自治区）风险估计可能低估，高风险人群预测效果有待优化。未来需进一步验证其适用性，并引入新风险因素以提升模型精度和泛用性。

4. 《中国心血管病一级预防指南》

2020年，中华医学会心血管病学分会发布《中国心血管病一级预防指南》，基于长期队列数据提出"三步法"风险评估流程。

第一步：直接识别高危人群，包括年龄≥40岁的糖尿病患者、LDL-C ≥ 4.9 mmol/L（或TC ≥ 7.2 mmol/L）者及慢性肾脏病3/4期患者。

第二步：10年风险评估，对于非直接高危人群，需评估ASCVD风险和总心血管病风险。10年总风险≥10%即为高危（如高血压伴吸烟、低HDL-C等危险因素）。分层标准与2016年指南保持一致。

第三步：终生风险评估，针对10年风险中危、年龄<55岁者，若具备≥2项高危因素（如血

压≥160/100 mmHg、BMI≥28 kg/m²、吸烟等），视为余生高危。目前在临床上被广泛应用。

（三）生物标志物

生物标志物是指可在血液、尿液等体液中检测的与疾病相关的生物分子。生物标志物在心血管疾病风险评估中发挥着越来越重要的作用。通过综合分析多种生物标志物，可以更准确地评估个体的心血管疾病风险，指导临床决策，改善患者预后。

1. 高敏感性C反应蛋白

高敏感性C反应蛋白是炎症的标志物之一，与心血管疾病的发生、发展密切相关。高敏感性C反应蛋白水平升高的患者，心血管事件风险显著增加。因其检测简单、成本低廉，已被广泛应用于心血管疾病的风险评估中。

2. 脂蛋白相关磷脂酶A2

脂蛋白相关磷脂酶A2是一种与LDL-C相关的酶，参与动脉粥样硬化斑块的形成和破裂。高水平的脂蛋白相关磷脂酶A2与心血管事件的发生有很强的相关性，是动脉粥样硬化的独立预测因子。

3. 肌钙蛋白

肌钙蛋白是心肌损伤的特异性标志物，高敏感性肌钙蛋白检测可以早期识别心肌损伤，对急性冠脉综合征患者的诊断和预后评估具有重要意义。

4. B型钠尿肽及氨基末端

B型利尿钠肽前体心脏负荷增加时分泌的标志物，主要用于评估心力衰竭的风险和严重程度。高水平的B型钠尿肽和氨基末端B型利尿钠肽前体提示心力衰竭风险增加，也与心血管事件的发生相关。

5. 新兴的生物标志物

如髓过氧化物酶、生长分化因子15、肾上腺髓质素等也逐渐被研究用于心血管疾病的风险评估。这些标志物在反映炎症、氧化应激、细胞凋亡等方面具有重要作用，未来可能成为心血管疾病风险评估的新工具。

三、人工智能技术在心血管风险评估中的应用

随着现代医学的进步，心血管风险评估已从传统的单一指标检测发展为多模态、多维度的系统评估，包括生物学风险因子、生活方式、环境数据等。此外，随着AI技术的兴起，人类在复杂数据分析和预测方面的能力得到了大幅提高。尤其是在心血管领域，AI已被广泛应用于诊断辅助、风险预测、健康管理等多个环节，有助于使健康评估更加标准化和个性化。

（一）传统方法的局限性与人工智能的优势

1. 传统方法的局限性

传统的心血管风险评估工具尽管被广泛使用，但仍存在局限性。

（1）数据维度有限

传统的风险评估工具通常仅纳入年龄、性别、血压、血脂等有限指标，而忽略基因组数据、环境因素和生活方式等多层次影响因素。

（2）预测结果的泛化能力不足

在不同种族、性别和亚健康群体中，传统的风险评估工具的表现可能不准确，可能会存在偏差。

（3）动态交互性不足

无法实时整合患者动态数据如连续血糖、心率或运动记录。

2. 人工智能的优势

AI技术在很大程度上能够弥补传统方法的局限性，其优势体现在以下几个方面。

（1）多维数据整合能力

AI技术可以利用医疗大数据电子病历、实时传感器数据、基因组测序等，实现多源数据的深度融合，提供精准的全景式健康评估方案。

（2）实测预测和动态调整

基于机器学习模型，AI技术可以动态跟踪患者的生理、行为和社会心理因素，生成实时风险评估结果。

（3）模型泛化与精准性

深度学习模型能够突破线性回归的束缚，有助于发现传统方法无法捕捉的负责非线性交互模式，针对不同人群，AI能输出因人而异的风险预测和健康管理方案。

（二）人工智能技术应用场景

1. 基于机器学习的个体化风险评估

机器学习通过训练算法模型，能够捕捉高维复杂数据中的潜在规律，用于个体化风险预测。

（1）高风险人群识别

使用随机森林、支持向量机等算法，将多源健康数据如电子病历、实验室检测结果、生活习惯等整合分析，较传统方法具有更高的识别精度。研究显示，基于机器学习的模型对未来5年的心血管事件预测表现显著优于传统的ASCVD风险评分和弗雷明汉风险评分模型。

（2）预测心血管疾病发生率

利用梯度增强树对高维非线性数据进行建模，可动态评估多变量交互作用并优化预测性能。

2. 深度学习在医学影像分析中的应用

深度学习技术特别是CNN，在医疗影像的处理和病灶识别中表现突出。

（1）动脉粥样硬化斑块检测

基于冠状动脉CTA，CNN可自动分割冠状动脉斑块并评估其体积、组成钙化斑块或非钙化斑块和狭窄程度，从而评估动脉粥样硬化的风险。此类影像分析速度显著快于人工诊断，且准确性可达85%以上。

（2）左心室功能评估

应用于超声心动图图像，深度学习模型可自动计算左心室射血分数、左室容积等关键指标，用于评估心力衰竭等疾病风险。

3. 可穿戴设备结合人工智能技术的实时监测

便携式心血管监测设备如智能手环、动态心电仪结合AI算法，可实现个性化、动态化的心血管健康评估。

（1）动态心率异常评估

基于 RNN 和 LSTM 模型，可以从连续心电图数据中识别心律失常如房颤等重要事件。

（2）血压波动和早期高血压评估

集成 AI 的血压监测设备通过动态分析血压波形变化以及与心率变异的关联，预测高血压前期状态。

4.基因组与多组学数据分析中的人工智能技术应用

心血管健康评估的精准化趋势需要考虑遗传因素在疾病发病中的作用。借助 AI 技术的多模态建模能力，将基因组、蛋白质组、代谢组等数据与临床信息结合，可识别与心血管健康相关的新型生物标志物。例如，AI 算法发现新的基因与早发冠心病的关联，为个性化治疗指明方向。

（三）未来发展方向

1.多模态数据深度融合与个体化评估

融合结构化数据如血压、血清胆固醇等与非结构化数据如 MRI 影像、电子病历等，利用多模态 AI 技术挖掘多源数据之间的潜在关联，实现多模态诊断。针对糖尿病、高血压、慢性肾病等合并症患者，开发基于亚人群特征的个性化 AI 模型。

2.智能交互与普及化

开发更易于患者和医生理解、使用的 AI 平台。针对资源匮乏地区，研发基于智能手机的低成本医疗影像 AI 工具如单导心电分析，提供轻量化的 AI 框架，实现低算力设备可穿戴设备、移动端的风险评估功能，帮助扩大基层医疗应用。

3.基于因果关系的人工智能技术

目前大部分 AI 技术主要基于关联分析，但对复杂生物学机制的因果关系建模仍存在局限。未来 AI 技术需整合因果推理技术，以提升预测准确性及临床可解释性。

4.人工智能技术与数字孪生技术结合

利用数字孪生技术为每位患者构建一个虚拟的心血管"孪生体"，实现心血管病灶的实时仿真预测；利用 AI 分析虚拟模型的动态响应过程，预测并优化干预措施，还原疾病发展的时间轨迹。

第九章 呼吸系统健康评估

第一节 健康评估指标

呼吸系统健康评估通过整合多维度数据构建系统性分析框架，旨在实现疾病精准防控与管理。其核心目标包括以下三个方面。①早期筛查：针对吸烟者、职业暴露人群，通过肺功能测试、影像学技术识别无症状期病变，如早期COPD；②分层管理：基于疾病分期工具，如《慢性阻塞性肺疾病全球创议》（Global Initiative for Chronic Obstructive Lung Disease，GOLD）分级和预后指标：BODE指数、第一秒用力呼气量（forced expiratory volume in first second，FEV_1）变异率预测急性加重风险；③个体化干预：结合药物与非药物措施如肺康复、氧疗等优化治疗路径。

一、临床症状评估

（一）咳嗽

咳嗽是清除气道分泌物的防御反射，但咳嗽频繁发作或影响生活则属病理状态，须结合性质、时间、音色及诱因综合判断病因。干咳常见于咽喉炎或喉癌，湿咳多与慢性支气管炎相关；突发性咳嗽多由异物刺激或气管受压引起，慢性咳嗽常提示COPD或胃食管反流；声音嘶哑提示声带病变，金属音咳嗽须警惕纵隔肿瘤压迫，而咳嗽无力则多见于重度肺气肿患者。

（二）咳痰

痰液性状与量是鉴别呼吸道疾病的重要依据。黏液性痰多见于急性支气管炎，脓性痰提示细菌感染，血性痰常见于支气管扩张或肺癌。痰量显著增加（100 mL/d）或分层现象提示支气管扩张；铁锈色痰为肺炎链球菌肺炎特征，黄绿色痰多与铜绿假单胞菌感染相关，粉红色泡沫样痰则高度提示急性肺水肿，而恶臭痰需警惕厌氧菌感染或肺脓肿。

（三）呼吸困难

呼吸困难指患者感觉空气不足、呼吸费力，症状包括呼吸运动用力，严重时会张口呼吸、鼻翼扇动、端坐呼吸，甚至发绀、辅助肌参与呼吸，呼吸频率、深度和节律也会改变。呼吸困难分为吸气性、呼气性及混合性三类，病因涵盖气道阻塞、肺实质病变及胸廓异常。评估需结合改良版英国医学研究委员会呼吸困难问卷（modified medical research council，mMRC）分级，并关注发作时间及伴随症状。急性加重期呼吸困难伴血氧饱和度下降须优先排除肺栓塞或气胸。

（四）胸痛

胸痛是临床常见症状，多数由胸部疾病引起，少数源于其他部位病变。胸痛病因复杂，需通过部位、性质及诱因鉴别。胸骨后压榨性痛提示心绞痛或心肌梗死，单侧刺痛随呼吸加重多为胸膜炎，带状疱疹则沿肋间神经分布。青壮年胸痛须排查气胸或心肌炎，40岁以上患者须优先考虑心血管疾病。疼痛性质差异显著：撕裂样痛提示主动脉夹层，刀割样痛见于肺栓塞，而反流性食管炎多表现为烧灼感，平卧位加重。

（五）咯血

咯血是喉及以下呼吸道、肺部出血后经口腔咯出。咯血量分为小量（<100 mL/24 h）、中量（100~500 mL）及大量（500 mL），后者可致窒息，须紧急处理。青壮年咯血多因肺结核或支气管扩张，40岁以上吸烟者须警惕肺癌；儿童慢性咯血伴贫血须排查特发性含铁血黄素沉着症。痰色与性状具诊断价值：砖红色胶冻样痰提示克雷伯菌肺炎，暗红色血块见于二尖瓣狭窄，黏稠暗红色痰则高度提示肺栓塞。

二、临床体征评估

（一）呼吸频率

静息状态下呼吸运动的稳定性和节律性由中枢神经系统及神经反射协同调控。正常成人呼吸频率12~20次/分，呼吸/脉搏比为1：4，随年龄增长呈递减趋势。异常表现包括：呼吸过速，频率>20次/分，病理基础包含代谢亢进、需氧增加及酸中毒代偿；呼吸过缓，频率<12次/分，多由中枢抑制或颅内压升高引发；幅度异常，浅快型与深快型。

（二）胸廓形状

胸廓的大小、形状具有个体差异，正常胸廓前后径较左右径短，比例约为1：1.5。小儿和老年人胸廓的前后径略小于左右径或几乎相等。桶状胸：前后径≥横径，肋间隙饱满伴肋弓角≥90°，可见于COPD；扁平胸：前后径＜横径50%，锁骨区凹陷显著，多提示慢性消耗或结缔组织疾病。

（三）皮肤颜色和杵状指

发绀也称紫绀，表现为皮肤黏膜青紫色，口唇或肢端青紫，多见于口唇、甲床等血运丰富区域，提示低氧血症。肺源性发绀因氧合障碍引发，见于重症肺炎、COPD急性加重及肺栓塞。

杵状指多与慢性缺氧或肿瘤因子刺激相关，表现指端膨大伴甲周软化，常见于肺鳞癌及特发性肺纤维化。须鉴别先天性心脏病及肝肺综合征等其他病因。

（四）啰音

听诊体位包括坐位与卧位，听诊的顺序为肺尖起始，沿前胸、侧胸、后背方向逐肋间隙比对。对称区域须对比评估，嘱受检者张口均匀呼吸，必要时行深呼吸或咳嗽后立即听诊以察觉细微变化。啰音是呼吸音以外的附加音。

啰音按性质的不同可分为下列几种：湿啰音，吸气相显著，是由气体通过呼吸道内分泌物如痰液、脓液、渗出液产生的水泡破裂所发出的声音。粗湿啰音多是由于大气道积痰，见于支气管扩张；细湿啰音多是由于肺泡渗出，间质性肺病特征性捻发音。干啰音，呼气相主导，源于气流通过狭窄气道产生的湍流振动。按音调区分：高调哮鸣音是由于小气道痉挛，多为支气管哮喘核心体征；低调鼾音是由于大气道梗阻，须警惕肿瘤或异物。

三、生理功能指标

（一）肺功能检查

肺功能检测技术是呼吸生理学量化分析的重要方法，其核心检测模块涵盖肺容积、肺通气、肺换气、肺血流和呼吸动力参数四大维度。该体系通过量化测定 FEV_1、肺活量及最大自主通气量（maximal voluntary ventilation，MVV）等核心指标，结合肺一氧化碳弥散量（diffusion capacity of carbon monoxide of lung，DLCO）和气道阻力的客观数据，系统性评价肺功能损伤的病理生理类型，包括限制性、阻塞性或混合型，并根据 GOLD 分级标准进行肺功能障碍等级分级。

1. 肺通气功能检查

肺通气功能检查即通过对肺与胸廓复合运动的定量测量，评估肺泡含气量以及气流在气道中的流速及其相关影响因素。基础评估指标包含四种静态肺容积（潮气量、补吸气量、补呼气量、残气量）及四种复合容量（深吸气量、功能残气量、肺活量、肺总量）。该系列指标对气流阻塞程度分级［第一秒用力呼气量占用力肺活量百分率（percentage of forced expiratory volume in first second to forced vital capacity，$FEV_1\%$）预测值法］及肺部手术耐受性评估具有核心价值。

（1）基础肺容积

基础肺容积是反映不同呼吸状态下肺内气体量的静态指标，受个体差异影响，包括年龄、性别、身高、体重、呼吸肌功能等，由以下四个互不重叠的部分组成。①潮气量：平静呼吸时一次吸入或呼出的气量，正常成人约 500 mL；②补吸气量：平静吸气末最大吸气量，男性约 2 160 mL，女性约 1 400 mL；③补呼气量：平静呼气末最大呼气量，男性约 1 609 mL，女性约 1 126 mL；④残气量（residual volume，RV）：最大呼气末肺内剩余气量，男性约 1 615 mL，女性约 1 245 mL。

（2）基础肺容量

基础肺容量通过组合基础肺容积，全面反映肺在不同呼吸阶段的气体储备和交换能力。临床中需结合肺容积、通气功能及弥散功能等指标，综合评估呼吸系统疾病的类型和严重程度。以下是基础肺容量的具体组成和临床意义。

深吸气量定义：潮气量与补吸气量之和。正常参考值：男性约 2 617 mL，女性约 1 970 mL。正常深吸气量占肺活量的 2/3 至 4/5。生理意义：反映吸气肌收缩能力及胸廓、肺组织顺应性。临床意义：深吸气量降低见于吸气肌功能障碍（如重症肌无力）、胸廓活动受限（如胸膜增厚）或气道阻塞性疾病（如 COPD）。

功能残气量定义：平静呼气末肺内残留气量，由补呼气量与残气量共同构成。正常参考值：男性约 3 112 mL，女性约 2 348 mL。生理意义：反映肺组织与胸廓弹性回缩力的动态平衡状态。临床意义：功能残气量增加提示阻塞性肺病（如肺气肿、哮喘、COPD）；功能残气量减少见于限制性病变（如肺纤维化、胸廓受限）或急性肺损伤。

肺活量定义：最大吸气后缓慢完全呼出的气体总量，即深吸气量与补呼气量之和（或）潮气量、补吸气量及补呼气量之和。正常参考值：男性约 4 217 mL，女性约 3 105 mL。生理意义：评估肺最大扩张与收缩幅度，是肺功能检测的核心指标之一。临床意义：肺活量降低提示限制性通气障碍（如肺间质纤维化、胸腔积液）或重度阻塞性通气障碍。因其操作简便且重复性佳，广泛用于呼吸系统疾病筛查。

肺总量定义：最大吸气末肺内总气量，即肺活量与残气量之和。正常参考值：男性约 5 020 mL，女性约 3 460 mL。临床意义：肺总量降低见于肺实质受限性疾病，如肺水肿、肺叶切除或胸膜病变如胸腔积液；肺总量升高或正常可见于肺气肿患者，因残气量代偿性增加，肺总量可维持正常或异常升高，具体取决于肺活量与残气量的动态变化。

（3）通气功能

通气功能（动态肺容积）是指单位时间内通过呼吸运动进出肺的气体容积及其流速，用于评估单位时间内气体流动的速度与效率，核心指标如下。

每分钟静息通气量定义：静息状态下每分钟呼出的气体总量，计算方式为潮气量与呼吸频率的乘积。正常参考值：男性 6 663 ± 200 mL，女性 4 217 ± 160 mL。临床意义：每分钟静息通气量 >10 L/min，提示通气过度，可能导致呼吸性碱中毒；每分钟静息通气量 <3 L/min，提示通气不足，可能导致呼吸性酸中毒。

MVV 定义：1 分钟内，以最大呼吸幅度和最快呼吸频率所获得的通气总量。正常值：男性 104 ± 2.71 L，女性 82.5 ± 2.17 L。临床意义：MVV 降低可见于阻塞性肺气肿、呼吸肌功能障碍、胸膜/胸廓疾病、弥漫性肺间质病变及肺实变。通气储备百分比：计算方式为实测 MVV 与预计值的百分比（MVV 实测值/预计值 ×100%），正常值 >95%，<80% 提示通气储备不足。

用力肺活量（forced vital capacity，FVC）与 FEV_1 定义：FVC 是指深吸气至肺总量位后以最大力量、最快速度呼出的全部气量；FEV_1 指最大吸气后第 1 秒内呼出的气量。FEV_1/FVC（第一秒用力呼气量与用力肺活量的比值，简称"一秒率"）：正常值 >80%。FVC 是测定呼吸道有无阻塞的重要指标，临床意义：阻塞性通气障碍如 COPD、哮喘急性发作，FEV_1 及 FEV_1/FVC 均下降，哮喘患者吸入支气管扩张剂可部分逆转；限制性通气障碍如肺间质纤维化、胸廓畸形，FEV_1/FVC 正常或增高，因肺弹性回缩受限致呼气快速终止。

最大呼气流量（呼气峰流速）定义：峰值呼气流量是指用力呼气过程中达到的最高瞬时流速，反映呼吸肌力量及气道通畅性。日变异率：正常人一日内不同时间点的呼气峰流速值可有差异，用微型峰流速仪于每日清晨及下午或傍晚测最大呼气流量，连续测一周后计算清晨与下午测值差异正常值 <20%。临床意义：日变异率 ≥ 20% 提示支气管哮喘，常用于哮喘病情监测；变异率增大提示病情加重。

最大呼气中期流量定义：用力呼气 25%~75% 阶段的气体平均流速，用于早期小气道阻塞评估。特点：非用力依赖指标，反映小气道阻力变化。敏感性：早于 FEV_1/FVC 及气道阻力异常，可检测小气道病变。

小气道功能检查：小气道是指吸气末内径≤2 mm 的细支气管（第6级分支以下），总横截面积>100 cm²，阻力占比<20%。检测指标：用力呼气中段流量（forced expiratory flow during middle half of FVC，FEF）50%、FEF75%、FEF25%~75%。异常标准：任意两项指标<65% 预计值提示功能障碍。临床意义：早期发现慢性气道疾病的小气道病变。

支气管舒张试验：停用支气管舒张剂 24 h 后，测定基础 FEV_1/FVC；吸入沙丁胺醇 0.2 mg 后复测。阳性标准：通气改善率≥12%，且 FEV_1 绝对值增加≥200 mL。临床意义：阳性支持哮喘诊断，COPD 改善率多不明显。

支气管激发试验原理：通过刺激物诱发支气管收缩，再行肺功能检查，评估气道高反应性。适用人群：可疑哮喘（无症状期或咳嗽变异性哮喘）且肺功能正常者。诊断价值：阳性结果可确诊支气管哮喘。

2. 肺换气功能评估

DLCO 用于评估肺泡—毛细血管膜的气体交换效率，反映氧气从肺泡向血液扩散的能力。定义与检测原理：DLCO 在单位时间及单位压力差条件下，一氧化碳通过肺泡—毛细血管膜进入血液的量。DLCO 值降低提示气体弥散功能障碍。正常参考标准：实测值<80% 预计值为异常。

临床意义：DLCO 降低多见于肺实质病变，如肺间质纤维化、尘肺如石棉肺、肺结核、肺部感染、肺水肿；结构性肺病，如肺气肿、气胸；心血管疾病，如先天性心脏病、风湿性心脏病；血液系统疾病，如贫血。DLCO 增高多见于红细胞增多症，血红蛋白量增加，一氧化碳结合能力增强；肺出血，肺泡内红细胞释放血红蛋白，短暂性一氧化碳摄取增加。

（二）血气分析

血气分析是一种重要的临床检测手段，通过测定血液中的氧分压、二氧化碳分压、pH 值、碳酸氢盐和氧饱和度等指标，评估机体的呼吸功能和酸碱平衡状态。正常情况下，氧分压为 95~100 mmHg，二氧化碳分压为 35~45 mmHg，pH 值维持在 7.35~7.45，碳酸氢盐为 22~27 mmol/L，氧饱和度为 95%~98%。当二氧化碳分压低于 60 mmHg 时提示低氧血症，可能与呼吸衰竭有关；二氧化碳分压升高提示通气不足，常见于 COPD 等；pH 值低于 7.35 为酸中毒，高于 7.45 为碱中毒，结合碳酸氢盐和二氧化碳分压的变化可区分代谢性或呼吸性酸碱失衡。血气分析在诊断呼吸衰竭、酸碱失衡等疾病中具有重要意义，还能为氧疗、机械通气等治疗方案的调整提供科学依据，是临床评估呼吸与循环功能的重要工具。

（三）血氧饱和度

血氧饱和度是通过检测血液中氧合血红蛋白占全部血红蛋白的百分比来评估机体氧合能力的检查。它常用于监测呼吸功能和判断机体是否缺氧，检查方式包括经皮血氧饱和度和动脉血氧饱和度监测。正常值≥95%，经皮血氧饱和度低于 94% 提示低氧血症，需结合动脉血气分析进一步评估。

四、影像学检查

慢性呼吸系统疾病的精准诊疗高度依赖影像学技术的综合应用，不同检查手段在疾病筛查、形态学评估及介入治疗中形成互补性技术矩阵。

（一）胸部 X 线平片

胸部 X 线平片在初筛与动态监测中作为基础筛查工具，具有辐射剂量低、快速获取的优势。结构性肺病筛查：COPD 可见肺野透过度增高、膈肌低平及胸骨后间隙增宽；肺心病可伴肺动脉段突出及右心室扩大。并发症识别：急性加重期患者中，X 线可快速鉴别肺炎、肺水肿及气胸。动态评估：对间质性肺病患者随访可观察网状/蜂窝影进展，但对早期病变如轻度纤维化敏感度不足。

（二）高分辨率 CT

采用 1~2 mm 薄层重建技术，高分辨率 CT 空间分辨率达 0.3 mm，对微小病灶的检出率较 X 线提升 5 倍以上；支气管扩张症：直接显示轨道征或印戒征，联合气道壁厚度/管径比值定量评估。间质性肺病分型：特发性肺纤维化呈现胸膜下网格影伴牵拉性支气管扩张；结节病以淋巴管周围分布微结节及纵隔淋巴结肿大为特征。肺癌早期筛查：针对高危人群，吸烟史 ≥ 30 包年（每日包数 × 吸烟年数），低剂量 CT 使肺癌死亡率下降 20%，可检出 4 mm 亚实性结节。血管性病变评估：肺动脉 CTA 检查对肺栓塞诊断敏感性 >90%，同时量化右心室/左心室直径比 >1.0 提示右心功能不全。

（三）超声技术的床旁与介入

胸腔病变的实时动态评估：胸腔积液检测，超声敏感度显著优于 X 线，定量定位后引导穿刺，使气胸风险降低至 1% 以下，盲目穿刺气胸风险约 9%。膈肌功能评估：慢性呼吸衰竭患者采用超声测量膈肌移动度及增厚率，预测脱机成功率。介入引导与功能监测：肺外周病变活检，超声引导经胸穿刺对胸膜下病灶的诊断率达 87%，避免 CT 引导的辐射暴露。重症呼吸监测：床旁超声可动态评估肺水肿、实变及肺复张效果，指导机械通气参数调整。

五、实验室检测

（一）血常规

白细胞总数变化主要受中性粒细胞影响，白细胞增高常见于细菌感染如化脓性球菌，极重度感染时可能降低；中性粒细胞 $<1.5 \times 10^9/L$ 为粒细胞减少症，$<0.5 \times 10^9/L$ 为粒细胞缺乏症革兰氏阴性杆菌感染或病毒感染。嗜酸性粒细胞 ≥ 300/μL 或痰嗜酸性粒细胞 ≥ 3% 提示 2 型炎症如哮喘，对吸入激素敏感且可指导抗白介素（interleukin，IL）-5 生物制剂使用。淋巴细胞增多多见于病毒感染如麻疹、百日咳。单核细胞增高则需警惕感染性心内膜炎。

（二）炎症标志物

用于评估体内炎症反应的生物标记物，包括各种蛋白质和细胞因子。这些标志物帮助医生判断炎症的存在、严重程度以及可能的原因。以下是一些常见的炎症标志物及其在临床上的应用：C 反应蛋白在细菌感染后 6~8 小时升高，24~48 小时达峰，水平与炎症程度正相关；降钙素原在细菌感染时特异性升高，是鉴别细菌感染与病毒性感染的可靠指标；血清淀粉样蛋白 A 较 C 反应蛋白更早升高，对感染类型的鉴别具有高敏感性；IL-6 参与多种炎症性疾病，可评估治疗反应。

（三）痰液检查

痰液检查是 COPD 患者的诊疗中不可或缺的实验室评估手段，尤其在急性加重期或合并感染时，对明确病原体、指导抗感染治疗及排除相关并发症具有重要意义。标准化检查体系需结合涂片、培养、细胞学及分子生物学检测等多维度综合分析。痰液涂片镜检通过革兰氏染色、抗酸染色及真菌染色快速筛查病原体。痰培养结合质谱分析可鉴定肺炎链球菌、铜绿假单胞菌等致病菌，药敏试验指导抗生素选择，如产酶菌选用酶抑制剂复合制剂。标准化采集深咳晨痰避免污染，侵袭性真菌病需联合血清半乳甘露聚糖试验或肺泡灌洗液检测。

（四）血清总免疫球蛋白E

血清总免疫球蛋白（immunoglobulin，Ig）E在哮喘诊疗中有重要评估价值，血清总IgE>100 IU/mL提示过敏体质，30~1 500 IU/mL且控制不佳的哮喘患者可启用奥马珠单抗。特异性血清总IgE定位过敏原，指导环境防控及免疫治疗，但需注意寄生虫感染、嗜酸性肉芽肿性多血管炎等非过敏性因素致血清总IgE升高。

（五）血清骨膜素

血清骨膜素又称骨膜蛋白，是一种在IL-4、IL-13下游发挥作用的细胞外基质蛋白。它由气道上皮细胞分泌，且受到IL-13的调控，在辅助性T细胞（helper T cell，Th cell）2型免疫应答过程中扮演关键角色，因此可作为嗜酸性粒细胞哮喘的生物标志物，用于反映Th2炎症强度。骨膜素反映Th2炎症强度，正常参考值低于50 ng/mL。70 ng/mL预示抗IL-13/IL-4Rα药物如度普利尤单抗敏感。其表达与气道重塑、激素抵抗相关，可预测生物制剂疗效，对高Th2型哮喘精准治疗具有指导价值。

（六）CD4+T细胞

CD4+T细胞在哮喘表型的决定中起到主要作用。依据气道炎症的不同，Th2、Th9和滤泡型辅助性T细胞介导着嗜酸性粒细胞哮喘的发展，而Th1和Th17细胞则介导中性粒细胞哮喘的发展。依据血清中细胞因子的浓度，哮喘可被划分为高Th2型哮喘和低Th2型哮喘两组，高Th2型哮喘IL-4/IL-5/IL-13升高，低Th2型哮喘IL-17为主。高Th2型哮喘可使度普利尤单抗，亚群分析指导个体化治疗，改善重症患儿预后。

六、其他专项评估

（一）支气管镜检查

支气管镜检查是呼吸系统疾病诊疗的核心技术之一，通过可弯曲的光导纤维或电子支气管镜直视气道及肺内病变，并完成活检、灌洗、介入治疗等操作。自20世纪60年代纤维支气管镜问世以来，该技术因创伤小、视野清晰、操作灵活，广泛应用于临床，可直接观察气道病变，活检或灌洗液分析，集诊断与治疗于一体，在肺癌早期诊断、重症肺炎病原学检测、气道异物清除等领域不可替代。

（二）呼出气一氧化氮检测

呼出气一氧化氮由气道的上皮细胞一氧化氮合成酶催化L-精氨酸产生。其浓度与炎症细胞数目高度相关，可作为气道炎症生物标志物，对气道炎症进行评价。该测定技术具有简单、安全、无创、可定量、重复测定等优点，因此在呼吸道疾病中广泛应用。可反映气道嗜酸性炎症水平，指导哮喘治疗方案调整如生物制剂使用。

（三）外泌体微核糖核酸

外泌体微核糖核酸（micro ribonucleic acid，miRNA）参与COPD发生发展，患者外泌体中miR-125b、let-7C及miR-34c等表达下调，其中miR-210减少通过抑制自噬蛋白7加剧香烟烟雾诱导的气道重塑。血清外泌体 miR-21 水平升高与肺功能显著相关，提示其可作为 COPD 诊断、评估及治疗监测的潜在生物标志物，助力精准诊疗。

（四）呼出气挥发性有机物

呼出气挥发性有机物（volatile organic compounds，VOCs）是呼吸过程中释放的挥发性有机化合物，作为非侵入性生物标志物，在呼吸系统疾病诊疗中潜力显著。COPD 患者呼出气中丙酮、异戊二烯等 VOCs 水平升高，与肺功能下降及炎症程度相关；哮喘患者丙酮、异戊醇等 VOCs 异常则反映气道炎症和高反应性。动态监测 VOCs 可评估疗效（如 COPD 治疗后丙酮降低）及预警复发（哮喘患者异戊醇回升提示复发风险）。其变化与疾病进展、治疗响应密切相关，为呼吸系统疾病精准管理提供新策略。

七、智能化技术应用

传统慢性呼吸系统健康评估指标的采集，往往依赖患者到医院进行肺功能检测、痰液检查等，过程烦琐且频次受限。而 AI 技术与各类设备的融合，实现了更便捷、高效、全面的指标采集，不仅能实时追踪患者状态，还降低了检测成本，推动了慢性呼吸系统疾病的早发现与管理。

（一）核心技术方法

1. 机器学习与模式识别

在慢性呼吸系统健康评估指标采集中，机器学习算法可从海量呼吸生理数据中精准提取关键特征。例如，利用决策树算法对呼吸频率、深度等数据进行分析，依据不同特征进行分类，从而判断呼吸状态是否正常。再如，通过聚类算法对不同时段的呼气峰流速数据进行聚类分析，挖掘出患者在不同生活场景下呼吸功能的变化规律，为评估提供更全面的信息。

2. 深度学习与图像分析

深度学习在处理肺部医学影像时优势显著。基于 CNN 的深度学习模型，能够对胸部 CT 影像进行细致分析，自动识别肺部纹理变化、结节形态及大小等，辅助医生更准确地判断肺部病变情况。LSTM 在分析呼吸音等时间序列数据时，可有效捕捉呼吸音的异常变化，如哮鸣音、湿啰音等的出现频率和持续时间，从而对慢性呼吸系统疾病的发作风险进行预测。

3. 数据融合技术

AI 能够整合多源数据，构建更完善的慢性呼吸系统健康评估体系。比如将可穿戴设备采集的呼吸频率、血氧饱和度数据，与环境监测设备收集的空气质量数据相结合，综合评估环境因素对呼吸系统健康的影响。同时，融合患者的电子病历信息，如既往病史、用药记录等，为健康评估提供更丰富的参考依据，减少单一数据的局限性。

（二）应用场景

1. 人工智能技术与肺功能监测

智能肺功能仪：传统肺功能仪体积大、操作复杂，而智能肺功能仪结合 AI 技术，体积小巧便携，可实现随时随地检测。通过内置的传感器采集患者的 FVC、FEV_1 等数据，AI 算法对这些数据进行实时分析，与正常参考值对比，及时发现肺功能的异常变化。例如，一些智能肺功能仪可将检测数据通过蓝牙传输至手机 App，患者和医生都能实时查看，方便患者自我监测和医生远程诊疗。

基于可穿戴设备的肺功能评估：利用智能手环、智能手表等可穿戴设备，通过监测患者的心率变异性、呼吸频率等参数，结合 AI 算法，间接评估肺功能。呼吸频率与肺功能存在一定关联，AI 算法可根据长期监测的呼吸频率数据，建立个性化的肺功能评估模型，对 COPD 等患者的肺功能进行动态跟踪。

2. 人工智能技术与呼吸音分析

便携式呼吸音采集设备：结合 AI 技术的便携式呼吸音采集设备，能够清晰采集患者的呼吸音。通过对呼吸音的分析，AI 算法可识别出哮鸣音、湿啰音等异常呼吸音，辅助医生诊断哮喘、肺炎等疾病。例如，一些设备将采集到的呼吸音数据上传至云端，利用深度学习模型进行分析，快速给出诊断建议，提高了疾病的早期诊断效率。

睡眠呼吸监测：在睡眠过程中，利用 AI 技术的睡眠呼吸监测设备可实时监测患者的呼吸状态。通过分析呼吸音、鼾声等数据，判断是否存在睡眠呼吸暂停低通气综合征等疾病。例如，一些睡眠监测设备采用传感器阵列，全方位采集睡眠中的呼吸信息，AI 算法对这些数据进行分析，准确识别呼吸暂停事件，为患者的睡眠呼吸健康提供保障。

3. AI 技术与咳嗽分析

智能手机 App 监测咳嗽：谷歌研发的 HeAR 模型是一项能够通过评估咳嗽和呼吸等声音，助力检测与监测健康状况的 AI 工具。该 AI 系统历经数百万个人类声音的音频剪辑样本训练，具备强大的分析能力。

在咳嗽分析方面，用户只需通过智能手机 App，利用手机内置麦克风录制咳嗽声音，App 将收集到的音频数据传输至搭载 HeAR 模型的云端服务器。模型通过对咳嗽音频的频率、时长、音色等多维度特征进行分析，能够精准识别咳嗽的类型，如干咳、湿咳等，判断咳嗽是否存在异常。例如，当咳嗽音频中出现特定频率的异常波动，结合深度学习算法对大量咳嗽病例数据的学习经验，HeAR 模型可以快速判断可能存在的肺部疾病，像肺炎、支气管炎等，为医生提供初步的诊断参考。这不仅让患者能够便捷地进行自我健康监测，还能帮助医生在患者就医前提前了解病情，提高诊断效率，使肺部疾病的早期发现与治疗更加及时有效。

4. 人工智能技术与呼出气体成分分析

在慢性呼吸系统健康评估领域，数据采集与分析至关重要。哈尔滨工业大学团队 2021 年研发的可穿戴口罩，为 AI 技术介入呼吸数据处理提供了创新样本。该口罩利用液态金属墨水制备高柔性、高贴合性的液态金属表皮电极，承载二硫化锡传感材料，佩戴于人中部位，能实时监测呼吸频率和呼出气体成分（如一氧化氮）。采集到的数据通过搭配的数据处理分析系统与蓝牙传输模块，实时传输至移动终端。AI 技术在此过程中发挥关键作用，基于大数据和深度学习算法，对海量呼吸数据进行分析。一方面，AI 可精准识别呼吸频率的异常波动，判断是否存在呼吸急促、呼吸过缓等问题；另一方面，针对呼出气体中一氧化氮等成分的变化，结合患者的病史、生活环境等多源信息，AI 能够综合评估患者的呼吸道炎症水平，预测哮喘等慢性呼吸系统疾病的发作风险，为疾病的早期干预和精准治疗提供有力支持。

5. 人工智能技术与呼吸频率分析

可穿戴 T 恤衫作为新型的健康监测设备，集成 6 个传感器于 T 恤基底，通过传感器阵列监测胸腔容积，从而获取穿戴者的呼吸频率。传感器采集的数据借助 2.45 GHz 频段蓝牙无线传输，汇总到基站后转发至数据处理终端。AI 技术深度参与可穿戴 T 恤衫的数据解析过程。基于时间序列分析算法，AI 对长期收集的呼吸频率数据进行趋势分析，能够发现不同时间段、不同生活场景下呼吸频率的变化规律，如运动、睡眠、休息时的呼吸差异。同时，结合机器学习中的聚类算法，AI 可以将不同个体的呼吸数据进行分类，针对不同人群（如老年人、儿童、慢性疾病患者等）建立个性化的呼吸健康评估模型。通过这些分析，AI 能够及时发现呼吸频率的异常变化，提前预警慢性呼吸系统疾病的潜在风险，为用户提供更具针对性的健康建议和干预措施，助力慢性呼吸系统疾病的防控与管理。

6. 人工智能技术与痰液分析

痰液图像识别：对于痰液样本，利用 AI 技术的图像识别算法可对痰液中的细胞形态、病原体等进行分析。通过对痰液涂片图像的处理，AI 能够快速识别出炎症细胞、癌细胞等，辅助医生进行疾病诊断。例如，一些医院采用 AI 辅助痰液分析系统，大大缩短了痰液检测的时间，提高了诊断准确性。

痰液成分检测：结合微流控技术和 AI 算法，可对痰液中的化学成分进行快速检测。通过分析痰液中的炎症因子、蛋白质等成分，评估患者的炎症状态和疾病进展。例如，一些科研团队正在研发基于 AI 的痰液成分快速检测设备，有望实现床边即时检测，为患者的治疗提供及时的依据。

7. 人工智能技术与胸部影像分析

胸部 X 线影像诊断：AI 技术在胸部 X 线影像分析中发挥重要作用。基于深度学习的模型能够快速识别胸部 X 线片中的肺部病变，如肺部感染、气胸等。通过对大量正常和异常胸部 X 线影像的学习，AI 模型可准确判断病变的位置、大小和形态，为医生提供诊断参考，减少漏诊和误诊。

胸部 CT 影像分析：对于胸部 CT 影像，AI 技术能够进行更细致的分析。除了识别肺部结节、肿瘤等病变外，还能对肺部的细微结构进行量化分析，如肺实质的密度变化、支气管的形态等。通过 3D 重建技术，AI 可帮助医生更直观地了解肺部病变情况，制订更精准的治疗方案。

8. 人工智能技术与环境因素监测

空气质量与呼吸系统健康关联分析：利用 AI 技术对环境监测站收集的空气质量数据进行分析，结合患者的呼吸系统健康数据，研究空气质量与慢性呼吸系统疾病的关联。例如，通过分析不同地区的 PM2.5、二氧化硫等污染物浓度与哮喘发病率的关系，为环境治理和疾病预防提供科学依据。

室内环境监测与健康评估：在家庭、办公室等室内环境中，利用智能传感器监测温湿度、甲醛、挥发性有机物等指标，结合 AI 算法评估室内环境对呼吸系统健康的影响。例如，一些智能空气净化器结合 AI 技术，根据室内空气质量和用户的健康状况，自动调整净化模式，保障室内空气质量，降低呼吸系统疾病的发生风险。

第二节 评估流程与工具

一、标准化诊断与评估方法

（一）慢性阻塞性肺疾病的标准化评估流程

1. 初步评估

COPD初步评估需综合病史，吸烟，职业暴露，家族史，症状如持续咳嗽、呼吸困难、急性加重史，及体征如桶状胸、呼吸音减弱、右心衰竭表现，识别危险因素与并发症。

（1）病史采集

危险因素筛查：吸烟史，以包年为单位计算，量化尼古丁依赖；职业环境暴露，包括粉尘，煤矿，石棉，化学物质如镉、二氧化硅，生物燃料如农村炉灶烟雾；家族史，α-1抗胰蛋白酶缺乏症、早发COPD或肺气肿家族史。

症状问诊：核心症状如持续咳嗽（≥3个月/年）、黏液脓性痰、进行性呼吸困难活动后加重；急性加重特征，包括年均加重次数、诱因感染/污染、住院或激素使用史；伴随症状，如夜间胸闷、体重下降、乏力，警惕癌变或代谢综合征。

（2）体格检查

呼吸系统体征视诊：桶状胸、缩唇呼吸、辅助呼吸肌参与。听诊：呼吸音减弱、哮鸣音、湿啰音。

肺外表现：心血管系统，颈静脉怒张、下肢水肿。骨骼肌肉系统，杵状指、骨骼肌萎缩。

2. 症状评估

mMRC临床意义：呼吸困难分级≥2级提示中、重度功能受限，需启动肺康复计划。COPD评估测试（COPD assessment test，CAT）综合症状评分8项指标（咳嗽、痰量、胸闷、活动受限等），总分0~40分。分界值：评分≥10分提示生活质量显著受损，≥2分变化需警惕病情波动。其他工具：①圣乔治呼吸问卷（St. George's respiratory questionnaire，SGRQ），量化疾病对日常活动、心理状态的影响，>25分提示中重度损害；② COPD控制问卷：评估症状控制程度，>1.5分需调整治疗。

3. 肺功能评估

吸入支气管舒张剂后$FEV_1/FVC<0.70$确诊不可逆气流受限。FEV_1占预计值百分比是GOLD分级评估病情严重度的重要依据。根据GOLD肺功能分级分期标准，残气量增加及残气量/肺总量比值>40%提示肺过度充气。DLCO<60%提示肺泡结构破坏。心肺运动试验测定峰值摄氧量，用于肺康复计划设计及手术风险评估。

4. 影像学评估

胸部X线：显示肺透亮度增高、膈肌低平、胸骨后间隙增宽，并可筛查肺炎、肺水肿、气胸等并发症；高分辨率CT：区分肺气肿类型，如小叶中心型和全小叶型，同时诊断支气管扩张；超声检查：评估胸腔积液及膈肌功能。影像学综合判断疾病严重度、并发症及预后。

5. 实验室检查

①血液检测：血常规中嗜酸性粒细胞 ≥ 300/μL 提示激素治疗敏感，C反应蛋白 >3 mg/L 提示细菌性急性加重风险；动脉血气分析（动脉氧分压 <60 mmHg 或动脉二氧化碳分压 >50 mmHg）明确呼吸衰竭。②痰液检测：涂片镜检（革兰氏染色查肺炎链球菌、抗酸染色查结核分枝杆菌）及痰培养（常见流感嗜血杆菌、肺炎链球菌）辅助病原体鉴定。③合并症筛查：B型钠尿肽 >100 pg/mL 提示心功能不全，空腹血糖/血脂谱筛查代谢综合征，骨密度（T值 ≤ -2.5）诊断骨质疏松。

6. 综合评估与分期

①GOLDABE 分组：基于上一年急性加重次数，mMRC 评分或 CAT 评分，分为 A（低风险 + 症状少）、B（低风险 + 症状重）、E（高风险）；②急性加重风险工具：DECAF 评分（呼吸困难、嗜酸性粒细胞、合并症、酸血症、房颤）≥ 3 分提示住院死亡率高；③预后模型：BODE 指数（BMI、FEV_1、mMRC、6 分钟步行试验）总分 7~10 分提示 4 年死亡率达 40%。上述评估指导个体化治疗并预测疾病进展与生存结局。

7. 治疗评估与长期管理

①药物疗效监测：治疗 3 月后 FEV_1 增加 ≥ 100 mL 或血气动脉二氧化碳分压下降 >5 mmHg 提示药物/无创通气有效。②非药物治疗评估：肺康复计划 6 周后 6 分钟步行距离增加 ≥ 30 米为达标，静息动脉氧分压 ≤ 55 mmHg 或经皮血氧饱和度 ≤ 88% 需长期氧疗（15 h/d）。③手术评估：肺减容术适用于 FEV_1<45%、DLCO ≥ 20%、病变不均且运动耐量低者；肺移植需年龄 <65 岁、BODE ≥ 7 分且无严重合并症。动态监测与个体化方案优化可改善预后及生活质量。

8. 长期随访与患者教育

①随访周期：稳定期每 6~12 月评估症状、肺功能及合并症，急性加重后 4 周需复查。②患者教育：强化戒烟（尼古丁替代联合认知行为干预，1 年戒断率达 40%），规范接种流感疫苗及肺炎链球菌疫苗，指导记录症状日记（CAT 评分及急性加重诱因如感染、空气污染）。③目标管理：通过定期随访优化药物依从性，监测肺康复效果（如运动耐力提升），减少急性加重频率，提升患者自我管理能力及生活质量。

COPD 的标准化评估流程见图 9-1。

（二）哮喘的标准化评估流程

哮喘的标准化评估流程旨在全面了解患者的病情、明确诊断、评估严重程度、监测控制水平并指导治疗。以下是国际指南如《全球哮喘防治倡议》，推荐的标准化评估流程。

1. 病史采集

病史是哮喘诊断和分型的基石，需系统化收集以下信息。症状特征：典型表现为发作性喘息呼气相哮鸣音，夜间/晨起加重、咳嗽变异性哮喘干咳为主易误诊为慢支及胸闷；区别于 COPD 的可自行或治疗后缓解，哮喘症状具有发作性，有时间规律性如夜间迷走神经亢进加重及季节性如花粉症春秋季发作、尘螨过敏冬季加重。诱因与危险因素：需详细排查过敏原、非过敏因素及职业性暴露。既往治疗与反应：需明确缓解药物及控制药物的依从性与疗效，记录支气管舒张剂起效时间及持续时间。个人与家族史：需关注过敏性疾病，80% 哮喘合并过敏性鼻炎、家族遗传倾向尤其母系、

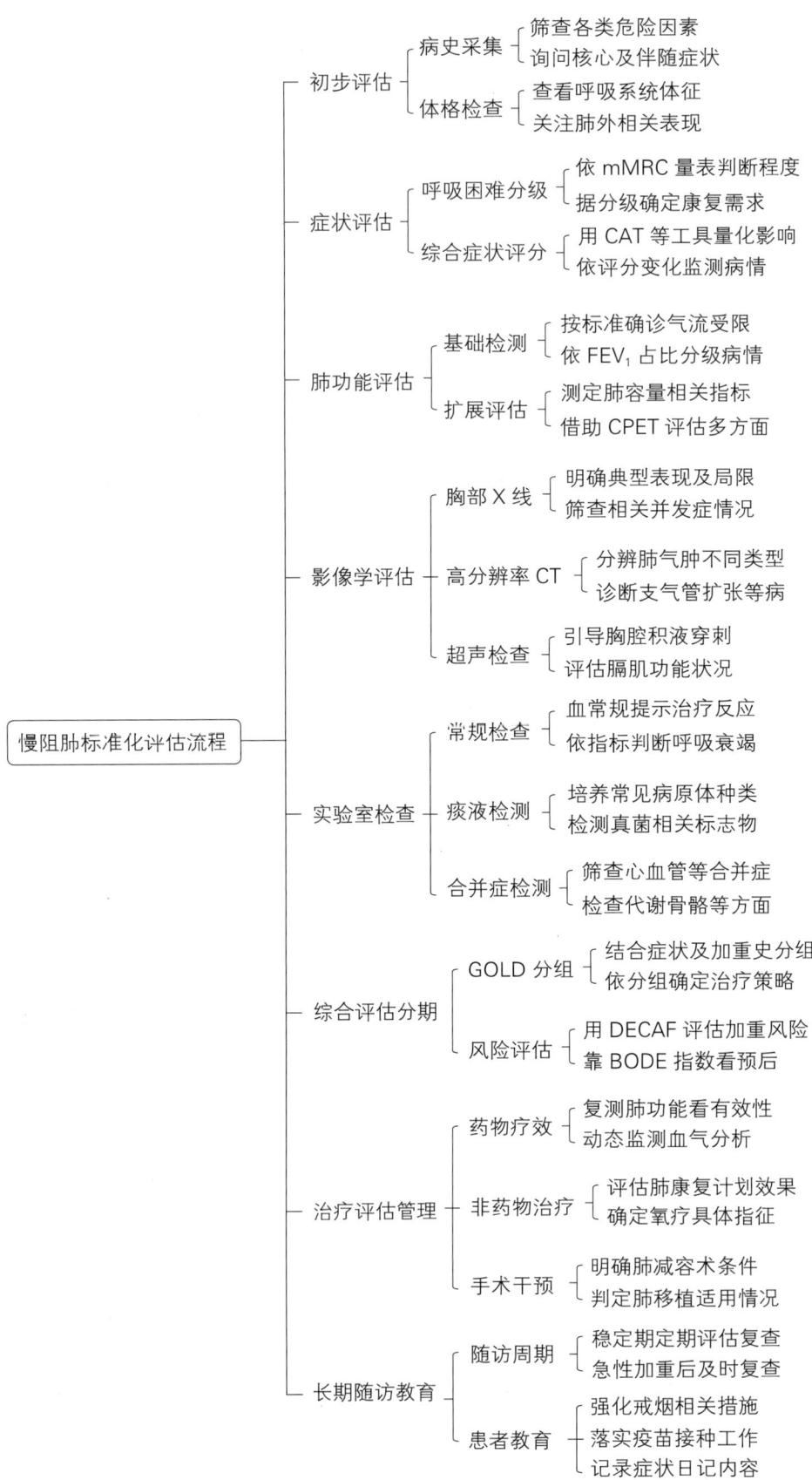

图 9-1　COPD 标准化评估流程

主动/被动吸烟史及环境因素潮湿、通风差、新装修、宠物饲养。通过系统化病史整合，可明确哮喘表型如过敏性、运动性、阿司匹林性，评估严重度并制订个体化管理策略。

2. 体格检查

哮喘的标准化体格检查需结合发作期与缓解期特征综合评估。发作期：听诊以呼气相高调哮鸣音为典型表现，极重度发作时因气道严重阻塞导致哮鸣音消失即沉默胸，提示呼吸衰竭风险；呼吸代偿表现为呼吸频率>30次/分，辅助呼吸肌胸锁乳突肌、肋间肌参与，三凹征即胸骨上窝、锁骨上窝、肋间隙凹陷，伴发绀、嗜睡或烦躁提示缺氧/高碳酸血症。缓解期：体征可完全正常，但需重点检查过敏性鼻炎相关表现鼻黏膜苍白水肿、清水样分泌物及皮肤湿疹尤其婴儿期湿疹与未来哮喘风险相关。全身评估包括生命体征监测：心率增快、血氧饱和度<92%提示重度发作；BMI异常，肥胖是难治性哮喘独立危险因素。此外，需动态观察体征变化以评估病情严重度及治疗反应，如哮鸣音范围缩小、呼吸频率下降提示治疗有效，而沉默胸持续存在需警惕机械通气指征。

3. 肺功能检查

哮喘的肺功能评估是诊断与病情监测的核心环节，主要包括以下内容：支气管舒张试验须规范操作，即在基础肺功能检测后吸入 400 μg 沙丁胺醇或等效药物，15~20分钟后复测，成人阳性标准为 FEV_1 改善率 ≥ 12% 且绝对值增加 ≥ 200 mL，儿童改善率 ≥ 12% 即可。但需注意缓解期患者可能无显著可逆性且 COPD 患者部分可逆性可能干扰鉴别。气管激发试验适用于症状不典型或肺功能正常者如咳嗽变异性哮喘，常用乙酰甲胆碱激发 FEV_1 下降 ≥ 20% 或运动激发 FEV_1 下降 ≥ 10%~15% 为阳性，但禁用于近期心肌梗死、未控制高血压或 FEV_1<60% 预计值者。呼气峰流速监测通过计算日内变异率辅助诊断，患者居家记录可早期预警急性加重，但需规范培训使用技巧。上述检查结合临床病史，可明确气流受限的可逆性与变异性，指导哮喘分型及治疗策略调整。

4. 实验室检查

哮喘的标准化实验室检查旨在明确炎症表型及过敏背景，指导个体化治疗。

炎症标志物评估：①血嗜酸性粒细胞计数 ≥ 300/μL 提示嗜酸性粒细胞性表型，对吸入性糖皮质激素反应较佳，但需排除寄生虫感染、嗜酸性肉芽肿性多血管炎等其他病因；②呼出气一氧化氮 ≥ 50 ppb 提示嗜酸性气道炎症，可指导吸入性糖皮质激素剂量调整，但吸烟、近期过敏原暴露可致假性升高，而呼出气一氧化氮 <25 ppb 时需结合痰嗜酸性粒细胞计数判断非嗜酸性哮喘。

过敏原检测：①皮肤点刺试验，快速筛查常见吸入性尘螨、花粉、霉菌或食物过敏原，15~20分钟出结果，但需停用抗组胺药至少 72 小时；②血清特异性 IgE 检测，适用于皮肤条件受限如广泛湿疹或无法停药者，定量评估过敏原致敏强度。

此外，痰液嗜酸性粒细胞计数 ≥ 3% 为阳性可辅助炎症分型，尤其在呼出气一氧化氮与血嗜酸性粒细胞结果不一致时。上述检查联合应用可明确哮喘内因型如过敏性、嗜酸性粒细胞性，以及优化生物制剂如抗 IgE、抗 IL-5 适用性评估，并指导环境干预如过敏原回避。

5. 影像学检查

哮喘的影像学评估以排除其他疾病及辅助诊断为核心：①胸部 X 线主要用于鉴别肺炎、支气管扩张或肺癌，哮喘急性发作期可见过度充气，膈肌低平、胸骨后间隙增宽；②胸部 CT 尤其高分辨率 CT 可显示慢性气道炎症特征，如支气管壁增厚、黏液栓形成，并评估肺气肿或合并症，如过敏性支气管肺曲霉病的中心性支气管扩张。但影像学无特异性，需结合肺功能及病史，其核心价值在于排除结构性病变如肿瘤、结核或并发症，而非直接确诊哮喘。

6. 鉴别诊断

排除其他类似疾病：COPD、心源性哮喘、上气道阻塞如喉头水肿、肿瘤、胃食管反流病、嗜酸性肉芽肿性多血管炎等。

7. 哮喘控制水平评估

哮喘的标准化控制水平评估是优化治疗的核心依据。

（1）控制水平分级

完全控制需满足无日间症状（≤2次/周）、无夜间憋醒、无活动受限、无须急救药物且肺功能 FEV_1 ≥ 80% 预计值；部分控制指任一项未达标，如日间出现症状 >2次/周、夜间症状、活动受限、短效 β2-受体激动剂使用 >2次/周或 FEV_1<80% 预计值；未控制为每周 ≥ 3次出现症状或近期急性发作。

（2）急性发作风险评估

高危因素包括过去1年因哮喘住院/急诊、曾需插管或入住重症监护病房（intensive care unit，ICU）、短效 β2-受体激动剂使用 >1支/月提示过度依赖缓解药物、呼出气一氧化氮持续升高或血嗜酸性粒细胞 ≥ 300/μL 提示未控制炎症。此外需结合症状控制与未来风险综合判定，如部分控制患者若存在高危因素，仍需升级治疗如吸入性糖皮质激素/长效 β2-受体激动剂增量或生物制剂介入。动态评估工具如哮喘控制测试（asthma control test，ACT）评分 <20 分提示控制不佳可辅助医患沟通，指导个体化调整药物、环境干预及肺康复计划，最终实现症状缓解与急性发作风险双达标。

8. 合并症管理

哮喘的标准化合并症管理是优化整体控制的关键环节，需针对常见共病采取针对性干预。过敏性鼻炎作为最常见的合并症，需联合鼻用糖皮质激素如糠酸莫米松及第二代抗组胺药如氯雷他定，通过减少鼻腔炎症降低下气道高反应性，研究显示规范治疗可使哮喘急性发作风险降低 30%；胃食管反流病患者需规范使用质子泵抑制剂如奥美拉唑至少 8 周，结合行为干预，抬高床头 15~20 cm、避免睡前进食，若反流症状改善可间接缓解夜间咳嗽及喘息；肥胖患者因脂肪组织炎症及胸廓机械限制加重哮喘，减重 5%~10% 可显著提升 FEV_1、减少激素用量，并通过代谢改善降低急性发作频率；焦虑/抑郁需心理干预联合选择性 5-羟色胺再摄取抑制剂，避免使用可能诱发支气管痉挛的药物。综合管理需多学科协作，如耳鼻喉科评估鼻息肉、呼吸科监测肺功能、营养科制订减重方案，最终实现哮喘控制水平与生活质量的同步提升。

9. 个体化治疗计划

哮喘的个体化治疗计划以患者教育为核心，结合动态随访与精准调整，旨在实现症状控制与风险最小化。患者教育应重点规范吸入装置使用，如干粉吸入器须充分呼气后快速深吸气、吸气后屏气 5~10 秒，避免常见错误，制订书面化哮喘行动计划，并解释下列阶梯治疗策略。①轻度间歇：按需低剂量吸入糖皮质激素+福莫特罗替代传统短效 β2 受体激动剂，降低急性发作风险；②中度持续：中剂量吸入糖皮质激素+长效 β2 受体激动剂如布地奈德/福莫特罗为主，若控制不佳可联用白三烯受体拮抗剂孟鲁司特或长效抗胆碱能药物噻托溴铵；③重度难治：加用生物制剂抗 IgE 奥马珠单抗、抗 IL-5 美泊利单抗靶向特定炎症通路或最低剂量口服激素。随访与调整需每 1~3 个月评估控制水平、吸入技术及依从性，逐步降级或升级治疗；年度肺功能检测监测疾病轨迹；急性发作风险评估需综合病史、用药行为及合并症管理。通过医患协作优化治疗应答，实现"以患者为中心"的精准管理目标。

哮喘的标准化评估流程见图 9-2。

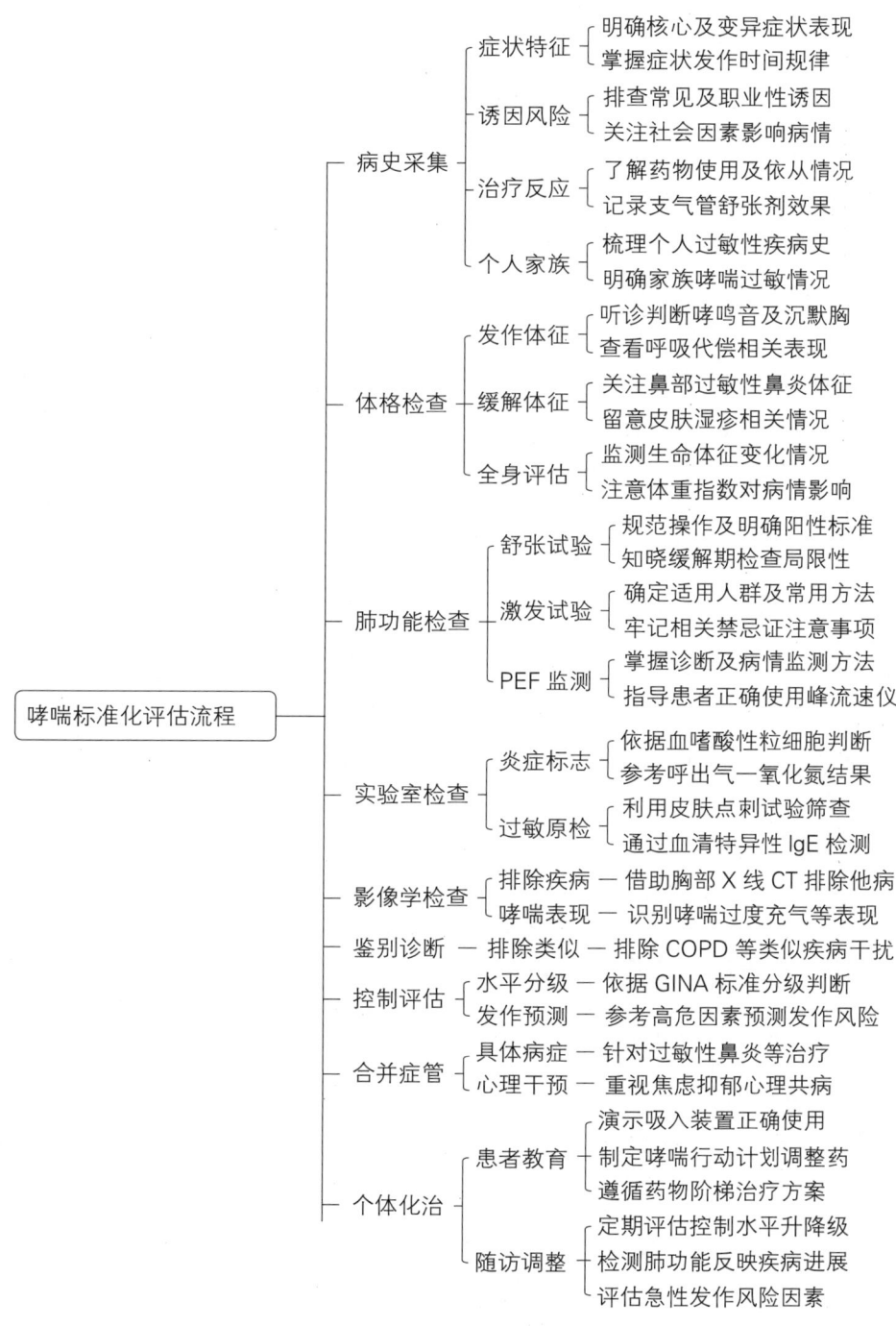

图 9-2　哮喘标准化评估流程

二、风险评估工具

（一）慢性阻塞性肺疾病诊断问卷与改良慢性阻塞性肺疾病诊断问卷

COPD 诊断问卷（COPD diagnostic questionnaire，CDQ）由英国学者 David Price 团队于 2006 年开发，旨在筛查 COPD 高危人群，尤其针对 40 岁以上吸烟者。其包含 8 个条目，包括年龄、BMI、吸烟包年、咳嗽、咳痰、喘息等，总分 0~38 分，临界值 ≥17 分建议行肺功能检查。CDQ 通过量化吸烟史与呼吸道症状，快速识别潜在 COPD 患者，适用于基层医疗机构及流行病学筛查。改良 CDQ 由中国学者于 2016 年基于原始 CDQ 优化开发，针对中国人群特点扩展条目至 11 项，新增咳嗽频率、呼吸困难程度及呼吸系统疾病家族史等，总分 0~38 分，临界值 ≥17 分建议行肺功能检查。尤其适用于基层医疗机构的 COPD 高危人群筛查，结合本土化风险因素，提高早期无症状患者的识别率，但需注意不同地区文化差异对问题理解的偏差。目前《中国基层诊疗指南》推荐其用于 40 岁以上吸烟或职业暴露人群的初步筛查，为肺功能检测提供高效预筛支持。

（二）慢性阻塞性肺疾病人群筛查问卷

COPD 人群筛查问卷由美国国家心肺血液研究所的 Fernando Martinez 团队于 2008 年设计，包含呼吸急促、排痰性咳嗽、活动受限、吸烟强度、年龄 5 个条目，总分 0~10 分，≥5 分提示需肺功能检测。其优势在于简洁高效，耗时约 2 分钟，适合初级保健快速筛查，《中国县域慢性阻塞性肺疾病筛查专家共识（2020 年）》推荐其用于基层，需结合临床判断，尤其适用于资源有限地区的高危人群初筛。

（三）慢性阻塞性肺疾病评估测试

CAT 量表由 Jones 等在 2009 年研发，是评估和监测 COPD 患者健康状况的简易工具（表 9-1）。其包含咳嗽、咳痰、胸闷、气促、活动受限、外出信心、睡眠及精力 8 个条目，每个条目 5 分，总分 40 分。得分越高，患者健康状况越差，生活质量受影响越大。其临床意义在于，0~10 分为轻度影响，11~20 分为中度影响，21~30 分为重度影响，31~40 分为极重度影响，有助于医生了解患者生活质量受影响程度，进而制订治疗方案。

表 9-1　CAT 量表

条目	0 分	1 分	2 分	3 分	4 分	5 分
1. 咳嗽频率	从不咳嗽	偶尔咳嗽	每天数次咳嗽	频繁咳嗽	几乎持续咳嗽	一直咳嗽
2. 痰液量	无痰	极少痰	少量痰	中等量痰	较多痰	非常多痰
3. 胸闷感	无胸闷	轻微胸闷	中度胸闷	较明显胸闷	严重胸闷	极度胸闷
4. 爬坡/上楼气短	无气短	轻微气短	中度气短	明显气短	严重气短	无法完成
5. 日常活动受限	无限制	轻微限制	中度限制	较多限制	严重限制	完全无法活动
6. 外出信心	完全自信	偶尔担心	有时担心	经常担心	非常担忧	不敢外出
7. 睡眠质量	睡眠良好	偶尔失眠	多次夜间醒来	频繁失眠	整夜难眠	完全无法入睡
8. 精力水平	精力充沛	偶尔疲倦	常感疲倦	明显乏力	极度疲劳	完全无精力

（四）圣乔治呼吸问卷

SGRQ 由英国圣乔治医院呼吸科专家 Paul W.Jones 博士团队于 1991 年研发，是评估慢性呼吸系统疾病（如 COPD、哮喘、肺纤维化）患者健康相关生活质量的标准化工具。该问卷包含症状、活动能力、疾病影响 3 个维度，共 50 个条目，通过量化咳嗽、呼吸困难、日常活动受限及心理社会影响等指标进行评分，总分范围为 0~100 分（0 分为无损害，100 分为极重度损害）。其核心用途包括：①评估疾病严重程度，如总分 >25 分提示中、重度损害；②预测死亡率和急性加重风险，总分每增加 10 分，5 年死亡风险上升 15%；③作为临床试验终点评价药物或非药物治疗效果如肺康复后总分下降 ≥ 4 分视为有效。相较于 CAT 评分，SGRQ 更全面，但耗时较长，约 15 分钟，主要用于科研和长期随访，工具已被翻译为多国语言，成为全球呼吸疾病管理的重要参考标准。

（五）肺功能问卷与改良肺功能问卷

肺功能问卷由美国梅奥诊所的 Barbara Yawn 团队于 2010 年开发，旨在通过症状和危险因素筛查 COPD 高危人群。原始肺功能问卷包含年龄、吸烟史、咳嗽、呼吸困难、喘息 5 个条目，每项回答"是"得 1 分，总分 0~5 分，≥ 3 分建议行肺功能检测。其优势在于简洁，耗时约 1 分钟，但特异度较低，易出现假阳性。改良肺功能问卷由美国学者 Hananai 团队于 2010 年优化，将评分改为有序变量，每项分 5 级，总分 0~25 分，临界值 16 分时灵敏度提升至 82.6%，特异度 47.8%，更适用于吸烟人群的早期筛查。改良版肺功能问卷通过细化症状频率如咳嗽分"偶尔"至"每日"和纳入 BMI 等指标，提升了对轻度气流受限的识别能力，但仍需结合肺功能检测，常用于基层医疗机构及流行病学研究中的风险分层。

（六）改良版英国医学研究委员会呼吸困难问卷

mMRC 由英国医学研究委员会制定，与 COPD 患者的运动能力、生活质量及预后密切相关，可用于判断病情严重程度和制订康复计划。mMRC 分级越高，患者呼吸困难越严重，通过 5 级分级评估 COPD/ 哮喘患者呼吸困难程度（表 9-2），0 级为无症状，4 级为静息呼吸困难，与死亡率强相关，如 mMRC ≥ 2 分者 5 年死亡风险增加 2 倍。

表 9-2　改良版英国医学研究委员会呼吸困难问卷分级

分级	表现
0 级	剧烈活动时出现呼吸困难
1 级	平地快步行走或爬缓坡时出现呼吸困难
2 级	因呼吸困难，平地行走比同龄人慢或需中途休息
3 级	平地行走 100 米左右或数分钟即需要停下来喘气
4 级	因严重呼吸困难而不能离开家，或在家穿衣脱衣时即出现呼吸困难

（七）BODE 指数

BODE 指数由美国胸科专家 Bartolome R. Celli 教授及其团队于 2004 年提出，旨在全面评估 COPD 患者的预后风险。该工具整合了四项核心指标：BMI ≤ 21 kg/m^2 为 1 分，气流阻塞程度

$FEV_1\%$ 预计值分为四档，最高 3 分，mMRC 分五级，最高 3 分，6 分钟步行距离分四档，最高 3 分，总分范围 0~10 分。通过量化患者的营养状态、肺功能、症状和运动能力，BODE 指数可预测患者 4 年死亡率并指导治疗决策，如低分者强化营养支持，高分者需评估肺移植或肺减容术。其优势在于多维度综合评估，成为 COPD 稳定期管理的国际金标准工具。

（八）DECAF 评分

由英国学者 Carlos Echevarria 博士团队于 2016 年开发，用于快速评估 COPD 急性加重期患者的住院死亡风险。该评分包含五个指标：mMRC ≥ 2 级计 1 分，嗜酸性粒细胞减少 <50/μL 计 1 分，肺部实变影像学确认计 1 分，酸血症动脉血 pH<7.30 计 1 分，房颤计 1 分及年龄 ≥ 65 岁计 1 分，总分 0~6 分。DECAF 评分能高效分层风险，0~1 分死亡率 <1%，而 ≥ 3 分者死亡率升至 15%~25%，临床据此分级处理，如高分患者需入住重症监护室启动机械通气。其优势在于快速、简便，专为急性加重设计，被 GOLD 指南列为重症管理核心工具。

（九）哮喘预测指数

哮喘预测指数（asthma predictive index，API）由《全球哮喘防治倡议》提出，专用于评估 3 岁以内反复喘息儿童未来发展为持续性哮喘的风险。其核心指标包括主要危险因素，如父母哮喘史、医师诊断的湿疹、吸入性过敏原致敏和次要危险因素如嗜酸性粒细胞 ≥ 4%、非感冒性喘息发作等。若儿童满足至少 1 项主要危险因素及 2 项次要危险因素，或具备 2 项主要危险因素，则 API 判定为阳性总分 ≥ 3 分，提示未来哮喘风险显著升高。临床中 API 阳性患儿需早期干预如吸入激素预防并定期肺功能监测，以降低哮喘进展概率。该工具简化了儿童哮喘风险分层，是儿科呼吸管理的重要决策支持工具。

（十）哮喘控制测试

ACT 由美国胸科学会专家团队于 2002 年开发，用于快速评估哮喘患者的病情控制水平。该工具包含 5 个问题，涵盖过去 4 周内的日间症状频率、夜间憋醒次数、活动受限程度、急救药物如沙丁胺醇使用频率及患者自评控制状态，每项评分 1~5 分，总分范围 5~25 分。临床分界为：25 分（完全控制）、20~24 分（部分控制）、5~19 分（未控制）。ACT 通过量化症状与药物使用情况，帮助医生调整治疗方案，如未控制者需升级吸入性糖皮质激素剂量或联用长效 β2 受体激动剂，并预测未来急性加重风险。其优势在于操作简便，耗时 2 分钟，适用于门诊随访和患者自我管理，是《全球哮喘防治倡议》推荐的哮喘控制核心评估工具。

（十一）慢性阻塞性肺疾病筛查问卷

COPD 筛查问卷（COPD screening questionnaire，COPD-SQ）由中国学者于 2013 年基于中国 COPD 流行病学数据开发，专为基层医疗机构设计，用于快速筛查高危人群。问卷包含 7 个条目：年龄（≥ 40 岁）、年累计吸烟量（包年）、BMI（≤ 18.5 kg/m²）、咳嗽、呼吸困难、呼吸系统疾病家族史及烹饪烟雾暴露史，总分范围 0~38 分，临界值 ≥ 16 分建议行肺功能检测。其基于中国人群特征纳入生物燃料暴露如农村炉灶烟雾等本土化风险因素，显著提升筛查效能，被《中国慢性阻塞性肺疾病基层诊疗与管理指南（2024 年）》列为推荐工具。相较于国际问卷，COPD-SQ 更贴合中国农村及低教育水平人群，但需注意对非吸烟者（如女性）的敏感性不足，需结合环境暴露史综合判断。

三、人工智能技术在慢性呼吸系统风险评估中的应用

随着医学技术的不断进步，慢性呼吸系统疾病的风险评估逐渐从传统的简单检测向多维度、综合性评估转变，涵盖了临床症状、肺功能指标、生活环境以及遗传因素等多个方面。同时，AI 技术的迅猛发展为复杂数据的分析与预测提供了强大助力。在慢性呼吸系统领域，AI 技术在疾病诊断、风险预测、健康管理等环节发挥着越来越重要的作用，推动着慢性呼吸系统疾病风险评估向更精准、更个性化的方向发展。

（一）传统方法的局限性与人工智能的优势

1. 传统方法的局限性

（1）数据维度单一

传统慢性呼吸系统风险评估多依赖于症状询问、肺功能检测等常规手段，对环境暴露数据、生活方式细节、基因层面信息等关注不足，难以全面反映疾病发生发展的潜在影响因素。

（2）人群适应性欠佳

针对不同种族、地域、生活习惯的人群，传统评估方法缺乏足够的灵活性和针对性，预测结果容易出现偏差，无法准确评估各类人群的患病风险。

（3）动态监测能力薄弱

无法实时、持续地收集和分析患者的生理数据变化，如日常活动中的呼吸频率、睡眠时的血氧饱和度波动等，难以捕捉疾病的动态进展信息。

2. 人工智能的优势

（1）多源数据融合

AI 能够整合海量医疗数据，包括电子病历、环境监测数据、可穿戴设备收集的生理数据以及基因测序结果等，实现多维度数据的深度融合，为全面、精准的风险评估提供支持。

（2）实时动态评估

基于机器学习算法，AI 可实时跟踪患者的生理指标、生活行为以及环境因素的变化，持续更新风险评估结果，及时发现潜在风险变化。

（3）精准模型构建

深度学习模型能够挖掘数据间复杂的非线性关系，针对不同特征的人群建立个性化的风险预测模型，有效提高预测的准确性和适应性。

（二）人工智能技术应用场景

1. 基于机器学习的风险预测

机器学习算法能够对大量慢性呼吸系统相关数据进行分析，挖掘潜在规律，实现精准的风险预测。高风险人群筛选：运用逻辑回归、决策树等算法，综合分析患者的年龄、吸烟史、家族病史、职业暴露等信息，筛选出 COPD、哮喘等高风险人群，其准确率较传统方法有显著提升。疾病进展预测：利用时间序列分析算法，结合患者的历史肺功能数据、用药记录等，预测慢性呼吸系统疾病的发展趋势，提前制订干预策略。

2. 深度学习在医学影像分析中的应用

深度学习在慢性呼吸系统疾病的医学影像分析中具有重要价值。肺部疾病影像诊断：基于 CNN 的深度学习模型，可对胸部 X 线、CT 影像进行自动分析，快速准确地识别肺部结节、炎症、纤维化等病变，辅助医生进行疾病诊断。肺气肿定量评估：通过对肺部 CT 影像的深度学习分析，能够精确测量肺气肿的程度、范围，评估疾病的严重程度，为治疗方案的制订提供量化依据。

3. 可穿戴设备与 AI 结合的实时监测

可穿戴设备与 AI 技术的结合，实现了对慢性呼吸系统疾病患者的实时、动态监测。呼吸异常监测：搭载 AI 算法的智能手环、智能呼吸贴等设备，能够实时监测患者的呼吸频率、深度、节律等指标，及时发现呼吸异常，如睡眠呼吸暂停等，为疾病的早期干预提供依据。运动耐量评估：在患者日常活动中，可穿戴设备收集运动数据，结合 AI 分析，评估患者的运动耐量，指导康复训练和生活方式调整。

4. 多组学数据分析中的 AI 应用

结合基因组、蛋白质组、代谢组等多组学数据，AI 技术能够挖掘慢性呼吸系统疾病的潜在生物标志物，揭示疾病的发病机制。疾病遗传风险评估：通过对基因数据的分析，AI 算法可识别与慢性呼吸系统疾病相关的遗传变异，评估个体的遗传易感性，为个性化预防和治疗提供参考。生物标志物发现：整合多组学数据，利用 AI 技术发现新的生物标志物，用于疾病的早期诊断和病情监测。

（三）典型应用案例与未来发展方向

1. 典型应用案例

智能设备的应用提高了肺功能测试的便捷性和准确性，简化操作且便携，传统肺功能仪需在二级以上医院操作，而便携设备仅需 3 步：吸气至肺总量位、爆发力呼气、数据自动上传。基层医务人员经 20 学时培训即可掌握，误操作率低。

便携式智能肺功能仪的核心是流量传感器，其工作原理基于多种物理测量技术。压差式传感器：通过气流在管道中的压力差计算流量，精度高且响应快，常用于实验室设备。超声式传感器：利用超声波在气流中的传播速度差异，适合高灵敏度测量。热敏式传感器：通过电阻变化反映气体流量，成本低且体积小，适合家用设备。这些传感器结合嵌入式计算机系统，可实时采集 FVC、FEV_1 和呼气峰值流量等关键指标。患者通过便携式智能肺功能仪定时监测肺通气功能，仪器自动采集记录数据，自动生成并分析动态变化趋势，并通过蓝牙或无线网络实时传输数据，将测量结果自动上传至相应的 App 管理平台，且可在患者端、医生端与平台之间实现实时共享。

（1）临床应用场景

家庭自主管理：患者每日通过智能肺功能仪进行居家自我管理，每日监测呼气峰流速，记录电子版"健康日记"、定期"健康测评"，通过绿、黄、红三区管理病情。呼气峰值流量 ≥ 80% 预计值为绿区，提示病情控制良好；呼气峰值流量 <60% 则需紧急就医。通过分区管理，显著提高了患者依从性，未控制率从 20% 降至 10% 以下。

基层医疗与流行病学筛查：便携式肺功能仪操作简便、价格低廉、携带，可以在社区门诊、基层医院、体检中心广泛应用，能有效促进呼吸系统慢性病早期筛查及干预能力的提升。此外，职业肺部疾病诊断或偏远地区的肺功能检测可能需要在厂矿或野外环境进行，便携性肺功能仪可提供弹性的解决方案。

床旁与居家监测：手持式设备可监测术后患者或重症监护患者的呼吸功能，减少交叉感染风险。

（2）数据智能传输与云平台

智能肺功能仪通过物联网技术将数据实时上传至云端，医生端与患者端可共享动态趋势分析，便于疾病管理及监测；通过云平台对居家患者进行动态监测，能够实现智能监测氧疗调整。一方面，医护人员可依据监测数据制订个性化干预方案，这有助于减轻患者呼吸困难症状，提升护理效果；另一方面，动态监测能够及时察觉患者状况变化，使医护人员及时采取相关干预措施，降低疾病反复发作的风险，进而降低疾病对患者日常生活质量的影响程度。

2. 未来发展方向

（1）多模态融合与个性化诊疗

进一步融合临床症状、影像数据、基因信息、环境数据等多模态数据，建立更精准的个性化风险评估和诊疗模型，实现"一人一策"的精准医疗。

（2）智能健康管理平台

开发面向患者和医生的智能健康管理平台，实现数据的实时共享、分析和反馈，为患者提供全周期的健康管理服务。

（3）人工智能辅助药物研发

利用 AI 技术加速慢性呼吸系统疾病新药的研发进程，通过虚拟筛选、靶点预测等手段，缩短研发周期，降低研发成本。

（4）可解释性人工智能

提高 AI 模型的可解释性，使医生和患者能够理解 AI 决策的依据，增强对 AI 技术的信任，促进其在临床实践中的广泛应用。

第十章 代谢健康评估

第一节 健康评估指标

一、常用评估指标

（一）病因、危险因素调查评估

1. 既往的代谢性疾病病史

儿童或青少年时期是否有过超重或肥胖症；是否有可能导致代谢异常的疾病史，例如甲状腺疾病、垂体疾病、肾上腺疾病或高尿酸血症等；是否曾使用过可能影响体重、血糖、血压、血脂等指标的药物如糖皮质激素、抗精神病药物等；是否有代谢性疾病的病史如糖尿病、肥胖症、脂代谢异常等，以及相关治疗经历。

2. 家族病史

调查是否有糖尿病、肥胖症、高脂血症等代谢性疾病的家族病史。

3. 个人生活方式史

饮食习惯（如食物偏好、是否有暴饮暴食的情况）；运动习惯；睡眠状况；工作性质及工作强度；是否有吸烟、饮酒史等。

（二）体格检查评估

1. 基本体格检查项目

（1）体重、身高、体重指数

BMI 是评估肥胖程度和代谢性疾病风险的常用指标。根据中国成人超重肥胖预防控制指南的标准，BMI ≥ 24 kg/m^2 即为超重，BMI ≥ 28 kg/m^2 为肥胖。肥胖尤其是腹部肥胖与糖尿病、高血压、高脂血症、脂肪肝等代谢性疾病有着显著的相关性。

（2）腹型肥胖的评估

腰围和臀围的比值能更有效地反映腹型肥胖的存在。腹型肥胖是 2 型糖尿病、高血脂、心血管疾病等的强烈风险因素。《中国成人超重肥胖预防控制指南》指出，腰围过大（男性≥85 cm，女性≥80 cm）与糖尿病风险增加密切相关。

（3）血压测量

高血压是代谢性疾病常见的伴随症状之一，尤其是肥胖患者更容易出现高血压。高血压和糖尿病常伴随存在，并且相互影响，导致心血管事件的发生。《高血压治疗指南》建议定期监测血压，以便及早识别并治疗高血压。血压≥140/90 mmHg，提示存在高血压。

（4）皮肤和眼底检查

糖尿病常伴随皮肤病变，如糖尿病足、皮肤黑变病等。此外，糖尿病视网膜病变是糖尿病患者的常见并发症之一，早期筛查非常重要。定期进行眼底检查有助于发现糖尿病视网膜病变的早期迹象。

2. 临床症状与体征的综合评估

（1）典型临床症状

糖尿病的典型症状包括多尿、多饮、体重骤减和极度疲劳等。肥胖症的典型症状则表现为体重增加、活动耐力差、呼吸困难等。代谢综合征的患者通常合并高血糖、高血压、高脂血症等症状。

（2）皮肤表现

糖尿病患者常见的皮肤症状包括糖尿病足、皮肤瘙痒、黑棘皮症等。黑棘皮症通常发生在腋下、颈部或腹部，提示胰岛素抵抗的存在。

（3）代谢综合征的体征

代谢综合征是指一组相互关联的代谢异常表现，包括腹型肥胖、高血压、高血糖和高脂血症。临床上，代谢综合征患者往往会表现为体重增加、动脉硬化、高血压等多重症状。

3. 实验室评估

（1）血糖监测

血糖监测是糖尿病诊断与管理的核心。空腹血糖≥7.0 mmol/L，糖化血红蛋白≥6.5%或餐后2小时血糖≥11.1 mmol/L可以作为糖尿病的诊断依据。根据《美国糖尿病协会2020年糖尿病管理指南》，糖化血红蛋白已成为糖尿病的关键筛查工具，且对于长期血糖控制具有较好的反映作用。

（2）脂质检测

脂质检测包括TC、LDL-C、HDL-C和TG。代谢性疾病患者常伴有脂质代谢紊乱，特别是高胆固醇血症、高甘油三酯血症。

（3）肝功能和肾功能检查

肝功能的常见指标包括谷丙转氨酶、谷草转氨酶等，可用于评估肝脏功能，筛查非酒精性脂肪肝等代谢性疾病相关的肝脏损害。肾功能检测包括肌酐、尿微量白蛋白等，糖尿病患者需要定期监测肾脏功能，预防糖尿病肾病。

（4）尿液检查

评估尿液中蛋白质、尿糖、尿酮体含量，筛查糖尿病程度及引起的肾脏损害。早期发现糖尿病肾病、糖尿病酮症酸中毒等糖尿病并发症，并及时干预。尿蛋白定量≥30 mg/dL提示尿蛋白阳性。尿白蛋白/肌酐比值≥30 mg/g提示微量白蛋白尿。

（5）胰岛素抵抗的评估

胰岛素抵抗是代谢性疾病的主要病理机制，评估其程度有助于预测高危人群的发病风险。常用的评估方法如下。胰岛素抵抗指数：通过空腹血糖和空腹胰岛素水平计算，反映胰岛素抵抗的程度，胰岛素抵抗指数 ≥ 2.5 提示胰岛素抵抗，提示高糖尿病风险；胰岛素分泌与功能评估：通过动态胰岛素释放试验或胰岛素负荷试验，进一步了解患者的胰岛素分泌功能和胰岛素敏感性。

4. 影像学评估

影像学检查对于评估代谢性疾病的早期诊断和并发症监测具有重要意义，特别是对内脏脂肪、心血管系统等的评估。

（1）磁共振成像

MRI 能提供较高的分辨率，能够评估脂肪沉积、肝脏和肌肉的代谢状态，广泛用于糖尿病、脂肪肝、肥胖症等代谢性疾病的筛查与监测。脂肪肝的筛查：MRI 可以通过脂肪定量成像技术评估肝脏脂肪含量，帮助早期诊断非酒精性脂肪性肝病及其相关并发症；肌肉质量评估：MRI 可以检测代谢性疾病患者的肌肉质量变化，尤其在糖尿病和肥胖症患者中，肌肉萎缩常伴随代谢紊乱。

（2）计算机断层扫描

CT 常用于评估脂肪分布，特别是腹部脂肪的积聚。它能够测量内脏脂肪量，帮助评估肥胖症与糖尿病的关系。腹部脂肪的定量分析：CT 可以通过腹部扫描准确评估内脏脂肪量，内脏脂肪过多与代谢性疾病如 2 型糖尿病和心血管疾病密切相关。

（3）超声检查

超声是一种无创、便捷、成本较低的影像学技术，常用于肝脏脂肪沉积、心脑血管功能的评估。非酒精性脂肪肝筛查：超声波可以检测肝脏的回声强度，评估脂肪沉积的程度，并可作为非酒精性脂肪肝的初步筛查工具；心脑血管状态评估：如心电图、心脏超声、颈动脉彩超、经颅多普勒等，用于评估代谢性疾病引起的心脑血管系统损害。

（4）血管成像 CTA、MRA

主要用于评估代谢性疾病（如糖尿病、高血压、高脂血症）引起的血管损伤或动脉硬化。动脉硬化评估：CTA 和 MRA 可以检测动脉的狭窄或钙化，帮助识别代谢性疾病与心脑血管疾病之间的关系，评估代谢性疾病引起的冠心病、动脉硬化等并发症。

（5）正电子发射断层成像

正电子发射断层成像（positron emission tomography，PET）将放射性示踪剂（如 18F-FDG）与 CT 或 MRI 结合，能够评估组织的代谢活性。代谢活性评估：在糖尿病或其他代谢性疾病中，PET 能够揭示不同器官或组织（如心脏、脑、脂肪组织等）的代谢变化，为疾病的早期诊断提供信息。

（6）双能 X 射线吸收法

双能 X 射线吸收法（dual energy X-ray absorptiometry，DXA）常用于骨密度测量，也可以评估体脂含量、肌肉量等成分，尤其在骨质疏松、糖尿病、肥胖症患者的筛查中广泛应用。骨量评估：T 值 ≤ -2.5，提示骨质疏松。

（7）人体成分分析

通过测量脂肪、骨骼、肌肉等不同组织的分布，DXA 有助于了解骨质疏松、糖尿病、肥胖症患者的代谢状态及骨折潜在风险。

（8）磁共振波谱

磁共振波谱（magnetic resonance spectroscopy，MRS）是 MRI 的一种扩展技术，能够分析组织中的代谢物质如脂肪、乳酸、糖原等。组织代谢评估：通过 MRS，能够对代谢性疾病患者的组织代谢情况如肝脏、肌肉的代谢物变化进行深入分析。

5. 遗传学评估

遗传学分析对于了解代谢性疾病的家族聚集性和遗传易感性具有重要意义。近年来，关于糖尿病、肥胖症等代谢性疾病的基因研究不断深入，许多与胰岛素抵抗、脂肪代谢等相关的基因突变被发现。例如，脂肪量与肥胖相关基因、过氧化物酶体增殖物激活受体γ、转录因子7样蛋白2基因等都与2型糖尿病的易感性相关。基因检测：通过基因组学技术，检测与代谢性疾病相关的基因变异。基因检测能够提供个体的遗传易感信息，帮助识别代谢性疾病的高危人群，并为个性化治疗方案提供依据。

二、智能化评估技术的应用

传统的筛查评估方法虽然在一定程度上能够发现代谢性疾病，但有很大的局限性：往往依赖于单一的临床检测指标，不能全面评估疾病的风险；筛查效率低，依赖于人工操作和专家诊断，且通常需要多次检测和复诊才能得出准确的诊断结果，患者可能需要经历多次临床检查，不仅增加了患者的负担，也降低了筛查的效率；传统的筛查方法缺乏个性化评估，往往采用统一的标准进行筛查，缺乏对个体差异的考虑，未能充分利用患者个体的多维信息进行综合评估，可能导致诊断结果的局限性；依赖于体格检查和症状虽然对筛查肥胖症和糖尿病等有一定帮助，但在早期很多代谢性疾病可能没有明显的体征和症状，错过一些无症状的患者；并发症监测滞后，传统的筛查方法主要关注代谢性疾病的诊断，但对并发症的监测通常较为滞后。糖尿病的并发症如糖尿病视网膜病变、糖尿病性肾病等往往在患者诊断为糖尿病后多年才会出现，且很难通过常规检查早期发现这些并发症。

21世纪以来随着计算机算法的不断完善和技术的不断更新，AI 技术取得了一系列突破性进展，在医学领域多个环节发挥了巨大作用，智能化筛查技术相较于传统筛查手段，具有更高的准确性、效率和个性化能力。它能够帮助临床医生从更广泛的数据源中提取关键信息，提前识别高风险个体，进行疾病早期预测与预防，并对患者进行个性化的健康管理。AI 技术通过对基因数据、体重、饮食、运动、血糖等数据的整合，能提前预测患者的代谢性疾病风险，从而做到早干预、早治疗。这些优势使得智能化筛查技术成为代谢性疾病管理中不可或缺的工具，为推动精准医疗和健康管理提供了强有力的支持。

（一）连续血糖监测

连续血糖监测是一项重要的糖尿病管理技术，它通过植入式或贴片式传感器，能够实时监测患者的血糖变化。这项技术的关键优势在于它能够提供全天候、实时的血糖数据，而不仅仅依赖于传统的指尖采血或定期血糖测试。患者可以通过连续血糖监测系统随时查看其血糖水平，了解自己在不同时间段内的血糖波动情况，从而更好地管理和控制血糖水平。

连续血糖监测设备通过皮肤下的传感器监测血液中的葡萄糖浓度，数据通过无线或蓝牙传输到患者的手机或专用接收器。传感器每几分钟便会记录一次血糖值，设备无须人工校对，可连续使用14天，从而生成血糖变化的动态图谱。这样，患者和医生都能实时获取详细的血糖波动信息，帮助他们更好地了解患者的血糖管理状况。与传统的血糖监测方式相比，连续血糖监测可以提供更为全面和精细的数据，不仅反映血糖的单次测量值，还能够展示血糖波动趋势，甚至捕捉到夜间或其他时间段的血糖异常波动。

智能化系统在连续血糖监测中起着至关重要的作用，它能够根据患者的血糖波动，提供即时的反馈和提醒。患者可以根据这些提醒采取及时的措施，如调整饮食、增加运动量或按时使用胰岛素，避免血糖波动对健康产生不利影响。这种即时反馈不仅提高了患者对血糖变化的敏感性，也使得他们能够更主动地参与到自身的糖尿病管理中。此外，连续血糖监测系统还可以将血糖数据传输给医疗服务提供者，医生可以远程查看患者的血糖趋势图，从而及时发现潜在的健康问题并提供相应的医疗建议。

（二）可穿戴式智能设备

可穿戴智能设备是通过智能传感器技术开发的健康监测设备，能够实时追踪心率、血压、血糖等健康指标及运动情况。这些设备通过蓝牙将数据实时同步至手机App或后台管理系统，医生可以通过分析这些数据提供饮食和运动建议，帮助个人改变不健康的生活习惯。这些设备在代谢性疾病、心血管疾病等慢性病管理中发挥了关键作用。

（三）智能化慢性病管理手机App

近年来，慢性病管理类的手机App不断涌现，它是基于智能手机应用程序，通过与智能手环、体表贴片或植入式传感器相连接，自动抓取记录和上传某些人体数据，从而实现以下诸多功能：①体重、血糖、血压、血脂、心电等指标的监测与记录；②提供饮食管理与营养建议；③运动追踪与管理；④药物提醒与服药记录；⑤定期体检与检查结果管理；⑥健康数据分析与趋势预测；⑦社区互动与支持；⑧医生在线咨询与随访；⑨个性化治疗方案。随着移动健康技术的迅猛发展，代谢性疾病患者可以通过这些App实现对病情的有效跟踪和管理。

（四）智能体重秤

智能体重秤是一种结合了传统体重测量功能和现代智能技术的设备。它通过传感器、蓝牙或Wi-Fi等技术，与智能手机或其他设备连接，帮助用户实时监测和分析体重数据，并提供更详细的健康信息。

智能体重秤兼具体重测量、身体成分分析、BMI计算等多种数据整合功能。通过蓝牙或Wi-Fi功能，智能体重秤能够将测量的数据同步到智能手机上的健康管理应用程序中，从而可以自动跟踪体重变化、分析趋势，并提供健康建议。另外一些智能体重秤还支持多用户功能，可以为家庭中的多个成员分别记录和追踪体重及身体成分数据。还配备有提醒服务，帮助用户定期测量体重，并根据目标制订健康计划。智能体重秤通常可以与其他健康设备配合使用，提供更全面的健康数据监测。

（五）无袖式智能血压计

无袖式智能血压计是一种创新的血压监测设备，采用无袖设计，通常通过手腕或其他无袖方式进行血压测量。这种类型的血压计相较于传统的臂式血压计，具有轻便、操作简单、能提供精准测量的特点。设备通过蓝牙或Wi-Fi与智能手机连接，实时同步数据并进行趋势分析，便于用户查看历史记录和个性化健康建议。适合日常家庭使用或旅行随身携带，尤其适合那些因臂式血压计袖带加压造成的紧张型高血压人群或需要频繁监测血压的群体。

（六）智能化血脂检测仪

智能化血脂检测仪是一种利用先进传感器技术进行血脂检测的便捷设备，旨在帮助用户实时监测血脂水平，预防心血管疾病。它能够快速、准确地测量血脂指标，如 TC、TG、HDL 和低密度脂蛋白（low-density lipoprotein，LDL）。部分设备还具备与智能手机或其他设备连接的功能，方便用户记录和分析检测数据。

（七）智能隐形眼镜

该设备将微型无线芯片和小型葡萄糖传感器嵌入软性隐形眼镜的两层材料之间，可以通过检测眼泪中的葡萄糖水平来测量血糖，避免了糖尿病患者需要通过扎针的方式来监控血糖。原型产品每秒读取一次数据。当佩戴者的血糖异常时，研发团队正在尝试在眼镜中集成微型 LED 光源，通过闪光提示血糖超过设定的上下限。此外，这款眼镜还能够监测佩戴者的体温、血液中的酒精含量以及空气中的过敏原。然而，该技术目前仍在初步测试阶段，要成为市场上的成熟产品还需要较长的研发过程。

第二节　评估流程与工具

代谢性疾病的早期风险评估和预测在疾病管理中具有至关重要的作用。某些代谢性疾病，如糖尿病、高脂血症等，通常在早期并不表现出明显的临床症状，许多患者在初期可能未意识到自己已经处于代谢异常或高风险状态。通过早期的风险评估，能够及时识别高危个体，采取预防性干预措施，从而有效延缓或避免糖尿病的发生。

一、标准化诊断与评估方法

（一）标准化评估流程

1.初诊患者的综合评估

对于初诊患者，病情综合评估的目的是明确诊断、评估疾病的严重性、识别潜在的危险因素，并为制订个性化的治疗方案提供数据支持。初诊患者的评估内容主要包括病史采集、体格检查、实验室检查、影像学检查和基因学检测等。评估路径如下（图10-1）。

（1）详细病史采集

初诊患者的病史采集是评估的基础，能够帮助了解患者的基本健康状况、疾病的发病过程、家族历史、生活方式等信息，为进一步的疾病诊断和治疗决策提供参考。

家族史：了解家族中是否有代谢性疾病如糖尿病、肥胖症、心血管疾病、高血脂等。代谢性疾病具有一定的遗传易感性，家族史对疾病风险的评估至关重要。

生活方式：评估患者的饮食习惯如高糖、高脂饮食等、体力活动水平、是否吸烟或饮酒等不良习惯。

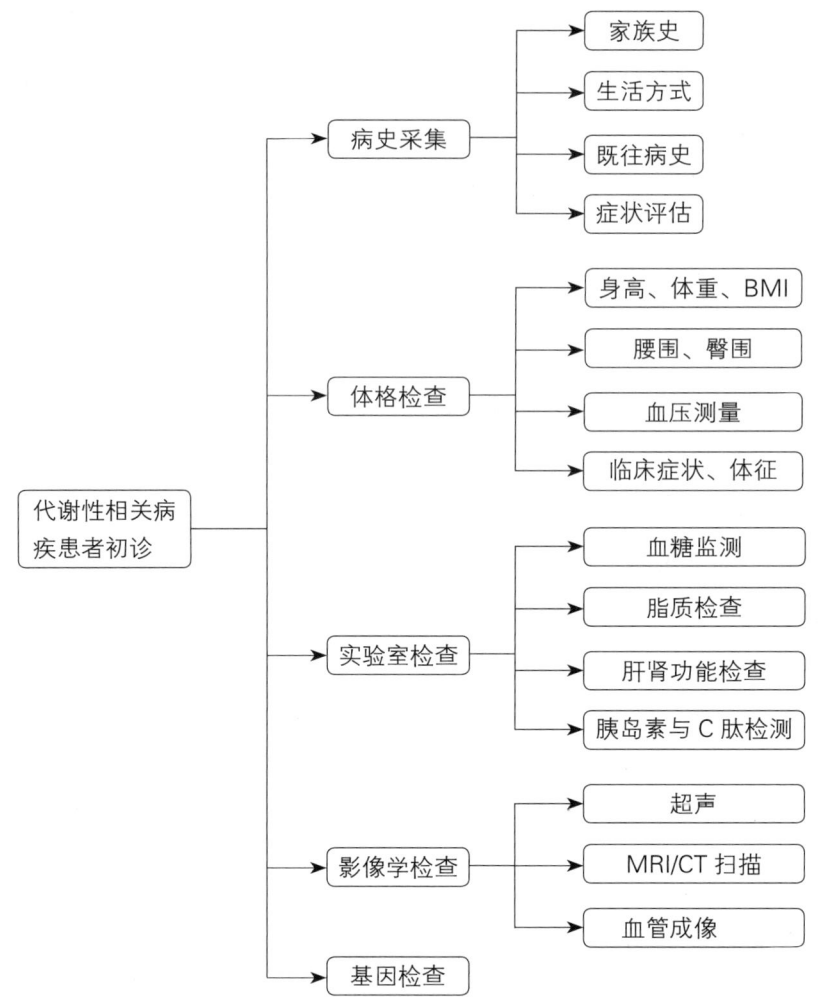

图 10-1　代谢性相关疾病初诊患者病情评估路径图

既往病史：询问患者是否有高血压、高血糖、脂肪肝等代谢性疾病的病史，有无甲状腺疾病、垂体疾病、肾上腺疾病等影响代谢的内分泌疾病，有无糖皮质激素、抗精神病类等药物应用史，了解其发病情况、治疗效果及控制情况。

症状评估：评估患者的临床症状，典型症状如多尿、多饮、体重下降、疲劳、视力模糊等糖尿病症状；肥胖患者可能有呼吸困难、体力活动耐力差等表现。

（2）体格检查

身高、体重、BMI、腰围、血压等一般指标的测量以及典型的临床症状和体征（具体见前文所述，此处不再赘述）。

（3）实验室检查

血糖、血脂、血生化、肝肾功能、胰岛素及 C 肽等的测定及尿液检查（具体见前文所述，此处不再赘述）。

（4）影像学检查

超声、CT/MRI、血管成像等（具体见前文所述，此处不再赘述）。

（5）基因学检测

常见糖尿病检测基因如下。①转录因子7样蛋白2基因：该基因在2型糖尿病中有重要作用，与胰岛素分泌和胰岛素抵抗相关。该基因的突变与糖尿病的易感性增加密切相关。②过氧化物酶体增殖物激活受体γ基因：该基因参与脂肪细胞的分化和胰岛素的作用，因此其突变与2型糖尿病及胰岛素抵抗相关。③钾通道亚单位基因：该基因编码胰腺β细胞钾通道，突变可能影响胰岛素的分泌，并与2型糖尿病和1型糖尿病的发生相关。④脂肪量与肥胖相关基因：该基因被认为是糖尿病和肥胖症的一个主要易感基因，该基因突变与肥胖的发生以及后续2型糖尿病的风险增加有关。

常见肥胖症检测基因如下。①脂肪量与肥胖相关基因：该基因是肥胖最为相关的基因之一。其特定的基因型与体重增加、脂肪沉积、食欲调节等方面密切相关。②黑皮质素4受体基因：该基因的突变会导致食欲增加、能量消耗减少，是肥胖症中较为常见的基因变异之一。③瘦蛋白基因：该基因是调节食欲和能量平衡的主要激素，该基因突变可能导致食欲过度、体重增加，表现为遗传性肥胖。④过氧化物酶体增殖物激活受体γ基因：如前所述，该基因与脂肪的积累和胰岛素作用密切相关，因此也与肥胖症的发展有关。⑤脑源性神经营养因子基因：该基因对大脑食欲中心的调控起着重要作用，其突变可能导致食欲失调，从而导致肥胖。

常见脂代谢异常检测基因如下。①载脂蛋白E基因：该基因是影响血脂水平的一个关键基因。特别是载脂蛋白E4等等位基因与LDL水平的增加相关，增加动脉硬化和心血管疾病的风险。②低密度脂蛋白受体（low-density lipoprotein receptor，LDLR）基因：该基因突变会导致LDLR功能障碍，进而引起家族性高胆固醇血症。这种疾病通常在青年时期出现，并与早期心血管事件密切相关。③前蛋白转化酶枯草溶菌素9（proprotein convertase subtilisin/kexin type 9，PCSK9）基因：该基因通过抑制LDLR的回收，促进LDL-C的升高。PCSK9基因突变或过表达可能导致高胆固醇血症。④脂蛋白脂肪酶基因：该基因突变会导致脂肪酸的代谢异常，影响TG的水平。该基因缺陷可能导致高甘油三酯血症。⑤三磷酸腺苷（adenosine triphosphate，ATP）结合盒转运体A1基因：该基因突变可导致HDL水平降低，增加动脉硬化的风险。

2. 复诊患者的病情评估

复诊患者的病情评估主要围绕疾病的管理效果、并发症的筛查与防治，以及治疗方案的调整。与初诊患者不同，复诊患者已经经历了治疗和管理，因此，复诊评估更多地关注疾病控制情况和治疗效果。评估路径如下（图10-2）。

（1）病情变化与症状评估

在复诊时，医生需要评估患者自上次就诊以来的症状变化，判断病情的控制效果。症状监测：了解患者是否有新出现的症状或症状加重，如糖尿病患者的多尿、多饮等症状是否得到控制；肥胖症患者的体重变化，是否出现体力活动耐力差等。并发症筛查：复诊时应定期评估患者是否出现糖尿病视网膜病变、糖尿病肾病、糖尿病神经病变等并发症。对有心血管病史的患者，需评估心血管并发症的风险。

（2）治疗效果评估

复诊患者的治疗效果评估主要依赖于定期的实验室检查和临床体征的监测，帮助调整治疗方案。血糖控制：通过测量血糖水平和糖化血红蛋白来评估患者的血糖控制情况。目标值应根据患者的个

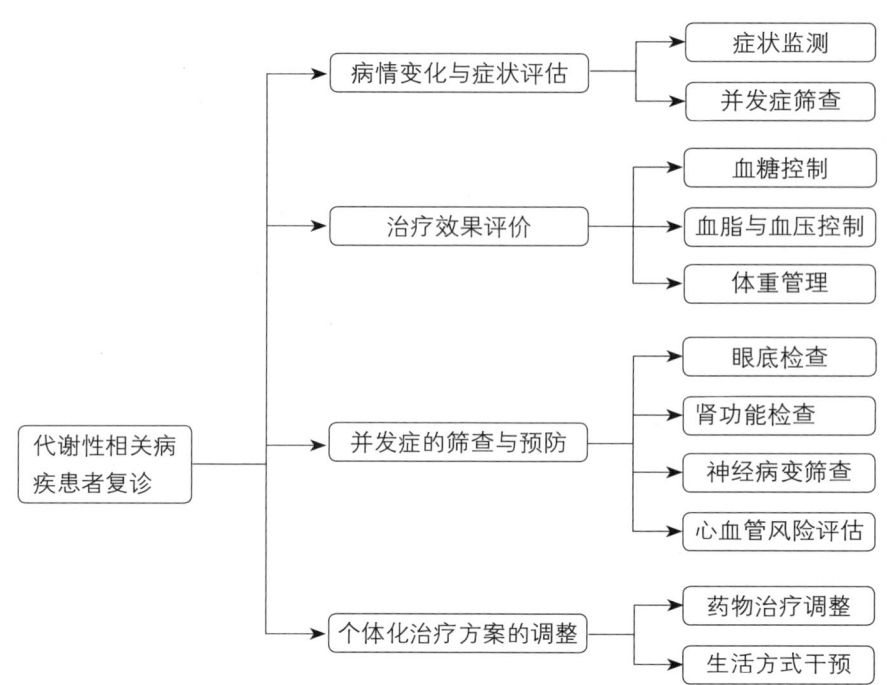

图 10-2　代谢性相关疾病复诊患者病情评估路径图

体情况如年龄、病程、并发症等进行个性化调整。血脂与血压控制：定期检查血脂和血压，评估患者的脂代谢异常和高血压控制情况。如果血脂或血压不理想，需要考虑药物调整或进一步的生活方式干预。体重管理：通过测量体重、BMI 和腰围等指标评估患者的体重管理情况，尤其是肥胖患者。体重控制良好可改善胰岛素敏感性和血糖水平。

（3）并发症筛查与预防

代谢性疾病往往伴随慢性并发症，复诊时需要定期筛查并发症，及早发现并处理。眼底检查：对于糖尿病患者，眼底检查是筛查糖尿病视网膜病变的有效方法。肾功能检查：检测尿微量白蛋白、肌酐等指标，早期发现糖尿病肾病的症状。神经病变筛查：糖尿病患者应定期进行神经病变的筛查，包括外周神经病变的评估。心血管风险评估：根据患者的血脂、血压、血糖和心血管疾病家族史等，定期评估心血管风险，并采取干预措施。

（4）个体化治疗方案的调整

根据复诊评估的结果，医生可以根据患者的实际情况，灵活调整治疗方案。药物治疗调整：根据患者的血糖控制情况、血脂和血压水平，调整药物的种类、剂量或组合。生活方式干预：对于肥胖患者，除了药物治疗外，还应加强体重管理。

（二）糖尿病的标准化诊断与评估

糖尿病的早期诊断与风险评估不仅能够帮助确定个体是否存在糖尿病前期，还可以评估其他相关代谢异常，如胰岛素抵抗、心脑血管系统并发症等，能够为临床提供有效的信息，指导饮食、运动和药物等多方面的干预，减少并发症的发生，提升患者的生活质量，并为个体提供个性化的管理方案。

1. 糖尿病的分型

糖尿病的分型是依据对糖尿病的病理生理、病因和临床表现的认识而建立的综合分型，随着对糖尿病本质认识的进步和深化而逐渐丰富，但目前的认识尚不完善，故现行的分型分类方法是暂时的，今后还会不断修改。目前国际上通用1999年世界卫生组织糖尿病专家委员采纳的分型标准，主要包括1型糖尿病、2型糖尿病、妊娠糖尿病和特殊类型糖尿病。其中特殊类型糖尿病又分为：β细胞功能基因缺陷，胰岛素作用遗传性缺陷，胰腺外分泌病，内分泌疾病，药物或化学品所致糖尿病，感染所致糖尿病，少见的免疫介导糖尿病，伴糖尿病的其他遗传综合征等不同类型。

不同类型的糖尿病在病因、临床表现、治疗策略和预后方面均有显著区别，因此准确分类对于个性化管理和治疗至关重要。

2. 糖尿病高风险人群

在成年人中，具有1项及以上下列危险因素者，即为糖尿病高风险人群。①糖尿病前期病史；②年龄≥40岁；③巨大儿分娩史或妊娠期糖尿病病史；④一级亲属有糖尿病史；⑤BMI≥24 kg/m^{2}和（或）男性腰围≥90 cm，女性腰围≥85 cm；⑥黑棘皮病者；⑦缺乏体力活动者；⑧多囊卵巢综合征病史；⑨高血压史，或正在接受降压治疗者；⑩ASCVD病史；⑪长期接受抗精神病药物或抗抑郁症药物治疗；⑫HDL-C<0.90 mmol/L和（或）TG>2.22 mmol/L，或正在接受调脂药治疗者；⑬类固醇类药物使用史；⑭中国糖尿病风险评分≥25分（见下文所述）。

儿童和青少年高危人群包括BMI≥相应年龄和性别的第85百分位数，且合并以下3项危险因素中至少1项者：①母亲妊娠时有糖尿病（包括妊娠期糖尿病）；②一级亲属或二级亲属有糖尿病史；③存在与胰岛素抵抗相关的临床状态（如黑棘皮病、多囊卵巢综合征、高血压、血脂异常）。

3. 糖尿病的诊断

在临床工作中要善于早期发现糖尿病，尽可能早诊早治。应依据静脉血浆葡萄糖而不是毛细血管血糖测定结果诊断糖尿病。若无特殊提示，本章所提到的血糖均为静脉血浆葡萄糖值。糖尿病诊断是基于空腹血糖、随机血糖（任意时间点）或糖耐量试验中2小时血糖值。应注意如单纯检查空腹血糖，糖尿病漏诊率高，应加验餐后血糖，必要时进行糖耐量试验。诊断时应注意是否符合糖尿病诊断标准、分型、有无并发症及其严重程度和伴发病或加重糖尿病的因素存在。

（1）诊断线索

诊断线索包括三多一少症状；有糖尿病各种急慢性并发症或伴发病首诊的患者；高危人群，包括有血糖调节受损病史、年龄≥45岁、超重或肥胖、2型糖尿病患者的一级亲属、妊娠糖尿病病史、多囊卵巢综合征、长期接受抗抑郁症药物治疗等。此外，45岁以上健康体检或因各种疾病、手术住院时应常规排除糖尿病。

（2）诊断标准

我国目前采用国际上通用的世界卫生组织糖尿病专家委员会1999年提出的诊断和分类标准，糖代谢状态分类标准和糖尿病诊断标准见表10-1、表10-2。

表 10-1 糖代谢状态分类

糖代谢状态	静脉血浆葡萄糖 /（mmol·L⁻¹）	
	空腹血糖	糖负荷后 2 h 血糖
正常血糖	<6.1	<7.8
空腹血糖受损	≥6.1，<7.0	<7.8
糖耐量减低	<7.0	≥7.8，<11.1
糖尿病	≥7.0	≥11.1

注：空腹血糖受损和糖耐量减低统称为糖调节受损，也称糖尿病前期；空腹血糖正常参考范围下限通常为 3.9 mmol/L。

表 10-2 糖尿病的诊断标准

诊断标准	静脉血浆葡萄糖或糖化血红蛋白水平
典型糖尿病症状	
加上随机血糖	≥11.1 mmol/L
或加上空腹血糖	≥7.0 mmol/L
或加上口服葡萄糖耐量试验 2 h 血糖	≥11.1 mmol/L
或加上糖化血红蛋白	≥6.5%
无糖尿病典型症状者，需改日复查确认	

注：典型糖尿病症状包括烦渴多饮、多尿、多食、不明原因体重下降；随机血糖指不考虑上次用餐时间，一天中任意时间的血糖，不能用来诊断空腹血糖受损或糖耐量减低；空腹状态指至少 8 h 没有进食热量。

2011 年世界卫生组织建议在条件具备的国家和地区采用糖化血红蛋白诊断糖尿病，诊断切点为糖化血红蛋白≥6.5%。但是，在以下情况下只能根据静脉血浆葡萄糖水平诊断糖尿病：镰状细胞病、妊娠（中、晚期）葡萄糖-6-磷酸脱氢酶缺乏症、艾滋病、血液透析、近期失血或输血、促红细胞生成素治疗等影响血红蛋白与血糖关系的疾病。此外，不推荐采用糖化血红蛋白筛查囊性纤维化相关糖尿病。

对于无糖尿病症状、仅一次血糖值达到糖尿病诊断标准者，须改日复查核实来确定诊断；如复查结果未达到糖尿病诊断标准，应定期复查。空腹血糖受损或糖耐量减低的诊断应根据 3 个月内的 2 次糖耐量试验结果，用其平均值来判断。严重疾病或应激情况下，可发生应激性高血糖，但常为暂时性和自限性，因此不能据此时血糖诊断糖尿病，须在应激消除后复查才能明确其糖代谢状况。

4. 筛查人群风险分层评估

首先结合血糖值、24 h 平均血糖、糖化血红蛋白，将筛查人群分为正常血糖、糖尿病前期和糖尿病人群；再参考《中国成人糖尿病前期干预的专家共识（2023 版）》结合危险因素进行风险分层，具体如下。①极高风险人群：糖化血红蛋白>6.0%；②高风险人群：同时存在空腹血糖受损与糖耐量减低状态时，不管是否合并危险因素，或单纯空腹血糖受损、糖耐量减低、正常血糖状态且合并其他危险因素；③低风险人群：仅单独处于空腹血糖受损或糖耐量减低状态或正常血糖，不合并任何糖尿病危险因素（表 10-3）。

表10-3 糖尿病筛查人群的风险分层

合并其他糖尿病危险因素	正常血糖	空腹血糖受损	糖耐量减低	空腹血糖受损+糖耐量减低	糖化血红蛋白>6.0%
	24 h平均血糖<6.1 mmol/L	6.1 mmol/L ≤ 24 h平均血糖 ≤ 6.5 mmol/L			24 h平均血糖>6.5 mmol/L
否	低风险	低风险	低风险	高风险	极高风险
是	高风险	高风险	高风险	高风险	极高风险

注：空腹血糖受损指6.1 mmol/L ≤空腹血糖<7.0 mmol/L，糖负荷后2 h血糖<7.8 mmol/L；糖耐量减低指空腹血糖<6.1 mmol/L，7.8 mmol/L ≤糖负荷后2 h血糖<11.0 mmol/L；空腹血糖受损+糖耐量减低指6.1 mmol/L ≤空腹血糖<7.0 mmol/L，7.8 mmol/L ≤糖负荷后2h血糖<11.0 mmol/L；24 h平均血糖6.1 mmol/L对应糖化血红蛋白5.7%，6.5 mmol/L对应糖化血红蛋白6.0%。

（三）肥胖症的标准化诊断与评估

1.肥胖症的分型

（1）按照发病机制及病因分型

可分为单纯性肥胖和继发性肥胖两大类。

单纯性肥胖症：单纯性肥胖症的确切病因通常很难被精准确定。大多是由于环境与遗传多种因素共同作用所导致的肥胖症。其中，环境因素主要是指不良的生活方式如久坐、高能量或不均衡饮食、缺乏身体活动、睡眠不足等。

继发性肥胖症：病因较明确，相对少见，去除病因可以使肥胖症得到显著改善甚至恢复到正常体重。主要包括：①内分泌系统疾病导致的肥胖症，如下丘脑疾病创伤、肿瘤等，垂体疾病如垂体功能减退症、垂体瘤等，胰岛功能疾病如糖尿病、胰岛素瘤等，以及库欣综合征、甲状腺功能减退症、性腺功能减退症等；②药物导致的肥胖症，如糖皮质激素类药物、部分抗精神病药物等；③综合征性肥胖症或单基因肥胖症，通常罕见、早发、严重，其特征是常表现为自幼出现的贪食、食欲亢进和严重肥胖，同时常伴有神经发育迟缓或畸形等临床表现。

（2）按照有无代谢异常分型

根据腰围、BMI、内脏脂肪、瘦体重及代谢异常，划分为不同的肥胖症分型。

（3）按照病理生理分型

分为四种表型，分别为脑饥饿型、胃肠饥饿型、情绪饥饿型、低代谢型。

2.肥胖症的诊断标准

诊断肥胖症，必须首先详细询问病史，包括个人饮食、生活习惯、体力活动、病程、家族史、引起肥胖的用药史、有无心理障碍等，是否有引起继发性肥胖的疾病史如皮质醇增多症、甲状腺功能减退症等。

标准体重（kg）=身高（cm）-100×0.9。如实际体重超过标准体重的20%，即可确诊为肥胖，但必须排除肌肉发达或水分滞留等因素。此外，肥胖症的判定还可参考以下指标。

BMI：BMI（kg/m^2）=体重（kg）/[身高（m）]^2。BMI 18.5~23.9 kg/m^2为正常，24.0~

27.9 kg/m² 为超重，≥ 28.0 kg/m² 为肥胖。但 BMI 不能区分脂肪和肌肉的含量，经常健身、肌肉发达的人容易被误判。

腰围：受试者站立位，双足分开 25~30 cm，使体重均匀分配；腰围测量髂前上棘和第 12 肋下缘连线的中点水平。男性腰围 ≥ 90 cm，女性腰围 ≥ 85 cm，即可诊断为中心性肥胖。

腰/臀比：臀围测量环绕臀部的骨盆最突出点的周径。世界卫生组织建议腰臀比男性 >0.9，女性 >0.85 诊断为中心性肥胖。

皮肤皱褶：卡钳测量皮下脂肪厚度常用测量部位为三角肌外皮脂厚度及肩胛角下。成人两处相加，男性 ≥ 4 cm，女性 ≥ 5 cm，即可诊断为肥胖。如能多处测量则更可靠。

CT 或 MRI 计算皮下脂肪厚度或内脏脂肪量，是评估体内脂肪分布最准确的方法，但不作为常规检查。

其他方法如身体密度测量法、生物电阻抗测定法、双能 X 线吸收法测定体脂总量等。

3. 肥胖症的分期

考虑到常用的人体测量学指标（如体重、BMI、腰围、腰臀比、体脂比等）与健康状况间相关联的局限性，目前国际上有多个肥胖症分期系统试图"以肥胖症相关疾病为中心"的方法来更精准地诊断和管理肥胖症患者，如埃德蒙顿肥胖分期系统（Edmonton's Obesity Staging System，EOSS）、心脏代谢疾病分期（Cardiometabolic Disease Staging，CMDS）以及以肥胖为基础的慢性疾病分期（ABCD）等（表 10-4）。

EOSS：EOSS 将肥胖症患者分为 0 到 4 共 5 个分期，从肥胖症相关疾病、身体功能状态、精神心理三个方面进行肥胖症分期，有利于识别出健康风险高的人群，为其选择最佳干预方案，合理利用医疗资源与卫生服务。

表 10-4 不同肥胖症分期比较

肥胖症分期系统	EOSS	CMDS	ABCD
分期	5 期	5 期	
肥胖症病因			√
肥胖合并疾病及严重程度	√	√	√
身体/器官功能状态	√		
精神/心理状态	√		
BMI			√
腰围		√	

CMDS：肥胖症会加重胰岛素抵抗，促进心脏代谢疾病的进展。根据心脏代谢疾病分期对肥胖症患者进行分期，可以独立于 BMI 预测多种肥胖症相关疾病的发病率和死亡风险，从而优化肥胖症干预措施的收益/风险比。

ABCD：ABCD 分期由美国临床内分泌医师协会与美国内分泌协会联合建议提出，其中 A 代表肥胖症的病因，B 代表 BMI，C 代表肥胖症相关疾病，D 代表相关疾病的严重程度，因其引入了肥胖症的病因和相关疾病，故有利于针对病因的肥胖症治疗，也可以更好地对肥胖症相关疾病作出全面评估。

（四）脂代谢异常的标准化诊断与评估

1. 脂代谢异常的分类

（1）表型分类

世界卫生组织根据血浆脂蛋白谱的变化将血脂异常分为五型（表 10-5）。

表 10-5 脂蛋白异常血症表型分类

类型	TC	TG	CM	VLDL	LDL	风险
Ⅰ	↑→	↑↑	↑↑	↑↑	↑→	易发胰腺炎
Ⅱa	↑↑	→	→	→	↑↑	易发冠心病
Ⅱb	↑↑	↑↑	→	↑	↑	易发冠心病
Ⅲ	↑↑	↑↑	↑	↑	↓	易发冠心病
Ⅳ	↑→	↑↑	→	↑↑	→	易发冠心病
Ⅴ	↑	↑↑	↑↑	↑	↑→	易发胰腺炎

注：↑示浓度升高；→示浓度正常；↓示浓度降低。CM 为乳糜微粒（chylomicron，CM）；VLDL 为极低密度脂蛋白（very low density lipoprotein，VLDL）。

（2）病因分类

①原发性血脂异常：原发性血脂异常占血脂异常的绝大多数，由遗传基因缺陷与环境因素相互作用引起；②继发性血脂异常：由其他疾病如甲状腺功能减退症、库欣综合征、肾病综合征等，或某些药物如利尿药、糖皮质激素等所引起的血脂异常。

（3）临床分类

①高胆固醇血症：单纯 TC 增高，相当于世界卫生组织分型的Ⅱa 型。②高甘油三酯血症：单纯 TG 增高，相当于世界卫生组织分型的Ⅰ型和Ⅳ型。③混合型高脂血症：TC 和 TG 均增高，相当于世界卫生组织分型的Ⅱ型、Ⅳ型和Ⅴ型。④低 HDL-C 血症。

2. 脂代谢异常的分层诊断标准

血脂异常的分层诊断标准采用《中国血脂管理指南（2023 年）》中根据我国人群队列研究资料制定的中国 ASCVD 一级预防低危人群主要血脂指标参考标准（表 10-6）。

表 10-6 中国 ASCVD 一级预防低危人群主要血脂指标参考标准

分类	TC	LDL-C	HDL-C	TG	非 HDL-C	脂蛋白 a
理想水平	—	<2.6	—	—	<3.4	—

(续表)

分类	TC	LDL-C	HDL-C	TG	非HDL-C	脂蛋白a
合适水平	<5.2	<3.4	-	<1.7	<4.1	<300
边缘升高	≥5.2且<6.2	≥3.4且<4.1	-	≥1.7且<2.3	≥4.1且<4.9	-
升高	≥6.2	≥4.1	-	≥2.3	≥4.9	≥300
降低	-	-	<1.0	-	-	-

注：参考标准仅针对ASCVD一级预防低危人群。表中所列数值是干预前空腹12 h测定的血脂水平。脂蛋白a单位为mg/L，余均为mmol/L。

此外，血脂异常的诊断还需详细询问病史，包括饮食和生活习惯、引起继发性血脂异常的相关病史、引起血脂异常的用药史以及家族史。体格检查需注意有无黄色瘤、角膜环高脂血症眼底改变等。

二、传统的代谢风险评估工具

（一）糖尿病风险评估工具

1. 芬兰糖尿病风险评分

芬兰糖尿病风险评分是一个广泛应用于社区筛查的糖尿病风险评分量表（表10-7），由国际糖尿病联合会开发，用于评估个体在未来10年内患2型糖尿病的风险。主要基于年龄、BMI、腰围、运动情况、饮食习惯、血糖、家族史等因素进行评分。

表10-7 芬兰糖尿病风险评分量表

一分钟自测糖尿病风险		
因素	条件	分数
1. 年龄	45岁以下	0分
	45~54岁	2分
	54~64岁	3分
	64岁以上	4分
2. BMI	<25 kg/m²	0分
	25~30 kg/m²	1分
	>30 kg/m²	3分
3. 腰围（在肋骨下方测量）	男士：<94 cm	0分
	男士：94~102 cm	3分
	男士：102 cm	4分
	女士：<80 cm	0分
	女士：80~88 cm	3分
	女士：88 cm	4分

（续表）

因素	条件	分数
4. 您是否保证每天至少 30 分钟的运动时间？	是	0 分
	否	2 分
5. 您是否每天都摄入蔬菜、水果或莓果？	是	0 分
	否	1 分
6. 是否患有高血压？	否	0 分
	是	2 分
7. 是否发生过高血糖（例如体检中、孕期、生病时等）？	否	0 分
	是	5 分
8. 您的直系亲属或其他亲属是否确诊为糖尿病？	否	0 分
	是：祖父母、阿姨、姑姑、叔叔、伯伯、舅舅或表（堂）兄弟姐妹	3 分
	是：父母兄弟、姐妹或自己的孩子	5 分

评分结果和风险评估：将上述 8 道题的分数全部相加，即可得知估计在 10 年内发展为 2 型糖尿病的总体风险。<7 分：风险低，患糖尿病的概率为 1%；7~11 分：风险轻度升高，患病概率为 4%；12~14 分：风险中等，患病率 16.%；15~20 分：风险高，患病率升高至 33%；>20 分：风险非常高，患病率 50%

2. 美国糖尿病协会风险评分

美国糖尿病协会风险评分是一种广泛应用于糖尿病筛查和风险评估的工具（表 10-8，表 10-9），主要用于评估个体患 2 型糖尿病的风险。这一评分系统的设计目的是通过综合考虑多个关键因素，如年龄、性别、BMI、血压、家族史、运动水平等，计算未来 5~10 年内患糖尿病的风险，帮助医疗专业人员识别出那些可能处于糖尿病或糖尿病前期高危状态的个体。

表 10-8 美国糖尿病协会风险评分

糖尿病风险测试		把你的分数写在方框内
1. 你多大年纪？	不到 40 岁（0 分）	
	40~49 岁（1 分）	
	50~59 岁（2 分）	
	超过 60 岁（3 分）	
2. 你是男性还是女性？	男（1 分）	
	女（0 分）	
3. 如果你是女性，你有没有被诊断过患有妊娠期糖尿病？	是（1 分）	
	否（0 分）	

（续表）

糖尿病风险测试		把你的分数写在方框内
4.你的母亲、父亲、姐姐或哥哥患有糖尿病吗?	是（1分）	
	否（0分）	
5.你曾经被诊断出高血压吗?	是（1分）	
	否（0分）	
6.你喜欢运动吗?	是（0分）	
	否（1分）	
7.你的体重是多少?（评分标准见附表）		
你的得分相加		

如果你得了5分或更高：你患2型糖尿病的风险增加了。然而，只有你的医生才能确定你是否患有2型糖尿病或糖尿病前期，这种情况下血糖水平高于正常水平，但还不足以被诊断为糖尿病。与你的医生交谈，看看是否需要额外的检测。

2型糖尿病在非裔美国人、西班牙裔/拉丁裔、美洲原住民、亚裔美国人、夏威夷原住民和太平洋岛民中更常见。

更高的体重会增加每个人患糖尿病的风险。亚裔美国人的体重比其他普通大众低（约低15 lb），患糖尿病的风险增加。

表 10-9 美国糖尿病协会风险评分附表

身高	体重/lb		
4′ 10″	119~142	143~190	191+
4′ 11″	124~147	148~197	198+
5′ 0″	128~152	153~203	204+
5′ 1″	132~157	158~210	211+
5′ 2″	136~163	164~217	218+
5′ 3″	141~168	169~224	225+
5′ 4″	145~173	174~231	232+
5′ 5″	150~179	180~239	240+
5′ 6″	155~185	186~246	247+
5′ 7″	159~190	191~254	255+
5′ 8″	164~196	197~261	262+
5′ 9″	169~202	203~269	270+
5′ 10″	174~208	209~277	278+

（续表）

身高	体重 /lb		
5′11″	179~214	215~285	286+
6′0″	184~220	221~293	294+
6′1″	189~226	227~301	302+
6′2″	194~232	233~310	311+
6′3″	200~239	240~318	319+
6′4″	206~245	246~327	328+
	1分	2分	3分
	如果您的体重小于最左列中的重量：0分		

评分结果和风险评估：总分≥5分，提示糖尿病发病高风险，应该尽早进行糖尿病筛查。

3. 中国糖尿病风险评分

中国糖尿病风险评分是一种基于中国人群特点开发的糖尿病筛查工具（表10-10），旨在帮助识别高风险个体，从而进行早期预防和干预。该评分通过对个体的基本健康状况、生活方式、家族史等因素的综合评估，帮助医生判断糖尿病的潜在风险，尤其是在2型糖尿病的早期阶段。该评分工具被广泛应用于中国的临床实践和糖尿病筛查中，是有效的公共卫生工具之一。

表 10-10 中国糖尿病风险评分表

评分指标	分值	评分指标	分值
年龄/岁		BMI/（kg·m^{-2}）	
20~24	0	<22.0	0
25~34	4	22.0~23.9	1
35~39	8	24.0~29.9	3
40~44	11	≥30.0	5
45~49	12	腰围/cm	
50~54	13	男<75.0，女<70.0	0
55~59	15	男75.0~79.9，女70.0~74.9	3
60~64	16	男80.0~84.9，女75.0~79.9	5
65~74	18	男85.0~89.9，女80.0~84.9	7
收缩压/mmHg		男90.0~94.9，女85.0~89.9	8
<110	0	男≥95.0，女≥90.0	10
110~119	1	糖尿病家族史（父母、同胞、子女）	
120~129	3	无	0

(续表)

评分指标	分值	评分指标	分值
130~139	6	有	6
140~149	7	性别	
150~159	8	女	0
≥160	10	男	2

评分结果和风险评估：总分≤25分属于低风险人群；总分≥25分属于高风险人群，应进行糖耐量试验检查，并严格控制饮食、体重、运动等。

4. 密歇根州糖尿病周围神经病筛查表

密歇根州糖尿病周围神经病筛查表是一种用于糖尿病患者周围神经病筛查的工具（表10-11），特别适用于早期发现糖尿病相关的神经损伤。该工具由两部分组成，旨在通过简单的临床检查和自我报告症状，帮助医生评估糖尿病患者是否存在周围神经病变的风险，并指导后续的临床处理和干预。

表10-11 密歇根州糖尿病周围神经病筛查表

问卷调查		
项目	是	否
1. 你的双腿和（或）双足有麻木感吗？	□	□
2. 你感觉到双腿和（或）双足有烧灼痛吗？	□	□
3. 你的双足过于敏感而无法触碰吗？	□	□
4. 你的双腿和（或）双足有肌肉抽筋吗？	□	□
5. 你的双腿和（或）双足有刺痛感吗？	□	□
6. 当你的皮肤碰到床单时感到疼痛吗？	□	□
7. 当你踏入浴盆或准备淋浴时，你能区分出冷热水吗？	□	□
8. 你的足部有过溃疡吗？	□	□
9. 你的医师告诉过你有糖尿病性周围神经病吗？	□	□
10. 绝大部分时间你感到幸福吗？	□	□
11. 你的症状在夜晚最重吗？	□	□
12. 当步行时，你的双腿感到疼痛吗？	□	□
13. 当步行时，你能感到双足的存在吗？	□	□
14. 你的足部皮肤会很干燥以致有裂口吗？	□	□
15. 你曾做过截肢术吗？	□	□

（续表）

体格检查		
指标	得分/临床表现	
1. 左足外观	☐ 0分　正常	
	☐ 1分　异常	
2. 右足外观	☐ 0分　正常	
	☐ 1分　异常	
3. 左足溃疡	☐ 0分　无	
	☐ 1分　有	
4. 右足溃疡	☐ 0分　无	
	☐ 1分　有	
5. 左侧踝反射	☐ 0分　存在	
	☐ 0.5分　存在/亢进	
	☐ 1分　消失	
6. 右侧踝反射	☐ 0分　存在	
	☐ 0.5分　存在/亢进	
	☐ 1分　消失	
7. 左拇指振动觉	☐ 0分　存在	
	☐ 0.5分　减弱	
	☐ 1分　消失	
8. 右拇指振动觉	☐ 0分　存在	
	☐ 0.5分　减弱	
	☐ 1分　消失	
总分		
以下情况是否存在（仅一侧足部异常者填写）	是	否
畸形（锤状趾、重叠趾、外翻足、关节半脱位、跖骨头隆凸、夏科氏足）	☐	☐
皮肤干燥或硬皮	☐	☐
感染或裂伤	☐	☐

　　评分结果和风险评估：该量表问卷调查部分由患者完成，主观性强，最终结果仅表示患病可能性大小，回答"是"的项目越多，周围神经病的可能性越大。体格检查部分得分等于8个指标的得分总和，最低得分为0分，最高得分为8分，分数越高，周围神经病越重。两个部分联合使用对有无周围神经病及其严重程度进行评估。

（二）肥胖症及其相关疾病的风险评估工具

肥胖症及其相关疾病的初步筛查可以通过问卷形式进行，常用的问卷包括健康状况调查问卷（SF-36）、摩尔海德生活质量问卷、体重对生活质量影响量表、抑郁自评量表、焦虑自评量表、Epworth 嗜睡程度评价表、睡眠呼吸暂停初筛量表、胃食管反流自测量表等。

1. 健康状况调查问卷

（1）评估内容与意义

健康状况调查（SF-36）问卷涵盖了身体功能、角色功能、身体疼痛、总体健康、活力、社会功能、情感角色和心理健康等8个维度。它能够从多个方面反映一个人的健康状况。对于肥胖症患者而言，通过这份问卷可以了解肥胖对其日常生活、身体机能以及心理状态等产生的影响。

（2）在肥胖症评估中的作用

该问卷可以作为一种初步筛查工具，帮助医生快速了解肥胖症患者整体的健康受损情况。如果在问卷的某个维度得分较低，医生可以进一步深入调查相关问题，例如，如果患者在身体功能维度得分低，可能提示存在因肥胖导致的关节疾病或心血管功能下降等情况，进而可以进行针对性的检查。

2. 摩尔海德生活质量问卷

（1）评估内容与意义

这份问卷专注于评估个体的生活质量。它会涉及生活的各个方面，包括日常生活自理能力、社交活动参与度、工作或学习表现等。对于肥胖症患者，由于体重的影响，他们在生活的很多方面可能会受到限制。

（2）在肥胖症评估中的作用

通过摩尔海德生活质量问卷，可以量化肥胖症对患者生活质量的影响程度。这有助于医生和患者共同认识到肥胖问题的严重性，并且在制订治疗方案时，将提高生活质量作为一个重要的目标。例如，在日常活动中，肥胖者可能会因为行动不便而难以完成一些简单的任务，如爬楼梯、长时间行走等，这些都会反映在生活质量问卷的结果中。

3. 体重对生活质量影响量表

（1）评估内容与意义

体重对生活质量影响量表专门针对体重如何影响生活质量进行评估。它的问题涉及身体移动、自尊、社交、工作等多个与体重相关的生活领域。肥胖症患者往往会在这些方面感受到体重带来的负面影响。例如在自尊方面，肥胖者可能因为自己的体型而产生自我否定的情绪；在工作中，可能会因为体力不支或形象问题而影响职业发展。

（2）在肥胖症评估中的作用

此量表能够准确地反映出体重对肥胖症患者生活质量的具体影响。这对于医生制订个性化的治疗方案非常有帮助。如果量表显示患者在身体移动方面受到较大影响，那么在治疗方案中可以着重考虑增加有助于改善身体移动能力的运动康复内容。

4. 睡眠呼吸暂停初筛量表

（1）评估内容与意义

睡眠呼吸暂停初筛量表主要用于筛查睡眠呼吸暂停综合征。它通过询问患者一些与睡眠呼吸暂停相关的症状，如打鼾、白天疲劳等，来判断患者是否有患睡眠呼吸暂停综合征的风险。肥胖是睡眠呼吸暂停综合征的重要危险因素，因为肥胖会导致上呼吸道狭窄，增加呼吸暂停的发生概率。

（2）在肥胖症评估中的作用

这份问卷可以帮助医生快速筛选出可能患有睡眠呼吸暂停综合征的肥胖症患者。如果患者在问卷中的得分较高，提示存在睡眠呼吸暂停综合征的可能性较大，那么就需要进一步进行多导睡眠监测等检查来确诊。

（三）脂代谢异常及相关动脉粥样硬化性心血管疾病风险评估工具

1. 弗雷明汉风险评分

弗雷明汉风险评分系统根据年龄、性别、吸烟、血压、血脂水平（TC、HDL-C）、糖尿病等多项因素，评估10年内发生心血管疾病的风险（表10-12）。虽然它并不专门针对脂代谢异常患者，但常用于评估脂代谢异常引发的心血管风险。

表10-12 弗雷明汉风险评分

分值	十年危险概率 /%
<0	<1
0	1
1	1
2	1
3	1
4	1
5	2
6	2
7	3
8	4
9	5
10	6
11	8
13	12
14	16
15	20
16	25
≥17	≥30

评分结果和风险评估：根据弗雷明汉风险评分，个体的风险可以被划分为低、中、高三个等级。对于高风险个体，可能需要更加积极的干预措施，如改变生活方式、使用药物等。而对于低风险个体，可能只需要进行定期的健康检查和监测。

2. 动脉粥样硬化性心血管疾病风险评分

ASCVD 风险评分是美国心脏病学会和美国心脏协会推荐的评分系统，主要通过年龄、性别、血压、胆固醇水平、吸烟、糖尿病等因素评估患者未来 10 年内发生 ASCVD 的风险。

依据 ASCVD 发病风险采取不同强度干预措施是血脂异常防治的核心策略，ASCVD 总体风险评估是血脂异常治疗决策的基础，推荐采用基于我国人群长期队列研究建立的"ASCVD 总体发病风险评估流程图"进行风险评估和分层。

ASCVD 总体风险评估流程见图 10-3。

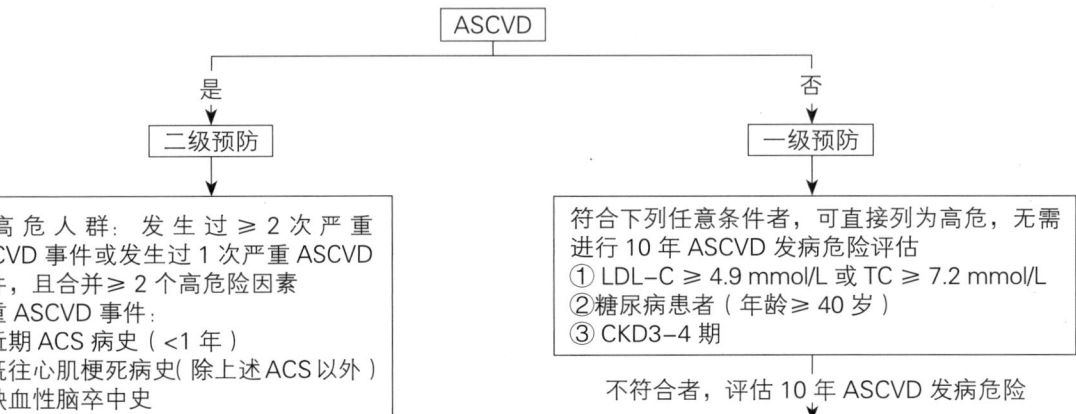

图 10-3 中国成人 ASCVD 总体发病风险评估流程图

注：ACS：急性冠脉综合征（acute coronary syndrome, ACS）；CABG：冠状动脉旁路移植术（coronary artery bypass grafting, CABG）；PCI：经皮冠状动脉介入治疗（percutaneous coronary intervention, PCI）；CKD：慢性肾脏病（chronic kidney disease, CKD）。危险因素的水平均为干预前水平。危险因素包括吸烟、低 HDL-C、年龄 ≥ 45/55 岁（男性 / 女性）；<40 岁的糖尿病患者危险分层参见特殊人群糖尿病部分。

3. QRISK 评分

QRISK 评分是一种基于多项临床变量包括胆固醇水平、血糖、血压等评估心血管事件风险的工具。它适用于不同的种族和亚种群，适合脂代谢异常患者的心血管风险评估。

三、人工智能技术在代谢疾病风险评估中的应用

（一）人工智能技术在糖尿病风险评估中的应用

1. 基于持续葡萄糖监测指标的风险评估

既往糖尿病管理中，自我指尖血糖监测和糖化血红蛋白是评估血糖控制的主要措施，但也有诸多局限性。5G+ 三早糖尿病健康管理系统基于患者年龄、教育、依从性、综合健康状况、基础疾病及支付意愿，制定标准化持续葡萄糖监测（continuous glucose monitoring，CGM）报告，CGM 应用国际共识推荐了 CGM 标准化报告的 14 个核心指标参数，基于 CGM 计算 24 h 平均血糖、血糖目标范围内时间和动态血糖图谱提供了一种可供参考的糖尿病风险评估指标。CGM 标准化报告较大价值参数：血糖目标范围内时间、高血糖时间、低血糖时间、血糖变异系数。

2. 机器学习与深度学习预测模型

"健康中国 2030"规划纲要指出，推动健康科技创新，将科技和医学相结合从而提高成果的转化率。机器学习作为数据分析以及为精准医学提供支持的工具，正逐渐应用于糖尿病的风险预测、决策支持及疾病管理，为糖尿病管理提供新的高效手段。

机器学习是一门多领域交叉学科，是利用多维数据集构建可预测模型进而对数据进行分析的技术。其在糖尿病风险评估及预测中的应用如下。

（1）糖尿病早期预测和诊断

基于糖尿病人群的基因、临床特征及代谢指标等基线因素，机器学习的应用不仅能推动糖尿病早期诊断，还能提高糖尿病分型的准确性。针对 2 型糖尿病，基于 6 种长链非编码 RNA 的逻辑回归、K-近邻算法、支持向量机和 ANN 回归预测模型、以中医诊断分析舌图像的深度学习模型、利用 MRI 监测特殊体脂分布的预测模型等均提高了 2 型糖尿病早期预测的准确性，效果均优于常规风险预测模型。运用机器学习模型还可预测妊娠前 19~20 周的妊娠期糖尿病风险。基于医疗保健框架构建大数据智慧健康城市监测系统，多种机器学习算法可实现糖尿病诊断 80% 的验证准确率。

（2）血糖监测

多尺度组合血糖预测模型、RNN 与 LSTM 混合的深度学习模型、微调策略控制血糖影响因素的 CNN 模型等均可以较好地提前预测糖尿病患者的血糖波动，并有效地将血糖高低水平进行分类。利用基于梯度增强回归的深度学习模型可以整合基本的身体测量指标、睡眠、血清代谢物等，并采用数据驱动的无偏方法实现血糖水平的个性化实时预测，效果显著优于均一化血糖预测。而随机森林模型能预测 6 h 范围内的夜间低血糖，结合心电图参数的机器学习模型甚至能预测 1 型糖尿病患者的无症状型低血糖事件。

（3）糖尿病并发症的筛查与评估

对于病程较长且血糖控制不理想的糖尿病患者，出现各类并发症的风险较高，常见的包括糖尿病视网膜病变、糖尿病神经病变、糖尿病肾病和糖尿病足病等。及时发现并治疗这些并发症能够

减缓病情发展，提升患者的预后。糖尿病视网膜病变是导致糖尿病患者失明的主要原因，专业医师和设备结合的糖尿病视网膜病变标准化筛查在医疗资源相对欠缺的社区开展较为困难。目前基于深度学习模型开发的预测软件：智能手机视网膜成像的自动AI分析糖尿病视网膜病变筛查软件和糖尿病视网膜病变辅助智能诊断系统，可运用图像识别算法模拟医师进行眼底图像检测和病变分级，具有较好的安全性和准确性。糖尿病神经病变的传统筛查流程费时费力，且缺乏特异性，机器学习算法中借助多元变量建立的ANN回归预测模型、经角膜共聚焦显微镜所获图像训练和外部验证的CNN模型、运用模糊算法的专家系统，均可较好地预测糖尿病神经病变并对病变程度分级，模型的高敏感性、特异性和准确性均表明可以辅助专家和全科医师更快地诊断疾病。基于Boruta算法的机器学习模型，从尿液代谢物中筛选出的潜在标志物构建的组合指标可能成为糖尿病肾脏病的诊断新途径。机器学习对于糖尿病足病及糖尿病心血管疾病等其他并发症也具有良好的应用前景。综上，利用基于机器学习技术的评估系统可辅助临床早期识别并治疗相关并发症，提高诊断速度和准确性，有助于糖尿病并发症管理。

3. 糖尿病诊断专家系统

利用AI技术开发的糖尿病诊断专家系统，是一套通过收集、整理、记录专家知识，模拟医学专家对疾病诊断的思维过程，进而给出诊断和治疗建议的程序系统（图10-4），该系统的应用可以显著降低误诊率，提高专业知识的普及范围。

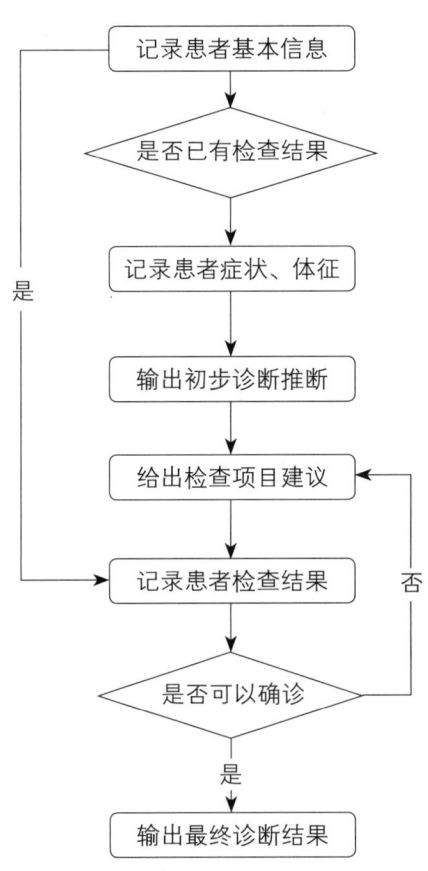

图 10-4　糖尿病诊断专家系统推理流程图

（二）人工智能技术在肥胖症及其相关疾病风险评估中的应用

1. 在肥胖症的病因及发病预测方面，AI 的应用探索已有一定进展。2010 年雅典的 Valavanis 教授团队通过结合参数递减方法的多层前馈神经网络和混合方法训练，研究了从营养和基因角度探讨肥胖的病因。2018 年西班牙的 Gonzalez 教授团队采用 C5.0 决策树模型，研究了肠道菌群与游离脂肪酸在肥胖症预测中的作用。这些研究代表着对肥胖病因及发病的初步探索。

2. 人工智能辅助肥胖分类——2020 美国梅奥诊所肥胖亚型

AIM 分型是一种基于 AI 技术的肥胖症亚型分类方法，美国梅奥诊所通过机器学习方法将肥胖症患者根据饱腹感、胃容量、胃排空速度、心理因素建模将肥胖分为四种表型：饥饿的大脑（异常饱腹感）、情绪型饥饿（享乐饮食）、饥饿的肠道（异常饱腹感）和缓慢的燃烧（代谢率下降），该分类方法已被证明在指导肥胖症的治疗中具有良好效果。曲伸教授团队进行的一项国内多中心研究，利用机器学习方法提出了一种 AI 辅助的肥胖代谢 AIM 分型标准，将肥胖症划分为四个亚型：代谢健康型肥胖、高代谢型肥胖—高尿酸型、高代谢型肥胖—高胰岛素型和低代谢型肥胖。并证实了不同肥胖症亚型患者临床特征不同，接受代谢手术后的疗效也各不同。AIM 分型能更好地反映出肥胖症患者代谢紊乱的复杂性和异质性，从而有助于更精准地诊疗肥胖，包括指导代谢手术的临床决策和预测术后结局等。

AI 在肥胖症的并发症预测领域的探索：2019 年瑞典 Cao 教授团队通过使用 8 种基础算法如逻辑回归、线性判别分析、二次判别分析、决策树、k 最邻近算法、支持向量机、多层感知机、深度学习神经网络和 11 种集成算法如自适应增强逻辑回归、bagging 线性判别分析、bagging 二次判别分析、随机森林、极端随机树、自适应增强极端随机树、梯度增强树、自适应增强梯度树、baggingk 最邻近算法、自适应增强支持向量机、bagging 多层感知机，在 44 061 名肥胖症患者中进行研究，探讨了肥胖症严重并发症的预测能力。结果表明，尽管不同模型的特异性均超过 90%，但其敏感性仍不理想，因此还需要进一步研究以提升模型的准确性和临床应用价值。

（三）人工智能技术在脂代谢异常及其相关疾病风险评估中的应用

1. 数据驱动的风险预测模型

AI 能够整合和分析来自不同来源的数据，通过机器学习算法建立多维度的风险评估模型。例如 AI 能够结合患者的血脂水平、年龄、性别、生活习惯等信息，利用大数据技术分析出高脂血症与心血管事件之间的潜在关联，进而提供个性化的风险预测。这类模型通常通过以下方式工作。①回归模型：使用线性或非线性回归模型，结合患者的特征预测其高脂血症风险；②决策树：通过分支条件进行分类，帮助医生从多个可能的结果中选择最佳方案；③随机森林和极端梯度提升树：这类算法通过多次迭代、重采样的方式，处理不同特征间复杂的非线性关系，提高风险预测的准确性。

2. 图像识别与影像学分析

在高脂血症的风险评估中，AI 可以通过对 CT、MRI 等心血管影像的自动化分析，评估动脉粥样硬化的程度。比如动脉壁厚度：通过影像识别技术，AI 能够自动测量动脉壁厚度的变化，评估高脂血症引起的动脉硬化风险；冠状动脉钙化评分：AI 系统能够分析冠脉 CT 扫描图像，自动识别和量化冠脉钙化，结合患者的其他临床数据，评估心血管疾病的风险。

3.基因组数据与精准医学

随着基因组学和大数据技术的发展，AI被应用于基因数据的分析，能够挖掘出与高脂血症相关的遗传因素。通过基因组数据、蛋白质组数据等的整合，AI可以预测患者罹患高脂血症或心血管疾病的风险。例如全基因组关联研究：AI可以自动识别与高脂血症相关的基因变异，并预测个体的遗传易感性。基因编辑和个性化治疗：AI还可以帮助制订个体化的治疗方案，依据患者的基因信息预测其对特定药物（如他汀类药物）的反应。

4.自然语言处理与电子健康记录

AI中的自然语言处理技术可以处理大量电子健康记录中的非结构化数据，如医生的诊断、患者的病史、检查结果等，从而提取有用信息，评估高脂血症风险。自动化分析医生笔记：自然语言处理技术能够自动分析电子病历中医生和患者的对话内容，识别出可能与高脂血症相关的健康问题（如体重增加、高血糖、家族史等）。症状和体征匹配：AI还可以通过分析患者的病史和症状，结合文献和病例数据库，为临床医生提供高脂血症的早期诊断和风险预测支持。

第十一章 消化系统健康评估

第一节 健康评估指标

一、慢性肝病辅助检查

（一）肝脏生物化学检查

众多生化检测项目被用于评估肝脏的多项功能以及潜在或已存在的肝病状况，这些检测项目统称为肝功能检测。然而当前观点认为，肝功能检测这一术语并不精确，因为最常使用的检测指标如丙氨酸氨基转移酶、天门冬氨酸氨基转移酶及γ-谷氨酰转移酶往往不能精确反映肝脏的合成、代谢与排泄功能，而是更多地指示肝脏损伤或炎症的程度。尽管肝功能检测这一术语在多种文献及日常实践中被广泛使用，但将其称为肝生化检测似乎更为适宜。目前，肝脏生化检测项目包括血清丙氨酸氨基转移酶、天门冬氨酸氨基转移酶、总胆红素、直接胆红素、间接胆红素、白蛋白、球蛋白、胆碱酯酶、γ-谷氨酰转移酶、碱性磷酸酶等，这些指标有助于了解肝脏损伤的程度。

目前常用的肝脏生化指标可以分类为：①反映肝细胞损伤的指标，如丙氨酸氨基转移酶和天门冬氨酸氨基转移酶的升高；②提示胆汁淤积的指标，如γ-谷氨酰转移酶、碱性磷酸酶水平的升高；③监测肝脏转运有机阴离子和清除循环内源性或外源性物质能力的指标，如总胆红素水平；④反映肝脏合成功能的指标，如血清白蛋白水平和凝血酶原时间；⑤新出现的指标，这些指标能直接或间接评估肝损伤的严重程度以及损伤是否可逆。此外，通过生化或血清学检测可以明确异常肝脏生化指标的具体原因。

肝炎患者血清丙氨酸氨基转移酶和天门冬氨酸氨基转移酶水平升高与肝细胞损伤程度正相关，丙氨酸氨基转移酶是世界卫生组织推荐的敏感肝损害检测指标。丙氨酸氨基转移酶持续升高是慢性乙型病毒性肝炎不良预后的危险因素，轻微或波动性增高也标志疾病进展。使用丙氨酸氨基转移酶评估肝脏炎症需注意：正常值受多种因素影响，个体间差异大，需比较同一人前后值；不同地区丙氨酸氨基转移酶正常上限值不同；新的正常值范围建议男性 <30 U/L，女性 <19 U/L，可能提高敏

感度但降低特异性；丙氨酸氨基转移酶正常时肝脏也可能存在炎症；肝衰竭时丙氨酸氨基转移酶可能正常而总胆红素上升，显示肝细胞坏死；其他器官损伤也可能导致丙氨酸氨基转移酶升高。

1. 丙氨酸氨基转移酶

丙氨酸氨基转移酶主要分布于肝细胞的胞质中，其细胞内浓度远高于血清中的水平达到1 000至3 000倍。肝细胞的轻微损伤即仅1%的肝细胞破坏，可导致血清中丙氨酸氨基转移酶水平显著升高。基于此丙氨酸氨基转移酶被世界卫生组织认定为检测肝功能损害最为敏感的生化指标。丙氨酸氨基转移酶水平的升高在临床中较为普遍。肝脏、心脏以及骨骼肌组织中均含有较高浓度的丙氨酸氨基转移酶，这些组织一旦发生病变，丙氨酸氨基转移酶便可能释放入血，导致血清丙氨酸氨基转移酶浓度上升。值得注意的是，血清丙氨酸氨基转移酶水平在不同性别和年龄的人群中存在差异性。

2. 天门冬氨酸氨基转移酶

天门冬氨酸氨基转移酶广泛分布于人体各组织，尤其在心肌细胞中的含量最为丰富，肝脏次之。在心肌细胞和肝细胞中均能检测到天门冬氨酸氨基转移酶的存在，其中心肌细胞中的天门冬氨酸氨基转移酶含量显著高于肝细胞。因此，在临床上，天门冬氨酸氨基转移酶常被用作辅助诊断心肌梗死和心肌炎的生化指标。然而，在肝脏受损的情况下，血清中的天门冬氨酸氨基转移酶浓度亦可出现升高。

3. 胆红素

血清总胆红素是直接胆红素和间接胆红素二者的总和，它是肝功能检查中的一项重要指标，主要用于判断肝脏的代谢功能和胆道排泄功能是否出现异常。当肝脏受损或胆道发生梗阻时，血清总胆红素浓度会显著升高。因此通过观察血清总胆红素的数值变化，可以为临床诊断和治疗提供有力的依据。

直接胆红素又称结合胆红素，是由间接胆红素进入肝后受肝内葡萄糖醛酸基转移酶的作用与葡萄糖醛酸结合生成的。直接胆红素是反映肝细胞处理间接胆红素后排出能力的指标。在肝细胞功能受损或胆道梗阻时，结合胆红素的排泄会受到阻碍，导致血清直接胆红素浓度升高。直接胆红素浓度的检测对于判断肝脏疾病、胆道梗阻以及评估治疗效果具有重要意义。

间接胆红素亦称非结合胆红素，指的是未与葡萄糖醛酸结合的胆红素。该物质为人体红细胞分解过程中的产物，通常在血液中呈现。当红细胞过度破坏导致间接胆红素生成过量，肝脏无法完全将其转化为直接胆红素时，可引发溶血性黄疸；肝细胞发生病变时，胆红素无法正常转化为胆汁，或因肝细胞肿胀导致肝内胆管受压，排泄胆汁受阻，进而导致血液中胆红素浓度升高，此时即出现肝细胞性黄疸；若肝外胆道系统发生肿瘤或结石，导致胆道阻塞，胆汁排泄受阻，将引发阻塞性黄疸。

4. 白蛋白和球蛋白

白蛋白一种由肝实质细胞合成的蛋白质，其核心功能包括维持血浆胶体渗透压、运输营养物质及代谢产物等。血清白蛋白的正常水平对于维持人体正常的生理功能具有至关重要的作用。白蛋白测定不是反映肝脏损害的一个灵敏的指标，往往在肝脏慢性和严重损害时才有所反映，肝脏受损时，肝实质细胞合成白蛋白的能力减弱，导致血清白蛋白水平降低。这一变化不仅影响血浆胶体渗透压，还可能引发水肿等症状。此外，血清白蛋白水平的降低还可能影响营养物质的运输和代谢产物的排出,进一步加剧身体的不适。因此,在临床上,血清白蛋白常被用作评估肝脏功能和营养状态的指标。球蛋白作为人体中重要的蛋白质,包括 α1、α2、β 和 γ 球蛋白,球蛋白大部分由肝脏合成,γ 球蛋白则由浆细胞合成和分泌,其主要成分为免疫球蛋白。

在应用血清蛋白测定诊断肝脏疾病时,应注意很多其他疾病,如恶性肿瘤(特别是血液系统恶性肿瘤,如多发性骨髓瘤等)、结缔组织疾病、感染、胃肠道疾病和营养不良等,均可有血清蛋白的变化,对于血清蛋白水平异常的患者,通常会结合其他生化指标和临床表现对其进行综合诊断,并制订相应的治疗方案。

5. 胆碱酯酶

胆碱酯酶是一种在肝脏中合成的酶,主要存在于血清、胆碱能神经末梢突触间隙、红细胞和血浆中。在肝脏受损时,胆碱酯酶的合成可能会减少,因此胆碱酯酶的检测可以作为评估肝脏功能的一个指标。

6. γ- 谷氨酰转移酶

γ- 谷氨酰转移酶,参与谷胱甘肽的代谢过程。血清中的 γ- 谷氨酰转移酶主要源自肝脏,γ- 谷氨酰转移酶增高的机制主要有:①肝炎时坏死区邻近肝细胞内酶合成亢进;②阻塞性黄疸时由于胆道排泄障碍,酶向血液逆流;③肝癌时癌细胞的逆分化,类似胚胎期,酶的生成增多,同时癌肿亦刺激其周围的正常肝细胞,使其 γ- 谷氨酰转移酶合成亢进。然而,值得注意的是,血清 γ- 谷氨酰转移酶水平的升高并非仅见于肝胆疾病,某些药物、酒精摄入以及某些非肝胆疾病也可能导致 γ- 谷氨酰转移酶水平升高。因此,在解读血清 γ- 谷氨酰转移酶水平时,应综合考虑患者的病史、临床表现及其他生化指标,以避免误诊和漏诊。

7. 碱性磷酸酶

碱性磷酸酶广泛存在于人体各组织中,以肝脏、骨骼、肾脏、小肠等组织中含量较高。血清碱性磷酸酶升高是许多影响肝脏或骨骼的疾病的生化标志,但低血清碱性磷酸酶的原因尚不明确。低血清碱性磷酸酶是许多严重急性损伤和疾病的附带现象,持续低血清碱性磷酸酶可能是药物治疗包括抗吸收剂或各种获得性疾病的继发症状,如营养不良、维生素和矿物质缺乏、内分泌紊乱等。

(二)凝血酶原时间及凝血酶原活动度

凝血酶原时间是反映肝脏凝血因子合成功能的重要指标,凝血酶原活动度是凝血酶原时间测定值的一种常用表示方法,对判断疾病进展及预后有较大价值。凝血酶原时间延长程度与肝损害程度呈正相关,随着肝损害加重,凝血因子合成减少,凝血酶原时间也逐渐延长。凝血酶原活动度则与凝血酶原时间相反,肝损害越重,凝血酶原活动度越低。因此,通过监测凝血酶原时间和凝血酶原活动度的变化,可以及时了解肝脏凝血因子合成功能的状态,为临床诊断和治疗提供重要参考。在肝衰竭患者中,凝血酶原活动度的监测尤为重要,它不仅是判断疾病进展的重要指标,也是评估预后的关键因素之一。当凝血酶原活动度进行性降至 40% 以下时,提示患者已处于肝衰竭状态,需要积极治疗和密切监测。若凝血酶原活动度小于 20%,则预示患者预后不良,需采取更加积极的救治措施。亦有采用国际标准化比值来表示此项指标者,国际标准化比值升高与凝血酶原活动度值下降意义大致相同,但各有利弊,故建议联合应用。

（三）肝炎病毒学指标

肝炎病毒学指标涉及甲型肝炎病毒、乙型肝炎病毒、丙型肝炎病毒、丁型肝炎病毒以及戊型肝炎病毒等的检测，对于肝炎的诊断、病情监测和预后评估具有至关重要的作用。

1. 甲型肝炎病毒相关指标

在甲型肝炎诊断中，检测血清或血浆中的甲型肝炎病毒抗体至关重要。主要检测指标包括 IgM、IgG 抗体和总抗体。IgM 抗体在感染后 2 至 3 周达到峰值，1 至 2 个月内下降，3 个月后消失，是早期感染的关键指标。IgG 抗体在感染后 3 至 12 周出现，6 个月达到峰值后下降，但可能终身存在，是评估既往感染的重要指标。

2. 乙型肝炎病毒相关指标

包括乙肝五项以及乙型肝炎病毒脱氧核糖核酸（deoxyribonucleic acid，DNA）定量检测，乙肝五项能够揭示机体是否感染乙型肝炎病毒及其感染状态，而乙型肝炎病毒 DNA 定量检测则能直接反映乙型肝炎病毒的复制活跃程度和传染性。

3. 丙型肝炎病毒相关指标

主要包括丙型肝炎病毒抗体和丙型肝炎病毒 RNA 检测，丙型肝炎病毒抗体阳性表明机体存在既往或当前丙型肝炎病毒感染，而丙型肝炎病毒 RNA 阳性则直接证实了丙型肝炎病毒的当前感染和病毒复制。

4. 丁型肝炎病毒相关指标

丁型肝炎病毒是一种依赖于乙型肝炎病毒复制的缺陷型 RNA 病毒，其感染通常发生在乙型肝炎病毒慢性感染者中。丁型肝炎病毒相关指标主要包括丁型肝炎病毒抗原和丁型肝炎病毒 RNA 检测，用于确诊丁型肝炎病毒感染和评估病情。

5. 戊型肝炎病毒相关指标

戊型肝炎病毒主要通过粪—口途径传播，可导致急性肝炎。戊型肝炎病毒相关指标主要包括戊型肝炎病毒抗体和戊型肝炎病毒 RNA 检测，用于确诊戊型肝炎病毒感染和监控病情进展。

（四）肿瘤标志物

如甲胎蛋白、甲胎蛋白异质体、脱羧凝血酶原、α-L-岩藻糖苷酶、高尔基体蛋白 73、磷脂酰肌醇蛋白聚糖 3、骨桥蛋白等，均有助于早期发现肝癌。此外癌胚抗原虽然在肝癌中的特异性不高，但在结肠癌、直肠癌、乳腺癌、胃癌等多种肿瘤中也可能升高，可作为辅助诊断的指标。糖类抗原 19-9 在胰腺癌、肝胆肿瘤及胃肠道肿瘤中常有升高，尤其在胰腺癌患者中具有较高的特异性。糖类抗原 125（carbohydrate antigen 125，CA125）则多用于卵巢癌的诊断和病情监测，但在部分肝癌患者中也可能出现升高。这些肿瘤标志物的联合检测，往往能更准确地反映肝脏及全身的健康状况，为临床诊断和治疗提供重要参考。

（五）纤维化指标

血清学纤维化指标如透明质酸、层粘连蛋白、Ⅲ型前胶原和Ⅳ型胶原等在评估肝纤维化程度方面具有一定价值。透明质酸是一种糖胺聚糖，主要由肝星状细胞合成，在肝纤维化过程中，肝星状细胞活化，透明质酸合成增加，血清透明质酸水平升高，其升高程度与肝纤维化程度呈正相关。层粘连蛋白是一种细胞外基质蛋白，参与基底膜的构成，在肝纤维化时，肝脏基底膜成分改变，层粘连蛋白合成增多，血清层粘连蛋白水平升高，可反映肝纤维化的进展情况。Ⅲ型前胶原是Ⅲ型胶原的前体，在肝脏纤维化过程中，其合成和分泌增加，血清Ⅲ型前胶原水平升高，可作为肝纤维化早期诊断的指标之一。Ⅳ型胶原是基底膜的主要成分，在肝纤维化时，Ⅳ型胶原合成增加，其血清水平升高可反映肝纤维化的程度和活动性。然而这些血清学指标的特异性和敏感性有限，易受多种因素影响，如炎症、感染等，单独使用时对肝纤维化程度的判断准确性欠佳，常需结合其他检查方法进行综合评估。

（六）影像学检查

1. 超声检查

超声检查是慢性肝病评估中最常用的影像学方法之一，它能够清晰地显示肝脏的大小、形态、实质回声以及血管情况。在慢性肝病早期，肝脏可能表现为体积增大，实质回声增粗、增强，分布不均匀，这是由于肝细胞变性、坏死以及炎症细胞浸润所致。随着病情进展，肝脏逐渐缩小，表面不光滑，呈锯齿状或波浪状，这是肝硬化的典型表现之一，是由于肝脏纤维组织增生、假小叶形成，导致肝脏形态改变。门静脉内径增宽是门静脉高压的重要表现之一，正常门静脉内径一般小于 1.3 cm，当门静脉压力升高时，门静脉内径可增宽至 1.3 cm 以上，这是由于门静脉系统血管阻力增加，血液回流受阻，导致门静脉扩张。脾肿大也是常见的超声表现，肝硬化时门静脉高压导致脾静脉回流受阻，脾脏淤血，进而引起脾肿大，脾脏厚度增加，长径增大，脾实质回声也可发生改变。超声检查还可检测腹水的存在及量的多少，少量腹水时，可在肝肾间隙、盆腔等部位探及液性暗区；中大量腹水时，腹腔内可见大片液性暗区，肠管漂浮其中。此外，超声检查还可用于监测肝脏占位性病变，如肝癌、肝血管瘤等，通过观察病变的大小、形态、边界、内部回声等特征，初步判断病变的性质。

肝脏瞬时弹性扫描（FibroScan）基于超声波振动原理，通过测量肝脏组织对低频弹性波的传播速度来评估肝脏的硬度。这一数值与肝脏的纤维化程度密切相关，为临床提供了判断肝脏纤维化和肝硬化的重要依据。近年来本技术逐渐广泛用于评价肝脏弹性。这种无创性检查的测定值受到肝脏炎症程度、纤维化程度及是否有脂肪变性等多种因素的影响相较于传统的肝脏活检，FibroScan 具有无创、无痛、快速及可重复操作等优势，大大减轻了患者的痛苦和不便。同时，该技术不受操作者技术熟练程度的影响，结果更为客观可靠。然而，值得注意的是，FibroScan 的测定值并非绝对准确，可能受到多种因素的影响，如肥胖、肋间隙狭窄、肝内胆汁淤积以及严重炎症等。因此在解读 FibroScan 结果时，应结合患者的临床表现、生化指标及影像学检查等综合分析，以提高诊断的准确性。此外，FibroScan 技术仍在不断发展完善中，其在肝脏疾病诊断中的应用前景值得期待。

2. CT 检查

CT 检查在慢性肝病评估中具有重要价值，它能够更准确地显示肝脏的形态、结构以及病变的位置、大小和范围。在肝硬化时 CT 图像上肝脏各叶比例失调、右叶萎缩、左叶和尾状叶增大，这是由于肝脏纤维化和假小叶形成，导致肝脏正常结构破坏，各叶生长不均衡。肝脏表面凹凸不平，呈结节状改变，这是肝硬化结节的表现，不同类型的肝硬化结节在 CT 上的表现有所差异，如小结节性肝硬化结节大小相对均匀，直径多小于 3 mm；大结节性肝硬化结节大小不一，直径大于 3 mm，甚至可达数厘米。增强 CT 扫描还可观察肝脏的血供情况，肝硬化时，肝脏血供减少，肝实质强化程度减弱，而门静脉和肝静脉的显影可能会受到影响，表现为血管变细、扭曲或狭窄。此外，CT

检查对于发现肝脏占位性病变，尤其是肝癌，具有较高的敏感性和特异性，能够清晰显示肿瘤的位置、大小、形态、强化方式等，有助于肝癌的诊断和分期。对于合并门静脉血栓的患者，CT检查可明确血栓的位置、范围和形态，为治疗提供重要依据。

3. MRI检查

MRI检查对软组织的分辨力较高，在慢性肝病评估中也有独特的优势。它能够更清晰地显示肝脏的细微结构和病变特征，对于肝纤维化、肝硬化的诊断和鉴别诊断具有重要意义。在肝纤维化早期，MRI可通过观察肝脏的信号变化来评估纤维化程度，如T1WI上肝脏信号轻度增高，T2WI上信号可无明显改变或轻度增高。随着肝纤维化进展，肝硬化形成，MRI图像上肝脏形态改变与CT表现相似，但MRI对于肝硬化结节的显示更为敏感，能够区分不同类型的结节，如再生结节、退变结节和肝癌结节等。再生结节在T1WI上呈等信号或稍高信号，T2WI上呈等信号或稍低信号；退变结节在T1WI和T2WI上均呈高信号；肝癌结节在T1WI上呈低信号，T2WI上呈高信号，增强扫描后有明显强化。此外，MRI检查还可用于评估肝脏的功能状态，如通过MRS分析检测肝脏内代谢物的变化，间接反映肝脏的功能情况。对于一些超声和CT检查难以明确诊断的肝脏病变，MRI检查可提供更详细的信息，有助于明确诊断。

（七）肝脏活体组织检查

肝脏活体组织检查仍然是评估肝损害程度的金标准，包括炎症分级与纤维化分期两个方面。通过肝脏活体组织检查，医生可以直观地观察到肝脏组织的病理变化，如肝细胞的变性、坏死、再生以及纤维组织的增生等。这些观察结果对于判断肝脏疾病的性质、严重程度以及预后具有重要意义。炎症分级主要依据肝脏内炎症细胞的浸润程度进行划分，而纤维化分期则是根据纤维组织在肝脏内的分布和增生程度进行判定。

肝脏炎症分级与纤维化分期是评估肝脏健康状况的关键指标。

1. 肝脏炎症程度分级

G0级：无炎症或炎症反应极轻微。

G1级：轻度肝炎，肝脏组织仅表现出轻微的炎症反应，无明显纤维化或坏死现象。

G2级：中度肝炎，肝脏组织出现更显著的炎症细胞浸润，并伴随一定程度的纤维化形成。

G3级：重度肝炎，肝脏组织表现出广泛的炎症和纤维化，可能预示肝硬化的发展趋势。

G4级：极重度肝炎，肝脏损伤极为严重，几乎无法逆转，可能出现腹水、肝性脑病等严重并发症。

2. 肝纤维化的程度分级

S0阶段：无纤维化，肝组织无纤维化迹象。

S1阶段：轻度纤维化，仅在门静脉周围或汇管区出现纤维增生，未形成分隔。

S2阶段：中度纤维化，纤维组织扩展，伴随少量分隔形成，肝叶结构保持完整。

S3阶段：重度纤维化，纤维组织显著增多，分隔形成明显，但尚未发展为肝硬化。

S4阶段：肝硬化，肝脏结构被大量纤维组织替代，正常肝功能受到严重影响。

这些分级与分期标准有助于医生明确诊断、评估炎症活动度和纤维化程度，从而判断患者的病情严重程度，分析是否存在肝硬化的风险，以便采取相应的治疗措施。患者应遵循医生的建议和自身病情，积极进行治疗，并定期复查以确保病情得到有效控制。

二、胃肠道疾病评估指标

（一）消化内镜

消化内镜是消化道慢性病重要的诊断标准。通过白光内镜可以对黏膜特征进行识别，如胃食管反流病的食管糜烂、慢性萎缩性胃炎的黏膜苍白及血管透见、炎症性肠病的溃疡或鹅卵石样改变。同时可以动态评估病变范围，明确病变分布如溃疡性结肠炎的连续性直肠—结肠受累、克罗恩病的节段性小肠—结肠病变。通过电子染色与放大内镜，如窄带成像突出血管形态，胃肠镜可辅助鉴别早期胃癌与肠化生。通过超声内镜可以评估炎症性肠病患者肠壁愈合情况。

消化内镜也是消化道慢性病重要的鉴别诊断工具。消化道功能性疾病需建立在排除器质性病变的诊断之上，例如肠易激综合征的诊断需内镜排除结肠癌、炎症性肠病、乳糜泻等，结合正常黏膜表现支持肠易激综合征诊断。功能性消化不良的诊断需排除胃癌、消化性溃疡、胆胰疾病，尤其针对"报警症状"如消瘦、呕血患者。而胃食管反流病的诊断需内镜排除嗜酸性食管炎、食管癌等，结合 24 小时 pH- 阻抗监测明确反流性质。而对于炎症性肠病来说，与其他结肠炎的鉴别诊断是肠镜的重点观察目标，例如通过内镜下溃疡形态，克罗恩病的纵行溃疡，感染性结肠炎的浅表溃疡、病变分布连续性、节段性是关键鉴别点。

部分消化道慢性病需动态监测，消化内镜也是动态追踪与风险防控的重要方法。巴雷特食管、慢性萎缩性胃炎及长期炎症性肠病患者均有癌变风险，对此类患者定期内镜监测联合多部位活检，是筛查早期癌的重要手段。同时消化内镜也是疾病活动性评估与治疗反应追踪的主要工具，如 Mayo 评分、SES-CD 可量化炎症程度，评估炎症性肠病黏膜愈合的情况，指导治疗方案调整。复查食管黏膜修复情况，判断治疗效果，评估患者是否需要长期抑酸或抗反流手术。

（二）血常规

血常规在胃肠道疾病评估中具有多方面的价值，以下是其具体表现。

1. 感染与炎症的识别

（1）白细胞计数及分类计数

白细胞是免疫系统的核心成分，白细胞计数的升高可能反映免疫系统的活跃性，对抗感染或其他炎症反应。例如，在胃肠道感染性疾病中，白细胞计数可能明显升高，其中中性粒细胞比例增加，提示细菌感染的存在。

（2）中性粒细胞与淋巴细胞比值

中性粒细胞与淋巴细胞比值在炎症性肠病如溃疡性结肠炎中具有重要的临床意义。研究表明，中性粒细胞与淋巴细胞比值升高与溃疡性结肠炎的病情活动性密切相关，可作为评估疾病严重程度的指标。

2. 贫血的诊断与评估

（1）红细胞系列指标

红细胞计数、血红蛋白浓度、红细胞比积等指标可评估患者的贫血状况。在胃肠道疾病中，慢性失血如消化道溃疡、肿瘤等可导致缺铁性贫血，表现为小细胞低色素性贫血，即平均红细胞体积减小、平均红细胞血红蛋白和平均红细胞血红蛋白浓度降低。

（2）平均红细胞体积

平均红细胞体积的变化有助于贫血的分类和病因分析。平均红细胞体积增大可能提示巨幼细胞贫血，这可能与胃肠道疾病导致的维生素 B_{12} 或叶酸吸收不良有关。

3. 出血风险的评估

（1）血小板计数

血小板的主要功能是参与血液凝固和止血过程，血小板计数的异常可能与出血或血栓形成相关。在胃肠道疾病中，如急性上消化道出血患者，血小板计数可能降低，提示出血风险增加。

（2）凝血功能相关指标

虽然血常规不直接检测凝血功能，但血小板计数的异常可能间接提示凝血功能障碍。在肝硬化导致的上消化道出血患者中，血小板计数降低与凝血功能异常密切相关。

4. 疾病进展与治疗效果监测

（1）动态监测指标变化

对于已知患有胃肠道疾病的患者，血常规可以用于监测疾病的进展和治疗效果。在炎症性肠病患者中，通过定期检测血常规中的白细胞计数、红细胞系列指标等，可以观察病情的变化和治疗的反应。

（2）评估治疗方案的合理性

血常规指标的变化可以帮助医生调整治疗方案。在胃肠道出血患者中，血红蛋白浓度和红细胞比积的变化可以反映出血量的变化，从而指导补液和输血等治疗措施。

（三）粪便常规

粪便常规检查作为临床诊断中的一项基础检测，对于评估消化系统健康状况具有不可忽视的作用。通过该检查医师能够评估患者的胃肠道功能，识别潜在的感染、炎症或出血等问题。

粪便常规检查内容涵盖粪便的物理性状、色泽、潜血试验以及显微镜检查等多个维度。粪便的物理性状和色泽可揭示胃肠道的蠕动状态及是否存在出血或炎症的迹象。稀便可能指示肠道蠕动过速或消化不良，而黑便则可能是消化道出血的征兆。潜血试验用于检测粪便中微量血液的存在，对于早期发现消化道出血具有关键意义。显微镜检查则通过观察粪便中的细胞、寄生虫、结晶等成分，以进一步评估胃肠道的健康状况。

在粪便常规检查的实施过程中，医师将依据患者的具体病情和临床表现，结合其他相关检查结果，进行综合分析和诊断。在疑似消化道出血的病例中，医师可能会结合血常规、胃镜、肠镜等检查结果，以确定出血的具体位置和原因，并据此制订相应的治疗策略。对于确诊为寄生虫感染的患者，医师将依据显微镜检查结果及病史，选择适宜的驱虫药物进行治疗。

大便潜血试验是一种用于检测粪便中微量血液成分的医学检验方法，其原理基于血红蛋白中的含铁血红素具有类似过氧化物酶的活性，能够催化过氧化氢，分解释放新生态氧，进而氧化色原物质产生显色反应。当消化道出现少量出血时，血液中的红细胞分解成血红蛋白，血红蛋白与肠道内的硫化物结合形成硫化亚铁，尽管可能不会引起粪便颜色的明显变化，但潜血试验能够检测到这些微量的血液成分。大便潜血试验在临床诊断中具有重要意义。多次、持续性隐血试验阳性提示消化道慢性出血，应进一步检查以警惕胃肠道肿瘤的存在。此外该试验还能辅助诊断消化道炎症性疾病，如溃疡性结肠炎、肠道寄生虫感染、肠息肉等引起的肠道微量出血情况。消化道癌症的阳性率可达95%，且呈持续阳性，因此大便潜血试验也可作为消化道癌的筛查指标。大便潜血试验阳性结果需要结合临床症状、病史及其他检查结果综合分析。因此在解读结果时，需综合考虑患者的饮食、药物使用情况以及临床症状等因素。大便潜血试验是一种简便、有效的检测消化道病变的方法。通过定期进行该试验，可以及早发现消化道的潜在问题，为患者的治疗和康复提供有力支持。

尽管粪便常规检查操作简便，但其在临床诊断和治疗中扮演着至关重要的角色。因此，建议患者定期进行粪便常规检查，以便及时发现并预防消化系统疾病。同时，日常生活中应保持良好的饮食习惯和健康的生活方式，以维护消化系统的健康。

（四）炎症标志物

主要包括C反应蛋白、红细胞沉降率和钙卫蛋白，三者在胃肠道疾病的评估中具有重要价值。C反应蛋白和红细胞沉降率主要用于炎症活动性和疾病严重程度的评估，而钙卫蛋白则在炎症活动性评估和疾病鉴别诊断中表现出色。这些指标的联合应用可以为胃肠道疾病的诊断、治疗和预后提供全面的参考。

1. C反应蛋白

（1）炎症活动性评估

C反应蛋白是一种急性期蛋白，在炎症反应时迅速升高。研究表明，C反应蛋白水平与炎症性肠病的临床活动性和内镜活动性有一定相关性。在活动期的克罗恩病中，C反应蛋白升高更为明显。

（2）疾病严重程度评估

C反应蛋白水平可以反映疾病的严重程度。一项挪威随访5年的研究表明，克罗恩病患者1年后C反应蛋白水平升高，随后4年极有可能实施肠切除手术。

（3）治疗效果监测

C反应蛋白是评估药物治疗效果的良好标志物。治疗4周后C反应蛋白恢复正常可以预测疾病在5年内缓解情况。

2. 红细胞沉降率

（1）炎症活动性评估

红细胞沉降率是一种实验室测试，测量红细胞在重力作用下在1小时内沉降的距离。红细胞沉降率水平与炎症性肠病的疾病严重程度及活动程度呈正相关。

（2）疾病严重程度评估

红细胞沉降率可以反映溃疡性结肠炎的活动和疾病的严重程度，并在儿童队列中也得到验证。较高的红细胞沉降率预测了克罗恩病患者瘘管及肠道狭窄的发生。

（3）治疗效果监测

红细胞沉降率通常作为其他临床和实验室检查的补充，用于监测炎症性肠病患者的治疗效果。

3. 钙卫蛋白

（1）炎症活动性评估

钙卫蛋白是一种钙和锌结合的中性粒细胞胞浆蛋白，其浓度与机体的炎症程度成正比。钙卫蛋白与内窥镜下疾病活动性高度相关，并可作为预测儿童克罗恩病患者临床缓解和黏膜愈合的替代标志物。

（2）疾病鉴别诊断

钙卫蛋白可以提供一种无创手段来筛查有肠应激综合征症状的炎症性肠病患者。当钙卫蛋白 ≤ 40 μg/g 时，炎症性肠病发生的概率 ≤ 1%。

（3）疾病复发预测

钙卫蛋白浓度的变化可以预测炎症性肠病患者的疾病复发。

（五）免疫学指标

1. 抗中性粒细胞胞质抗体

抗中性粒细胞胞质抗体在溃疡性结肠炎患者中阳性率较高，而克罗恩病患者中阳性率较低。核周型抗中性粒细胞胞质抗体是溃疡性结肠炎的标志性抗体，有助于区分溃疡性结肠炎和克罗恩病。抗中性粒细胞胞质抗体也与某些血管炎相关，如肉芽肿性多血管炎和显微镜下多血管炎。此外血清抗中性粒细胞胞质抗体水平与溃疡性结肠炎的疾病活动性相关，可作为评估疾病严重程度的指标。

2. 抗酿酒酵母抗体

抗酿酒酵母抗体在克罗恩病患者中阳性率较高，而溃疡性结肠炎患者中阳性率较低。抗酿酒酵母抗体检测有助于区分溃疡性结肠炎和克罗恩病。抗酿酒酵母抗体也可用于评估炎症性肠病患者对治疗的反应。此外抗酿酒酵母抗体水平与炎症性肠病的疾病活动性相关，可作为监测疾病进展和治疗效果的指标。

（六）感染相关检测

1. 幽门螺杆菌感染检测

幽门螺杆菌感染是胃肠道疾病的重要病因之一与慢性胃炎、消化性溃疡、胃癌等疾病密切相关。检测方法包括呼气试验、血清抗体检测、胃镜下活检等。幽门螺杆菌感染的根除治疗可以显著改善胃肠道疾病的症状和预后。定期检测幽门螺杆菌感染状态有助于评估治疗效果和预防疾病复发。

2. 艰难梭菌毒素检测

艰难梭菌是一种能形成芽孢、产毒素的革兰阳性厌氧菌，可导致抗生素相关性结肠炎。其通常在正常肠道菌群遭到破坏后（通常与抗生素治疗有关）定植于肠道。艰难梭菌感染是最常见的医疗相关感染之一，也是患者出现并发症和死亡的重要原因，尤其在老年住院患者中。不同的检测方法具有不同的敏感性和特异性。艰难梭菌谷氨酸脱氢酶抗原及毒素检测试剂盒的特异性高，阳性预测值较高，且检测周期短，无须特殊仪器平台，可作为医院门、急诊艰难梭菌感染的初筛试剂盒。分子诊断方法：多重荧光聚合酶链式反应（polymerase chain reaction，PCR）检查结合 Allglo 探针技术可快速、特异、灵敏地鉴定艰难梭菌相关毒素基因，灵敏度可达 10 CFU/mL。

（1）诊断价值

艰难梭菌毒素检测是诊断艰难梭菌感染的关键手段。检测粪便中的艰难梭菌毒素 A 和毒素 B，可直接确认是否存在产毒型艰难梭菌感染。通过毒素检测，可区分无症状携带者和有症状的感染患者。

（2）疾病严重程度评估

确诊或疑似艰难梭菌感染的患者应接受疾病严重程度的评估。毒素检测结果可辅助判断病情的轻重，例如，毒素水平较高可能提示病情较重。

（3）治疗效果监测

在治疗过程中，定期进行毒素检测可评估治疗效果。毒素水平的下降通常提示治疗有效。

（4）预防和控制

在医院环境中，对高危人群（如有住院史、使用抗生素、患有胃肠道疾病等）进行毒素检测，有助于早期识别和预防艰难梭菌感染的传播。检测结果可指导医院感染控制措施的实施，减少艰难梭菌感染的院内传播。

（七）营养与代谢指标

总蛋白和白蛋白：低蛋白血症提示营养不良，常见于慢性胃肠道疾病患者，如炎症性肠病和胃肠道肿瘤。低蛋白血症与术后并发症增加、住院时间延长和预后不良相关。

（八）肿瘤标志物

肿瘤标志物是肿瘤发生和增殖过程中由肿瘤细胞本身产生或由机体对肿瘤细胞反应而异常产生和（或）升高的物质。它们在胃肠道疾病的评估中具有重要意义，尤其是在胃肠道肿瘤的诊断、预后判断和治疗监测方面。

1. 诊断价值

多种肿瘤标志物联合检测可以显著提高胃肠道肿瘤的诊断准确性。例如，癌胚抗原、甲胎蛋白、糖类抗原 19-9、糖类抗原 72-4 和糖类抗原 242 等标志物在胃肠道肿瘤患者中的水平明显高于非肿瘤患者。联合检测这些标志物可以提高诊断的灵敏度和特异性。

胃蛋白酶原检测：胃蛋白酶原Ⅰ和胃蛋白酶原Ⅱ的比值是评估胃癌风险的重要指标。研究表明胃蛋白酶原比值在胃癌患者中的测定值与阳性率与健康对照组和疾病对照组有显著差异。胃蛋白酶原Ⅰ水平在胃癌和结直肠癌患者中明显低于健康对照组，而胃蛋白酶原Ⅱ水平则无明显差异。

新型肿瘤标志物：随着分子生物学技术的发展，越来越多的新型肿瘤标志物被发现。例如，长非编码 RNA 和 miRNA 在胃癌组织中的表达变化已被证实具有诊断价值。此外，外泌体中的 miRNA 也被认为是潜在的胃癌转移相关生物标志物。

2. 预后评估

（1）肿瘤标志物水平与预后相关性

某些肿瘤标志物的水平与胃肠道肿瘤的预后密切相关。例如糖类抗原 72-4 水平升高被认为是胃癌预后不良的危险因素。

（2）治疗效果监测

肿瘤标志物的动态监测可以用于评估治疗效果。例如癌胚抗原、糖类抗原 19-9 和糖类抗原 72-4 等标志物在治疗过程中的变化可以反映肿瘤的反应情况。如果治疗有效，这些标志物的水平通常会下降。

3. 治疗监测

（1）复发监测

肿瘤标志物的持续监测可以用于早期发现肿瘤复发。例如在胃癌和结直肠癌患者中，定期检测癌胚抗原、糖类抗原 19-9 和糖类抗原 72-4 等标志物的水平可以帮助及时发现复发。

（2）个体化治疗

基于肿瘤标志物的分子分型可以制订个体化的治疗策略。例如人表皮生长因子受体-2阳性的胃癌患者可以从曲妥珠单抗治疗中获益。随着液体活检技术的发展，越来越多的新型肿瘤标志物被发现，为个体化精准治疗提供了更多可能性。

三、人工智能技术的应用

AI技术在消化系统健康评估中的应用正逐步改变传统医疗模式，通过深度学习、图像识别和大数据分析等技术，显著提升了疾病筛查的效率和准确性。

（一）内窥镜辅助诊断的革新

1. 提高早期癌症检出率

在胃镜和结肠镜检查中，AI系统通过实时分析内镜影像，辅助识别早期恶性肿瘤。例如早期胃癌的检出准确率可达95%以上，尤其在食管癌和巴雷特食管的诊断中AI系统能够快速识别微小病变。结肠镜检查中AI可将结直肠腺瘤检出率提升约7%，漏诊率从传统的20%~40%显著降低。厦门大学附属中山医院开发的深度学习模型，在溃疡性结肠炎的炎症活动度评估中，减少了医生主观差异，实现全肠段炎症分布的可视化分析。

2. 盲区监测与质量控制

AI在内镜操作中实时监测盲点如胃底、结肠皱襞等，并通过算法优化操作规范性。例如AI系统可主动跟踪可疑癌灶并提示遗漏检查部位，降低漏诊风险。

（二）胶囊内镜与影像分析的智能化

1. 缩短阅片时间

无线胶囊内镜的AI辅助系统能自动筛选出异常图像如出血、溃疡，将原本数小时的阅片时间缩短至数十分钟，同时提高诊断一致性。

2. 病理影像的精准解读

基于深度学习的模型可分析病理切片如苏木素伊红染色图片，在胃癌诊断中达到与病理医生相当的准确率，甚至能区分早期胃癌与癌前病变。

（三）疾病风险预测与预后评估

1. 结直肠癌预后分层

AI通过分析病理切片或围手术期数据如癌胚抗原水平，构建生存预测模型，辅助医生制订个性化治疗方案。例如深度学习模型可预测结直肠癌患者的微卫星不稳定性状态，指导免疫治疗选择。

2. 肝硬化与消化道出血风险评估

AI结合CT影像和临床数据，建立肝硬化患者食管静脉曲张破裂出血的风险模型，准确率优于传统评分系统。

第二节 评估流程与工具

一、慢性胃肠病的诊断标准及评估

（一）胃食管反流病

1. 诊断标准

符合以下任何一项可确诊为胃食管反流病：①具有典型的反流、烧心和（或）反酸症状，抑酸剂试验性治疗有效；②上消化道内镜检查提示 B 级及以上反流性食管炎、反流性狭窄或巴雷特食管；③具有非典型上消化道症状，上消化道内镜检查未见食管黏膜破损或 A 级反流性食管炎，食管反流监测提示存在病理性反流。

抑酸剂诊断性试验指对可疑胃食管反流病患者使用抑酸药物，根据患者的症状应答情况，判断是否为胃食管反流病。常用的抑酸剂包括质子泵抑制剂和钾离子竞争性酸阻滞剂。诊断性试验的方法为标准剂量质子泵抑制剂、2 次 / 天，疗程为 2 周，伴食管外症状患者的疗程需 ≥ 4 周，以最后 1 周症状完全缓解，或仅有 1 次轻度症状作为治疗有效的标准。

2. 辅助检查

（1）上消化道内镜检查

内镜检查是我国胃食管反流病诊断的重要工具。可排除上消化道肿瘤，还可发现反流性食管炎、巴雷特食管和反流性狭窄。此外，还可观察倒镜时食管胃结合部的形态，必要时可行放大增强内镜观察食管远端超微结构的变化。

反流性食管炎定义为内镜下存在食管下段黏膜破损；巴雷特食管定义为内镜下食管鳞状上皮与柱状上皮的交界线相对于食管胃结合部上移，并且组织学证实正常复层鳞状上皮被化生的柱状上皮所取代。根据洛杉矶分级，反流性食管炎可进一步分为 A、B、C、D 4 个等级：A 级，指 1 条或 1 条以上食管黏膜损伤，受损长度 ≤ 5 mm；B 级，指 1 条或 1 条以上食管黏膜损伤，受损长度 >5 mm，黏膜破损无融合；C 级，指至少 2 条食管黏膜破损，且黏膜破损相互融合，融合范围 < 食管全周的 75%；D 级，指黏膜破损且相互融合，融合范围 ≥ 食管全周的 75%。

（2）高分辨率食管测压

高分辨率食管测压下胃食管反流病患者常见的动力障碍为无效食管动力，按照最新的芝加哥分类 4.0 标准，无效食管动力指卧位 10 次水吞咽中无效吞咽包括弱蠕动、片段吞咽、蠕动失败比例 >70% 或蠕动失败比例 ≥ 50%。

（3）食管反流监测

食管反流监测包括食管 pH 值和食管阻抗 –pH 值监测，可检测食管腔内有无胃内容物反流，最主要的指标为酸暴露时间百分比即 24 h 内食管 pH 值 <4 的时间百分比。中国人群酸暴露时间百分比 >4%，认为存在病理性酸反流，可诊断为胃食管反流病。

（4）胃食管反流病自测量表

胃食管反流病自测量表是常用的胃食管反流病症状评估工具。在检测超重/肥胖患者的胃食管反流病症状方面效果较好。重点评估烧心、反酸、胸痛、咳嗽等典型和非典型症状。总分≥8分，提示可能存在胃食管反流病，需结合临床症状和其他检查进一步诊断；总分<8分，胃食管反流病的可能性较低，但仍需结合患者具体情况判断。在治疗过程中定期使用胃食管反流病自测量表问卷，评估症状改善情况。根据总分变化调整治疗方案。具体内容详见表11-1。

表11-1 胃食管反流病自测量表

问题	评分标准	得分
1.过去一周，您有多少天感到烧心（胸骨后烧灼感）？	0分：无症状	
	1分：1天	
	2分：2~3天	
	3分：4~7天	
2.过去一周，您有多少天感到反酸（胃内容物反流至口腔或咽喉）？	0分：无症状	
	1分：1天	
	2分：2~3天	
	3分：4~7天	
3.过去一周，您有多少天感到上腹痛？	0分：无症状	
	1分：1天	
	2分：2~3天	
	3分：4~7天	
4.过去一周，您有多少天感到恶心？	0分：无症状	
	1分：1天	
	2分：2~3天	
	3分：4~7天	
5.过去一周，您有多少天因烧心或反酸需要服用非处方药物？	0分：无症状	
	1分：1天	
	2分：2~3天	
	3分：4~7天	
6.过去一周，烧心或反酸对您的日常生活有多大影响？	0分：无影响	
	1分：轻度影响	
	2分：中度影响	
	3分：严重影响	

3. 人工智能技术辅助

AI 可以通过分析电子健康记录中的大量数据，预测患者是否患有胃食管反流病。这些模型能够识别与胃食管反流病相关的症状模式，并提供诊断支持。在诊断方面，AI 可用于内窥镜图像的自动识别和分类，pH 阻抗监测数据自动分析等。前者除能提高胃食管反流病的诊断准确性，还能够在内窥镜检查过程中实时提供反馈，帮助医生更全面地观察和记录上消化道的解剖结构。另外 AI 在巴雷特食管及其相关肿瘤的内镜下和病理检测及诊断中的应用也取得了进展，有助于早期发现和有效管理巴雷特食管及早期腺癌。后者可识别反流事件并计算酸暴露时间等关键指标。这有助于更准确地判断胃食管反流病的病理性和症状与反流事件之间的关联。一些 AI 系统能够在 pH 阻抗监测过程中实时提供反馈，帮助医生更准确地评估患者的反流情况。AI 技术还可以分析患者的语音特征，以区分正常语音、胃食管反流病和巴雷特食管。

（二）慢性萎缩性胃炎

1. 诊断标准

（1）内镜检查

慢性萎缩性胃炎的内镜诊断主要依据普通白光或特殊成像方法所见的黏膜炎症变化，需与病理检查结果结合作出最终判断。慢性萎缩性胃炎内镜下可见黏膜红白相间，以白相为主，皱襞变平甚至消失，部分黏膜血管显露；可伴有黏膜颗粒或结节状等表现。肠化在内镜下表现为黏膜欠光滑或灰色斑。

（2）病理诊断

病理组织学检查显示黏膜腺体萎缩。

2. 辅助检查

临床就诊的慢性胃炎患者，如幽门螺旋杆菌感染情况未知，均建议行幽门螺旋杆菌检测。

自身免疫性胃炎在我国相对少见，表现为以胃体为主的慢性萎缩性胃炎，其免疫学特点为患者体内产生针对胃组织不同组分的自身抗体，分别造成维生素 B_{12} 吸收障碍和胃酸分泌减少。诊断本病时建议检测血清抗胃壁细胞抗体、抗内因子抗体、胃泌素、维生素 B_{12} 含量、胃蛋白酶原等。同时还应检测甲状腺功能和相关抗体，以除外相关合并疾病。

血清胃泌素-17、胃蛋白酶Ⅰ和Ⅱ及其比值是可能有助于判断有无胃黏膜萎缩和萎缩部位的标志物。

可操作的与胃癌风险联系的萎缩评估（operative link for gastritis assessment，OLGA）系统：通过内镜检查和病理检查对胃黏膜萎缩程度进行分级，分为 0 期至Ⅳ期，分级越高，胃癌风险越高（表 11-2）。

表 11-2　OLGA 分期系统

分期	特点	胃癌风险
0 期	无萎缩	低风险
Ⅰ期	轻度萎缩，局限于胃窦或胃体	低风险

(续表)

分期	特点	胃癌风险
Ⅱ期	中度萎缩，局限于胃窦或胃体	中等风险
Ⅲ期	重度萎缩，累及胃窦和胃体	高风险
Ⅳ期	全胃萎缩	最高风险

可操作的与胃癌风险联系的肠化生评估（operative link for gastric intestinal metaplasia assessment，OLGIM）系统：对肠上皮化生进行分级，同样分为0期至Ⅳ期，高分级患者发生高级别上皮内瘤变的风险显著增加（表11-3）。

表11-3 OLGIM分期系统

分期	特点	胃癌风险
0期	无肠化生	低风险
Ⅰ期	轻度肠化生，局限于胃窦或胃体	低风险
Ⅱ期	中度肠化生，局限于胃窦或胃体	中等风险
Ⅲ期	重度肠化生，累及胃窦和胃体	高风险
Ⅳ期	全胃肠化生	最高风险

利用深度学习技术中的U-Net网络结构构建的慢性萎缩性胃炎诊断模型通过胃镜检查的胃部图片进行训练和测试。该模型对慢性萎缩性胃炎诊断与病理诊断的一致性较高，高于低年资内镜医生。该模型的应用有助于早期发现癌变风险，制订个性化的治疗和随访策略。

（三）炎症性肠病

1. 诊断标准

溃疡性结肠炎及克罗恩病缺乏诊断的金标准，主要结合临床表现、实验室检查、影像学检查、内镜检查和组织病理学表现进行综合分析，在排除感染性和其他非感染性结肠炎的基础上进行诊断。若诊断存疑应在一定时间一般是6个月后进行内镜及病理组织学复查。

（1）溃疡性结肠炎诊断要点

在排除其他疾病的基础上，可按下列要点诊断。①具有典型临床表现者为临床疑诊，安排进一步检查；②同时具备上述结肠镜和（或）放射影像学特征者，可临床拟诊；③如再具备上述黏膜活检和（或）手术切除标本组织病理学特征者，可以确诊；④初发病例如临床表现、结肠镜检查和活检组织学改变不典型者，暂不确诊溃疡性结肠炎，应予密切随访。

（2）克罗恩病诊断要点

在排除其他疾病的基础上，可按下列要点诊断。①具备典型临床表现者可临床疑诊，安排进一步检查；②同时具备上述结肠镜或小肠镜（病变局限在小肠者）特征以及影像学（小肠CT造影或磁共振小肠成像，无条件者采用小肠钡剂造影）特征者，可临床拟诊；③如再加上活检提示克罗恩病的特征性改变且能排除肠结核，可作出临床诊断；④如有手术切除标本（包括切除肠段及病变附近淋巴结），可根据标准作出病理确诊；⑤对无病理确诊的初诊病例随访 6~12 个月以上，根据对治疗的反应及病情变化判断，对于符合克罗恩病自然病程者可作出临床确诊。如与肠结核混淆不清但倾向于肠结核时，应按肠结核进行诊断性治疗 8~12 周，再行鉴别。

2. 辅助检查

（1）实验室检查

溃疡性结肠炎诊断强调粪便常规检查和培养应不少于 3 次。根据流行病学特点，进行排除阿米巴肠病、血吸虫病等的相关检查。常规检查包括血常规、血清白蛋白、电解质、红细胞沉降率、血浆 C 反应蛋白等。有条件的单位可行粪便钙卫蛋白和血清乳铁蛋白等检查作为辅助指标。克罗恩病患者血红蛋白和血清白蛋白常有降低，活动期外周血白细胞增高，红细胞沉降率加快，血浆 C 反应蛋白增高。血清抗酿酒酵母抗体是克罗恩病较为特异的抗体，粪便常规检查常可见白细胞，粪便隐血试验常呈阳性。腹泻患者应常规检查肠道病原菌、虫卵、肠道寄生虫以及艰难梭菌。

（2）内镜检查

结肠镜检查可直接观察肠道黏膜的炎症情况。结肠镜检查并活检是建立诊断的关键。溃疡性结肠炎的特征性结肠镜表现为连续性病变、黏膜充血水肿、糜烂与溃疡、血管纹理模糊。早期克罗恩病结肠镜下表现为阿弗他溃疡，随着疾病进展，溃疡可逐渐增大加深，彼此融合形成纵行溃疡。克罗恩病内镜下多为非连续改变，病变间黏膜可完全正常。其他常见内镜下表现为卵石征、肠壁增厚伴不同程度狭窄、团簇样息肉增生等。少见直肠受累和（或）瘘管开口，环周及连续的病变。

小肠镜在溃疡性结肠炎中主要用于溃疡性结肠炎病变不累及直肠（未经药物治疗者）、倒灌性回肠炎（盲肠至回肠末端的连续性炎症），以及其他难以与克罗恩病鉴别的情况。主要适用于其他检查（如小肠胶囊内镜或放射影像学）发现小肠病变或尽管上述检查阴性而临床高度怀疑小肠病变需进行确认及鉴别者，或已确诊克罗恩病需要小肠镜检查以指导或进行治疗者。

小肠胶囊内镜主要适用于疑诊克罗恩病但结肠镜及小肠放射影像学检查阴性者。

3. 黏膜活检病理诊断

溃疡性结肠炎活动期：①固有膜内有弥漫性、急性、慢性炎症细胞浸润，包括中性粒细胞、淋巴细胞、浆细胞、嗜酸性粒细胞等，尤其是上皮细胞间有中性粒细胞浸润即隐窝炎，乃至形成隐窝脓肿；②隐窝结构改变，隐窝大小、形态不规则，分支、出芽，排列紊乱，杯状细胞减少等；③可见黏膜表面糜烂、浅溃疡形成和肉芽组织。

缓解期：①黏膜糜烂或溃疡愈合；②固有膜内中性粒细胞浸润减少或消失，慢性炎症细胞浸润减少；③隐窝结构改变可保留，如隐窝分支、减少或萎缩，可见潘氏细胞化生（结肠脾曲以远）。

克罗恩病：局灶性的慢性炎症、局灶性隐窝结构异常和非干酪样肉芽肿。

4. 影像学检查

小肠 CT 或 MRI 是迄今评估小肠炎性病变的标准影像学检查，有条件的诊疗机构应将此检查列为克罗恩病诊断的常规检查项目。该检查可反映肠壁的炎症改变、病变分布的部位和范围、狭窄的存在及其可能的性质炎症活动性或纤维性狭窄、肠腔外并发症，如瘘管形成、腹腔脓肿或蜂窝织炎等。活动期克罗恩病典型的小肠 CT 造影表现为肠壁明显增厚 >4 mm；肠黏膜明显强化伴有肠壁分层改变，黏膜内环和浆膜外环明显强化，呈"靶症"或"双晕征"；肠系膜血管增多、扩张、扭曲，呈"木梳征"；相应系膜脂肪密度增高、模糊；肠系膜淋巴结肿大等。

经腹肠道超声检查可显示肠壁病变的部位和范围、肠腔狭窄、肠瘘及脓肿等。克罗恩病主要超声表现为肠壁增厚≥4 mm；回声减低，正常肠壁层次结构模糊或消失；受累肠管僵硬，结肠袋消失；透壁炎症时可见周围脂肪层回声增强，即脂肪爬行征；肠壁血流信号较正常增多；内瘘、窦道、脓肿和肠腔狭窄；其他常见表现有炎性息肉、肠系膜淋巴结肿大等。

5. 评估量表

（1）改良Mayo量表

改良Mayo量表是用于评估溃疡性结肠炎疾病活动性的重要工具，用于评估治疗效果和疾病活动性变化，并能帮助医生制订个性化治疗方案，监测疾病进展。以下是其具体内容和评分标准（表11-4）。总分0~12分，分数越高表示疾病活动性越严重。缓解期：总分≤2分，且无单项评分≥2分。轻度活动：总分3~5分。中度活动：总分6~8分。重度活动：总分≥9分。

表11-4 改良Mayo量表

项目	评分标准	分值
大便次数	正常（0分）；较基线增加1~2次（1分）；较基线增加3~4次（2分）；较基线增加≥5次（3分）	0~3
便血程度	无（0分）；偶尔血便（1分）；频繁血便（2分）；频繁血便且量多（3分）	0~3
内镜下表现	正常或无活动性炎症（0分）；轻度炎症（1分）；中度炎症（2分）；重度炎症（3分）	0~3
医生总体评估	正常（0分）；轻度异常（1分）；中度异常（2分）；重度异常（3分）	0~3

（2）克罗恩病活动指数

克罗恩病活动指数是一种用于评估克罗恩病疾病活动性的综合评分系统。它通过综合多个临床指标来量化疾病的严重程度，帮助医生评估病情和制订治疗方案（表11-5）。总分0~450分，分数越高表示疾病活动性越严重。缓解期：总分≤150分。轻度活动：总分151~220分。中度活动：总分221~450分。

表11-5 克罗恩病活动指数评分量表

项目	评分标准	分值范围
腹痛	无腹痛（0分）；轻度腹痛（10分）；中度腹痛（20分）；重度腹痛（30分）	0~30
腹泻次数	无腹泻（0分）；较基线增加1~2次（10分）；较基线增加3~4次（20分）；较基线增加≥5次（30分）	0~30
腹部肿块	无腹部肿块（0分）；腹部肿块（10分）	0~10
肠外表现	无肠外表现（0分）；有肠外表现（10分）	0~10
药物使用	未使用皮质类固醇（0分）；使用皮质类固醇（10分）	0~10

（续表）

项目	评分标准	分值范围
血清白蛋白水平	正常（0分）；轻度降低（10分）；中度降低（20分）；重度降低（30分）	0~30
血清C反应蛋白水平	正常（0分）；轻度升高（10分）；中度升高（20分）；重度升高（30分）	0~30
医生总体评估	正常（0分）；轻度异常（10分）；中度异常（20分）；重度异常（30分）	0~30

6. 人工智能辅助诊断

基于 ResNet50 构建的炎症性肠病 AI 诊断模型在测试集上对克罗恩病、溃疡性结肠炎和正常状态的识别展现出较高的总体准确率。这意味着它能够有效地从相关的医学图像如内镜图像、病理切片图像等中提取特征，并准确地区分不同的疾病状态，有助于医生进行快速、准确的诊断，减少误诊和漏诊的可能性。结合 VisionTransformer 和金字塔混合特征融合技术可以更全面、准确地评估内镜下溃疡性结肠炎的严重程度。例如能够根据内镜图像中黏膜的损伤程度、溃疡的大小和分布等特征，对疾病的严重程度进行量化分析，为医生制订个性化的治疗方案提供重要依据。混合高阶非对称卷积网络，可以对 CT 小肠造影下克罗恩病的严重程度进行准确评估。医生可以根据评估结果了解疾病在小肠中的分布范围、炎症的严重程度等信息，有助于判断病情的发展阶段和制订相应的治疗策略。

（四）肠易激综合征

1. 诊断标准

主要基于症状标准和排除器质性病变。

症状标准参考罗马Ⅳ标准，即反复发作的腹痛，症状持续至少 6 个月，近 3 个月内平均发作至少每周 1 天，并伴有以下至少 2 项：①与排便相关；②伴随排便频率改变；③伴随粪便性状（外观）改变。

排除器质性病变：血常规、粪便常规、肠镜等检查排除炎症性肠病、感染性肠炎、肿瘤等。

2. 临床表现

肠易激综合征的临床表现多样，主要包括：①腹痛或腹部不适：通常在排便后缓解；②排便习惯改变，腹泻型以腹泻为主，便秘型以便秘为主，混合型为腹泻与便秘交替出现；③其他症状包括腹胀，排气增多，黏液便，排便不尽感等。

3. 实验室检查

常规检查：包括血常规、粪便检查等，以排除其他疾病。

特殊检查：如粪便钙卫蛋白、氢/甲烷呼气试验等，用于评估肠道炎症和小肠细菌过度生长。

4. 影像学检查

腹部平片：用于排除肠梗阻等急性情况。

结肠镜检查：在必要时进行，以排除其他器质性疾病。

5. 相关辅助检查

心理评估：评估患者的心理状态，特别是焦虑和抑郁。

饮食评估：了解患者的饮食习惯，识别可能的食物诱因。

肠易激综合征患者常伴有焦虑、抑郁等心理问题，需通过心理量表如汉密尔顿抑郁量表和汉密尔顿焦虑量表进行评估。

6. 人工智能辅助

AI算法可用于分析肠易激综合征患者的临床数据，包括症状、心理状态、实验室检查结果等，以实现更精准的诊断和治疗。机器学习模型可通过对大量患者数据的学习，预测肠易激综合征的发病风险、疾病进展及治疗反应。

移动医疗应用可实时收集患者的症状数据、饮食习惯、心理状态等信息，为医生提供更全面的病情评估。通过智能穿戴设备监测患者的生理参数，如心率变异性、睡眠质量等，辅助评估肠易激综合征患者的自主神经功能状态。

（五）功能性消化不良

1. 诊断标准

餐后不适综合征：餐后饱胀或早饱感，影响正常进食。上腹痛综合征：间断性上腹痛或灼热感，与进食无关。病程要求：症状持续至少6个月，近3个月活跃，且排除器质性疾病（如溃疡、胃癌）。

2. 临床表现

功能性消化不良的临床表现多样，主要包括以下几项。①上腹部疼痛或不适：通常位于上腹部正中，可能与进食有关或无关；②餐后饱胀感：进食后不久即感到饱胀，影响正常进食量；③早饱感：进食少量食物后即感到饱胀，无法继续进食；④其他症状：恶心、嗳气、食欲不振、上腹部烧灼感等。症状通常与进食有关，但也可在空腹时出现。

3. 实验室检查

血常规：排除贫血等其他疾病。

幽门螺杆菌检测：通过粪便抗原检测或尿素呼气试验。

肝功能检查：排除肝脏疾病。

4. 影像学检查

胃镜检查：排除胃溃疡、胃癌等器质性疾病。

腹部超声：排除胆囊炎、胆石症等。

胃排空闪烁扫描：评估胃排空功能。

5. 相关辅助检查

心理评估：评估焦虑、抑郁等心理状态。

胃肠激素检测：评估胃肠激素水平。

6. 人工智能辅助

利用生物阻抗法评估患者的营养状况，包括体质量、脂肪组织指数、去脂组织指数及骨骼肌量。使用躯体化症状自评量表等工具评估患者的心理状态，有助于寻找发病因素并指导治疗；利用机器学习算法分析患者的临床数据，实现对功能性消化不良的快速诊断和严重程度分级。通过大数据分析患者的病历数据，预测功能性消化不良的发病风险、并发症发生率及治疗反应。应用AI技术对胃肠超声造影等影像学检查结果进行智能分析，快速识别胃排空率等特征。开发移动医疗应用，实时收集患者的症状数据、饮食习惯、心理状态等信息，为医生提供更全面的病情评估。

（六）便秘

1. 诊断标准

罗马Ⅳ标准：根据症状进行诊断，如排便次数减少、排便费力、便后感觉未排空、便质硬等。

结肠传输实验：用于诊断慢性传输性便秘。

2. 临床表现

主要症状：排便频率减少（每周少于3次）。粪便干硬、呈块状或羊粪样。排便时需过度用力或手法辅助。排便不尽感或肛门直肠梗阻感。

伴随症状：腹痛、腹胀或腹部不适。食欲减退、恶心。焦虑、抑郁等心理症状。

并发症：痔疮、肛裂或直肠脱垂。粪便嵌塞或肠梗阻。生活质量下降及心理负担加重。

3. 实验室检查

血常规：排除贫血等其他疾病。

甲状腺功能检查：排除甲状腺功能减退等内分泌疾病。

4. 影像学检查

腹部X线：评估肠道内粪便积聚情况。

结肠传输实验：通过标记物评估结肠传输时间。

5. 相关辅助检查

肛门直肠测压：评估肛门括约肌功能。

心理评估：评估焦虑、抑郁等心理状态。

综合患者的症状、体格检查、实验室检查和影像学检查结果，评估病情严重程度，制订个体化的治疗方案。

6. 人工智能技术

利用大数据和模式识别技术，AI系统可分析患者的症状、检查结果等数据，为医生提供诊断建议，提高诊断准确性和效率。在医学影像诊断中，AI技术可用于分析结肠传输试验、排粪造影等影像学检查结果，快速识别异常。通过分析大量患者数据，构建预测模型，评估个体患便秘的风险。预测患者对不同治疗方法的反应，为个性化治疗提供依据。此外，结合中医理论和AI技术，构建便秘中医健康管理模型，为患者提供个性化的中医健康管理方案。

二、慢性肝病的诊断标准及评估

慢性肝病是一类严重威胁全球健康的疾病，涵盖了从单纯的肝脏炎症到肝硬化、肝衰竭甚至肝癌的广泛病理过程。据世界卫生组织数据显示，全球约有10亿人受到不同类型慢性肝病的影响，每年因慢性肝病死亡的人数高达200万。在我国，慢性肝病的负担也极为沉重，乙型肝炎病毒携带者约有7 000万，丙型肝炎病毒感染者约有1 000万，且随着生活方式的改变，代谢相关脂肪性肝病的发病率呈逐年上升趋势。慢性肝病的隐匿性和渐进性特点使其在早期往往难以察觉，许多患者在确诊时已进展至疾病的中晚期，治疗难度大大增加。如肝硬化患者一旦进入失代偿期，5年生存率仅为14%~35%，严重影响患者的生活质量和寿命。因此，对慢性肝病进行早期、准确的评估管理至关重要。通过有效的评估，能够及时发现疾病的进展，制订个性化的治疗方案，延缓疾病进程，降低并发症的发生风险，提高患者的生存率和生活质量。

慢性肝病患者的临床症状表现多样，且往往缺乏特异性。早期可能仅出现乏力、容易疲劳，这种疲劳感即使经过充分休息也难以完全缓解，严重影响患者的日常生活和工作能力。部分患者会有食欲减退的症状，对食物缺乏兴趣，进食量减少，进而导致营养摄入不足，影响身体的恢复和正常代谢。腹胀也是常见症状之一，患者常感觉腹部胀满不适，尤其在进食后更为明显，这可能与肝脏功能受损导致的消化功能紊乱以及腹水形成有关。右上腹隐痛或不适也是较为常见的表现，疼痛程度轻重不一，可为间歇性或持续性，这是由于肝脏炎症刺激肝包膜上的神经末梢所致。

随着病情进展，患者会出现更具特征性的体征。肝掌表现为手掌大小鱼际处皮肤发红，加压后褪色，这是由于肝脏对雌激素的灭活功能减退，导致体内雌激素水平升高，引起小动脉扩张所致。蜘蛛痣则是皮肤小动脉末端分支性扩张所形成的血管痣，形似蜘蛛，常见于上腔静脉分布的区域，如面部、颈部、上胸部、肩部及上肢等，其形成机制与肝掌类似。黄疸表现为皮肤和巩膜黄染，是由于肝细胞受损，胆红素代谢障碍，导致血液中胆红素水平升高，过多的胆红素沉积在皮肤和巩膜等组织而引起。

由于各类肝病的临床表现非常复杂，因此切忌主观片面地只依靠某一项或某一次检查即作出诊断，应根据流行病学史、临床症状和体征、实验室及影像学检查结果，并结合患者疾病具体情况及动态变化进行综合分析，做好鉴别。对于病毒性肝炎患者还需根据血清学及病原学方法检测结果作出病原学诊断，以达到最后确诊的目的。其中，血清学检查主要用已知抗原检测患者体内的特异性抗体，或用特异性抗体检测相关抗原，目前常用的检查方法有酶联免疫吸附法及时间分辨荧光法，较为先进的方法则为（电）化学发光法。不同仪器及不同的方法敏感性和检出率有不同程度的差异，从而产生一定的假阳性或假阴性，导致不同医院的检查结果可能不完全一致。因此，建议在不能明确或关键节点如用药前或停药前采用高精度方法进行判断。

结合病史、临床表现及上述检查，经病原学或血清学特异方法确定为某一型的肝病时即可确诊。通常建议病理诊断应包括病因、分类、组织学改变的分级、分期。

（一）慢性病毒性肝炎

1.诊断标准

根据流行病学史、临床症状和体征、实验室及影像学检查结果，并结合患者具体情况及动态变化进行综合分析。诊断病毒性肝炎需要综合考虑多个因素。首先，了解患者的流行病学史，如是否有与肝炎患者接触史、是否去过肝炎高发地区等。其次，观察患者的临床症状和体征，如是否有食欲不振、恶心、呕吐、黄疸、肝区疼痛等症状，以及是否有肝脾肿大、转氨酶升高等体征。此外，还需要进行实验室及影像学检查，如肝功能检查、肝炎病毒学检测、超声检查等。最后，结合患者的具体情况及动态变化进行综合分析，作出准确的诊断。

2.实验室检查

肝生化指标：主要包括谷丙转氨酶、谷草转氨酶、碱性磷酸酶等指标。病毒性肝炎患者的肝功能检查结果通常会出现异常，如丙氨酸氨基转移酶、天门冬氨酸氨基转移酶升高，碱性磷酸酶升高或正常。

肝炎病毒学检测：通过检测患者血液中的肝炎病毒标志物，如甲型肝炎病毒抗体、乙型肝炎病毒表面抗原、乙型肝炎病毒表面抗体、乙型肝炎病毒 e 抗原、乙型肝炎病毒 e 抗体、乙型肝炎病毒核心抗体、丙型肝炎病毒抗体、丙型肝炎病毒 RNA 等，来确定患者是否感染了病毒性肝炎以及感染的类型。

其他检查：根据患者的具体情况，还可能进行其他检查，如血常规、凝血功能检查、自身抗体检测等，以排除其他疾病的可能。

3. 影像学检查

超声检查可以观察肝脏的大小、形态、结构以及胆囊、脾脏等器官的情况。病毒性肝炎患者的超声检查结果可能显示肝肿大、胆囊缩小、胆囊壁增厚、脾肿大等。根据患者的具体情况，还可能进行其他影像学检查，如 CT、MRI 等，以进一步了解肝脏的病变情况。

总之，病毒性肝炎的临床表现复杂多样，诊断需要综合考虑流行病学史、临床症状和体征、实验室及影像学检查结果等多个因素。只有通过全面、系统的检查和分析，才能作出准确的诊断，为患者的治疗提供依据。

（二）酒精性肝病

1. 诊断标准

（1）一般情况

长期饮酒史通常超过 5 年，折合乙醇量男性 ≥ 40 g/d，女性 ≥ 20 g/d 或 2 周内有大量饮酒史，折合乙醇量 >80 g/d。乙醇量（g）的换算公式为：饮酒量（mL）× 乙醇含量（%）×0.8。

（2）检验指标

血清谷丙转氨酶、谷草转氨酶、γ- 谷氨酰转肽酶、血清总胆红素、凝血酶原时间及平均红细胞容积等指标升高。其中天门冬氨酸氨基转移酶 / 丙氨酸氨基转移酶 >2、γ- 谷氨酰转移酶升高、平均红细胞容积升高为酒精性肝病的特点。禁酒后这些指标可明显下降，通常 4 周内基本恢复正常，γ- 谷氨酰转移酶恢复较慢，有助于诊断。

（3）临床表现

早期乏力、肝区疼痛、黄疸；进展后出现腹水、消化道出血、肝性脑病；体征包括肝掌、蜘蛛痣，实验室检查示转氨酶升高。

（4）影像学检查有典型表现

临床实践中，超声可能被推荐为重度饮酒者脂肪变的筛查方法。MRI 和 MRS 是评估脂肪量的可靠工具，但其成本和可用性使其受到限制。

超声显像诊断：具备以下 3 项腹部超声表现中的 2 项者为弥漫性脂肪肝。①肝脏近场回声弥漫性增强，回声强于肾脏；②肝脏远场回声逐渐衰减；③肝内管道结构显示不清。

CT 诊断：弥漫性肝脏密度降低，肝 / 脾 CT 比值 ≤ 1.0。肝脾 CT 比值可用于判断酒精性肝病的严重程度，0.7< 肝 / 脾 CT 比值 ≤ 1.0 者为轻度，0.5< 肝 / 脾 CT 比值 ≤ 0.7 者为中度，肝脾 CT 比值 ≤ 0.5 者为重度。

（5）排除

排除嗜肝病毒现症感染以及药物、中毒性肝损伤和自身免疫性肝病等。

符合第（1）（2）（3）项和第（5）项，或第（1）（2）（4）项和第（5）项者可诊断酒精性肝病；仅符合第（1）（2）项和第（5）项者可疑诊酒精性肝病；符合第（1）项，同时有病毒性肝炎现症感染证据者，可诊断为酒精性肝病伴病毒性肝炎。

酒精性肝病的病理学诊断需要肝活检。由于肝活检为有创性检查，因此不推荐对于所有怀疑酒精性肝病的患者实施肝活检。在常规临床实践中，对于酒精性肝病的进展形式如严重肝炎需要特殊治疗（如泼尼松）及有其他怀疑促进肝病进展的危险因素是肝活检的指征。对肝脏病理的评估可更好地预测患者的预后。

2.临床分型

（1）轻症酒精性肝病

通常情况下，患者不会表现出明显的症状，肝脏的生化指标、影像学检查结果以及组织病理学检查结果基本保持正常或者仅有轻微的异常表现。

（2）酒精性脂肪肝

对于长期饮酒的人来说，大约有80%的人会患有单纯性脂肪变性。通过影像学的诊断，可以符合脂肪肝的标准，而血清中的丙氨酸氨基转移酶、天门冬氨酸氨基转移酶或γ-谷氨酰转移酶可能会出现轻微的异常。

（3）酒精性肝炎

这是一种由于短期内肝细胞大量坏死而引起的一组临床病理综合征。它既可以发生在有肝硬化的基础之上，也可以发生在无肝硬化的情况下。主要的临床表现包括血清丙氨酸氨基转移酶、天门冬氨酸氨基转移酶水平的升高以及总胆红素水平的明显升高。此外，患者还可能出现发热、外周血中性粒细胞计数水平升高的症状。重症酒精性肝炎指的是患者出现了肝功能衰竭的症状，如凝血机制障碍、黄疸、肝性脑病、急性肾功能衰竭、上消化道出血等，这些情况通常伴有内毒素血症。

（4）酒精性肝纤维化

这种病症没有特异性的临床症状和体征。在没有进行组织病理学检查的情况下，应该结合患者的饮酒史、纤维化血清标志物、γ-谷氨酰转移酶、天门冬氨酸氨基转移酶/丙氨酸氨基转移酶比率、总胆红素、铁蛋白等指标，通过综合判断来明确诊断。

（5）酒精性肝硬化

当患者出现肝硬化的临床表现，并且血清生物化学指标出现改变时，可以诊断为酒精性肝硬化。

为了评价酒精性肝病的严重程度以及预测患者的近期存活率，可以采用多种方法。这些方法主要包括Child-Pugh分级、凝血酶原时间-胆红素判别函数以及终末期肝病模型积分等。其中凝血酶原时间-胆红素判别函数被认为具有较高的价值。该函数的计算公式为：$4.6 \times$ 凝血酶原延长时间（s）+总胆红素水平（mg/dL）。

3.人工智能技术的应用

在当前医疗领域，智能化评估酒精性肝病的方法正逐渐成为研究热点。以下为几种智能化评估酒精性肝病的手段。

（1）数字化疗法

通过智能手机应用程序和相关设备，可以远程监测患者的饮酒行为、酒精渴望等，为患者提供个性化的行为改变干预。例如，专门开发的数字疗法应用程序可以与基于云的平台交互，根据实时数据生成个性化内容，帮助患者设定戒酒目标、提供反馈和激励，从而有效减少酒精摄入量，降低再住院率。

（2）FibroScan 等无创检查设备

FibroScan 是一种基于振动控制瞬时弹性成像技术的无创肝脏检查设备，可用于评估肝纤维化、门静脉高压症和肝脂肪变程度。通过向肝脏发射低频剪切波并测量其传播速度，FibroScan 可以准确评估肝硬度，进而判断酒精性肝病的严重程度。此外 FibroScan 还具有智能肝脏定位工具、智能检测系统和智能质控等功能，确保了检测的准确性和可靠性。

（3）人工智能辅助诊断

AI 技术在医学影像分析领域的应用日益广泛。通过训练深度学习模型，可以实现对肝脏超声、CT 扫描等医学影像的自动分析和诊断。这不仅提高了诊断的准确性和效率，还有助于医生更全面地了解患者的病情，制订更合理的治疗方案。结合患者的临床信息、影像学检查结果、实验室检查数据等多维度信息，可以构建综合评估系统来智能化评估酒精性肝病的严重程度。这种综合评估系统可以为医生提供更全面的患者信息，有助于制订个性化的治疗方案和预测患者的预后情况。

（三）代谢相关（非酒精性）脂肪性肝病

脂肪性肝病是一类高度异质性的疾病，其发病机制涉及易感基因、表观遗传学、饮食习惯及生活方式等多种因素的综合作用。随着科学技术的进步和临床研究的深入，脂肪性肝病的术语定义及其分类和分期不断得到更新。除了酒精性肝病之外，非酒精性脂肪性肝病的命名已被代谢相关脂肪性肝病和隐源性脂肪性肝病所取代。此外多种病因并存的混合型脂肪性肝病亦非罕见，且脂肪肝可在慢性乙型肝炎等其他类型的肝病患者中发生。

1. 诊断标准

明确诊断代谢相关（非酒精性）脂肪性肝病需排除过量饮酒（男性每周乙醇摄入量 ≥ 210 g，女性 ≥ 140 g）及其他可导致脂肪肝的病因，并确保患者至少具备代谢综合征的一个组分（表 11-6）。疑似代谢相关脂肪性肝病患者应进行血液生化指标的常规检测，无创性评估肝脏脂肪变性和纤维化程度，系统性筛查代谢综合征组分及动脉硬化性心血管疾病风险，并依据相关指南进行常见恶性肿瘤和食管静脉曲张的筛查。肝活检组织学检查主要用于特定的复杂病例。对于伴有肥胖和（或）2 型糖尿病、代谢综合征的酒精性肝病和其他原因所致脂肪肝患者，需考虑合并存在代谢相关脂肪性肝病；慢性乙型肝炎、非基因 3 型丙型肝炎病毒感染的慢性丙型肝炎等其他慢性肝病患者亦常合并代谢相关脂肪性肝病，我国以慢性乙型病毒性肝炎合并代谢相关脂肪性肝病最为普遍。此外代谢相关脂肪性肝病患者可能更易遭受药物性肝损伤。通过综合分析病史、实验室指标变化及针对性病因治疗的反应，有助于明确存在两种及以上病因的脂肪肝以及代谢相关脂肪性肝病与其他类型肝病共存患者肝损伤的主要原因。

表 11-6 代谢综合征组分的工作定义

术语	工作定义
超重/肥胖	BMI ≥ 24.0 kg/m², 或者男性腰围 ≥ 90 cm, 女性腰围 ≥ 85 cm, 或者体脂肪含量和体脂百分比超标
动脉血压增高/高血压病	动脉血压 ≥ 130/85 mmHg, 或者在接受降血压药物治疗
糖尿病前期或 2 型糖尿病	空腹血糖 ≥ 6.1 mmol/L, 或者糖负荷后 2 h 血糖 ≥ 7.8 mmol/L 或糖化血红蛋白 ≥ 5.7%, 或者 2 型糖尿病史, 或者 HOMA-IR ≥ 2.5
血液 TG 增高	空腹血清 TG ≥ 1.70 mmol/L, 或者正在接受降血脂药物治疗
血液 HDL-C 下降	血清 HDL ≤ 1.0 mmol/L（男性）和 1.3 mmol/L（女性），或者正在接受降血脂药物治疗

注：HOMA-IR 为胰岛素计算稳态模型 IR 指数。

2. 临床分型

代谢相关脂肪性肝病是一种常见的肝脏疾病，对其进行准确评估对于疾病的管理和治疗至关重要。超声、CT 或 MRI 等影像学检查发现肝脏脂肪变性是诊断代谢相关脂肪性肝病的重要依据。超声检查具有便捷、经济等优点，但对于轻度脂肪肝的诊断敏感性较低。CT 和 MRI 对脂肪肝的诊断准确性较高，但费用较高且存在一定的辐射风险。代谢相关脂肪性肝病的自然史对于评估疾病进展风险至关重要。代谢相关脂肪性肝病患者如果不进行有效的治疗和管理，可能会逐渐进展为肝纤维化、肝硬化甚至肝细胞癌。危险因素包括年龄较大、男性、肥胖、糖尿病、高血压、高脂血症等。此外持续的肝脏炎症和肝细胞损伤也是疾病进展的重要因素。

（1）代谢相关脂肪肝

代谢相关脂肪性肝病的早期阶段，影像学脂肪肝或肝活检组织学仅有 ≥ 5% 的大泡或大泡为主的肝脂肪变性，伴或不伴肝脏非特异性炎症。苏木精-伊红染色光镜下视野内脂肪变性肝细胞占肝细胞总数的 5%~33%、34%~66%、≥ 67% 分别定义为轻度（S1）、中度（S2）、重度（S3）肝脂肪变性。

（2）代谢相关脂肪性肝炎

代谢相关脂肪性肝病患者肝活检组织学提示 ≥ 5% 肝脂肪变性与小叶内炎症和气球样变性并存，根据纤维化程度可分为早期代谢相关脂肪性肝炎（F0~1）纤维化性代谢相关脂肪性肝炎（F2~3）及代谢相关脂肪性肝硬化（F4）。

（3）代谢相关脂肪性肝纤维化

无创试验或肝活检提示显著纤维化（F2）或间隔纤维化（F3）的代谢相关脂肪性肝病患者，伴或不伴血清肝酶增高和代谢相关脂肪性肝炎的组织学特征。

（4）代谢相关脂肪性肝硬化

无创试验或肝活检提示肝硬化的代谢相关脂肪性肝病患者，伴或不伴代谢相关脂肪性肝炎的组织学特征。

3. 并发症风险

代谢相关脂肪性肝病患者还可能出现其他并发症，如心血管疾病、慢性肾脏病等。评估这些并发症的风险对于综合管理患者至关重要。心血管疾病风险评估可以采用传统的心血管风险评估模型，如弗雷明汉风险评分等。慢性肾脏病的评估可以通过检测血清肌酐、估算肾小球滤过率等指标进行。

4. 人工智能的应用

随着科技的不断发展，智能化工具在评估代谢相关脂肪性肝病方面发挥着越来越重要的作用。比如基于 AI 的框架 MAFUS，用于预测代谢相关脂肪性肝病患者的死亡率。该框架使用来自各种人体测量和生化来源的数据，基于机器学习算法。在一个先进的数据集上进行了测试，对五种机器学习算法进行了训练，其中支持向量机被证明是最佳模型。框架易于应用，所需参数在数据集中很容易获得。并且进行了可解释 AI 分析，以了解支持向量机的诊断推理以及每个特征对预测的贡献。此外，多模态超声检查技术可用于早期诊断单纯性代谢相关脂肪性肝病脂肪变性。检查方法包括 MRI、肝脏质子密度脂肪分数成像及超声衰减系数成像、剪切波弹性成像、剪切波频散成像检查。以 MRI-PDFF 诊断结果确定研究对象是否有肝脏脂肪变性。另外应用智能舌图像分析结合微生物组在代谢相关脂肪性肝病的诊断中，通过对舌图像的智能分析以及结合微生物组的信息，可以为代谢相关脂肪性肝病的诊断提供新的思路和方法。这种方法可能具有非侵入性、便捷等优势，为早期诊断和评估代谢相关脂肪性肝病提供了新的途径。智能化工具在评估代谢相关脂肪性肝病方面具有广泛的应用前景，可以为早期诊断、病情评估和预后预测提供有力的支持。

（四）自身免疫性肝病

1. 自身免疫性肝炎

诊断标准：血清氨基转移酶水平升高、自身抗体阳性、免疫球蛋白 G 和（或）γ 球蛋白水平升高是自身免疫性肝炎（autoimmune hepatitis，AIH）的重要实验室特征。AIH 的典型血清生物化学指标异常主要表现为肝细胞损伤性改变，血清谷丙转氨酶和谷草转氨酶水平升高，而血清碱性磷酸酶和 γ- 谷氨酰转移酶水平基本正常或轻微升高。病情严重或急性发作时血清总胆红素水平可显著升高。免疫学检查以高 γ- 球蛋白血症和循环中存在自身抗体为特征。自身抗体包括抗核抗体、抗平滑肌抗体、抗中性粒细胞胞质抗体、抗可溶性肝抗原抗体/抗肝胰抗体、抗-肌动蛋白抗体、抗肝肾微粒体抗体、抗 1 型肝细胞溶质抗原抗体等。这些血清免疫学改变缺乏特异性，亦见于其他急、慢性肝炎等。界面性肝炎、汇管区和小叶淋巴浆细胞浸润、肝细胞玫瑰样花环以及淋巴细胞对肝细胞的穿透现象，被认为是典型的 AIH 组织学改变。严重时可有桥接坏死、多小叶坏死或融合性坏死。汇管区炎症一般不侵犯胆管系统，无脂肪变性及肉芽肿。

根据血清自身抗体如抗核抗体（antinuclear antibody，ANA）或抗平滑肌抗体（anti-smooth muscle antibody，ASMA）≥ 1 : 40 等，血清 IgG 水平、肝炎病毒标志阴性，结合肝组织学表现，采用 AIH 简化诊断积分系统进行诊断，总分 ≥ 7 分确诊 AIH，=6 分可能为 AIH（表 11-7）。

表 11-7　AIH 的简化诊断积分系统

类别	分数
ANA 或 ASMA ≥ 1：40	+1
ANA 或 ASMA ≥ 1：80 或抗肝肾微粒体抗体 -1 ≥ 1：40 或抗可溶性肝抗原抗体阳性	+2
血清 IgG	
> 正常上限	+1
>1.1 倍正常上限	+2
肝炎病毒标志	
阴性	+2
肝组织学	
符合 AIH 表现	+1
典型 AIH 表现	+2
积分的解释	
治疗前总分数	
确诊 AIH	≥ 7
可能 AIH	=6

2. 原发性胆汁性胆管炎

诊断标准：原发性胆汁性胆管炎（primary biliary cholangitis，PBC）的诊断需依据生物化学、免疫学、影像学及组织学检查进行综合评估。满足以下 3 条标准中的 2 条即可诊断。①存在胆汁淤积的生物化学指标异常主要表现为碱性磷酸酶和 γ- 谷氨酰转移酶水平升高，并且影像学检查已排除肝外或肝内胆管梗阻的可能性；②抗线粒体抗体 /AMA-M2 亚型呈阳性或存在其他 PBC 特异性自身抗体如抗 gp210 抗体、抗 sp100 抗体阳性；③组织学检查显示有非化脓性破坏性胆管炎和小胆管破坏的证据。

在对 PBC 患者进行全面评估时，必须从多个维度进行综合考量：通过血清肝功能检查，定期监测患者的肝脏生化指标，如天冬氨酸氨基转移酶、丙氨酸氨基转移酶、碱性磷酸酶、总胆红素以及血清白蛋白等。这些指标能够反映肝脏的炎症和损伤程度，是评估 PBC 疾病活动性的重要依据。通过肝脏瞬时弹性成像可评估肝纤维化程度的有效手段，肝脏超声、CT 或 MRI 等可以观察肝脏的形态、大小以及是否存在结节或肿块等异常改变，有助于评估疾病的分期和预后。对 PBC 患者进行系统评估需要综合考虑疾病活动性、疾病分期、合并症、治疗反应以及终末期肝病风险等多个方面，以制订个性化的治疗方案和监测计划。

借助于 AI 技术的辅助，我们能够更加精确地分析影像学资料和实验室检测结果，从而对疾病的进展情况作出更为准确的评估。通过智能健康管理软件的使用，可以有效地提醒患者按时服用药物及复查时间。

（五）肝硬化

1. 诊断标准

肝硬化的诊断应基于肝功能减退和门静脉高压的临床表现、影像学及内镜检查、实验室检查结果等多方面综合评估。对于诊断存在困难的情况，可考虑进行肝穿刺活体组织检查，并应尽可能地进行病因筛查。失代偿期肝硬化患者通常同时表现出肝功能减退和门静脉高压的明确证据，因此临床诊断相对容易。然而，代偿期肝硬化患者的临床表现往往不具典型性，需要依据实验室检查、影像学检查和内镜检查等进行综合判断，必要时应进行肝活体组织检查以确立诊断。一个完整的肝硬化诊断应涵盖病因、分期、肝功能分级以及并发症的评估。

（1）影像学检查

在腹部超声、CT、MRI 影像学检查中，肝硬化患者表现出的典型征象包括肝脏体积的改变，通常在疾病早期呈现体积增大，而晚期则表现为体积缩小。此外，肝脏左右叶比例失衡，具体表现为右叶体积缩小，而左叶及尾状叶体积增大。影像学检查中可见肝脏包膜呈现波浪状或锯齿状形态，肝裂宽度增加。肝脏内部回声或密度信号呈现不均匀性，门静脉直径增宽，以及侧支循环血管扩张。

（2）并发症的评估

肝硬化患者常见的并发症包括腹水、食管胃底静脉曲张破裂出血、自发性细菌性腹膜炎、肝性脑病和肝肾综合征等。

食管胃底静脉曲张：胃镜和 CT 检查是诊断和评估食管胃底静脉曲张的有效手段，胃镜检查是评估静脉曲张出血风险的金标准。胃镜检查是诊断肝硬化食管胃底静脉曲张的有效手段，更是评估食管胃底静脉曲张破裂出血风险的金标准。胃镜检查应明确有无食管胃底静脉曲张，曲张静脉宽度、部位，以及是否伴有红色征等出血风险因素。胶囊内镜、CT、MRI 等无创检查也可用于食管胃底静脉曲张的诊断和评估。此外基于 CT 和 MRI 的影像组学方法被认为在食管胃底静脉曲张和高危食管胃底静脉曲张诊断评估方面具有一定的应用前景。

腹水：实验室检查是明确腹水原因和性质的最主要方法，通常涵盖腹水常规、生化、细胞学及细菌培养等多项检查，这些检测对于鉴别腹水性质，区分漏出液与渗出液，以及诊断感染或恶性肿瘤等状况具有重要意义。漏出性腹水常见于肝硬化、肾病综合征等病理状态，其腹水特征表现为清澈透明、比重较低、不自凝、黏蛋白定性试验阴性，白细胞计数通常低于 $100 \times 10^6/L$，主要以淋巴细胞或间皮细胞为主。相反，渗出性腹水多见于腹膜感染、结核性腹膜炎、恶性肿瘤腹膜转移等病理过程，其腹水特征为浑浊、比重较高、可自凝、黏蛋白定性试验阳性，白细胞计数通常超过 $500 \times 10^6/L$。

肝性脑病：对于患有肝硬化的病患来说，积极地进行肝性脑病的筛查是非常重要的。在选择合适的检测方法时，可以根据检测的具体目的、个人的操作经验以及偏好等因素，来决定使用肝性脑病心理学评分或者斯特鲁普试验等不同的神经心理学测试方法。这些测试方法能够有效地评估患者的心理认知功能，从而帮助医生对肝性脑病的状况进行诊断和评估。除了神经心理学测试之外，神经生理学测试也是另一种检测手段，尽管它在现代医学实践中已经较少使用，但在某些情况下，它仍然可以作为辅助手段来提供额外的信息。常用的神经心理学检测方法包括肝性脑病心理学评分（psychometric hepatic encephalopathy score，PHES）、斯特鲁普试验、可重复性成套神经心理状态测验、控制抑制试验、临界闪烁频率、连续反应时间及扫描测试等。临床上可根据检测目的、使用经验和方便性等选择 PHES、斯特鲁普试验等单独或联合使用。

自发性细菌性腹膜炎：肝硬化患者常见的腹腔感染，表现为发热、腹痛、腹水增加等。自发性细菌性腹膜炎患者应积极抗感染治疗，并加强腹腔引流。

肝肾综合征：肝硬化患者晚期肾脏功能受损的表现，可出现少尿、无尿等症状。肝肾综合征患者则应积极保护肾脏功能，避免使用肾毒性药物，必要时进行透析治疗。

对并发症的评估有助于制订个性化的治疗方案和监测计划，目的在于改善患者的预后和生活质量。

（3）常用评分模型

Child-Pugh 分级和终末期肝病模型评分是评估肝硬化病情严重程度的常用指标。目前临床广泛应用的肝硬化病情严重程度评判指标为 Child-Pugh 分级和终末期肝病模型（model for end-stage liver disease，MELD）评分。

Child-Pugh 分级系统是临床上用于评估肝硬化患者肝脏储备功能的量化工具。该系统由 Child 于 1964 年提出，并由 Pugh 进一步改良，形成了现今广泛应用于临床的 Child-Pugh 分级法。具体评分细则见表 11-8。

表 11-8　肝功能 Child-Pugh 评分

观测指标	分数		
	1	2	3
肝性脑病（分期）	无	1~2	3~4
腹水	无	轻	中度以上
血清胆红素 /($\mu mol \cdot L^{-1}$)	<34	34~51	>51
血清白蛋白 /($g \cdot L^{-1}$)	>35	28~35	<28
凝血酶原时间（>对照）/s	<4	4~6	>6

将上述五个指标的得分累加，根据总分将肝功能分为 A、B、C 三个等级，反映了不同程度的肝脏损害。具体分级标准及临床意义如下。A 级：总分 5~6 分，表明肝脏具有较强的代偿能力，手术风险较低，预后较佳。此类患者通常能够承受手术治疗，并在术后较快恢复。B 级：总分 7~9 分，提示肝脏代偿能力有限，手术风险中等，预后相对欠佳。对于此类患者，需谨慎评估手术风险，并在术前进行充分的保肝治疗。C 级：总分 ≥10 分，表明肝功能处于失代偿状态，手术风险较高，预后较差。此类患者通常不适宜进行手术治疗，而应采取积极的保守治疗措施，以改善肝功能和生活质量。

Child-Pugh 分级系统在评价肝硬化患者的肝脏储备功能、指导治疗方案选择以及预测手术预后方面具有重要的临床应用价值。然而，该系统亦存在局限性，需结合其他检查结果进行综合评估。

MELD 评分最初是为了评估肝移植患者的预后和分配供肝而建立的，后来也广泛应用于终末期肝病患者的病情评估和预后预测。该评分系统主要基于血清胆红素、国际标准化比值和血清肌酐这三个指标，同时考虑了肝病的病因。血清胆红素反映肝脏的胆红素代谢和排泄功能，升高提示肝脏功能受损。国际标准化比值反映肝脏的凝血功能，升高表明凝血因子合成不足，凝血功能障碍。血清肌酐反映肾功能，在肝硬化患者中，肾功能受损较为常见，如肝肾综合征等，血清肌酐升高提示肾功能减退。病因的考虑有助于更准确地评估患者的病情，因为不同病因导致的肝硬化在病情进展和预后方面可能存在差异。

终末期肝病模型评分的范围为 6~40 分，评分越高，表明患者的病情越严重，预后越差。一般来说，评分在 15~40 分的患者是肝移植的良好适应证。在临床实践中，终末期肝病模型评分可用于评估肝硬化患者的病情变化和预后。例如，当患者的评分升高时，提示病情进展，发生并发症和死亡的风险增加；而经过治疗后，评分降低，表明病情得到改善。此外终末期肝病模型评分还可用于指导临床治疗决策，如对于评分较高的患者，可能需要更积极的治疗措施，如肝移植等；而对于评分相对较低的患者，可采取保守治疗或其他相对温和的治疗方法。

与 Child-Pugh 分级相比，MELD 评分具有一些优势，如它是一个基于数学模型的评分系统，更客观、准确且不受腹水和肝性脑病等主观因素的影响。然而终末期肝病模型评分也存在一定的局限性，它未考虑肝性脑病、出血等严重并发症对预后的影响，且评分中使用的血清肌酐、胆红素、国际标准化比值等指标易受非肝病因素的影响如感染、药物等，在评估患者病情时，需要结合临床实际情况进行综合分析。

2. 智能化工具应用

随着信息技术的飞速发展，智能化工具在医疗领域的应用日益广泛，为慢性肝病的评估管理带来了新的机遇。智能化工具能够整合多源数据，运用先进的算法进行分析和预测，辅助医生作出更准确的诊断和决策。

（1）智能检测系统

像 Smart Exam 这样的智能检测系统专为肝脏硬化诊断而设计。它具备连续受控衰减参数功能，能够连续采集多次有效测量，降低变异性，以获得更稳定可靠的结果。同时，系统配备智能深度探头，可根据患者皮下脂肪厚度自动调节测量深度，提高在肥胖患者中的适用性。此外 FibroScan COMMET 智慧化数据管理系统能够实现患者信息的互联共通，进行多维度检查数据统筹分析，协助风险分层管理，并实现指标监测与信息化系统追踪随访。

（2）代谢组学与人工智能结合的诊断技术

代谢组学与 AI 技术的结合为肝硬化诊断提供了新的解决方案。例如，绘云生物开发的智能肝病评估系统，涵盖肝纤维化与肝硬化风险筛查试剂盒以及多款 AI 辅助诊断软件。该系统采用质谱技术检测血液中相关生物标记物的浓度，搭配软件进行数据计算分析，可输出更加准确的肝纤维化和肝硬化评估结果。这种技术具有精准定性、无创快捷、经济高效等优势。

（3）基于人工智能的预测模型

基于 AI 的肝硬化并发症预测模型能够实现对肝硬化患者并发症的早期识别和预警。通过高效利用医疗数据，提高并发症预测的准确性，为临床医生制订个性化治疗方案提供参考，有助于降低患者并发症发生率和死亡率。这些模型通常采用机器学习算法，如决策树、随机森林、支持向量机等，从海量医疗数据中提取有效信息，提高预测的准确性和效率。

（4）信息化手段与增强现实技术的融合

在肝癌的诊断上，信息化手段与增强现实技术的融合展现出巨大潜力。通过将多种肝癌标志物组合成一个综合模型，为疾病的精准诊断提供强有力的支持。这种技术同样适用于肝硬化的诊断及评估，有助于提高诊断的准确性和个性化水平。

综上所述，智能化工具在肝硬化诊断及评估中的应用具有广泛前景。这些工具不仅提高了诊断的准确性和效率，还为患者带来了更好的诊疗体验。随着技术的不断发展，智能化工具将在肝硬化领域发挥越来越重要的作用。

第十二章 神经系统与骨骼系统评估

第一节 健康评估指标

疾病是对应于健康的一种异常生命状态，生老病死是自然界的规律，无法改变。历史上，对疾病的认识经历了从愚昧到科学的过程。古印度医学、古希腊医学、中国古医学分别从不同文化背景、不同角度对疾病进行了论述，但受到技术条件的限制存在很多错误。现代医学借鉴先进科技，特别是医学影像技术的发展，对疾病的观察和理解更加科学。疾病是在一定的病因条件下，机体内稳态调节紊乱导致生命活动失序的结果。在疾病发生过程中，躯体、精神和社会适应能力的和谐状态被破坏，人体陷入各种失衡状态，与环境和社会不协调一致。1946年，世界卫生组织给健康下了定义：健康不仅仅是没有疾病或衰弱现象，而是躯体、精神和社会适应上的一种完好状态。从这个定义可以看出，健康至少包含健壮的体格和健全的心理精神状态。因此，健康评估的指标应包括精神认知健康和躯体健康。生命中不可避免的疾病状态是相对于健康而言的，健康是与疾病相对立的状态。我们需要以正确的态度对待疾病，及时预防和治疗，保持身心健康，从而享受生活的美好和幸福。

一、心理功能评定

（一）智力测验

智力，又称为智能，是个体学习、保持知识、推理和适应新环境的能力。它反映了个体在认知事物方面的综合能力，包括观察力、注意力、记忆力、思维能力和想象力。

智力测验通过测验评估个体的智力水平，这种方法广泛应用于脑卒中、脑外伤、缺氧性脑损伤、老年变性脑病等疾病的智力评估过程中。通过测验结果，医生可以更好地了解患者的智力状况，并为其制订相应的康复计划，帮助患者提高生活质量和恢复健康。

韦氏智力量表作为一种广泛使用的智力测验量表，由美国心理学家韦克斯勒编制而成。自70年代初以来，韦氏不断修订和完善自己的智力量表，分别推出了韦氏儿童智力量表修订本、韦氏成人智力量表修订本以及韦氏学龄前及幼儿智力量表修订本。这三个量表即韦氏智力量表的主要组成部分。在中国，一些知名专家也对韦氏智力量表进行了修订。韦氏包含两项分测验，测量言语、操作能力，见表12-1。

表12-1 中国修订的韦氏三套量表的分测验名称

分测验名称（简称）	WAIS-RC	WISC-CR	C-WYCSI
言语量表			
1. 常识（I）	I	I	I
2. 理解（C）	C	C	C
3. 数字广度（D）	D	D	语句背诵
4. 类同（S）	S	So	图片概况
5. 算术（A）	A	A	A
6. 词汇（V）	V	V	图片词汇
操作量表			
7. 图片排列（PA）	PA	PA	（—）
8. 填图（PC）	PC	PC	PC
9. 拼图（OA）	OA	OA	（—）
10. 木块图案（BD）	BD	BD	BD
11. 数字符号（DS）	DS	Co	动物下蛋
12. 迷津（Ma）		Ma	Ma
13. 几何图形（GD）			视觉分析或GD

除了韦氏智力测验，还有其他几种智力测验量表可供选择。比如斯坦福-比奈量表、贝利婴儿量表、丹佛发展筛选测验等。

（二）人格测验

人格是指个体所具有的全部品质，特征和行为等个别差异的总和，它代表着个体对现时稳定的态度和与之相应的习惯化了的行为方式。人格测验的目的在于揭示和描述个体在不同情境下经常表现出来的特点和情感反应。这些测验通常包括个体的气质和性格类型、情绪状态、人际关系、动机、兴趣和态度等方面。

艾森克人格问卷（Eysenck Personality Questionnaire，EPQ）是一种由英国心理学家设计的评估工具，已经被广泛使用。EPQ分为儿童和成人两种版本，在我国由北京大学和湖南医科大学（现中南大学湘雅医学院）进行了修订。EPQ包括内向与外向（E）、神经质或情绪的稳定性（N）、精神质（P）和测谎分值（L）这四个维度（表12-2）。

表 12-2 EPQ4 个分量表

量表名称	说明
E 量表——内向与外向（introversion/extroversion）	高分：外向性格，爱交际，易兴奋，喜欢活动和冒险 低分：内向性格，安静离群，不喜欢冒险，很少进攻
N 量表——神经质（neuroticism）	高分：焦虑，紧张，也常抑郁，有强烈情绪反应 低分：情绪反应慢、弱、平静，有节制，不紧张
P 量表——精神质（psychoticism）	高分：倾向于独身，不关心他人，难以适应环境，对人施敌意 低分：友善，合作，适应环境
L 量表——测谎分值（lie）	高分：有掩饰或较老练成熟 低分：掩饰倾向低，有淳朴性

（三）情绪测验

残疾会对人的情绪产生负面影响，常表现为焦虑、抑郁和失望。为了更好地了解和评估这些情绪变化，可以使用相关量表进行测量。

焦虑是对事件或内部想法与感受的一种不愉快的体验，涉及轻重不等，但性质相近而相互过渡的一系列情绪。焦虑的症状包括对未来感到恐惧、易激动、不安、烦恼、注意力不集中，常常伴随着各种躯体症状。焦虑的影响不仅仅局限于认知和情感方面，还会表现在行为上。因此，测试焦虑的方法有多种，有些侧重于受试者的主观感受，而有些则注重受试者的主观体验和行为表现。汉密尔顿焦虑量表属于后者，包括焦虑心境、紧张、恐怖、睡眠障碍、认知障碍、抑郁心境、躯体症状、自主神经功能障碍、交谈行为等 14 个项目。每个项目都可以评分为 0 至 4 五个等级，以评估焦虑的严重程度。

抑郁是一种情绪障碍，常常伴随着无助感、无用感以及负罪感。抑郁的表现形式多种多样，有的人可能出现社会撤退、异常疲劳、哭闹等行为问题，而另一些人则可能表现出厌食、体重减轻、失眠、易醒、缺乏性欲等生理方面的症状。严重的抑郁症患者甚至可能会产生自杀的想法，这种情况具有潜在的危险性。汉密尔顿抑郁量表是一种广泛使用的抑郁评估工具，其中包括抑郁心境、罪恶感、自杀倾向、睡眠障碍、工作和活动能力下降、迟钝、焦虑、躯体症状、疑病等 24 个项目。每个项目都有不同的分值，主试者根据患者的实际情况进行评估并给予相应分数。

二、认知功能评估

认知功能是人类最重要的高级机能之一，涵盖了感知、学习、记忆和思考等诸多过程。广义上来说，认知包括一切与脑功能相关的活动。然而，一些伤病因素，比如颅脑外伤、脑卒中以及各种类型的痴呆疾病，常常会对患者的认知功能造成严重的损害。

认知功能评定是一种常用的方法。通过评定，可以确定损伤的位置、性质和范围以及对心理功能的影响，为临床诊断、治疗和康复计划提供依据。

（一）认知功能障碍筛查

蒙特利尔认知评估量表（Montreal Cognitive Assessment，MoCA）是一项用于筛查轻度认知障碍的重要工具。该评估项目涵盖了视空间与执行功能、图命名、记忆、注意、语言、抽象、延迟回忆及定向等多个方面，总分为 30 分。通过蒙特利尔认知评估测试，可以较为准确地评估轻度认知障碍的存在与程度，具有较高的敏感性和特异性（表 12-3）。

表 12-3 MoCA 简体中文版量表

Montreal Cognitive Assessment (MoCA) Beijing Version
蒙特利尔认知评估北京版

出生日期：
教育水平：　　　　　　姓　名：
性　别：　　　　　　　检查日期：

视空间与执行功能		复制立方体	画钟表（11点过10分）(3分)	得分
（路径连线 戊-结束、5、1-开始、丁、甲、乙、2、4、3、丙）			[ ]　　[ ]　　[ ] 轮廓　数字　指针	___/5
命名	狮子　　犀牛　　骆驼 [　]　　[　]　　[　]			___/3
记忆	读出下列词语，面后由患者重复上述过程 2 次 5 分钟后回忆	面孔	天鹅绒	教堂	菊花	红色	不计分
		第一次					
		第二次					
注意	读出下列数字，请患者重复 （每秒 1 个）	顺背 [　] 2 1 8 5 4 倒背 [　] 7 4 2	___/2
	读出下列数字，每当数字 1 出现时，患者必须用手敲打一下桌面，错误数大于或等于 2 个不给分 [　] 5 2 1 3 9 4 1 1 8 0 6 2 1 5 1 9 4 5 1 1 1 4 1 9 0 5 1 1 2	___/1
	100 连续减 7　　　　[　]93　　[　]86　　[　]79　　[　]72　　[　]65 4-5 个正确给 3 分，2-3 个正确给 2 分，1 个正确给 1 分，全部错误为 0 分	___/3
语言	重复：我只知道今天张亮是帮过忙的人，[　] 狗在房间的时候，猫总是在躲在沙发下面	___/2
	流畅性：在 1 分钟内尽可多的说出动物的名字　　[　]_____(N>11 名称)	___/1
抽象	词语相似性：如香蕉-桔子-水果　[　]火车-自行车　[　]手表-尺子	___/2
延迟回忆	回忆时不能提示	面孔 [　]	天鹅绒 [　]	教堂 [　]	菊花 [　]	红色 [　]	仅根据非提示回忆计分	___/5
选项	分类提示						
	多项提示						
定向	[　]日期　[　]月份　[　]年代　[　]星期几　[　]地点　[　]城市	___/6
						总分	___/30

©Z. Nasreddine MD Version Novermber 7, 2004
Beijing version 26 August, 2006 translated by Wei Wang & Hengge Xie
www.mocatest.org

简易精神状态检查是一种有效的评估被试智力状态和认知功能缺损的方法。它可以帮助临床心理学家作出准确诊断，指导治疗，为神经心理学研究提供科学依据。

（二）全面认知评定

霍尔斯泰德-瑞坦成套神经心理测验是一项全面评估认知功能的测试工具，其基础在于实验，通常需要 5 至 8 小时完成。作为一种诊断工具，霍尔斯泰德-瑞坦成套神经心理测验的最主要作用是对认知功能进行全面检查，以帮助鉴别是否存在认知能力的缺陷，并确定可能的病变部位。

洛文斯顿作业疗法认知评定成套测验可以将脑认知功能的检查时间从通常的 2 小时缩短至 30 分钟左右，而且具有良好的信度和效度检验。洛文斯顿作业疗法认知评定成套测验的推出极大地方便了医疗工作者和患者，为脑损伤患者提供了更快速、更有效的认知评定方式。近年来，洛文斯顿作业疗法认知评定成套测验的最新版本已经更新至第二版，测试领域从原有的 4 项扩展至 6 项，包括定向、视知觉、空间知觉、动作运用、视运动组织和思维运作。同时，测试条目也由 20 项增加到 26 项。

（三）记忆测验

记忆是大脑对过去经历的反映，包括长时记忆、短时记忆和瞬时记忆。记忆功能是大脑的基本认知功能之一，但脑损伤或情绪及人格障碍可能引发记忆功能障碍。

韦克斯勒记忆量表是一套广泛使用的记忆测验，适用于 7 岁以上的儿童和成人。经过龚耀先等人再次修订的中国标准化量表包含 10 项测试项目。这一量表在临床实践中被广泛运用，可帮助区分器质性和功能性记忆障碍。通过韦克斯勒记忆量表的客观检查，医生能够更准确地评估个体的记忆能力，为后续治疗和干预提供重要参考。

（四）知觉障碍评定

失认症评定中最常见的是单侧忽略、疾病失认和格斯特曼综合征。单侧忽略可以通过多种测试方法来评定，如 Albert 划杠测验、Schenkenberg 等分线段测验、高声朗读测验和字母删除测验。而对于疾病失认和格斯特曼综合征的评定，则主要依据临床表现和医师检查来进行。通过科学准确的评定，可以更好地了解和诊断失认症中的不同类型的空间障碍，为患者提供更有效的治疗和康复方案。

（五）注意功能评定

注意是我们心理活动中非常重要的一部分，它指引了我们将注意力集中在当前活动需要的特定刺激上，并且在这个过程中能够忽略或抑制无关刺激。注意是所有意识活动的基础，它的表现也会受到皮质觉醒程度的影响。注意障碍可能导致觉醒状态低下、注意范围缩小、选择注意障碍、保持注意障碍、转移注意障碍和分配注意障碍等问题。

注意功能评定可以采用多种评估方法，如反应时检查、等速拍击试验、数字复述、连减或连加测验、轨迹连线测验等。其中，"A"无意义文字测验、听运动检查法、删字测验等也被广泛运用。通过这些方法，研究人员能够客观地评定被试者的注意功能，为进一步研究和治疗提供重要参考。

三、运动功能评估

（一）肌张力评定

肌张力是指肌肉组织在松弛状态下的紧张度。正常肌张力需要外周神经、中枢神经系统和肌肉本身的协调配合。

1. 异常肌张力

异常肌张力主要包括以下几种形式。

肌张力增高：一种超出正常静息水平的情况，通常表现为痉挛和强直两种状态。痉挛的特征是被动活动肢体时起初阻力较大，但在运动中突然减小，形成折刀现象。而强直的特征是在肢体被动运动中，主动肌和拮抗肌同时收缩，导致各方向上的阻力均匀一致，形成铅管样强直，当伴有震颤时则可能出现齿轮现象，即规律而断续的阻力降低或消失。

肌张力减低：指肌张力低于正常静息水平。在进行被动运动时，感觉到的阻力明显减少，关节活动范围增加。

肌张力障碍：一种由持续的肌肉收缩引起的神经性运动障碍，表现为肌肉的扭曲、重复运动和异常姿势。主要类型包括扭转痉挛、痉挛性斜颈和手足徐动症等。

2. 肌张力的检查方法

视诊：仔细观察患者是否存在异常姿态、刻板样运动模式或自发性运动缺失等症状。触诊：以触摸肌肉的硬度来判断肌张力。反射：应特别注意检查患者是否存在腱反射亢进等现象。被动运动：检查者通过手感觉肌肉的抵抗，观察肌肉对牵张刺激的反应。摆动检查：以一个关节为中心，使远端肢体快速摆动，观察摆动幅度。肌张力减低情况下会出现摆动幅度增大，肌张力增高情况下相反地会发现摆动幅度减小。

3. 肌张力的评价标准

正常肌肉应该呈现出具有特定形态的外观且具有一定弹性。主动肌和拮抗肌在跨同一关节时应能有效地收缩，从而固定关节并保持肢体在某一位置上不受外力影响。当突然松开肢体时，肢位不会发生变化，显示出主动肌和拮抗肌之间的平衡。医生通常会使用改良Ashworth痉挛评定量表来进行评估（表12-4）。

表12-4 改良Ashworth痉挛评定量表

等级	评定标准
0级	无肌张力增加，被动活动患侧肢体在整个运动范围内均无阻力
1级	肌张力稍增加，被动活动患侧肢体到终末端时有轻微的阻力
1+级	肌张力稍增加，被动活动患侧肢体时在1/2的运动范围时有轻微的"卡住"感觉，后1/2的运动范围中有轻微的阻力
2级	肌张力轻度增加，被动活动患侧肢体在大部分运动范围内均有阻力，但仍可以活动
3级	肌张力中度增加，被动活动患侧肢体在整个运动范围内均有阻力，活动比较困难
4级	肌张力高度增加，患侧肢体僵硬，阻力很大，被动活动十分困难

(二)肌力评定

肌力是肌肉在收缩时所产生的最大力量,对于诊断和评估肌肉、骨骼以及神经系统疾病的重要性不言而喻。其在康复过程中扮演着至关重要的角色,因此对肌力的有效评定和监测是必不可少的。通过对肌力的科学测量和分析,可以更准确地指导康复计划的制订和调整。

肌力测定方法是评估人体肌肉功能的重要手段,常见的有徒手肌力测试、等长肌力测试、等张肌力测试和等速肌力测试。这些方法可以帮助医生、运动科学家和康复师们全面了解肌肉的力量表现,从而更好地制订训练方案和康复计划。在进行肌力测定时,要确保测试环境和操作标准化,以减少误差的发生。此外,不同的肌力测试方法有着各自的优缺点,可以根据具体的情况选择适合的测定方法。通过科学准确地进行肌力测试,可以更好地评估肌肉功能的状态,为个体的训练和康复提供更有针对性的指导和支持。

1. 徒手肌力测试

徒手肌力测试是根据受检肌肉肌群的功能,选择不同的受检体位,在减重、抗重力和抗阻力条件下完成一定动作,按动作的活动范围和抗重力或抗阻力的情况进行分级。这一简便易行的方法在临床上被广泛应用,被认为科学实用。然而,徒手肌力测试也存在一些缺点,包括无法评估肌肉耐力,分级标准较为粗略,以及难以排除测试者主观评价误差。因此,在进行徒手肌力测试时,需要综合考虑其优点和缺点,结合其他评估方法,以获得更全面准确的结果。

2. 等长肌力测试

等长肌力测试是一种评估肌肉等长收缩能力的方法,适用于评估3级以上的肌肉力量。通过专门的测试器械,如握力测试、捏力测试、背肌力测试和四肢肌群肌力测试等,可以得到相对准确的定量评估结果。这种测试方法对于评估肌肉力量的改变和康复过程中的进展都具有重要意义,可以帮助医护人员及时了解患者的肌力状况,从而采取相应的康复措施。通过等长肌力测试,可以有效监测肌肉力量的变化,促进患者康复进程,提高康复效果。

3. 等张肌力测试

等张肌力测试旨在评估肌肉克服阻力收缩所做功的能力。在测试中,被测肌肉会收缩,完成全关节活动范围的运动,而克服的阻力保持不变。通过测量1次全关节活动过程中所抵抗的最大阻力值来评估被测者在该关节运动中的最大负荷能力,即1最大重复次数(repetition maximum, RM)。而完成10次规范的全关节活动范围运动所能抵抗的最大阻力值则被称为10 RM。等张肌力测试的结果可以帮助评估个体的肌肉力量水平,为制订个性化的运动计划提供依据。通过这一测试,我们能更全面地了解肌肉的抗力程度,以便更有效地训练和提升肌力。

4. 等速肌力测试

等速运动是一种肌肉收缩方式,它在整个运动过程中保持运动速度或角速度恒定。等速肌力测试是通过特定的等速测试仪进行的,这些测试仪器内部的特定结构使得运动的角速度始终保持不变,能够记录不同运动速度下关节周围拮抗肌的肌肉峰力矩、爆发力、耐力、功率等多项数据。

(三)关节活动范围测定

1. 定义

关节活动范围是关节运动的最大弧度,通常以度数表示,是评估关节运动量的重要指标,也是肢体运动功能检查中的基础内容。主动关节活动度和被动关节活动度是根据关节运动的动力来源来划分的。

主动关节活动度是指人体能够主动进行的关节运动范围，是受检者肌肉力量对关节活动的影响的评定标准。

被动关节活动度是指借助外力如治疗师产生的关节活动范围。在被动运动至终末时会产生一种关节囊内的不受随意运动控制的运动，因此被动关节活动度略大于主动关节活动度。

2. 关节活动范围测定的目的与方法

通过测定关节活动范围，可以准确评估关节活动范围受限的程度，从而帮助医生判断可能的原因并制订有效的治疗方案。在临床表现出现关节水肿、疼痛、肌肉痉挛、短缩、炎症、粘连、皮肤瘢痕等情况时，关节的运动功能可能受到影响，因此有必要进行关节活动范围测量来及时了解情况并进行干预。

关节活动度的测定方法多样，工具包括量角器、电子角度测量计和皮尺等，同时也可利用X线片或摄像机进行分析。皮尺适用于特殊部位测量，如脊柱或手指活动度。在临床实践中，量角器是最常见的测量工具。通过这些方法，医生可以准确评估患者的关节灵活性和活动范围，为制订相应的治疗方案提供重要依据。因此，选择适当的测量方法和工具非常关键，确保测量结果准确可靠，为患者的康复和治疗提供科学依据。

四、躯体健康的评估

躯体由肌肉、骨骼、筋膜和众多器官组成，躯体上的完好状态指躯体的结构、功能和代谢正常。从生物力学的角度来讲，骨骼肌牵引骨骼而产生运动，符合杠杆原理，人体有3种基本形式。一种是平衡杠杆运动，即支点在阻力点与动力点之间，如在寰枕关节上进行的仰头和低头运动。另一种省力杠杆运动，阻力位于支点与动力之间，类似撬动重物的原理，人体行走过程中抬起足跟的踝关节运动。再一种是速度杠杆，动力点位于阻力点和支点之间，如举起重物时的肘关节的运动，这3种杠杆模式涵盖了人体所有关节运动，是动作产生、维持姿势或体态、行走与跌倒的基础理论。

肌肉失衡的科学依据，基于运动发展与控制的神经生理学原则之上。骨骼肌属于随意肌，维系人体姿势与动作的原始力量，在中枢神经控制下接受躯体运动神经支配。只有当神经纤维上有传出神经冲动，并经过骨骼肌的神经-肌肉接头把兴奋传递给骨骼肌，才能引起骨骼肌的兴奋与收缩，其兴奋传递是一个电信号—化学信号—电信号的定向转换过程，通常是以1：1的方式进行，涉及多个环节和多种蛋白质，常常成为某些药物或病理因素的作用靶点。

肌肉平衡为主动肌与拮抗肌的力量和长度的相对平衡，与运动和结构相适应。当主动肌与拮抗肌的长度与力量不对称时就会出现肌肉失衡，导致异常姿势、动作或步态。有研究指出，女性患者下背部痛与下肢损伤及伸髋肌肌群力量薄弱存在关联，而男性身上没有发现这种情况。

在肌肉失衡理论中存在两种观点：一种观点是生物力学的原因，肌肉长时间地保持一种姿势，重复的动作导致了肌肉失衡，影响了动作模式，当特定的协同肌起主导作用而取代其他协同肌的功能时，关节的精确性就会发生改变，这种变化导致关节不正常的受力；另一种观点则认为是神经控制因素导致的肌肉失衡，改变了肌肉募集的顺序以维持关节的稳定性，造成肌肉暂时性功能紊乱，这种神经募集改变了肌肉之间的平衡和动作模式，最终改变动作程序，实际上这两种因素引起的肌肉失衡都是客观存在。肌肉和神经系统的功能是相互关联的，整合了感觉系统和运动系统，尽管在解剖学上两个系统相互独立，但是功能上是统一的，即运动感知觉系统，调控全身的功能并且相互联系。

（一）姿势评估

1. 概念

姿势简单理解就是人体维持和保证功能状态的空间位置，保持身体节段、身体与环境适当关系的外在表现。

相对正确的姿势，就是身体各部分维持在科学、平衡的排列线上，有正确的排列顺序。从三维空间轴来描述，前后方向矢状轴、左右方向冠状轴、上下方向垂直轴；三个轴对应三个平面，即将人体分成左右两部分矢状面、前后两部分的冠状面、上下两部分水平面。比如正常人脊柱有4个弯曲。呈现"S"形，亦称生理弯曲，颈椎弯曲凸向前、胸椎弯曲凸向后，腰椎弯曲凸向前，骶椎弯曲凸向后，就是在矢状面上描述的，这些弯曲可以减轻震荡、维系脏器的正常位置，还有辅助维系人体重心的作用。过多的拉力施加于韧带和肌肉或异常的负重面，都将影响重力线的位置，改变人体的姿势。在现实生活中，由于个体原因和外在因素的影响，我们需要维持身体功能，随时会对身体的位置进行调整，维持各种生理上的代偿，所以完美的姿势是不存在的。

良好的姿势可以让身体各个关节的受力比较均匀，且受力相对较小，不会让某些特定的关节承担大部分的重量，避免身体功能障碍和疾病的产生。错误的姿势会导致关节、骨骼肌和韧带承受过大的压力和张力。骨骼肌和神经系统之间复杂的相互作用控制身体在空间位置，称为"姿势控制系统"。控制姿势包括运动过程和感觉/感知过程，包括组织和整合视觉、前庭、本体感觉系统。

2. 姿势评估的意义

对体检者进行静态姿态评估和解剖学分析，为临床科室提供对肌力失衡有价值的信息，例如肌长度、肌力量及特定动作模式。肌力良好的平衡、正确的募集顺序对于动作模式的流畅高效不可或缺。人体运动任何环节的骨骼肌募集和协调能力的失衡与受损，都会表现出错误的动作模式。开始评估时，可能需要较长时间，通过不断的练习实践，这些评估只需要几分钟就可以完成。

姿势评估可以快速找到姿势异常的骨骼肌问题。导致异常姿势的原因包括结构性因素：如脊柱侧弯、结构性的长短腿、骨质增生；年龄因素：不同年龄体态差异较大；不良习惯因素：如长期伏案工作，跷二郎腿，长时间低头看手机；病理因素：如长时间抑郁情绪会形成习惯性姿势，强直性脊柱炎或较长时间的疼痛会导致特定的异常姿势。

3. 常见的脊柱体态问题

常见的脊柱体态问题包括：颈椎过度前凸、颈椎侧屈、头前伸、头颈部旋转、驼背、平背、胸廓旋转、腰椎前凸过度、腰椎前凸减少以及脊柱侧凸。常见的骨盆体态问题包括：骨盆前倾、骨盆后倾、骨盆侧倾以及骨盆旋转。常见的下肢体态问题包括：髋部内旋、膝过伸、膝关节屈曲、膝内翻、膝外翻、胫骨扭转、平跖足、高足弓、足外翻以及足内翻。常见的肩部和上肢体态问题包括：肩胛骨前伸、肱骨内旋、高低肩、翼状肩胛骨、肘部屈曲和肘部过伸。

引起儿童不良姿势的因素是多角度和多层面的，姿势与个人早期动作发展息息相关，姿势和动作模式问题，甚至可以追溯到婴儿时期功能模式发展是否健康；平衡稳定性与不良姿势密切相关，在参加难度较大的运动时就可能出现代偿的姿势和动作，若这一代偿动作持续存在就可能形成长期的不良姿势。呼吸与姿势关系密切，呼吸力学对姿势和脊柱的稳定性发挥着关键性的作用，所有的呼吸肌均具有呼吸和维持姿势的双重功能，错误的呼吸模式会引起不良姿势；爬行对于婴儿来说有着无可替代的作用，能够帮助提高婴儿内耳前庭功能和平衡能力，人体脊柱周围绝大部分的肌肉群只有当躯干与地面平行时才能被更好地激活。核心稳定是四肢灵活和力量的基本保障，身体核心部位本体感受能力的缺陷会引起下肢神经肌肉控制的活性降低，从而导致不良姿势的发生。

（二）基本动作分析与评估

动作是生活的基础，每个动作的顺利完成都是一系列反射的结果。如端起放在桌面上水杯喝水，就这么一个看似简单的动作，首先是视觉看到水杯，当然对于没有视觉的人可以告诉他触摸水杯，但是准确的程度就大大降低；手指屈握起水杯，屈腕、屈肘，把水杯放在嘴边，喝完水再伸肘、腕、手指，把水杯再放在桌面上，动作顺序不能变，并且动作流畅丝滑。动作分析就是从动作能力的层面分析限制患者日常生活活动的主要原因的过程。日常活动通过侧卧、起床、起立及坐下、步行这4个动作组合进行，这4个动作称为基本动作。

1. 侧卧动作分析

侧卧动作是从卧位开始改变姿势的第一个动作，是起床和步行等基本动作机理的基础。婴幼儿先学会侧卧，然后逐渐学会起床和步行，没有功能障碍的卧位运动模式多种多样，在健康成年人的侧卧位动作中，从安静卧位开始通过肌肉收缩将身体各部分连接起来，从头部或其他部位开始的旋转运动不间断地延续到全身，其特征是不妨碍身体的旋转运动，身体的所有部分都运动。该运动可以认为是调正反应或连锁反应，其中一个体节发生运动后，相邻体节会跟随上一体节活动并试图调正扭转或倾斜。在侧卧动作中，通过相对于先发生运动的头部的躯干上部的调正和相对于躯干上部的躯干下部的调正，动作得以实现。

2. 起床动作分析

起床动作是保障人独立进行日常生活的重要动作，其特征是克服重力后从卧位上抬90°，不仅身体各部位的对线发生变化，而且相对于重力的姿势也发生了很大变化。因此说对于很多失能者来说，起床动作是高难度的动作。与卧位动作一样，健康的年轻人使用的运动模式多种多样，起床动作的力学任务是产生使身体垂直向上的力，还有随着支撑基底面的变化使身体重心移动，并在其中支撑重心。作为实现起床动作的基本力学任务的运动模式，躯干的屈曲、旋转要素是极其重要的运动要素。如果不能屈曲、旋转躯干，就必须直直地坐起来。此运动模式，在损害动作通用性的同时，也增加了身体的负担，因此需要更多的肌力，对于残疾人和老年人来说，并不是实用的动作方法。起床所需的躯干屈曲和旋转需要充分的运动范围和腹斜肌群的运动。对于躯干存在功能障碍的患者来说，起床动作是非常困难。使用上肢牵拉身体的代偿是偏瘫患者最有可能选择的代偿模式。然而，这种代偿模式会诱发联合反应，从而阻碍躯干的屈曲、旋转，使动作变得更加困难。

起床动作和侧卧动作是极其紧密相关的动作，起床动作和侧卧动作中的前半部分使用了同样的动作模式。因此，起床动作中动作模式的多样性与侧卧动作模式的多样性也有关联。健康成年人在起床动作中使用的动作模式有轻微旋转躯干，仅靠屈曲起床的模式；用上肢推床以辅助躯干屈曲的模式；爆发性地一口气坐起来的模式；从床的边上伸出两足，以悬于空中的下肢牵拉起躯干的模式。根据不同使用状况、各个动作模式的构成要素的不同组合，可以形成各种子类模式。

侧卧位与仰卧位相比，支撑基底面的面积变窄，因此是不稳定的姿势。多数患者在侧卧位时会加剧背部肌肉的紧张，导致躯干固定或屈曲躯干和髋关节以扩大支撑基底面的面积。若是通过侧卧位起身，一旦停止动作，保持姿势的肌肉活动与运动所需的肌肉活动就会有所不同。加剧背部肌肉紧张的运动是阻碍起床动作的重要因素。另外，当躯干和髋关节屈曲、支撑基底面扩大时，为了能舒适地完成动作，运动的腹斜肌和颈部肌肉的紧张感就会消失。

3. 起立及坐下动作分析

从椅子上站起来或坐下的动作是用下肢支撑体重的同时在狭窄的支撑基底面中大幅度上下移动身体重心的动作，用姿势控制的角度来看，这是非常困难的动作。从坐姿到站姿的姿势变化是与从床到轮椅、厕所的移动等日常生活活动密切相关的基本动作。能够独立起立、坐下可以极大地扩大日常生活的范围。从坐立状态下站起来这一动作对步行动作来说也是必不可少的；站不起来就无法步行。

起立及坐下动作的普遍特征是与支撑基底面的变化相关的身体重心的前后移动；目的动作与身体重心的上下移动同时进行。坐在椅子上时的支撑基底面由臀部和足部形成。因此在坐立姿势中，如果身体重心在臀部和足部所形成的宽广的支撑基底面内，则可以使身体稳定。但是从臀部抬离座位的瞬间开始，支撑基底面仅由足部形成，位置前移，面积变小。因此从椅子上站起来时，必须在向前、向上移动身体重心后臀部才能离开座位。在坐下的动作中，由于座位在后方，所以必须在身体重心向后移动的同时坐下。

这种起立、坐下动作要求同时协调身体重心进行前、后、上、下方向的移动。类似于起立、坐下动作的动作是下蹲动作，该动作从站立位屈伸下肢。下蹲动作和起立、坐下动作对身体重心的控制不同。在下蹲动作中，由于支撑基底面始终是固定不变的，所以不需要像起立、坐下动作那样向水平方向移动身体重心。很多患者即使可以下蹲也无法完成起立、坐下，这是因为在起立、坐下动作中，对身体重心的控制更困难。

（三）步态分析

步行是人类最重要的运动能力，行走及步态是中枢神经系统在生物力学水平的体现，在保证支撑稳定性的同时，利用一系列重复的肢体运动使身体向前移动。步态是表现全身功能状态的典型运动模式，可以从步态评估身体运动系统的整体状况，在动态下观察姿势和动作模式。

由于每一个序列的动作都涉及一连串的多节段下肢和整个身体之间的多重相互作用，大量同时发生的动作模式致使步态呈现复杂性。当身体重量从一侧下肢向另一侧下肢转移时，双足都与地面发生了接触。这一系列的动作会通过每一侧下肢的交替时相不断重复着，直到到达目的地。

每一个步态周期都被划分为两个阶段：支撑相和摆动相。支撑相被定义为足部与地面有接触这一阶段的全过程，支撑相开始于初始着地；摆动相用于描述足与地面无接触（在空中移动）、肢体向前移动这一时期，摆动相开始于足抬离地面的瞬间（足趾离地）。

步态周期开始于初始双下肢支撑，双足平均地承担了身体的重量，而这种情况在双下肢支撑的大部分时段是不存在的。在单下肢支撑期间，身体的全部重量由承重下肢支撑。单支撑相的持续时间是代表下肢支撑能力的最好指标,相对较长的支撑持续时间反映了更好的稳定性。终末双支撑相开始于对侧足接触地面(对侧下肢的初始着地),并且一直持续到原来的同侧支撑下肢离开地面进入摆动相(同侧的足趾离地)。

步态周期两个时相的持续时间与步行速度呈负相关(当步行速度增加时,支撑相和摆动相的总时间缩短;当步速减慢时,支撑相和摆动相的总时间明显增加)。加快步行速度使单下肢支撑时段在整个支撑相占比延长,而双下肢支撑时段占比减少,反之亦然。这种变化模式呈曲线特征。一侧下肢的单下肢支撑时段与对侧下肢的摆动相同时发生。

双下肢与地面接触的时期,是用于双下肢交换各自支撑的角色,这是步行的基本特征,当双下肢支撑时间不存在的时候,人就完全进入奔跑的运动模式了。在支撑相和摆动行下肢节段选择性前行过程中,每一步都涉及不断变化的调整,这个调整发生在支撑相与身体之间,导致了髋关节、膝关节和踝关节协调完成的运动模式。步行是短途旅行最简便的方式,正常情况下,步态是协调、高效和毫不费力的。效率依赖于关节自由活动的灵活性以及肌肉活动在时间和强度上的选择性,即使有严重损害表现的患者也会保持步行能力。不同的病理类型改变了运动和肌肉效能,邻近节段的代偿反应代替失去的功能,使步态模式呈现正常和异常运动的混合,并伴有能量消耗的增加,威胁到功能多样性的实现,破坏正常步行的精确性、协调性、速度及多样性。通常情况下,治疗性干预方法可以减轻残疾的程度。影响步行能力的主要疾病,从引起步行异常的机制角度思考,有5种功能分类,即畸形、肌肉无力、感觉丧失、疼痛和运动控制受损。每种类型的损伤,都有典型的功能受损模式。比如髋或膝关节置换术后的步态、帕金森患者的步态、强直性脊柱炎的步态以及腰椎疾病引起的步态、醉酒后的步态,各具有特点。有的步态可以随着疾病的恢复而恢复原来的状态,有的步态则会随着疾病的发展而逐渐加重。每一种异常步态都是多种因素相互作用的结果。

(四)肌肉减少症与骨质疏松评估

肌肉减少症是一种与年龄有关的肌肉力量下降和躯体功能受限的老年综合征,老年人出现跌倒、身体残疾、住院和早逝等不良后果风险增加,人均寿命延长导致老龄化,肌肉减少症的发病率和患病率明显升高。2016年国际卫生组织将其纳入《国际疾病分类第十次修订版:临床修改》,目前肌肉减少症最常用的定义是欧洲老年人肌肉减少症工作组提出的,表示与增龄相关的进行性的全身肌肉量减少、肌肉强度下降或肌肉生理功能减退,近年来国内外学者研究发现肌肉减少症与运动因素、内分泌因素、慢性炎症、营养状况、肠道菌群、遗传因素及社会心理因素等相关,但具体病因尚不明确。

肌肉减少症与骨质疏松症相互影响、紧密关联,肌少—骨质疏松症的发病机制较为复杂。骨骼肌与骨骼关系密切,两者的分子信号调节通路相近,旁分泌与内分泌机制也相似,通过机械及化学作用相互影响。在人的生长发育过程中,肌肉生长发育的速度明显快于骨骼,肌肉的收缩刺激会促进骨骼的生长,也影响骨骼的形态与密度。另外骨钙素能够影响机体的糖类、脂类物质和能量的代谢,并刺激胰岛素分泌,对肌肉产生影响。肌肉减少症的诊断需综合评估肌肉量、肌力量及日常活动能力三要素。骨质疏松症则依据世界卫生组织标准,通过双能X线吸收法测定骨密度,将检测结果与同种族同性别健康青年峰值骨量对比,若骨密度低于峰值骨量2.5个标准差(即全身骨量降低25%以上)即可确诊。

(五）跌倒评估

跌倒是一种老年人常见的意外伤害，老年人跌倒通常是多种因素共同作用的结果，是导致老年人发生伤残和失能的主要原因之一，也是老年人死亡第七位原因。随着年龄的增长，跌倒的发生率逐渐上升。跌倒带来的损伤和失能会严重损害老年人生活质量，产生巨大的公共医疗卫生负担。评估导致跌倒发生的影响因素，为制订针对老年人跌倒的预防策略提供依据。

影响老年人跌倒风险评分的因素涵盖自身身体状况和生活方式两方面。自身因素包括1年内跌倒史和年龄；生活方式包括照料方式、是否运动、是否离退休和是否使用助行器等。

自身因素对跌倒风险评分的影响：与存在1年内跌倒史的老年人相比，无1年内跌倒史的老年人跌倒风险评分降低，原因可能是既往发生过跌倒的老年人存在跌倒的危险因素，如慢性疾病和精神障碍等，这些危险因素难以在跌倒发生后及时得到改善，同时老年人在经历跌倒后可能会出现跌倒恐惧，即在进行特定活动时为了避免跌倒而出现自我效能或信心降低，甚至导致焦虑、抑郁等心理问题，进一步导致精神运动性抑制、思维迟缓、步态缓慢等症状的出现，从而增加跌倒风险。对于存在跌倒史的老年人不仅应关注其身体情况，也需要关注其心理情况，对抑郁等症状进行筛查，对跌倒风险全面评估并适当进行干预。此外，随年龄增长跌倒风险评分增加，这一结果与以往的研究结果一致。人体多个系统的功能都会随着年龄的增加而减退，导致老年人认知能力以及活动能力的下降，从而增加了跌倒的风险。认知功能的下降会导致老年人难以集中注意力以及健忘，从而使得老年人对跌倒危害的认知能力减弱，同时对于跌倒保护措施的依从性较低。而更高的文化程度会提高老年人的认知能力，因此，认知能力的不同可能也是分析结果中较高文化程度会降低跌倒风险评分的原因。活动能力的下降主要是老年人随着年龄增长，肌肉骨骼发生退变的结果，下肢肌肉力量的下降会直接影响老年人的行动能力和移动时平衡的维持。而坚持运动可以增强老年人全身肌肉力量，提高活动能力，也是预防老年人骨质疏松的有效干预措施，延缓因增龄导致的跌倒风险的增加。

生活方式对跌倒风险评分的影响主要体现在老年人生活的独立性上，生活独立性意味着日常活动量的增加。日常活动量增加可以一定程度上起到与锻炼如平衡训练和力量训练相近的效果，而锻炼是降低跌倒和跌倒伤害风险最有效的干预措施。生活方式对跌倒风险评分的影响，结果显示生活自理、仍在工作以及不使用助行器与跌倒风险评分的降低相关。观察下肢肌力、步速及针对不同生活方式的老年人的活动能力指标，剔除潜在的混杂因素，评估生活方式与跌倒风险的关系。

第二节　居家运动评估

居家评估指通过非侵入性、易操作的方法，在家庭环境中对个体的健康状况进行监测和评估。包括日常生活活动能力评估、运动功能的评估、平衡、步态评估、视觉听觉功能评估、吞咽功能评估和本体感觉功能的评估等。

一、日常生活活动评估

日常生活活动概念是指躯体损伤后为了维持生存以及适应生存环境而每天必须反复进行的一种最基本、最具有共性的活动，包括进食、穿衣、大小便控制、洗澡和行走等。随着人们生活质量的提高，其内容不断扩大，除了包括最基本的生活能力之外，还包括与他人交往的能力以及在经济上、社会上和职业上合理安排自己生活方式的能力，为了照顾自己的衣食住行，保持个人卫生整洁和进行独立的社区活动所必需的一系列基本活动，反映了人们在家庭、社区中最基本的能力，直接影响患者的心理、整个家庭及与社会的联系。日常生活活动能力评估内容包括基本日常生活活动能力、工具性日常生活活动能力和高级日常生活活动能力三个层次。

（一）基本日常生活活动能力

基本日常生活活动能力指日常生活中最基本的活动，如穿衣、进食、保持个人卫生等自理活动和坐、站、行走等身体活动。一般为比较简单的、无须利用工具的活动，可以简单理解为照顾自己的活动。基本生活所需要的自我照顾能力和最基本的自理能力，即每天必须从事的日常生活活动的能力，如运动（移位、平地走动、上下楼梯）、排便（如厕和大、小便控制）、穿衣、进食、梳理和洗澡等。老年人通常最早丧失的功能是洗澡，最后丧失的是进食，恢复则反之。老年人洗澡功能丧失的发生率最高，通常是需要家人帮助的原因。

（二）工具性日常生活活动能力

工具性日常生活活动能力指在家庭和社区中独立生活所需的关键的、较高级的技能，如操作卫生和炊事用具，使用家庭电器、骑车或驾车、处理个人事务等，大多为需要借助工具的、较精细的活动。也可以简单理解为与环境有互动的活动，这些活动相较基本日常活动更为复杂，能反映出老年人在家中或寓所内进行自我护理活动的能力，如洗衣、做饭、服药、使用电话、理财、购物、交通、家务（家庭清洁和整理）等。这一层次的功能反映老年人能否独立生活，是否需要提供日常生活照料服务。

（三）高级日常生活活动能力

高级日常生活活动能力指与生活质量有关的一些活动，包括主动性参加社交、娱乐活动、职业工作等，不包括满足个体保持独立生活的活动，主要是反映患者的智能能动性及社会角色功能。高级日常生活能力的缺失，要比日常生活能力和功能性日常生活能力的缺失出现的早，一旦出现，就预示着更严重的功能下降。

二、平衡评估

运动是指骨骼肌的活动，包括随意运动和不随意运动。前者受大脑皮层运动中枢支配，由椎体束司理；后者由椎体外系和小脑负责。评估内容包括肌力、肌张力、不随意运动、共济失调和关节活动度，分别采用相应的量表来实施评估。

平衡是指在不同的环境和情况下维持身体一定姿势的能力。并且在随意运动中调整姿势，能安全有效地对外来干扰作出反应。平衡感觉来自前庭、视觉和躯体感觉的综合协调，是人体在日常活动中维持自身稳定性的能力。正常情况下，当人体重心垂线偏离稳定基底时，即会通过主动的或反射性的活动使重心垂线返回到稳定基底内，这种能力就是平衡能力。平衡分为坐位平衡和立位平衡两种状态，每一种体位下又都按照相同的标准分为三个级。一级平衡：属静态平衡，被测试者在不需要帮助的情况下能维持所要求的体位（坐位或立位）。二级平衡：即自动态平衡，是指运动过程中调整和控制身体姿势稳定性的能力，反映了人体随意运动控制的水平。坐或站着进行各种作业活动，站起和坐下、行走等动作都需要具备自动态平衡能力。三级平衡：即他动态平衡，也叫反应性平衡，是指当身体受到外力干扰而使平衡受到威胁时，人体作出保护性调整反应以维持或建立新的平衡，如保护性伸展反应、迈步反应等。

通常情况下，影响平衡的因素有三点：一是重心的高低；二是支撑面的大小；三是支撑面的稳定性。重心越低、支撑面积越大、支撑面越稳定，平衡也就越好，反之亦然。对于人体而言，维持正常的平衡功能需要良好的前庭功能和中枢神经系统的整合功能，还需要良好的肌力、肌张力、视觉和本体感觉；维持人体平衡的生理基础是翻正反应和平衡反应，后者包括颈、上肢的防护性伸展反应和下肢的节段跳跃反应，上述任何因素出现异常，都会导致人体平衡功能障碍。

平衡评估方法包括闭目直立试验、过指试验、直立伸臂试验、行走试验、瘘管试验、前伸伸展试验、垂直书写试验、Fugl-Meyer平衡量表、Berg平衡量表、Tinetti平衡量表、姿势描记法（分为静态和动态姿势描记法两种，通过足底压力传感器传递到计算机进行分析）等。

三、骨关节健康评估模型

骨关节健康评估模型通常基于多维度数据，通过统计学或机器学习方法预测疾病风险或评估当前状态。这是大数据、云计算与医疗保健康复的深度融合，预防跌倒是其运用场景之一。

跌倒是严重威胁老年人生命安全的公共卫生问题。跌倒预防作为护理安全管理工作中的重要内容之一，其首要步骤就是精准识别跌倒风险，但是传统依托量表的跌倒风险评估常存在主观性强，灵敏度和特异度低的局限性。机器学习是AI领域的核心技术，涉及统计学、概率论等多门学科，近年来已广泛用于医疗护理领域，对精准挖掘跌倒风险，识别跌倒行为等具有特殊优势。通过机器学习对老年人跌倒风险识别、防跌倒干预训练、跌倒行为检测为跌倒精准化预防和管理提供参考，也为机器学习应用于护理安全防护实践提供借鉴。

机器学习是AI的核心分支，是当前促进医疗护理行业转向精准医疗的主要手段，在完成基于机器学习算法的模型构建后，采用准确率、精确率、召回率等指标评价模型的预测性能。机器学习算法构建跌倒风险预测模型是识别跌倒风险因素和高风险人群的常用手段。构建跌倒风险预测模型的数据来源主要有电子医疗病历、社区居民电子健康档案、相关流行病学调查数据等。认知障碍、步态和平衡异常、帕金森病、跌倒史和骨质疏松症是预测老年人未来1年发生跌倒的关键因素，机器学习算法构建老年人跌倒风险预测模型仍是广大医务工作者努力的方向。

目前机器学习在老年人跌倒干预训练方面的应用主要集中在步态平衡训练，使得机器能够自主学习和适应数据来实现智能化，从而更贴近实际应用需求，步态平衡训练机器人的核心是异常步态分析和步态矫形，提升肢体协调性和运动控制能力，这相较传统"一对一"康复师主导的训练方式更为客观和准确。一些平衡康复训练机器人，利用其强大的视觉运动捕捉和信号采集系统收集人体肌电信号、各关节运动速度和加速度、步态参数、足底压力等常见的参数完成步态分析和平衡评估；

利用其虚拟现实系统增加训练过程的沉浸性和趣味性，丰富训练方案和训练流程，该设备也是当前国际上最先进的系统康复训练设备之一。

德国学者研制了一款串并联混合驱动的六自由度踏板步态训练机器人，该机器人通过在踏板上安装的位置传感器和力传感器能实时采集老年人的运动信息进行平衡能力评估，同时还能模拟上下楼梯、平地行走和滑雪等多种活动场景，可以帮助医生根据老年人的平衡状况更好地规划并控制踏板运动轨迹，实现针对性平衡康复训练。还有步态矫形器、减重系统、跑步平台和人机交互软件组成的下肢外骨骼康复训练机器人，采用步态自应控制、生物视觉反馈等控制策略可以实现下肢步态训练过程中的有效助力。我国学者设计研发了一款平衡训练机器人仿真系统，通过并联平台的多自由度特性可以实现小范围的移动和倾斜从而达到平衡训练的目的，现阶段的防跌倒步态平衡训练机器人，大多基于以机器学习为基础的 AI 技术。由于老年人失衡跌倒涉及的因素众多，步态平衡训练亦是一个复杂的调节过程，且不同老年人的个体差异性大，很难通过单一的步态平衡训练系统满足所有老年人的个性化需求。因此，根据不同目标人群特性细化步态平衡训练机器人的功能定位，研发脑卒中、肌无力、帕金森、脑瘫、阿尔茨海默病等特殊人群专用的训练机器人，有望更有针对性地帮助不同老年人提升防跌倒步态平衡训练效果。

机器学习在老年人跌倒行为检测及预警跌倒后处置是老年人跌倒风险管理的又一关键环节。老年人跌倒后如果能及时发现并进行救治，可降低跌倒后长期照护风险，缩短老年人跌倒的发现时间，降低跌倒引起的不良后果，减少跌倒相关经济损失。数据基于可穿戴传感器、外围环境传感器和视觉图像这 3 类跌倒行为检测领域，其中可穿戴传感器的跌倒检测具有收集数据准确、受环境干扰小的特点，是当前最受欢迎的一种老年人日常活动跌倒检测方法之一。压力传感器的跌倒检测鞋，通过对足底压力的测量分析反映人体平衡及运动参数来检测跌倒，当老年人跌倒时通过物联网技术与智能手机互联互通发送跌倒预警信号和定位信息给紧急联系人。在老年人易发生跌倒的环境中，如浴室、卫生间、卧室、客厅等位置安装一定数量的压力、震动、声音、红外等非视频类传感器，通过机器学习算法分析各传感器捕捉到的环境数据信号反映人体活动状态，从而达到检测跌倒的目的。基于压力传感器的离床检测系统，基于震动传感器的室内跌倒预警设备，还有基于声音传感器的居家跌倒检测设备等，视觉图像的跌倒检测技术主要利用安装在老年人生活环境中的图像和视频收集设备采集活动场景信息，再使用图像处理、机器学习技术提取和分析人体运动特征来判定是否发生跌倒。第一时间检测和识别老年人跌倒的发生，为跌倒预警和防护设备的研发提供了支撑，但也存在一些局限性。可穿戴传感器的跌倒检测需要老年人实时佩戴，一旦脱落、遗忘佩戴或不方便佩戴时就无法进行检测；外围感受器的跌倒检测虽然不需要老年人佩戴任何设备，但容易受到环境干扰而产生误判，灵敏度和特异度较难保证；基于视觉图像的跌倒检测虽然安装便捷，但其应用时的老年人隐私保护是一大问题。另外跌倒行为检测和预警设备往往只能检测跌倒的发生，无法识别跌倒风险因素，无法指导针对性的防跌倒干预实践。

机器学习能对复杂、多维数据进行高效精准处理和智能分析的特性，使其在老年人跌倒风险识别、防跌倒干预训练、跌倒行为检测预警等方面均取得了不错的成果和实践经验，这为未来医疗康复信息化发展提供了新思路。应继续加强机器学习等智能化信息技术与医疗康复实践的有机结合，深度挖掘分析例如老年人跌倒等与医疗护理工作相关的信息数据，提高护理策略的科学性、针对性和有效性,实现精准化护理干预,减少不良事件的发生。计算机领域与医疗领域的合作,使机器学习与老年人各阶段跌倒风险管理需求更好融合,真正实现全方位、无死角的老年人跌倒精准防护,从而更为有效地指引护理安全防护实践,助力老年人主动健康。

通过结合便捷的居家评估与先进的数据建模技术,骨关节健康管理可逐步实现个性化、精准化和预防化。未来随着 AI 与物联网技术的融合,这类模型有望成为家庭健康管理的核心工具之一。

第十三章 妇科系统评估

第一节 健康评估指标

健康风险评估是量化管理的重要手段，它借助对个人信息的采集与分析，来甄别健康危险因素，判断健康风险程度。并且，通过与干预措施相衔接，最终实现维护健康、预防疾病的目的。

一、生物医学核心指标

（一）形态学评估

妇科形态学评估包括女性内、外生殖器官的形态结构的评估。

1. 妇科常规检查

妇科检查是女性生殖系统疾病诊断的重要手段，双合诊是妇科检查中最重要的项目。妇科检查可采集阴道分泌物和子宫颈外口鳞-柱交接部脱落细胞做阴道微生态检测、子宫颈细胞学检查和人乳头瘤病毒（human papilloma virus，HPV）检测。

2. 生殖道发育评估

女性生殖道发育异常涉及阴道、子宫、输卵管等发育异常，有时还伴有卵巢、泌尿系统等异常，子宫体发育异常最为常见。盆腔超声检查虽然简便易行，但在诊断生殖道发育异常方面存在局限性。盆腔 MRI 作为超声检查的补充手段，在评估生殖道发育情况上具有独特优势，是检查生殖道发育异常的最佳方法。

3. 子宫异常评估

在子宫及子宫内膜容受性评估方面，无创性超声是应用最为广泛的首选检查手段。借助这种检查方式，能够发现诸如子宫肌瘤、子宫内膜息肉等影响生育力的因素，同时还能对子宫内膜的形态、厚度、体积、蠕动波，以及子宫动脉和子宫内膜的血流动力学参数展开评估。宫腔镜则是诊断子宫内病变的"金标准"。此外，细胞因子及各类受体、子宫内膜容受性芯片等检测手段也逐渐应用于临床。

4. 输卵管通畅性评估

临床上常用的输卵管评估方式有输卵管通液术、子宫输卵管 X 线造影、超声造影、腹腔镜下输卵管通液术检查。子宫输卵管超声造影因其具备实时动态、可视化、无辐射的优势成为输卵管通畅性的首选检查。输卵管通液术有不可视、操作盲目、结果差异大等缺点；X 线造影作为传统手段，存在造影剂引发的不良反应和辐射损伤问题；腹腔镜下输卵管通液术检查虽被视为"金标准"，但因有创、需住院、费用高且涉及手术麻醉等，目前并不是首选检查方法。

5. 盆腔因素评估

腹腔镜手术在盆腔疾病的诊疗中具有独特优势，它能够直接观察盆腔内的异常状况，并精准地作出诊断。宫腹腔镜联合检查可以针对盆腔、输卵管以及宫腔出现的各类病变，从而实施有的放矢的诊治。

（二）功能学评估

1. 卵巢储备功能评估

卵巢储备功能的评估指标包括年龄、性激素相关检测、窦卵泡计数、卵巢体积及其他。

（1）年龄

年龄是初步评估卵巢储备功能的指标，女性随着年龄增长，生育力逐渐下降，卵巢功能出现不可逆性减退，卵泡数量减少、卵子质量下降。但年龄并不能全面、准确衡量卵巢储备功能，即使相同年龄段，个体卵巢储备功能也存在很大差异。

（2）性激素相关检测

性激素相关检测包含基础卵泡刺激素、基础雌二醇、抗米勒管激素、抑制素的检测。

（3）卵巢储备功能及反应性

窦卵泡计数、卵巢体积以及卵巢间质血流参数等可作为卵巢储备功能及反应性的评价指标。随着年龄增长，卵泡数量会呈指数形式递减，卵巢体积也随之萎缩。卵巢间质血流最常用的参数指标是卵巢基质血流峰值流速和阻力指数。卵巢基质血流峰值流速高和（或）阻力指数低，提示卵巢间质血供丰富，卵巢对促性腺激素的反应良好。

（4）卵巢的动态评估

卵巢的动态评估包括氯米芬刺激试验、促性腺激素释放激素激动剂刺激试验和外源性卵泡刺激素刺激试验。这些试验都是在月经初期进行药物治疗，观察用药前后血清激素水平的变化情况，以此来判断卵巢反应。

2. 生殖道功能评估

（1）阴道微生态检测

阴道微生态评价系统由形态学检测与功能学检测两部分构成。目前，主要侧重于形态学检测，功能学检测作为辅助手段。阴道微生态评价系统不仅能够精准诊断由单一病原体引发的阴道感染，还可以识别各类混合性阴道感染。此外，对于评估阴道感染治疗后阴道微生态的恢复状况，该系统也具备重要的指导价值。

（2）宫颈病变检测

目前，宫颈病变呈现出年轻化趋势，女性应定期进行宫颈细胞学检测和 HPV 筛查。宫颈细胞检测能够精准地检测出宫颈细胞的形态变化，HPV筛查则可以及时发现HPV的感染情况。通过定期进行这些检查，能够实现子宫颈疾病的早期发现、早期诊断与早期治疗。

3.盆底功能多模态评估

盆底功能涵盖多个方面，主要有对盆腔器官的支持固定作用，以及对盆腔器官出口通道的调控功能等。目前针对盆底功能的多模态评估体系一方面可直接对盆底结构功能进行评价，另一方面还能借助观察盆腔器官形态、位置以及功能的变化来间接评估与之相关的盆底结构功能状况。直接评估体系包括经阴道盆底肌肉肌力评估、经肛门直肠盆膈功能评估以及盆底超声、MRI、盆底表面肌电评估。间接评估体系包含病史问卷量表、专科查体、影像学评估、动力学评估。

二、新型分子标志物评估

（一）HPVE6/E7mRNA、p16/Ki-67

HPVE6/E7mRNA主要用于反映HPV的致癌活性，而p16/Ki-67主要承担细胞周期调控的职责。两类细胞分子标志物在宫颈癌筛查中具有一定价值。p16/Ki-67双染检测是近些年来国际上提出来的最新的分子标志物检测。p16在近乎100%的宫颈癌及癌前病变中呈现过度表达，同时也与宫颈上皮内瘤变（cervical intraepithelial neoplasia，CIN）2级、鳞状上皮内低度病变相关联，在诊断宫颈病变方面具有较高的特异度；Ki-67在细胞有丝分裂期表达，可在增殖细胞的细胞核中检测到。而E6/E7mRNA检测可在一定程度上反映E6/E7癌蛋白表达和病变活跃程度。CINtecPLUS细胞学双染检测能够同时检测出HPV持续感染后过表达的p16与Ki-67，为判断宫颈病变患者的疾病进展程度提供了有力的数据支撑。

（二）DNA甲基化

DNA甲基化是在DNA甲基转移酶的作用下，将甲基基团添加到特定的DNA区域。DNA甲基化贯穿整个肿瘤发生发展的过程，甲基化相关酶的突变也可能引起肿瘤的发生，对启动子区域甲基化情况进行检测，能够作为肿瘤前期筛查以及评估预后的一项临床指标。

在妇科肿瘤如卵巢癌、子宫内膜癌中，特定基因启动子区域的异常高甲基化或低甲基化现象频繁出现。例如，某些抑癌基因的启动子区域高甲基化，会导致基因表达沉默，使其失去对肿瘤细胞生长的抑制作用，进而促进肿瘤的发生发展。通过检测这些基因的甲基化状态，能够为疾病的早期诊断提供线索。

（三）组蛋白修饰

组蛋白修饰包括甲基化、乙酰化、磷酸化等多种形式，能够改变染色质的结构和功能，影响基因的表达。在妇科疾病中，特定的组蛋白修饰变化与疾病的发生密切相关。例如，在宫颈癌中，某些组蛋白修饰酶的异常表达会导致组蛋白修饰模式改变，进而影响肿瘤发生相关基因的表达。研究这些修饰变化不仅有助于理解疾病的发病机制，还能发现新的诊断和预后标志物。例如，特定的组蛋白修饰水平可反映肿瘤细胞的增殖活性和侵袭能力，可以辅助临床医生制订治疗方案。

三、妇科肿瘤风险评估指标

（一）宫颈癌风险分层评估

1. 宫颈癌三级预防体系

宫颈癌三级预防体系是降低宫颈癌发病率和死亡率的重要策略。

（1）一级预防

一级预防旨在消除或减少宫颈癌的致病因素，主要措施为疫苗接种和健康教育。HPV疫苗接种是一级预防的核心。目前市面上有二价、四价和九价疫苗，不同价型针对的HPV亚型有所不同，但都能有效预防大部分宫颈癌相关的高危型HPV感染。健康教育则侧重于普及宫颈癌的病因、传播途径和预防方法，提高公众对宫颈癌的认知，倡导健康的生活方式，如安全性行为、避免过早性行为、减少性伴侣数量等，从源头上降低HPV感染风险。

（2）二级预防

二级预防关键在于早期发现和诊断宫颈癌前病变及早期宫颈癌，主要手段是宫颈癌筛查。对于不同年龄段的女性，筛查方法和间隔时间有所不同。常用的筛查方法包括宫颈细胞学检查和HPV检测。《中国子宫颈癌筛查指南》指出筛查起始年龄为25岁女性，25~64岁女性采用每5年1次的HPV核酸单独检测或联合筛查，或每3年1次细胞学检查。对于65岁及以上的女性，如果从未接受过宫颈癌筛查或65岁前10年无充分的阴性筛查记录或有临床指征者，也应进行子宫颈癌筛查。通过定期筛查，能够及时发现宫颈病变，为后续治疗争取时间。

（3）三级预防

三级预防针对已经确诊的宫颈癌患者，主要目标是提高患者生存率和生活质量。治疗方案是综合肿瘤的分期、病理类型和患者个体情况制订的，涵盖手术治疗、放疗、化疗、靶向治疗和免疫治疗等多种方式。对于早期宫颈癌患者，手术切除是主要治疗方法；中晚期患者则多采用综合治疗。同时，治疗后的随访也至关重要，通过定期复查，及时发现复发和转移情况，及时调整治疗方案。

2. 宫颈癌风险预测模型

基于风险的管理理念强调根据患者的个体风险因素，制订个性化的管理方案。2019美国阴道镜和宫颈病理学会发布的《基于风险的子宫颈癌筛查结果异常和癌前病变管理指南》指出，即使有相同的当前筛查结果，根据既往筛查史评估后也会有不同的管理建议。总体评估原则：根据当前筛查和既往筛查结果，如当前CIN3+风险≥4%，应立即进行阴道镜检查或治疗；如当前CIN3风险<4%，则评估其5年内发生CIN3+风险，以确定患者是否应在1年、3年或5年后进行随访。

（二）卵巢癌早期预警评估体系

卵巢癌作为女性生殖系统致死率最高的恶性肿瘤，目前尚缺乏有效的筛查及早期诊断措施。如果能够通过有效的筛查评估方法，早期诊断卵巢癌，分化良好且癌细胞局限于卵巢的患者五年生存率可达90%。

1. 血清标志物组合

卵巢癌的早期诊断依赖高灵敏度和特异性的生物标志物组合。CA125作为一种在卵巢肿瘤相关检测中应用广泛的标志物，存在特异度较低的问题，通常需要与其他指标联合进行检测。人附睾蛋白4（human epididymis protein 4，HE4）是近25年来美国食品药品监督管理局唯一新批准用于卵巢癌诊断的肿瘤标志物。该标志物在诊断卵巢癌时，具备较高的灵敏度和特异度。不过，它在黏液性癌中的表达率较低，这一情况在一定程度上限制了其临床应用价值。

卵巢癌风险预测模型（risk of ovarian malignancy algorithm，ROMA）指数是依据女性血清中的HE4和CA125水平，同时结合女性的绝经状态等指标计算得出的，其作用是预测受检者患卵巢癌的风险。目前该指标已被纳入2021年版的《卵巢恶性肿瘤诊断与治疗指南》之中。

目前国际指南推荐以ROMA指数为核心的多标志物联合检测体系。ROMA指数的计算公式为如下。

$$绝经前的预测指数（predictive\ index，PI）=-12.0+2.38×\ln（血清HE4水平）$$
$$绝经后的PI=-8.09+1.04×\ln（血清HE4水平）+0.732×\ln（血清CA125水平）$$
$$ROMA指数=e^{PI}/(1+e^{PI})×100\%$$

2. 遗传基因检测

目前，提倡对上皮性卵巢癌患者开展遗传致病基因突变的筛查工作，尤其是对所有非黏液性上皮性卵巢癌患者进行乳腺癌相关基因（breast cancer-related gene，BRCA）1/2胚系突变的检测。对于检出胚系突变的卵巢癌个体，需进一步对其家系进行"逐级检测"，以期发现高危个体，从而有针对性地开展肿瘤预防与监测工作，降低个体发病与死亡风险及群体发病率。

3. 超声风险分层

超声检查是卵巢癌风险评估的基石。根据2021年《超声放射医师学会共识》，卵巢肿瘤的恶性风险分层需基于形态学评分的卵巢—附件影像报告和数据系统（ovarian-adnexal reporting and data system，O-RADS）和恶性肿瘤风险指数（risk of malignancy index，RMI）联合评估。其中，O-RADS旨在结合和评估已发表的公认超声特征，提高描述卵巢—附件肿块的规范化和标准化。RMI评分系统通过整合影像学特征、内分泌状态及CA125水平构建卵巢肿块恶性风险量化评估模型。此多参数预测工具被国际妇产科联盟（International Federation of Gynecology and Obstetrics，FIGO）指南推荐用于术前恶性概率评估。

O-RADS共识指南依据附件区病变的超声声像图进行风险分类，将正常情况到高度恶性风险的状况，划分为0至5这6个类别。该指南为所有正常及发生病变的卵巢提供了标准化的超声描述以及报告方法。它具备较高的敏感度和特异度，同时还制定了规范的超声风险分层与管理体系。但O-RADS也存在一定的局限性，如良性病变过判问题、交界性肿瘤识别盲区等。对于超声医生而言，需要联合临床医生并结合患者的临床特征、肿瘤标志物等多方面因素作出综合判断。

基于FIGO指南推荐的RMI评分系统，作为卵巢上皮性癌首选的术前评估工具，其整合了四项关键参数：超声特征、绝经状态、血清CA125和肿块大小（仅应用于RMI4预测模型）。然而，RMI最大的局限性在于分子异质性盲区，对于诊断交界性肿瘤和非上皮性肿瘤的敏感性差，尤其对于绝经前人群。

4. 多模态筛查评估

2023年《柳叶刀-肿瘤学》提出"症状—标志物—影像"三联筛查模型：对持续存在腹胀、盆腔痛等高危症状（≥12次/月）的女性，若ROMA指数>25%且超声O-RADS评分≥4类，推荐行盆腔增强 MRI 或 PET-CT 进一步鉴别。此外，液体活检技术在早期癌中的灵敏度已达 68%，可能成为未来筛查评估体系的重要补充。

当前卵巢癌早期预警评估体系仍存在敏感性不足的瓶颈，需结合临床高危因素（如 BRCA 突变、遗传性非息肉病性结直肠癌）进行个体化分层。

（三）子宫内膜癌风险评估

1. 高危人群识别标准

（1）林奇综合征筛查标准

林奇综合征是一种常染色体显性遗传疾病，与子宫内膜癌及多种其他癌症的发生密切相关。林奇综合征筛查标准（Amsterdam Ⅱ标准）是目前用于筛查林奇综合征的重要依据。

该标准主要包含以下几个方面。首先，在家族成员中，有 3 例或 3 例以上经病理检查确诊为林奇综合征相关癌症，这些癌症包括结直肠癌、子宫内膜癌、胃癌、卵巢癌等。其次，这些癌症患者中至少有 1 例是其他患者的一级亲属，强调了家族遗传的紧密关系。再者，家族中至少有 2 代人受累。最后，至少 1 例癌症患者确诊年龄小于 50 岁。通过严格遵循 Amsterdam Ⅱ标准进行筛查，能够有效识别出可能携带林奇综合征致病基因的个体，从而对其子宫内膜癌发病风险进行提前评估与干预。

（2）肥胖相关指标

肥胖是子宫内膜癌发生的重要危险因素之一。BMI>30 kg/m² 者患子宫内膜癌的风险相较于正常体重人群增加 2.5 倍。肥胖导致体内激素水平失衡，脂肪组织会分泌过多的雌激素，长期刺激子宫内膜，使其过度增生，进而增加了癌变的风险。此外，肥胖还与胰岛素抵抗密切相关，高胰岛素血症也会对子宫内膜细胞产生不良影响，促进肿瘤的发生发展。因此，对于 BMI>30 kg/m² 的个体，应将其视为子宫内膜癌的高危人群，加强监测与预防。

（3）癌症基因组图谱分子分型及风险分组

目前，将子宫内膜癌分子分型分为四型：POLE 超突变型，错配修复缺陷型，无特异性分子特征型，p53 突变型。2022 年欧洲肿瘤内科学会发布的《子宫内膜癌临床实践指南》中，根据分子分型将子宫内膜癌进行风险评估，分为：低危组、中危组、中高危组和高危组，并建议临床按照 4 类分组对子宫内膜癌患者进行治疗和随访。

（4）子宫内膜癌预测模型

新探索的临床预测模型，如 PREMM5 等，具备更高的灵敏度与特异度，能够在癌症确诊之前开展筛查工作。不过，目前这些模型的应用还缺乏高质量证据的有力支撑。

PREMM5 模型是一种专门用于预测遗传性癌症风险的工具，在子宫内膜癌的风险预测方面具有较高的效能。该模型综合考虑了多种因素，如家族癌症病史、特定基因突变情况等，通过复杂的算法对个体患遗传性癌症的风险进行量化评估。对于子宫内膜癌而言，该模型能够准确识别出携带遗传性致病因素的个体，为早期干预和预防提供有力支持。

第二节 评估流程与工具

妇科疾病的精准评估与分级是制订个体化诊疗方案的核心依据。随着循证医学的深入发展，国际权威组织通过整合分子生物学、影像学及临床病理学进展，不断完善标准化评估体系。

一、标准化评估工具

（一）国际妇产科联盟分期系统

FIGO 分期系统是 FIGO 制定的一套用于妇科肿瘤的分期方法，主要包括宫颈癌、子宫内膜癌和卵巢癌。FIGO 分期系统特别关注妇科肿瘤的局部浸润深度、区域淋巴结受累情况以及是否存在远处转移。FIGO 分期系统为临床医生提供了一套标准化的评估工具，为妇科肿瘤的诊断和治疗提供了有力的支持，极大地提高了治疗的个性化和精准化水平。

（二）盆底器官脱垂评估

盆腔器官脱垂的评估采用盆腔器官脱垂定量分期法（pelvic organ prolapse quantification, POP-Q）。POP-Q 是利用阴道前壁、阴道顶端、阴道后壁上的 2 个解剖指示点与处女膜的关系来界定盆腔器官的脱垂程度。其通过 3×3 表格记录上述各测量值，客观地反映盆腔器官脱垂变化的各个部位的具体数值。除以上解剖学分度外，还有盆底功能影响问卷简表和盆腔器官脱垂及尿失禁性功能问卷，手术前后分别询问患者泌尿系统症状、肠道症状、性生活情况等，评估上述症状的严重程度及对生活质量的影响，从而更精确地评价盆腔器官的功能。

（三）影像标准化评估系统

1. 卵巢—附件影像报告和数据系统

2018 年美国放射学会发布了 O-RADS 白皮书，并于 2020 年推出了 O-RADS 超声风险分层与管理系统的共识指南。O-RADS 对所有正常和病变卵巢提供了标准化的超声描述及报告方法，该系统不仅具有较高的敏感度和特异度，同时制定了规范的超声风险分层与管理系统。

2. 妇科影像报告与数据系统

妇科影像报告与数据系统（gynecologic imaging reporting and data system, GI-RADS）的分类方法操作简便、易于实行。该系统在使超声报告规范化的同时，对于附件区良恶性肿瘤的鉴别诊断具有较高的参考价值。GI-RADS 依据附件肿瘤超声声像图的多项形态学指标以及血流信号指数，对附件肿瘤展开分类。在附件肿瘤良恶性的鉴别方面，该系统展现出较高的诊断效能，具有简便、无创、重复性良好的特点。值得一提的是，由于该系统不依赖肿瘤标志物进行判断，所以在针对性索 - 间质细胞或生殖细胞来源的肿瘤时，优势更为明显。

二、症状量化工具

（一）子宫内膜异位症健康量表

子宫内膜异位症健康量表（endometriosis health profile-30，EHP-30）包括两部分：①核心问卷，适用于所有子宫内膜异位症患者，核心问卷涵盖5个维度，共计30个条目，包括疼痛（11个条目）、控制和无力感（6个条目）、情感健康（6个条目）、社会支持（4个条目）及自我形象（3个条目）；②模块化问卷，包含6个维度，共23个条目，每个维度适用于特定子宫内膜异位症患者。

（二）慢性盆腔痛视觉模拟量表

患者的疼痛程度采用视觉模拟量表（visual analogue scale，VAS）进行评价，该量表总分设定为10分，其中0分代表无痛状态，10分则表示剧烈疼痛。VAS量表由一条长度为10 cm的水平直线构成，直线的一端标记为"完全无痛"，另一端标记为"能够想象到最剧烈的疼痛"或者"疼痛到极点"，属于单维度疼痛评估量表。在评估过程中，患者需根据自身心理上对疼痛程度的感受，在线条上标记出相应的疼痛强度位置。面孔视觉模拟量表（也被称作脸谱VAS），是在上述线性VAS的基础上，增添了诸如高兴、痛苦等对应的卡通表情。这种量表在进行疼痛评估时，能让患者更直观、形象地表达自身的疼痛感受。

（三）改良的Kupperman评分

绝经综合征是女性在绝经前后，因性激素波动或减少引发的一系列躯体及精神心理症状。躯体症状常表现为月经紊乱、潮热多汗、乏力、肌肉骨骼关节疼痛、阴道干涩等；精神神经症状有情绪障碍、睡眠障碍、认知改变等。

目前Kupperman评分是国际和国内常用的评分方法，并广泛应用于临床实践。改良的Kupperman评分更广泛应用于中国女性。该评分标准共包括围绝经期13种常见症状，将近2周内的所有症状总分相加得到的最终得分，进行分度，从而评估围绝经期女性症状的严重程度，帮助判断绝经综合征的程度。

三、风险评估模型

（一）改良Gail模型

改良Gail模型是当前广泛应用的乳腺癌风险评估工具之一。风险预测主要依据乳腺癌家族史、年龄、种族因素、生活方式因素（肥胖、饮酒、以前或正在服用性激素）、生育史（初潮早、未产/少产、生育迟、绝经迟）、活检次数多、乳房钼靶高密度等因素。改良Gail模型可以区分乳腺癌较高风险个体与一般风险个体，依据风险分层结果进行个体化指导，为其提供基于风险的肿瘤筛查方法和（或）降低乳腺癌发病风险的药物使用指导，达到降低个体患乳腺癌风险的目的。

（二）基于XG Boost算法的卵巢癌风险预测模型

基于XG Boost算法的ROMA是利用XG Boost算法构建的用于预测卵巢癌发病风险的模型。XG Boost算法因其预测准确度高、训练速度快、鲁棒性强、可处理多种数据类型等诸多优点在疾病风险预测等数据分析和预测领域表现突出，使得它在构建ROMA方面具备独特优势。基于XG Boost算法构建的ROMA有望为卵巢癌的早期风险评估提供有力支持。但该算法也存在一些缺点，如参数调整复杂，处理大规模数据时对内存要求高。在实际应用中需要充分考虑其优缺点，不断优化和完善。

（三）HECTOR 多模态深度学习模型

HECTOR 多模态深度学习模型通过结合组织病理学影像、临床肿瘤分期信息和分子临床远期复发数据，精准预测子宫内膜癌患者的复发风险，为子宫内膜癌预后评估与治疗优化提供了全新思路。HECTOR 多模态深度学习模型利用 H&E 图像、分子类别信息和解剖分期，提高了预测准确性，帮助识别高风险人群。同时早期识别肿瘤形态学特征和生物标志物，为肿瘤靶向治疗提供依据。

四、风险分层工具

（一）基于电子健康记录的自动化评分系统

基于电子健康记录的自动化评分系统可以更高效、准确地进行子宫内膜癌风险评估，该系统可以整合患者的多维度信息，包括基本人口学特征、家族病史、临床检查结果、基因检测数据等。通过预设的算法和模型，自动对患者的子宫内膜癌风险进行分层。这种自动化评分系统不仅能够提高风险评估的效率，减少人为误差，还能及时为临床医生提供准确的风险评估结果，以便制订个性化的预防和治疗方案，从而有效改善患者的预后。

（二）基于风险的子宫颈癌筛查风险分层

2019 版《基于风险的子宫颈癌筛查结果异常和癌前病变管理指南》于 2020 年发布，从基于筛查结果的"同等风险，同等管理"转变为基于风险的个体化管理，通过了解当前筛查结果和既往病史，使用临床干预阈值，提高管理的准确性。指南的使用基于 HPV 的检测，HPV 感染的类型和感染持续时间共同决定了 CIN3+ 的罹患风险。总体评估原则是根据当前筛查和既往筛查结果，如当前 CIN3+ 风险 ≥ 4%，应立即进行阴道镜检查或治疗；如当前 CIN3 风险 <4%，则评估其 5 年内发生 CIN3+ 的风险，以确定患者是否应在 1 年、3 年或 5 年后进行随访。每个风险层的临床操作阈值，决定了下一步管理建议的级别。

五、智能评估体系在妇科疾病中的应用

（一）超声人工智能辅助诊断系统

超声检查是妇科疾病领域最常用的筛查工具。超声 AI 辅助诊断系统在妇科疾病领域具有多方面的重要应用。

1. 疾病检测与诊断

AI 技术通过对大量超声图像数据的学习，能够识别细微的异常特征，辅助医生检测多种妇科疾病，如卵巢囊肿、子宫肌瘤、宫外孕等。

2. 疾病辅助诊断

对于盆腔炎和子宫内膜异位症等疾病，超声 AI 辅助诊断系统可通过分析超声图像，显示盆腔内是否有肿块、积液等异常表现，帮助医生明确诊断。在诊断宫颈及子宫内膜疾病时，该系统能辅助医生观察宫颈的形态、大小、是否有异常增生，以及子宫内膜的厚度、均匀性及其与子宫肌层的关系，有助于诊断子宫内膜息肉、子宫内膜癌等疾病。

3. 量化诊断支持

超声AI辅助诊断系统可提供量化指标，减少诊断过程中的主观性，提高诊断的准确性和可靠性。

（二）多模态影像融合评估

多模态影像融合是将不同成像模态的影像信息进行融合，能够提供更全面、准确的病灶信息，提高诊断的敏感性和特异性。例如，将功能成像与解剖成像结合，能够同时获取病灶的代谢和解剖信息，为疾病的定性和定位诊断提供依据。

不同的单一模态影像技术各有优劣，通过融合可弥补各自不足。如X线成像技术常用于妇科疾病的初步筛查和诊断，操作简便、成本低，但分辨率和对比度相对较低；CT成像技术适用于妇科疾病的详细诊断和术前评估，分辨率高、可重建三维图像，但辐射剂量相对较高；MRI技术对软组织分辨率高，适用于妇科疾病的诊断和鉴别诊断，无辐射，但检查时间较长、成本较高；多模态影像融合则可综合这些技术的优点，更精准地诊断妇科疾病。

多模态影像融合诊断技术的应用有助于推动该领域的技术创新和应用拓展，进而提高妇科疾病的诊疗水平和患者满意度。它能够为临床医生提供更为准确、全面的诊断信息，有助于制订更合理的治疗方案和手术计划，更好地应对妇科疾病的诊断与治疗挑战，在妇科疾病的临床管理中发挥着重要作用。

（三）人工智能细胞学及阴道镜辅助诊断系统

宫颈癌早期筛查是预防宫颈癌的重要手段，但传统显微镜下阅片对医生要求高，且我国病理医生资源稀缺，制约了宫颈癌筛查的推广。宫颈细胞学AI辅助阅片可缓解病理医生短缺问题，减轻其工作压力，提高诊断效率，提升宫颈癌筛查服务覆盖的人群范围与服务频率，促进宫颈癌的早筛早治。

AI细胞学辅助诊断系统，即基于宫颈细胞学病理图像数据，利用深度学习、强化学习等AI技术建立相关的数学模型，对数字化的细胞涂片图像进行自动化筛查，以识别正常或异常细胞，实现宫颈癌的初筛。该系统可以显著提高阅片效率，减轻病理医生的工作负担。此外，AI细胞学辅助诊断系统可通过对宫颈细胞进行分类以指导分诊，提高CIN的检出率。

AI阴道镜辅助诊断系统将AI技术与高清成像的阴道镜相结合，基于深度学习的算法，从注释的阴道镜图像中学习宫颈病变的特征，然后将其集成到自动阴道镜检查的数字图像中，通过基于图像识别的自动诊断对阴道镜图像中的可疑病变区域作出判断，该方法可以解决传统阴道镜诊断的主观性，协助阴道镜医生确定活检位置，以提高阴道镜的筛查性能。得益于AI技术强大的图像分析能力，阴道镜检查发现宫颈病变并指导活检的准确性也显著提高，降低了阴道镜检查的误诊率。

（四）阴道微生态精准评估体系

阴道微生态宏基因组深度解析平台是基于宏基因组技术对阴道微生态进行全面、深入分析的平台。

宏基因组深度解析平台可以直接从阴道分泌物中获得数百种微生物基因组的总和，包括乳酸杆菌基因组、大肠埃希菌基因组等，能全面反映阴道菌群的构成，使人们对阴道微生态菌群的认识取得突破性进展。平台不仅能了解菌群种类，还可对微生物群落的基因组特征进行分析，揭示更高层次、更为复杂的相互作用，开启阴道菌群与疾病相关性研究的新时代，有助于深入了解阴道微生态在女性生殖健康中的作用。

（五）疼痛相关脑网络特征提取助力子宫内膜异位症诊断

子宫内膜异位症是一种常见的妇科疾病，其主要症状包括疼痛、不孕等，给患者的生活质量带来严重影响。目前诊断该疾病主要依靠症状、病史、体格检查、超声、腹腔镜等多种手段，但这些方法在准确性、早期诊断等方面存在一定局限。疼痛相关脑网络特征提取为子宫内膜异位症的诊断提供了新的视角和潜在的有效途径。

通过对疼痛相关脑网络特征的提取，可以更深入地了解子宫内膜异位症患者疼痛产生、传导及感知的具体神经机制。例如，明确哪些脑区的活动异常与患者所感受到的痛经、慢性盆腔痛、性交痛等不同类型的疼痛相关联。这有助于医生从神经学角度更准确地判断患者的疼痛是否由子宫内膜异位症引起，而非其他可能导致类似疼痛症状的疾病（如盆腔炎性疾病、间质性膀胱炎等），从而提高诊断的准确性。

随着神经影像学技术的发展，如功能磁共振成像等，可以对大脑的活动进行无创性检测，并提取与疼痛相关的脑网络特征。在子宫内膜异位症患者中，可能存在特定的脑网络连接模式、脑区活动强度或神经递质变化等特征，这些特征有望作为潜在的生物标志物用于疾病的早期诊断。

疼痛相关脑网络特征提取为子宫内膜异位症的诊断带来了新的思路和方法，有望在提高诊断准确性、实现早期诊断以及辅助病情评估和治疗方案制订等方面发挥重要作用。

（六）可穿戴设备连续体温监测评估黄体功能

可穿戴设备如智能手表、智能戒指等，配备了相关传感器，能够实现对体温的连续监测。其原理是通过高精度体温传感器贴近身体，实时感知体表温度变化，并将数据记录下来。与传统的体温计或体温枪相比，可穿戴设备在体温检测领域具有先天优势，它可以做到全天监测体温，对于用户来说体验更加友好，能够更全面地反映体温在一天不同时段以及不同活动状态下的变化情况。

在女性的生理周期中，黄体功能起着关键作用，且与体温变化密切相关。正常女性从第一次月经来潮到绝经这段时间里，子宫会发生周期性变化，即月经周期，平均约为28天。在此期间，体内的雌激素、孕激素、黄体生成素、卵泡刺激素呈周期性变化，同时基础体温也呈周期性变化。在月经期以及卵泡期，基础体温较低，排卵期降至最低，排卵后即黄体期基础体温迅速升高0.3~0.5℃，并维持到下一次月经来潮。这种体温变化规律是由于排卵后黄体分泌孕激素，孕激素和雌激素共同作用于体温调节中枢，从而导致体温上升。

可穿戴设备连续监测到的体温数据量庞大且复杂，AI分析技术可以对这些大量的体温数据进行处理和分析。通过深度学习算法等，AI能够识别出体温变化的模式和规律，比如准确判断出体温升高阶段是否符合黄体期的特征，以及黄体期体温维持的具体情况等。基于对历史体温数据以及相关生理周期数据的学习和分析，AI可以预测女性的生理周期变化，包括黄体期的开始、持续时间以及可能出现的异常情况。例如，如果黄体期体温没有按照正常规律升高或者维持不稳定，AI可以及时发出预警。通过及时发现黄体功能的异常变化，女性可以更早地关注自身健康状况，及时就医进行进一步检查和治疗，起到疾病预防和早期干预的作用。

第十四章 中医健康评估

第一节 中医健康评估体系

一、中医健康观

在数千年的实践中,中医逐步形成并发展出独特的健康观,其防治疾病与养生的理论和方法对中华民族的繁荣和昌盛起到了重要作用。随着医学模式的转型发展,中医健康理念的独特价值日益凸显,由此引发国际医学界对这一传统医学体系的持续关注。虽然中国古代典籍未直接使用"健康"这一合成词,但通过对"健"与"康"起源的追溯可窥其端倪。"健"字源自《增韵》,有"强有力也"的刚健之义;"康"有"乐安"之义(《尔雅·释诂》),这种理念在《尚书·洪范》"平康""康宁"等表述中已见雏形。

中医健康理论体系的构建以《黄帝内经》为集大成者,其中《素问·生气通天论》提出"阴平阳秘,精神乃治",确立了以阴阳动态平衡为核心的健康认知模式。值得关注的是,中医健康观不仅与现代健康概念形成多维呼应,更通过"天人相应"的整体观念、"治未病"的防治理念、"形神合一"的调养方式,为当代健康医学体系的发展提供了独特的理论视角和实践路径。通过对中医健康观的深入理解,现代中医健康观的核心理念逐渐明晰,主要涉及以下几个方面:阴阳平衡、形神合一、阴平阳秘、正气为本。

阴阳平衡:中医理论认为,健康的人体是一个阴阳相互平衡的动态系统。阴阳平衡是维持生命健康的基础,一旦这种平衡被打破,人体就会进入病态。

形神合一:中医提出的"形神合一"理论,强调身体与精神之间的紧密联系,只有当身体和精神协调统一、相互依存,即形神合一,才能有效维护和促进健康。

阴平阳秘:阴阳是宇宙中相互对立又相互依存的两个方面,分别代表不同属性的物质和功能。"阴平阳秘"意味着阴阳两个方面各自保持正常状态,并且相互协调、相互配合。

正气为本:在中医体系中,正气是相对于邪气而言的,指的是人体的生理功能、对外界环境的适应能力、抗病能力以及康复能力。中医认为，疾病的发生和转归的根本原因在于机体正气的虚弱。

总之，中医的健康观不仅是一种医学理念，更是一种生活哲学。它教导我们如何通过调整身心、饮食和日常生活来实现内在的平衡与和谐，从而达到真正的健康与长寿。

二、"治未病"理论与中医健康评估

"治未病"是中医学的重要理念之一，强调在疾病尚未发生或处于早期阶段时，可以通过有效地预防和调理手段来维护健康。这一理念与现代医学中的"预防医学"有相似之处，但其理论基础和实践方法又具有鲜明的中医特色。

（一）"治未病"的理论内涵

"治未病"的概念来源于《素问·四气调神大论》："是故圣人不治已病治未病，不治已乱治未乱，此之谓也。夫病已成而后药之，乱已成而后治之，譬犹渴而穿井，斗而铸锥，不亦晚乎！"这段经典名言强调了在疾病演变的整个过程中应着重关注"治未病"的重要性，以此来阻止疾病的发生与演变。所谓"未病"就是疾病的未生、未发、未传和未复四个阶段，"治未病"就是针对这四个阶段形成的中医防治模式，其内涵包括以下四个方面。

1. 未病先防

在患疾病之前先进行预防，以避免疾病发生。一般认为，这个阶段的预防措施是以养生保健的方法最为有效，如进行精神调养、饮食调控、起居调护、健身运动等，可以增强人的机体对疾病的防御能力，保持身心健康，以防止疾病的发生，从而达到健康长寿的目的。

2. 欲病早治

在疾病还处于萌芽状态时，及早干预治疗。疾病处于萌芽阶段的时候，病邪尚未形成疾病，人体正气充足，病邪易于祛除；或发病前有一些细微的征兆，若能及早发现，并加以合理有效的干预，则有可能使疾病不再发作，或使疾病的发展进程延缓。

3. 既病防变

在发病初期，应及时诊断和治疗，防止病邪向纵深发展或蔓延。例如东汉张仲景在《金匮要略》中提到"夫治未病者，见肝之病，知肝传脾，当先实脾"，在治疗肝病时，要注意调理脾脏功能，目的是使脾气充实，以防止肝病的蔓延。

4. 瘥后防复

疾病初愈时，症状虽消失，但人体正气衰弱，机体功能尚不稳定，尚未完全恢复，此时应注意调养身体。如疾病后期脾胃功能还没有完全恢复，不应大量地食用油腻厚味的食物，否则会破坏脾胃功能，造成正气再次亏耗，疾病又起，这就是中医所说的食复症。所以，在大病初愈的时候，应以清淡饮食为主，可少量食用滋补之品予以调养，使正气逐渐恢复，达到早日康复和防止疾病复发的目标。

"治未病"从一开始就是中医学理论体系的重要组成部分，后又历经了历代医家的不断完善与实践，以及现代医家及学者的梳理总结，逐步形成了以"治未病"思想为核心和特色的中医疾病防治理论体系。

"治未病"的理念不仅适用于个体健康管理，也可应用于公共卫生领域。例如，在传染病流行期间，中医可以通过调理人群的整体体质来增强抵抗力，从而降低疾病的传播风险。

（二）"治未病"与中医健康评估的关系

1. 中医健康评估是"治未病"的实践工具

"治未病"强调在疾病尚未发生或处于早期阶段时进行干预，而中医健康评估则通过四诊合参、体质辨识、经络检测等方法，帮助识别个体的健康风险和疾病倾向。例如，通过体质辨识，可以发现个体是否存在气虚、阳虚等体质偏颇，从而采取相应的调理措施，防止疾病的发生。

2. "治未病"理念指导中医健康评估的发展

"治未病"的理念强调从整体出发，注重预防和调理，这为中医健康评估体系的发展提供了方向。例如，在健康评估中，中医不仅关注疾病的诊断，还注重对个体整体健康状况的评估，包括心理状态、生活习惯、环境因素等。这种综合评估方法有助于更全面地了解个体的健康状况，从而制订更有效的健康管理方案。

3. 中医健康评估促进"治未病"的普及

随着现代科技的发展，中医健康评估逐渐与现代技术相结合，例如通过 AI 和大数据技术，可以实现对健康数据的快速分析和处理，这些技术的应用不仅提高了健康评估的效率和准确性，还使"治未病"的理念得以更广泛地传播和应用。

4. "治未病"与中医健康评估的协同作用

"治未病"和中医健康评估的结合，可以实现对健康的全程管理。在对健康进行评估中，通过早发现健康风险，可以采取相应的预防措施；在疾病发生后，通过辨证论治，可以防止病情恶化；在疾病康复后，通过调理身体，可以防止疾病复发，这种全程管理模式有助于实现真正的健康管理目标。

"治未病"是中医学的重要理念，强调通过预防和调理来维护健康。中医健康评估是实现"治未病"目标的重要工具，通过四诊合参、体质辨识、经络检测等方法，对个体的健康状况进行全面评估。两者之间存在着密切的联系，中医健康评估为"治未病"提供了实践工具，而"治未病"的理念则为中医健康评估体系的发展提供了理论指导。随着现代科技的进步，中医健康评估体系将不断完善，为"治未病"的普及和应用提供更强大的支持。在未来，中医健康评估体系有望在疾病预防、健康管理和公共卫生领域发挥更大的作用，为实现全民健康目标作出重要贡献。

三、中医健康评估体系的内涵

中医健康评估体系是一个综合性的评估方法，是基于中医基础理论，借助望、闻、问、切四诊合参和中医独特的辨证方法，通过对个体的神、气、形等方面进行全面诊察，以识别体质、洞察潜在疾病状态，制订个性化的干预措施，以提升个体的健康水平和生活质量。该体系主要涵盖以下中医诊断技术和辨证方法。

（一）四诊合参

四诊，又名诊法，是对疾病进行诊察的四种基本方法，包括望、闻、问、切四种诊疗方法。

1. 望诊

望诊是通过对全身或局部进行有目的的观察以了解疾病情况，探知脏腑病变。

2. 闻诊

闻诊是使用听声音、嗅气味的方法来辨别患者的内在病情。

3. 问诊

问诊是通过对患者以及陪诊者的问询来了解病情和有关情况。

4. 切诊

切诊是诊察患者的脉候和身体其他部位，以探知体内和体外一切变化的情况。

（二）中医辨证方法

主要包括八纲辨证、气血津液辨证、脏腑辨证、经络辨证、六经辨证、卫气营血辨证和三焦辨证。每种辨证方法不但各有其特点以及适用范围，又有相互联系，其中，各种辨证方法以八纲辨证为总纲。

1. 八纲辨证

八纲即表里、寒热、阴阳和虚实八个纲领。表里分辨疾病病位以及病势的浅深；寒热分辨疾病属性；虚实分辨邪正盛衰；而阴阳则为划分疾病类别的总纲。

2. 气血津液辨证

气血津液辨证，是运用脏腑学说中气血津液的理论分析气、血、津液所反映的病证的一种辨证方法。气是指人体内的能量和活力，血是指血液及其中的营养成分，而津液则包括汗液、尿液、消化液等体内的液体成分。可分为气病辨证、血病辨证和津液辨证。

3. 脏腑辨证

脏腑辨证，是依据脏腑的生理和病理的功能，对疾病的证候加以归纳，来辨别病变的部位、性质、正邪盛衰情况。包括脏病辨证、腑病辨证及脏腑兼病辨证。

4. 六经辨证

六经辨证，是东汉医家张仲景在《素问·热论》等篇的基础上，结合伤寒病证的传变特点创立的一种论治外感病的辨证方法。它以太阳经、阳明经、少阳经、太阴经、少阴经、厥阴经六经为纲，把外感病演变过程中所表现的各种证候，总结归纳为三阳病（太阳病、阳明病、少阳病）和三阴病（太阴病、少阴病、厥阴病）六类，从病变部位、邪正盛衰、病势进退及其相互传变等方面阐述外感病各阶段的特点。其中抗病能力强、病势亢盛的为三阳病；抗病力衰减、病势虚弱的为三阴病。

5. 卫气营血辨证

卫气营血辨证，是清代医家叶天士首创的一种外感温热病的辨证方法，这种辨证方法是在六经辨证的基础上发展而来。温热病的发展，一般是按卫、气、营、血这四个阶段转变的，可分为卫分证候、气分证候、营分证候和血分证候四大证候。病在卫分或者气分为病浅，病在营分或者血分则为病深。

6. 三焦辨证

三焦辨证，是外感温热病辨证纲领之一，为清代医家吴鞠通所倡导。它是根据《黄帝内经》关于三焦所属部位的概念，大体将人体躯干所隶属的脏器划分为上、中、下三个部分。从咽喉至胸膈属上焦，脘腹属中焦，下腹及二阴属下焦。

7. 经络辨证

经络辨证，是以经络学说为理论依据，对患者所反映的症状、体征进行分析综合，以判断病属何经、何脏、何腑，进而确定发病原因、病变性质及其病机的一种辨证方法。经络辨证的内容主要分为十二经脉病证和奇经八脉病证。十二经脉包括手足三阴经和三阳经，奇经八脉为十二正经以外的八条经脉。

四、中医健康评估的优势

中医健康评估体系作为中国传统医学的重要组成部分，不仅适用于疾病的诊断和治疗，在亚健康状态的调理中也发挥着不可替代的作用。通过综合评估个体的体质、脏腑功能、气血运行等状况，提供个性化的预防和治疗方案，体现了"因人制宜"的核心理念。较之西方医学，中医健康评估在以下方面具有显著优势。

（一）全面性和系统性

中医健康评估注重从整体出发，通过望、闻、问、切四诊合参的传统诊察方法，对个体进行全面评估。这种方法不仅关注疾病的表象，还深入探讨疾病的根源，包括先天禀赋、后天调养、情志因素等多个维度。例如，通过舌诊可以了解脏腑功能状态，通过脉诊可以判断气血运行情况，通过问诊可以掌握患者的饮食起居习惯，通过闻诊可以感知体味、口气等细微变化。这种多维度的评估方式能够更全面地反映个体的健康状况，从而提供更科学的健康管理方案。

（二）前瞻性和预防性

中医强调"治未病"的理念，即在疾病尚未显现明显症状之前，通过调整生活方式和进行适当的干预来预防疾病的发生。《黄帝内经》提出"上工治未病"的观点，体现了中医重视预防的医学思想。这种前瞻性的健康评估弥补了西医体检对亚健康状态识别的盲区。例如，通过体质辨识可以发现气虚体质者易患感冒的倾向，从而提前采取补气固表的预防措施；通过经络检测可以发现经络阻滞的早期征兆，及时进行调理，预防相关疾病的发生。

（三）个性化和精准性

中医健康评估强调根据个体的具体情况进行个性化治疗，通过详细了解患者的体质、生活习惯、环境因素、心理状态等，制订精准的治疗方案。中医将人体分为九种基本体质类型，每种体质都有其独特的生理特点和易患疾病倾向，基于这种体质辨识方法，可以制订个性化的养生方案、饮食建议和运动处方，提高治疗效果。例如，对于阳虚体质者，建议多食用温补食物，避免寒凉；对于痰湿体质者，则建议加强运动，控制饮食。

（四）综合调理和整体改善

中医健康评估不仅关注疾病的治疗，还注重整体健康的调理。通过综合运用中药、针灸、推拿、拔罐、刮痧等多种干预手段，帮助患者实现身体和心理的全面康复，这种综合调理的特点体现在以下几个方面。多靶点作用：通过多种治疗手段的协同作用，达到整体调节的效果；身心同治：既重视躯体症状的改善，也注重情志调理；标本兼治：既缓解当前症状，又注重根本的调理；自然疗法：多采用天然药物和非药物疗法，副作用小。

（五）持续性和动态性

中医健康评估不是一次性的诊断过程，而是一个持续性的健康监测和调理过程，通过定期复诊和动态观察，可以及时调整治疗方案，确保治疗效果，这种动态评估的特点使得健康管理更加科学和有效。

总之，中医健康评估体系是一个全面而深入的评估方法，它不仅能够帮助个体了解自己的健康状况，还能提供有效的预防和治疗方案，促进整体健康。在现代医学模式从"以疾病为中心"向"以健康为中心"转变的背景下，中医健康评估的优势更加凸显，为构建具有中国特色的健康管理体系提供了重要支撑。通过将传统中医智慧与现代科技相结合，中医健康评估必将在未来健康管理中发挥更大的作用。

第二节 中医健康评估指标

中医健康评估是通过中医诊察方法，对个体的健康状况、病因、病机及体质等方面进行全面评估，以制订调理或治疗方案。其评估指标主要包括以下几个方面。

一、四诊评估

（一）望诊

望诊是通过观察人体外部的情况来了解健康状况，测知病情的方法。包括观察人的神、色、形、态、舌、皮肤、五官九窍等以及排泄物、分泌物等。望诊可分为全身望诊、局部望诊、舌诊、望排出物以及望小儿食指指纹等。

（二）闻诊

闻诊包括听声音和嗅气味，是通过听觉和嗅觉感知病体发出的各种异常声音、气味，来诊察病情。听声音主要是听患者言语和气息的强弱、高低、缓急等，以及咳嗽、呕吐、嗳气等声响的异常；嗅气味主要是嗅患者病体、排出物、病室等异常气味。

（三）问诊

问诊是通过询问患者以及陪诊者，了解疾病的发生、发展、当前症状以及与疾病相关的其他情况，来诊察疾病的方法。问诊的目的在于充分收集其他三诊无法取得的资料，如疾病发生的时间、地点、原因或诱因以及治疗的经过、自觉症状等，通过掌握这些情况有助于对疾病的病因、病位、病性作出正确的判断。

（四）切诊

切诊包括脉诊和按诊两部分内容。脉诊是医者以指腹按一定部位的脉搏诊察脉象，通过诊脉，体察患者不同的脉象以了解病情，诊断疾病；按诊，就是医者直接触摸、按压患者体表某些部位，以了解局部异常变化，从而判定疾病的部位、性质和病情轻重等情况的一种诊病方法。

二、体质辨识评估

体质是指人体生命过程中，在先天禀赋和后天获得的基础上所形成的形态结构、生理功能和心理状态方面综合的、相对稳定的固有特质，是人类在生长、发育过程中所逐渐形成的与自然、社会环境相适应的人体个性特征。2009年中华中医药学会发布的《中医体质分类与判定》，将人体的体质归纳为九种基本类型：平和质、气虚质、阳虚质、阴虚质、痰湿质、湿热质、血瘀质、气郁质和特禀质，每种体质有其独自的特征。其中，平和质是指健康状态，其余八类体质属于偏颇体质，代表机体可能处于亚健康或疾病状态。

进行中医体质评估有助于提供全面、合理有效的医疗卫生服务，有助于准确判断受检者的体质，指导养生保健，合理使用中成药。

九种体质辨识评估详述如下。

（一）平和质

总体特征：以体态适中、面色红润、精力充沛等为主要特征。

形体特征：体形比较匀称健壮。

临床表现：面色、肤色润泽，头发稠密有光泽，目光有神，鼻色明亮润泽，唇色红润，不易疲劳，精力充沛，睡眠良好，胃纳佳，二便正常，舌色淡红，苔薄白，脉和缓有力。

心理特征：性格随和开朗。

发病倾向：平素患病较少。

对外界环境适应能力：对自然环境和社会环境适应能力较强。

（二）气虚质

总体特征：以易疲乏、气短、自汗等气虚表现为主要特征。

形体特征：肌肉松软不实。

常见表现：平时声音低弱，气短懒言，容易疲乏，精神不振，易出汗，舌淡红，舌边有齿痕，脉弱。

心理特征：性格内向，不喜多动。

发病倾向：易患感冒、内脏下垂等病，病后康复缓慢。

对外界环境适应能力：不耐受风、寒、暑、湿邪。

（三）阳虚质

总体特征：以畏寒怕冷、手足不温等为主要特征。

形体特征：肌肉松软不实。

常见表现：平素畏冷、手足不温，喜热饮食，精神不振，舌淡胖嫩，脉沉迟。

心理特征：性格多沉静、内向。

发病倾向：易患痰饮、肿胀、泄泻等病。

对外界环境适应能力：耐夏不耐冬，易感风、寒、湿邪。

（四）阴虚质

总体特征：以口燥咽干、手足心热等虚热表现为主要特征。

形体特征：体型偏瘦。

常见表现：手足心热，口燥咽干，鼻干，喜好喝冷饮，大便干燥，舌红少津，脉细数。

心理特征：性情急躁，外向好动、活泼。

发病倾向：易患虚劳、失精、不寐等病。

对外界环境适应能力：耐冬不耐夏，不耐受暑、热、燥邪。

（五）痰湿质

总体特征：以形体肥胖、腹部肥满、口黏苔腻等为主要特征。

形体特征：体形较胖，腹部肥满松软。

常见表现：面部皮肤油脂较多，多汗且黏，胸闷，痰多，口黏腻或甜，喜食肥甘甜黏食品，苔腻，脉滑。

心理特征：性格偏温和、稳重。

发病倾向：易患糖尿病、中风、冠心病等病。

对外界环境适应能力：对梅雨季节及湿重环境适应能力差。

（六）湿热质

总体特征：以面垢油光、口苦、苔黄腻等湿热表现为主要特征。

形体特征：形体中等或偏瘦。

常见表现：面目常见油光，易生痤疮，口苦口干，身重困倦，大便黏滞不畅或燥结，小便短黄，男性易阴囊潮湿，女性易带下增多，舌质偏红，苔黄腻，脉滑数。

心理特征：容易心烦急躁。

发病倾向：易患疮疖、黄疸、热淋等病。

对外界环境适应能力：对夏末秋初湿热气候、湿重或气温偏高环境较难适应。

（七）血瘀质

总体特征：以肤色晦暗、舌质紫黯等血瘀表现为主要特征。

形体特征：无特异体型，胖瘦均见。

常见表现：肤色晦暗，色素沉着，容易出现瘀斑，口唇黯淡，舌黯或有瘀点，舌下络脉紫黯或增粗，脉涩。

心理特征：易烦躁，健忘。

发病倾向：易患痛证、血证等。

对外界环境适应能力：不耐受寒邪。

（八）气郁质

总体特征：以神情抑郁、忧虑脆弱等气郁表现为主要特征。

形体特征：多见形体瘦者。

常见表现：神情抑郁，情感脆弱，烦闷不乐，舌淡红，苔薄白，脉弦。

心理特征：性格内向不稳定、敏感多虑。

发病倾向：易患脏躁、梅核气、百合病及郁证等。

对外界环境适应能力：对精神刺激适应能力较差，不适应阴雨天气。

（九）特禀质

总体特征：以生理缺陷、过敏反应等为主要特征。

形体特征：过敏体质者一般无特殊体型倾向；先天禀赋异常者或有畸形，或有生理缺陷。

常见表现：过敏体质者常见哮喘、荨麻疹、咽痒、鼻塞、喷嚏等；患遗传性疾病者有垂直遗传、先天性、家族性特征；患胎传性疾病者具有母体影响胎儿个体生长发育及相关疾病特征。

心理特征：随禀质不同情况各异。

发病倾向：过敏体质者易患哮喘、荨麻疹、花粉症及药物过敏等；遗传性疾病如血友病、唐氏综合征等；胎传性疾病如五迟（立迟、行迟、发迟、齿迟和语迟）、五软（头软、项软、手足软、肌肉软、口软）、解颅、胎惊等。

对外界环境适应能力：适应能力差，过敏体质者对易致过敏季节适应能力差，易引发宿疾。

三、八纲辨证评估

八纲，即阴、阳、表、里、寒、热、虚、实，是辨证论治的理论基础之一。以疾病的类别可分为阴证、阳证；病位的浅深可分为表证、里证；疾病的性质可分为寒证、热证；邪正的盛衰可分为实证、虚证。运用八纲辨证能将临床表现归纳为表里、寒热、虚实、阴阳四对证候，从而确定其类型，预测其趋势，为治疗指出方向。其中，阴阳两证可概括其他六纲，即表、热、实证为阳证；里、寒、虚证属阴证，故阴阳又是八纲中的总纲。

（一）表证

表证多见于外感病的初期，有两个明显的特点：一是外感时邪，表证是由邪气入侵人体所引起；二是邪病轻。表证的病位在皮毛肌腠，病轻易治。

临床表现：恶寒、发热、头身疼痛，舌苔薄白，脉浮，兼有鼻塞、流涕、咳嗽、喷嚏、咽喉痒痛等证。

（二）里证

里证是疾病深藏于里的一类证候，它与表证是相对而言的。多见于外感病的中、后期或内伤疾病。

临床表现：病因复杂，症状亦多，常见表现为壮热恶热或微热潮热，烦躁神昏，口渴引饮，或畏寒肢冷，倦卧神疲，口淡多涎，大便秘结、小便短赤或大便溏泄、小便清长，腹痛呕恶，苔厚，脉沉。

（三）寒证

寒证是疾病的本质属于寒性的证候。证型因寒证的病因与病位的不同而各异。如感受寒邪，有侵犯肌表，有直中内脏，故有表寒、里寒之别。内寒的成因有寒邪入侵者，有自体阳虚者，故又有实寒、虚寒之分。

临床表现：恶寒喜暖，面色㿠白，肢冷蜷卧，口淡不渴，痰涎、涕清稀，小便清长，大便稀溏，舌淡苔白润滑，脉迟或紧等。

（四）热证

热证是疾病的本质属于热性的证候。证型因热证的病因与病位的不同而各异。如外感热邪或热邪入里，便有表热、里热之分。里热有实热邪气入侵或自身虚弱导致，则有实热和虚热之别。

临床表现：恶热喜冷，口渴喜冷饮，面红目赤，烦躁不宁，痰、涕黄稠，吐血衄血，小便短赤，大便干结，舌红苔黄而干燥，脉数等。

（五）虚证

虚证是对人体正气虚弱各种临床表现的概括。

临床表现：各种虚证的表现极不一致，常见表现有面色淡白或萎黄，精神萎靡、身疲乏力，心悸气短，形寒肢冷，自汗，大便滑脱，小便失禁，舌淡胖嫩，脉虚沉迟，或为五心烦热，消瘦颧红，口咽干燥，盗汗潮热，舌红少苔，脉虚红数。

（六）实证

实证是对人体感受外邪，或体内病理产物堆积而产生的各种临床表现的病理概括。根据外邪性质的差异和致病的病理产物不同，有各自不同的症候表现。

临床表现：发热，腹胀痛拒按，胸闷，烦躁，甚至神昏谵语，呼吸气粗，痰涎壅盛，大便秘结，或下利，里急后重，小便不利，淋漓涩痛，脉实有力，舌质苍老，舌苔厚腻。

（七）阴证

凡符合"阴"的一般属性的证候，称为阴证。如里证、寒证、虚证概属阴证范围。

临床表现：面色暗淡，精神萎靡，身重蜷卧，形寒肢冷，倦怠无力，语声低怯，纳差，口淡不渴，大便稀溏，小便清长，舌淡胖嫩，脉沉迟、或弱或细涩。

（八）阳证

凡符合"阳"的一般属性的证，称为阳证。如表证、热证、实证概属于阳证范围。

临床表现：面色红赤，恶寒发热，肌肤灼热，神烦，躁动不安，语声粗浊或骂詈无常，呼吸气粗，喘促痰鸣，口干渴饮，大便秘结、奇臭，小便涩痛、短赤，舌质红绛，苔黄黑生芒刺，脉象浮数、洪大、滑实。

四、气血津液评估

由于气、血、津液都是脏腑功能活动的物质基础，而它们的生成及运行又有赖于脏腑的功能活动，因此，在病理上，脏腑发生病变，可以影响到气血津液的变化；而气血津液的病变，也必然影响脏腑的功能。所以，气血津液的病变，是与脏腑密切相关的。临床上可分为气病、血病、气血同病及津液病。

（一）气病

气病常见气虚、气陷、气滞、气逆四种证型。

1. 气虚证

气虚证常由久病体虚、劳累过度、年老体弱等各种原因诱发。

临床表现：少气懒言，神疲乏力，头晕目眩，自汗，活动时诸症加剧，舌淡苔白，脉虚无力。

2. 气陷证

气陷证是指气虚无力升举而反下陷的证候，多见于气虚证的进一步发展，或劳累用力过度，损伤某一脏器所致。

临床表现：头晕目花，少气倦怠，久痢久泄，腹部有坠胀感，脱肛或子宫脱垂等，舌淡苔白，脉弱。

3. 气滞证

气滞证多由情志不舒，或邪气内阻，或阳气虚弱，温运无力等因素导致气机阻滞而成。

临床表现：胀闷，疼痛，攻窜阵发。

4. 气逆证

气逆证是指气机升降失常，逆而向上所引起的证候。

临床表现：肺气上逆，则见咳嗽喘息；胃气上逆，则见呃逆、嗳气、恶心、呕吐；肝气上逆，则见头痛，眩晕，昏厥，呕血等。

（二）血病

血的病证表现很多，因病因不同而有寒热虚实之别，其临床表现可概括为血虚、血瘀、血热、血寒四种证候。

1. 血虚证

血虚证是指血液亏虚，脏腑百脉失养，表现全身虚弱的证候。

临床表现：面白无华或萎黄，唇色淡白，爪甲苍白，头晕眼花，心悸失眠，手足发麻，妇女经血量少色淡，经期错后或闭经，舌淡苔白，脉细无力。

2. 血瘀证

血瘀证是指因瘀血内阻所引起的一些证候。

临床表现：疼痛如针刺刀割，痛有定处，拒按，常在夜间加剧；如有肿块在体表者，色呈青紫；肿块在腹内者，紧硬按之不移，称为症积；出血反复不止，色泽紫暗，有血块，或大便色黑如柏油；面色黧黑，肌肤甲错，口唇爪甲紫暗，或皮下紫斑，或肤表丝状如缕，或腹部青筋外露，或下肢筋青胀痛等；妇女常见经闭；舌质紫暗，或见瘀斑瘀点，脉象细涩。

3. 血热证

血热证是指脏腑火热炽盛，热迫血分所表现的证候。

临床表现：咳血、吐血、尿血、衄血、便血、妇女月经先期、量多、血热、心烦、口渴、舌红绛，脉滑数。

4. 血寒证

血寒证是指局部脉络寒凝气滞，血行不畅所表现的证候。

临床表现：手足或少腹冷痛，肤色紫暗发凉，喜暖恶寒，得温痛减，妇女月经延期，痛经，经色紫暗，夹有血块，舌紫暗，苔白，脉沉迟涩。

（三）气血同病

气血同病是指既有气的病证，同时又兼见血的病证。

气和血具有相互依存、相互资生、相互为用的密切关系，因而在发生病变时，气血常可相互影响，常见的证候有：气滞血瘀，气虚血瘀，气血两虚，气不摄血，气随血脱等。

1. 气滞血瘀证

气滞血瘀证是指由于气滞不行以致血运障碍，而出现既有气滞又有血瘀的证候。

临床表现为：胸胁胀满走窜疼痛，性情急躁，并兼见痞块刺痛拒按，妇女经闭或痛经，经色紫暗夹有血块，乳房痛胀等症，舌质紫暗或有紫斑，脉弦涩。

2. 气虚血瘀证

气虚血瘀证是指既有气虚之象，同时又兼有血瘀的证候。

临床表现：面色淡白或晦滞，身倦乏力，少气懒言，疼痛如刺，常见于胸胁，痛处不移，拒按，舌淡暗或有紫斑，脉沉涩。

3. 气血两虚证

气血两虚证是指气虚与血虚同时存在的证候。

临床表现：头晕目眩，少气懒言，乏力自汗，面色淡白或萎黄，心悸失眠，舌淡而嫩，脉细弱等。

4. 气不摄血证

气不摄血证又称气虚失血证，是指因气虚而不能统血，气虚与失血并见的证候。

临床表现：吐血，便血，皮下瘀斑，崩漏，气短，倦怠乏力，面色白而无华，舌淡，脉细弱等。

5. 气随血脱证

气随血脱证是指大出血时所引起阳气虚脱的证候。多由肝、胃、肺等脏器本有宿疾而脉道突然破裂，或外伤，或妇女崩中、分娩等引起。

临床表现：大出血时突然面色苍白，四肢厥冷，大汗淋漓，甚至晕厥，舌淡，脉微细欲绝，或浮大而散。

（四）津液病

津液病证，一般可概括为津液不足和水液停聚两个方面。

1. 津液不足证

津液不足证是指由于津液亏少，失去其濡润滋养作用所出现的以燥化为特征的证候。

临床表现：口渴咽干，唇燥而裂，皮肤干枯无泽，小便短少，大便干结，舌红少津，脉细数。

2. 水液停聚证

水液停聚证是指水液输布、排泄失常所引起的痰饮、水肿等病证。凡外感六淫、内伤脏腑皆可导致本证发生。

（1）水肿

水肿是指体内水液停聚，泛滥肌肤所引起的面目、四肢、胸腹甚至全身浮肿的病证。临床将水肿分为阳水、阴水两大类。

阳水：发病较急，水肿性质属实者，称为阳水。多为外感风邪，或水湿浸淫等因素引起。临床表现：眼睑先肿，继而头面，甚至遍及全身，小便短少，来势迅速，皮肤薄而光亮，并兼有恶寒发热，无汗，舌苔薄白，脉象浮紧；或兼见咽喉肿痛，舌红，脉象浮数；或全身水肿，来势较缓，按之没指，肢体沉重而困倦，小便短少，脘闷纳呆，舌苔白腻，脉沉。

阴水：发病较缓，水肿性质属虚者，称为阴水。临床表现：身肿，腰以下为甚，按之凹陷不易恢复，脘闷腹胀，纳呆食少，大便溏稀，面色㿠白，神疲肢倦，小便短少，舌淡，苔白滑，脉沉缓；或水肿日益加剧，小便不利，腰膝冷痛，四肢不温，畏寒神疲，面色白，舌淡胖，苔白滑，脉沉迟无力。

（2）痰饮

痰和饮是由于脏腑功能失调以致水液停滞所产生的病证。

痰证：水液凝结，质地稠厚，停聚于脏腑、经络、组织之间而引起的病证。临床表现为：咳嗽咯痰，痰质黏稠，胸脘满闷，纳呆呕恶，头晕目眩，或神昏癫狂，喉中痰鸣；或肢体麻木，见瘰疬、瘿瘤、乳癖、痰核等，舌苔白腻，脉滑。

饮证：水饮质地清稀，停滞于脏腑组织之间所表现的病证。临床表现：咳嗽气喘，痰多而稀，胸闷心悸，甚或倚息不能半卧；或脘腹痞胀，水声漉漉，泛吐清水；或头晕目眩，小便不利，肢体浮肿，沉重酸痛，苔白滑，脉弦。

五、脏腑功能评估

脏腑功能评估，是对脏病、腑病及脏腑兼病进行辨证的评估方法。其中脏病辨证是脏腑辨证的主要内容。由于临床上单纯的腑病较为少见，多与一定的脏病有关，故将腑病编入相关病中进行讨论。脏腑的病变复杂，证候多种多样。

脏腑辨证，包括脏病辨证、腑病辨证及脏腑兼病辨证。

（一）脏病

1. 心病

分为虚证和实证。虚证多由久病伤正、禀赋不足、思虑伤心等因素，导致心气、心阳受损，心阴、心血亏耗；实证多由痰阻、火扰、寒凝、瘀滞、气郁等引起。心的病变主要表现为血脉运行失常及精神意识思维改变等方面。症状见心悸，心痛，失眠，神昏，精神错乱，脉结代或促等。

2. 肝病

肝脏的生理功能为主疏泄、主藏血等。功能异常主要表现在疏泄失常，血不归藏，经脉不利等方面。肝的病变涉及症状较为复杂，如胸胁少腹胀痛、窜痛，情志活动异常，头晕胀痛，肢体震颤，月经不调，睾丸胀痛等。临床可见肝气郁结、肝火上炎、肝阳上亢、肝风内动等多种证候。

3. 脾病

脾的生理功能包括主运化、主升清、主统血等。脾的病变主要反映在运化功能的失常和统摄血液功能的障碍，以及水湿潴留、清阳不升等方面。脾病常见腹胀腹痛，泄泻便溏，浮肿，出血等症。证候常见有脾气虚、脾阳虚、脾虚气陷、脾不统血等证候。

4. 肺病

肺主气，司呼吸、主行水、朝百脉、主治节等。肺病主要为气失宣降，肺气上逆，或腠理不固及水液代谢方面的障碍，临床上往往表现为咳嗽、气喘、胸痛、咯血等症状。肺病证候有虚实之分，虚证多见气虚和阴虚，实证多见风寒燥热等邪气侵袭或痰湿阻肺。

5. 肾病

肾的生理功能为藏精、主水、主纳气等。病变主要反映在生长发育，生殖机能，水液代谢的异常方面，常见症状有腰膝酸软而痛，耳鸣耳聋，发白早脱，齿牙动摇，阳痿遗精，精少不育，女子经少经闭，以及水肿，二便异常等。常见证候有肾阳虚、肾阴虚、肾精不足、肾气不固等。

（二）腑病

1. 小肠病

小肠分清泌浊，具有化物的功能。小肠的病变主要反映在清浊不分，转输障碍等方面，如小便失常，大便溏泄等。虚证有小肠虚寒（脾阳虚）；实证有小肠实热，小肠气痛（寒滞肝脉）证。

2. 胆病

胆的生理功能为贮藏和排泄胆汁，并与情志活动有关，因而有"胆主决断"之说。胆病常见口苦发黄，失眠和胆怯易惊等情绪的异常。常见的证候有胆郁痰扰、肝胆湿热等。

3. 胃病

胃的生理功能为受纳腐熟水谷，病变主要反映在食不消化，胃失和降，胃气上逆等方面。常见症状有胃脘痛，呕吐，嗳气，呃逆等。常见证候包括胃气虚、胃阳虚、胃阴虚、胃火炽盛等。

4. 大肠病

大肠的生理功能为传导糟粕，主要病变是传导功能失常，症状表现为便秘或泄泻。常见证候有大肠湿热、大肠津亏、肠虚滑脱等。

5. 膀胱病

膀胱的生理功能为储尿和排尿，主要反映为小便异常及尿液的改变，症状表现为尿频、尿急、尿痛、尿闭以及遗尿小便失禁等。常见证候有膀胱湿热证。

6. 三焦病

三焦为六腑之一，分上焦、中焦、下焦。上焦如雾，主要功能为宣发卫气、布散水谷精微；中焦如沤，主腐熟水谷；下焦如渎，主排泄糟粕和尿液。三焦病变的证候较为复杂，例如上焦有热可出现发热、微恶风寒、头痛等症状；中焦湿热可见脘腹痞闷、呕恶、便溏不爽等；下焦湿热可表现为小便短赤、淋漓涩痛等。

（三）脏腑兼病

脏腑兼病指同时出现两个或两个以上脏腑的病变证候，例如心脾两虚证，会有心悸怔忡、失眠多梦、健忘、食少、腹胀、便溏等症状，是心血不足和脾气虚弱同时存在的表现；又如肝肾阴虚证，可见头晕目眩、耳鸣、腰膝酸软、胁肋隐痛、失眠多梦等症状，为肾阴不足和肝阴亏虚同时存在的证候。

六、经络评估

中医通过切、循、扪和按等手法进行经络诊察，若经脉所行之处有阳性反应体征，则多为该经脉的病变，收集分析经络诊察所得，进而确定针灸选方及针刺手法。主要通过评估经络通畅度和穴位反应来进行诊察。

经络通畅度：经络诊察时，查看经络循行部位是否有肿块、结节、条索等物。

穴位反应：诊察特定穴位是否有疼痛、麻木、酸胀、敏感等感觉。如患者胸闷气短时，若经络诊察发现肺经上"尺泽穴压痛"，这可能提示肺经存在不通畅的情况，因为尺泽穴为肺气所汇集之处

第三节　评估方法与工具

近年来，随着信息技术的不断发展，各种中医诊查仪器的研发为客观记录和分析中医健康信息奠定了基础，使中医工作得到了技术方面的支持。中医四诊度量化诊查方法的发展研究主要表现在中医专用量表的制作与使用以及各种中医客观化诊查仪器的开发与应用方面，这些成果被广泛地应用于各种健康检查与评测之中，使传统中医诊疗手段有了数字化、智能化的评价模式。

一、中医状态量表

亚健康的外在表现可因体质不同而有差异,机体本身的因素对亚健康的表现类型起着主导作用。现代医家以中医理论为基础制定了五态人格量表、中医体质量表等,分析亚健康人群的发生及中医证型与其个性、体质等因素的相关性,为个性化预防和干预指导提供了重要的辅助作用。

(一)五态人格量表

五态人格量表(表14-1)基于中医阴阳气质学说制定,其核心理论源自《黄帝内经》。《黄帝内经》将人的气质分为阴阳五态,即太阳、少阳、太阴、少阴、阴阳和平,分别对应不同的性格特征与行为表现:太阳之人以好胜进取、性格冲动为核心特征;少阳之人以开朗随和、易变为核心特征;太阴之人以悲观多疑、忧虑为核心特征;少阴之人以冷静节制、谨慎稳健为核心特征;阴阳和平之人以从容端庄、不形于色为核心特征。量表借助现代心理学方法将传统理论转化为可量化的测评工具,是我国首个自主构建的人格类测量量表。该量表共包含103个题目,代表了对事物反应的强度、灵活性、趋近性、持久性和平衡性。该测验被用于测量各类群体的人格特征,用来辅助诊治疾病和心理问题。

表14-1 中医五态人格量表

指导语:测验表中共103个题目,请您阅读题目后判断是否符合您的情况,在"是"或"否"处画"√"	
1. 凡是我认为正确的事情,我都要坚持	是□ 否□
2. 日常生活中让我感兴趣的事太多了	是□ 否□
3. 人家对我特别好时,我常疑心他们另有目的	是□ 否□
4. 好像我周围的人都不怎么了解我	是□ 否□
5. 不管别人对我有什么看法,我都不在乎	是□ 否□
6. 我和周围的人都合得来	是□ 否□
7. 我说话做事,很有分寸	是□ 否□
8. 我遇事镇静,不容易激动	是□ 否□
9. 我时常感到悲观失望	是□ 否□
10. 我读报纸时,对我所关心的事看得详细些,有的我只看标题	是□ 否□
11. 在排队的时候,有人插队,我就向他提意见,不惜与他争吵一番	是□ 否□
12. 我喜欢人多热闹的场合	是□ 否□
13. 我认为对任何人都不要太相信,这样比较安全	是□ 否□
14. 我喜欢独自一人	是□ 否□
15. 我自信心很强	是□ 否□
16. 我经常是愉快的,很少忧郁	是□ 否□
17. 我说话做事,不快不慢,从容不迫	是□ 否□

（续表）

18. 我不爱流露我的感情	是□ 否□
19. 我优柔寡断，不能当机立断，所以把许多机会都丢掉了	是□ 否□
20. 有时我也找关系买东西，但次数不多	是□ 否□
21. 我的朋友们说我是急性子	是□ 否□
22. 我对任何事情都抱乐观态度，对困难并不忧心忡忡	是□ 否□
23. 我性情不急躁，也不疲塌	是□ 否□
24. 当我要发火的时候，我总尽力克制下来	是□ 否□
25. 我缺乏自信心	是□ 否□
26. 我认为毫不动摇地维护自己的观点是必要的	是□ 否□
27. 对不同种类的游戏和娱乐，我都喜欢	是□ 否□
28. 我认为对人不能过于热情	是□ 否□
29. 我不愿意同人讲话，即使他先开口，我也只应付一下	是□ 否□
30. 有时我也说一两句违心的话	是□ 否□
31. 我不轻率作决定，一旦作出决定后，也不轻易更改	是□ 否□
32. 我爱好很广，但我并不长期坚持某一项目	是□ 否□
33. 我处理问题，必定反复考虑其正反两方面	是□ 否□
34. 我的态度从容，举止安详	是□ 否□
35. 就是在人多热闹的场合，我也感到孤独，或者提不起兴趣	是□ 否□
36. 照我的意见做的事，即使失败了，我也并不追悔	是□ 否□
37. 在公共场所，我不怕生人，常跟生人交谈	是□ 否□
38. 我不愿针对别人的行为表示强烈的反对或同意	是□ 否□
39. 我不喜欢交际，总避开人多的地方	是□ 否□
40. 我认为一个人应具有不屈不挠的精神	是□ 否□
41. 我容易对一个事作出决定	是□ 否□
42. 我很拘谨，我认为不能随随便便	是□ 否□
43. 我常感到自己什么都不行	是□ 否□
44. 太忙时，我就有些急躁	是□ 否□
45. 我要做的事，不管碰到什么困难，也要争取完成	是□ 否□
46. 有人夸奖我时，我就感到扬扬得意	是□ 否□
47. 我不容易生气	是□ 否□
48. 我性情温和，不愿与人争吵，也不与人深交	是□ 否□

（续表）

49. 我常担心会发生不幸事件	是□ 否□
50. 我爱打抱不平	是□ 否□
51. 我活泼热情，主动交朋友	是□ 否□
52. 我觉得做事要有耐心，急也无用	是□ 否□
53. 我常常多愁善感，忧虑重重	是□ 否□
54. 要说服我改变主意是不容易的	是□ 否□
55. 有人挑剔我工作中的毛病时，我就不积极了	是□ 否□
56. 我对我的朋友和同事并不都是一样喜欢，对有的人好些，对有的人则差些	是□ 否□
57. 我脚踏实地做事，但主动性不够	是□ 否□
58. 我的情绪时常波动	是□ 否□
59. 我总是昂首（头）挺腰	是□ 否□
60. 在沉闷的场合，我能给大家添些生气，使气氛活跃起来	是□ 否□
61. 我处理问题不偏不倚，所以很少出错误	是□ 否□
62. 我的朋友们说我稳健	是□ 否□
63. 我没什么爱好，兴趣很窄	是□ 否□
64. 有人挑剔我的工作时，我必定与他争论一番	是□ 否□
65. 我常争取机会到外地观光访问	是□ 否□
66. 我说话做事不求快，慢腾腾的，有条有理	是□ 否□
67. 我有时无缘无故感到不安	是□ 否□
68. 压是压不服我的，口服都不容易，更不用说心服	是□ 否□
69. 我说话时常指手画脚	是□ 否□
70. 出风头的事，我不想干	是□ 否□
71. 我宁愿一个人待在家里而不想出去访朋会友	是□ 否□
72. 我认为人多少都有点自私心，我自己也不例外	是□ 否□
73. 我想做的事，说干就干，恨不得立即就做成	是□ 否□
74. 人少时我就感到寂寞	是□ 否□
75. 我常悠闲自得	是□ 否□
76. 我不容易改变观点，但我却并不为此与人争辩	是□ 否□
77. 我容易疲倦，且无精打采	是□ 否□
78. 我不怕打击	是□ 否□
79. 我认为不需要谨小慎微，不要过于注意小节	是□ 否□

（续表）

80. 我对人处世都比较有节制	是□ 否□
81. 我对什么事都无所谓	是□ 否□
82. 别人说我开朗随和	是□ 否□
83. 我从不冒险	是□ 否□
84. 人家说我对人冷淡，缺乏热情	是□ 否□
85. 我对人对事既热情又冷静	是□ 否□
86. 朋友们说我办事有魄力，敢顶撞	是□ 否□
87. 我不拘谨，往往有些粗心	是□ 否□
88. 我的举止言行都很稳重	是□ 否□
89. 我不想大有作为，只想得过且过	是□ 否□
90. 我有时完不成当天的工作而拖到二天	是□ 否□
91. 我处理事情快、果断，但不老练	是□ 否□
92. 我对人总是有礼貌而谦让的	是□ 否□
93. 我宁愿依赖他人而不愿自立门户	是□ 否□
94. 我的态度往往是和悦而严肃的	是□ 否□
95. 假如人们说我乐观，我不以为然	是□ 否□
96. 我对事物的反应很快，从这件事一下就联系到别的事上了	是□ 否□
97. 我觉得察言观色而后行事，是必要的	是□ 否□
98. 我时常生闷气	是□ 否□
99. 无论是高兴或不高兴的事，我都坦然处之	是□ 否□
100. 我自信我的理想若能实现，就可以作出成绩	是□ 否□
101. 我喜欢说笑话和谈论有趣的事	是□ 否□
102. 我认为一个人一辈子很难不说一两次谎话	是□ 否□
103. 我常沉思默想，有时想的脱离现实	是□ 否□

（二）中医体质量表

中医体质量表（表14-2，表14-3）是依据2009年中华中医药学会发布的《中医体质分类与判定》来制定的。量表中将人体体质归纳总结为9种基本类型：平和质、气虚质、阳虚质、阴虚质、痰湿质、湿热质、血瘀质、气郁质和特禀质。

表 14-2 平和质和偏颇体质的判定标准

序号	体质类型	条件	判定结果
1	平和质	平和质转化分 ≥ 60 分	是
		其他 8 种体质转化分 <30 分	
		平和质转化分 ≥ 60 分	基本是
		其他 8 种体质转化分 <40 分	
		不满足上述条件者	否
2	偏颇体质	偏颇体质转化分 ≥ 40 分	是
		偏颇体质转化分 30~39 分	倾向是
		偏颇体质转化分 <30 分	否

表 14-3 中医体质分类与判定表

平和质（A 型）					
请根据近一年的体验和感觉，回答以下问题	没有（根本不）	很少（有一点）	有时（有些）	经常（相当）	总是（非常）
①您精力充沛吗？	1	2	3	4	5
②您容易疲乏吗？	1	2	3	4	5
③您说话声音低弱无力吗？	1	2	3	4	5
④您感到闷闷不乐、情绪低沉吗？	1	2	3	4	5
⑤您比一般人耐受不了寒冷（冬天的寒冷,夏天的冷空调、电扇等）吗？	1	2	3	4	5
⑥您能适应外界自然和社会环境的变化吗？	1	2	3	4	5
⑦您容易失眠吗？	1	2	3	4	5
⑧您容易忘事（健忘）吗？	1	2	3	4	5
判定结果：□是　□倾向是　□否					
气虚质（B 型）					
请根据近一年的体验和感觉，回答以下问题	没有（根本不）	很少（有一点）	有时（有些）	经常（相当）	总是（非常）
①您容易疲乏吗？	1	2	3	4	5
②您容易气短（呼吸短促，接不上气）吗？	1	2	3	4	5
③您容易心慌吗？	1	2	3	4	5
④您容易头晕或站起时晕眩吗？	1	2	3	4	5

(续表)

请根据近一年的体验和感觉，回答以下问题	没有 （根本不）	很少 （有一点）	有时 （有些）	经常 （相当）	总是 （非常）
⑤您比别人容易患感冒吗？	1	2	3	4	5
⑥您喜欢安静，懒得说话吗？	1	2	3	4	5
⑦您说话声音低弱无力吗？	1	2	3	4	5
⑧您活动量稍大就容易出虚汗吗？	1	2	3	4	5
判定结果：□是　　□倾向是　　□否					
阳虚质（C型）					
请根据近一年的体验和感觉，回答以下问题	没有 （根本不）	很少 （有一点）	有时 （有些）	经常 （相当）	总是 （非常）
①您手脚发凉吗？	1	2	3	4	5
②您胃脘部、背部或腰膝部怕冷吗？	1	2	3	4	5
③您感到怕冷，衣服比别人穿得多吗？	1	2	3	4	5
④您比一般人耐受不了寒冷（冬天的寒冷，夏天的冷空调、电扇等）吗？	1	2	3	4	5
⑤您比别人容易患感冒吗？	1	2	3	4	5
⑥您吃（喝）凉东西会感到不舒服或怕吃（喝）凉东西吗？	1	2	3	4	5
⑦您受凉或吃（喝）凉的东西后，容易腹泻（拉肚子）吗？	1	2	3	4	5
判定结果：□是　　□倾向是　　□否					
阴虚质（D型）					
请根据近一年的体验和感觉，回答以下问题	没有 （根本不）	很少 （有一点）	有时 （有些）	经常 （相当）	总是 （非常）
①您感到手脚心发热吗？	1	2	3	4	5
②您感觉身体、脸上发热吗？	1	2	3	4	5
③您皮肤或口唇干吗？	1	2	3	4	5
④您口唇的颜色比一般人红吗？	1	2	3	4	5
⑤您容易便秘或大便干燥吗？	1	2	3	4	5
⑥您面部两颧潮红或偏红吗？	1	2	3	4	5
⑦您感到眼睛干涩吗？	1	2	3	4	5
⑧您感到口干咽燥、总想喝水吗？	1	2	3	4	5
判定结果：□是　　□倾向是　　□否					

（续表）

痰湿质（E型）					
请根据近一年的体验和感觉，回答以下问题	没有 （根本不）	很少 （有一点）	有时 （有些）	经常 （相当）	总是 （非常）
①您感到胸闷或腹部胀满吗？	1	2	3	4	5
②您感到身体沉重不轻松或不爽快吗？	1	2	3	4	5
③您腹部肥满松软吗？	1	2	3	4	5
④您有额部油脂分泌多的现象吗？	1	2	3	4	5
⑤您上眼睑比别人肿（上眼睑有轻微隆起的现象）吗？	1	2	3	4	5
⑥您嘴里有黏黏的感觉吗？	1	2	3	4	5
⑦您平时痰多，特别是咽喉部总感到有痰堵着吗？	1	2	3	4	5
⑧您舌苔厚腻或有舌苔厚厚的感觉吗？	1	2	3	4	5
判定结果：□是　□倾向是　□否					
湿热质（F型）					
请根据近一年的体验和感觉，回答以下问题	没有 （根本不）	很少 （有一点）	有时 （有些）	经常 （相当）	总是 （非常）
①您面部或鼻部有油腻感或者油亮发光吗？	1	2	3	4	5
②您容易生痤疮或疮疖吗？	1	2	3	4	5
③您感到口苦或嘴里有异味吗？	1	2	3	4	5
④您大便黏滞不爽、有解不尽的感觉吗？	1	2	3	4	5
⑤您小便时尿道有发热感、尿色浓（深）吗？	1	2	3	4	5
⑥您带下色黄（白带颜色发黄）吗？（限女性回答）	1	2	3	4	5
⑦您的阴囊部位潮湿吗？（限男性回答）	1	2	3	4	5
判定结果：□是　□倾向是　□否					
血瘀质（G型）					
请根据近一年的体验和感觉，回答以下问题	没有 （根本不）	很少 （有一点）	有时 （有些）	经常 （相当）	总是 （非常）
①您的皮肤在不知不觉中会出现青紫瘀斑（皮下出血）吗？	1	2	3	4	5
②您两颧部有细微红丝吗？	1	2	3	4	5
③您身体上有哪里疼痛吗？	1	2	3	4	5
④您面色晦暗或容易出现褐斑吗？	1	2	3	4	5
⑤您容易有黑眼圈吗？	1	2	3	4	5
⑥您容易忘事（健忘）吗？	1	2	3	4	5

（续表）

请根据近一年的体验和感觉，回答以下问题	没有（根本不）	很少（有一点）	有时（有些）	经常（相当）	总是（非常）
⑦您口唇颜色偏黯吗？	1	2	3	4	5
判定结果：□是　　□倾向是　　□否					

气郁质（H型）					
请根据近一年的体验和感觉，回答以下问题	没有（根本不）	很少（有一点）	有时（有些）	经常（相当）	总是（非常）
①您感到闷闷不乐、情绪低沉吗？	1	2	3	4	5
②您容易精神紧张、焦虑不安吗？	1	2	3	4	5
③您多愁善感、感情脆弱吗？	1	2	3	4	5
④您容易感到害怕或受到惊吓吗？	1	2	3	4	5
⑤您胁肋部或乳房胀痛吗？	1	2	3	4	5
⑥您无缘无故叹气吗？	1	2	3	4	5
⑦您咽喉部有异物感，且吐之不出、咽之不下吗？	1	2	3	4	5
判定结果：□是　　□倾向是　　□否					

特禀质（I型）					
请根据近一年的体验和感觉，回答以下问题	没有（根本不）	很少（有一点）	有时（有些）	经常（相当）	总是（非常）
①您没有感冒时也会打喷嚏吗？	1	2	3	4	5
②您没有感冒时也会鼻塞、流鼻涕吗？	1	2	3	4	5
③您有因季节变化、温度变化或异味等原因而咳喘的现象吗？	1	2	3	4	5
④您容易过敏（对药物、食物、气味、花粉或在季节交替、气候变化时）吗？	1	2	3	4	5
⑤您的皮肤容易起荨麻疹（风团、风疹块、风疙瘩）吗？	1	2	3	4	5
⑥您的皮肤因过敏出现过紫癜（紫红色瘀点、瘀斑）吗？	1	2	3	4	5
⑦您的皮肤一抓就红，并出现抓痕吗？	1	2	3	4	5
判定结果：□是　　□倾向是　　□否					

表格说明：受试者根据自身情况填写《中医体质分类与判定表》中的全部问题进行评估，每一问题按5级评分，计算原始分及转化分，依标准判定体质类型。平和质（正常体质）和偏颇体质（其他8种体质）的判定标准见表14-2，各型体质的评估方法见表14-3，均根据受试者近一年的体验和感觉进行作答。

原始分 = 各个条目分值相加的实际得分

转化分 = ［（实际得分 − 最小可能得分）/（最大可能得分 − 最小可能得分）］× 100

最大可能得分 − 最小可能得分 = 条目数 × 4

二、中医诊断仪器设备

基于中医学的整体观与恒动观,从多维度审视和评估健康与疾病状态显得尤为重要,这有助于更全面、客观地反映个体的健康状况及其变化。中医学通过四诊(望、闻、问、切)来探查人体脏腑气血及阴阳的生理与病理状态。

随着信息技术的进步,传统中医药理论与现代科技相结合,催生了一系列具有现代中医特色的诊断辅助设备,如智能化舌象仪、脉象仪、经络探测仪等。这些设备的出现使得中医信息的客观化采集和存储成为可能,为中医健康管理的发展奠定了坚实基础。

(一)望诊信息的采集与处理

望诊主要获取视觉信息,颜色与形态相关方面进行数字化的主要手段就是利用计算机系统进行图像识别与智能化处理,从而识别出患者的健康状况。例如,面部信息采集通过人脸成像后,提取颜色信息以获取脸部相关数据;舌诊作为望诊的重要组成部分,通过识别舌体形态、舌苔、舌色等特征,可以推断人体气血津液变化情况。

目前常见的中医望诊设备包括面诊仪、舌诊仪和目诊仪等。

(二)闻诊信息的采集

闻诊包括听声音和嗅气味,主要获取听觉和嗅觉信息。

在声学诊断层面,基于空气动力学原理的声学特征捕捉系统可精准采集病理性声波参数(如咳嗽频谱、声带振动频率及发声强度),结合多模态声纹识别算法实现病理声音的定量化表征。在嗅觉分析领域,采用气体检测传感器检测患者的气味信息,根据预设的气味模型进行分类,得到病理性气味分子的特征数据库。

目前常见的嗅诊设备如电子鼻,能够识别和感知气味。

(三)问诊信息的采集

问诊系统主要获取听觉信息,采集方法与闻诊类似。通过麦克风将患者描述病情的语音信息转化为音频信号,利用智能语音识别算法提取关键信息,辅助疾病诊断。为确保问诊信息的准确性,系统需先识别患者的初步描述,经过智能化处理后提取关键信息,最终作为精准治疗的依据。

将舌诊、面诊、脉诊、问诊等子系统整合后研发的中医四诊仪,也称为舌面脉采集体质辨识系统,能够记录、分析和保存四诊的原始图像、客观化数据及特征信息,为健康状态辨识和中医辨证提供客观依据。该设备适用于各类人群,尤其能为老年人、亚健康人群、儿童、女性(包括孕产妇)、高血压和糖尿病患者等提供精准的养生指导。

(四)切诊信息的采集与处理

切诊包括脉诊和按诊,主要获取触觉信息。

脉诊数字化是利用模式识别技术分析脉搏的频率、宽度及幅度等特征。脉搏信号采集系统包括脉搏传感器和后端信号处理部分,根据传感原理不同,分为基于压力传感器、超声信号传感器及其他类型传感器的脉诊仪。

按诊系统则通过采集患者皮肤的弹性、润燥、压痛、肿块、湿度和温度等信息。

（五）经络检测技术

经络理论作为中医基础理论的核心组成部分，在针灸治疗、辨证论治以及健康评估等领域具有重要的指导价值。

经络检测仪是基于中医经络理论，通过探测人体十二经络对应的原穴或反射区生物电参数，建立经络—疾病关联模型，量化评估脏腑功能状态的设备。仪器利用微电流测量皮肤电阻、电导率等指标，采用统计学和枚举法验证检测结果，实现中医阴阳、虚实、寒热的数字化表达。设备可以进行气血与经络通畅度、脏腑功能评估、体质与慢性病风险等，辅助制订个性化调理方案。

（六）痧象与脏腑辨证

痧疗或罐疗之后皮肤出现的红色或暗红色粟粒状、瘀血等表现，中医称之为"痧象"。痧象的颜色、形状、分布等特点可以反映患者的相关病症及轻重程度。一般来说，痧象紫而暗伴有斑块表示因寒凉导致血瘀的体质；痧象呈紫色散点状且深浅不一表示气滞与血瘀并存的体质；痧象鲜红表示气血两虚或阴虚火旺；痧象暗红表示有热邪。病情较重时出痧较多，痧象重，并且痧粒较多，颜色重；病情较轻时痧象颜色较浅，痧粒少。

对痧象数智化的研究主要通过研究颜色及痧粒或痧块的分布，根据中医理论对每个脏腑穴位进行定位，选取 RGB 颜色模块中 R（red，红）、G（green，绿）、B（blue，蓝）值表征痧象的颜色，灰度共生矩阵中的熵、对比度、相关性等纹理特征表征痧粒或痧块的分布，针对痧象的颜色特征和纹理特征进行综合研究（图 14-1）。

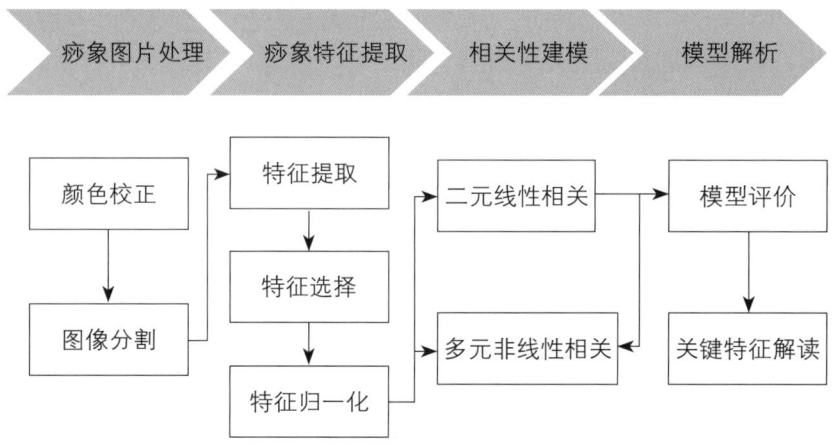

图 14-1　痧象图片处理和分析总体框架

三、信息技术为中医健康数字化评估提供保障

基于云计算技术构建的个性化中医健康管理体系，为人体功能状态基准管理提供了创新性解决方案。系统通过智能化的分析平台，有效识别群体健康风险演变趋势，精准定位致病因素，并制订针对性调治方案，在中医现代化进程中具有重要实践价值。在中医理论指导下，该新型管理系统深度整合"治未病"学术精髓，不仅系统梳理了传统预防医学理论的科学内涵，更通过建立多维健康状态评估模型与复合干预体系，为提升全民健康素质提供了关键技术支撑。当前分布式计算架构与机器学习算法的突破性进展，为海量中医健康数据的实时处理与深度挖掘提供了可靠的技术保障。

中医诊断的核心在于证候的辨识，而现在证候的标准不规范，缺乏定量的标准，而且其分类及描述存在不同观点。数据挖掘技术为破解这一难题提供了新的研究路径，既能为证候标准化研究提供量化支撑，也可作为临床辨证的智能辅助工具。基于 Caché 数据库构建的中医诊断研究平台，创新性地以证素辨证为突破口，构建"证候—证素—证型辨证统一体系"的研究框架。该平台通过标准化病历数据结构与数据挖掘工具的有机整合，搭建起多维度中医诊断研究平台，为深度解析中医辨证规律提供了系统化解决方案。

在具体实践层面，有学者采用关联规则算法对《伤寒论》诊疗体系进行知识挖掘，通过构建病名—症状—舌脉关联数据库，发现"发热、恶寒、脉浮→太阳病"的辨证规则。这一发现不仅验证了传统六经辨证中太阳病主证特征，更从数据科学角度为经典理论的现代阐释提供了循证依据。

此外针对目前体质客观分类方法中存在的问题，利用图像处理及模式识别的相关技术对舌象的特征提取和分类进行研究，建立中医体质辨识模型，研究了基于图像处理技术中医体质相关的舌象特征提取方法，同时验证了特征选择对中医体质类型分类效果的提升。

计算机技术的迅猛发展为处理中医健康管理的海量数据奠定了技术基础，而计算机模式识别技术的广泛应用又为准确判别健康状态提供了保障。用数据挖掘的方法对实验室检查和辅助检查数据进行阴阳五行分类、八纲证候定性，建立基于生理学、解剖学、病理生理学、病理解剖学数据的中医证候模型，并将这些数据用于中医健康体检模型，既有理论实践基础，也具有重要现实意义。

第四篇

常见慢性病健康干预

第十五章 心血管系统疾病健康干预

第一节 高血压的干预

一、生活方式干预

生活方式干预作为第一线治疗措施,被广泛推荐用于高血压的管理。

(一)减少钠盐摄入,增加钾摄入

积极采取多种策略来限制钠盐的摄入量;日常钠摄入量减少 30%,进一步目标控制在每天 2 g;对肾功能正常的人群,可选择低钠、高钾的替代盐作为调味品;减少烹调时使用食盐以及高含钠的调味料(如酱油、味精等),可通过使用其他香料(例如胡椒、辣椒、大蒜、醋等)来提升食物的风味;尽量避免或减少摄入含盐量较高的加工食品;在烹饪时使用专门的定量盐勺;鼓励增加每日膳食中新鲜蔬菜、水果及富含钾的豆类食物的摄入。

(二)合理膳食

1. 得舒饮食模式

得舒饮食模式由美国国立卫生研究院于 1997 年设计,旨在通过科学膳食控制高血压。其核心特点是"高果蔬、高蛋白,低脂、低糖、低盐"。主要包括以下几方面。①推荐食材:富含蔬菜、水果、低脂或脱脂乳制品、禽肉、鱼、大豆、坚果等;②限制食材:减少红肉、含糖饮料及高胆固醇、高饱和脂肪食物的摄入;③营养优势:富含钾、镁、钙等微量元素,以及优质蛋白和膳食纤维。

2. 中国心脏健康饮食模式

中国心脏健康饮食模式在借鉴得舒饮食的基础上,结合中国饮食文化特点设计,更符合国人需求。该饮食模式强调以下原则。①逐日规划:由内容丰富的连续两周不重样餐谱组成;②营养调整:每日食盐摄入量从 6 g 降至 3 g,同时减少饱和脂肪,增加优质蛋白、碳水化合物、钾及膳食纤维摄入。

(三)控制体重

对于超重和肥胖患者,应实施减重计划;对于正常体重者,则需要将体重维持在健康范围内

（BMI 18.5~23.9 kg/m²；男性腰围 <90 cm，女性腰围 <85 cm）；将减重 5%~15% 及以上作为目标，在一年内实现初始体重减少 5%~10% 的效果；采取综合生活方式干预，包括体重自我监测、科学膳食管理、规律体力活动与运动以及行为干预等四个核心方面；对于经过综合生活方式干预后减重效果不理想的患者，可考虑采用药物治疗或手术治疗等进一步措施；对于哺乳期妇女、老年人等特殊人群，应当根据其生理特点和健康状况，制订个性化的减重方案，以确保体重管理的安全性和有效性。

（四）戒烟

临床医师应当将戒烟建议作为高血压患者管理的重要环节，以专业权威的态度强烈建议并持续督促高血压吸烟者戒烟；针对戒断反应较为严重的患者，可酌情使用经临床验证的戒烟药物进行辅助治疗；电子烟作为传统卷烟的替代品存在潜在健康风险，不建议将其作为戒烟的主要手段；在戒烟过程中，适度的体育锻炼能够有效缓解戒断症状，提升戒烟成功率；综合运用多种干预手段可获得更佳效果，包括心理干预、行为干预以及药物干预等，并可通过多种媒介（如面对面咨询、线上指导等）进行协同干预；考虑到个体差异，制订个性化的戒烟方案，根据吸烟者的具体情况调整干预策略。

（五）限制饮酒

对于高血压患者而言，应严格避免饮酒。针对普通成年人群，建议将每日酒精摄入量控制在男性不超过 25 g、女性不超过 15 g 的范围内。

（六）运动干预

对于血压控制良好的高血压患者，建议采用以中等强度有氧运动为主，每日 30 分钟，每周 5~7 天，结合抗阻运动每周 2~3 次的混合训练模式，同时配合呼吸训练以及柔韧性和拉伸训练。对于血压未得到有效控制收缩压 >160 mmHg 的患者，在血压达标前应避免进行高强度运动，以确保运动安全。

（七）减轻精神压力

建议每周进行累计不少于 3 小时的压力管理训练，以达到缓解精神压力和调控血压的双重效果。可选择每日坚持 45 分钟以上的瑜伽、冥想或太极拳等身心调节活动。将音乐疗法纳入日常减压计划，采取每日 1 次或每周 3 次的干预频率，每次聆听时长不少于 25 分钟。

（八）保持健康睡眠

每晚建议睡眠 7~9 小时，遵守规律作息并确保良好的睡眠质量。对于难治性高血压、夜间高血压，以及血压异常下降的患者需进行睡眠障碍筛查。有打鼾、失眠或睡眠呼吸暂停等症状者，应定期测量血压并考虑使用动态血压监测。高血压患者应避免在夜间服用利尿剂，以减少夜尿干扰睡眠。

二、药物干预

大多数高血压患者以及部分心血管风险较高的正常高值者仍需接受药物治疗。

（一）降压药物的分类

常用的降压药物包括钙离子通道阻滞剂、血管紧张素转换酶抑制剂、血管紧张素 Ⅱ 受体拮抗剂、噻嗪类利尿剂、β 受体阻滞剂，以及由上述药物组成的单片复方制剂。《中国高血压防治指南（2024年修订版）》补充血管紧张素受体脑啡肽酶抑制剂为新的一类常用降压药。

（二）降压药物的联合应用

1. 联合用药的适应证

2级以上高血压（血压≥160/100 mmHg）、高于目标血压20/10 mmHg的心血管风险高危/很高危的患者，初始治疗即可应用2种降压药。1级高血压患者，也可考虑初始小剂量联合降压药治疗。如不能达到目标血压，可在原有小剂量药物治疗基础上加量，也可加用第3种甚至第4种降压药。

2. 联合用药的方法

两药联合时，降压作用机制应具有互补性，具有相加的降压作用，互相抵消或减轻不良反应。例如，在应用血管紧张素转换酶抑制剂或血管紧张素Ⅱ受体拮抗剂基础上加用小剂量噻嗪类利尿剂，降压效果可以达到甚至超过原有降压药剂量倍增后的降压幅度。血管紧张素转换酶抑制剂或血管紧张素Ⅱ受体拮抗剂加用二氢吡啶类钙离子通道阻滞剂也有相似效果。

（三）中医药的应用

针对正常高值血压需药物治疗者及1级高血压患者，临床可考虑选用具有平肝潜阳功效且经循证医学验证的中成药进行治疗。这类药物不仅能够有效改善高血压相关的临床症状，如头晕、头痛等，还具有一定的辅助降压作用。在临床应用中，这类中成药既可以作为单药治疗，也可与常规降压药物联合使用，以增强降压效果，提高治疗依从性。

（四）高血压的降压目标

一般高血压患者推荐诊室血压降至140/90 mmHg以下，如能耐受应进一步降至130/80 mmHg以下。65~79岁老年人推荐诊室血压目标<140/90 mmHg，如能耐受，可降至130/80 mmHg以下；80岁及以上高龄老年人降压目标<150/90 mmHg，如能耐受，可降至140/90 mmHg以下。

三、人工智能技术的应用

通过数据分析、个性化决策支持、健康跟踪等，AI技术在高血压的诊断、监测、治疗和患者管理方面具有重要应用潜力。

（一）高血压的早期预测与筛查

1. 大数据分析

AI技术可以利用电子健康记录中的大量数据（如年龄、血压读数、家族史、生活方式等），结合机器学习算法，预测患者发生高血压的风险。

2. 多指标综合分析

通过结合传统的血压数据、血糖、血脂等实验室指标，AI技术能更加准确地发现高血压早期的风险信号。

3. 图像识别分析

基于AI技术的图像处理技术，如视网膜拍摄的眼底图像分析，可以通过血管健康状态评估患者的高血压及其相应的并发症风险。

（二）家庭血压监测和远程管理

1. 智慧血压计

传统电子血压计结合AI算法，能够进行更精准的测量和长期趋势分析。此外，这些设备通常可以与应用程序或云端系统同步,记录日常测量数据。

2. 定制化健康建议

AI技术通过监测患者的血压波动模式,结合生活方式数据(如饮食、睡眠、运动情况等),提供个性化的干预建议。

3. 远程医疗平台

将AI技术与远程医疗结合,医生可以实时获取患者的血压数据,AI辅助系统可以帮助分析患者的血压控制是否稳定,并在异常升高时发出警报,及时指导干预。

(三)个性化用药与治疗方案优化

1. 精准医学

AI技术通过分析患者的基因组信息、生活习惯和病史,帮助制订个性化的降压方案(如选择最适合患者的降压药物和剂量)。

2. 药物反应预测

一些患者可能对某些降压药物不敏感或存在副作用。AI技术可以通过深度学习模型预测患者对不同药物的反应,降低试错概率,提高治疗效果。

3. 治疗决策支持系统

AI技术可以基于最新的指南和患者健康数据,为医生提供治疗建议,例如是否调整药物类型或剂量。

(四)健康行为干预

1. 智能助手和聊天机器人

依托AI技术的智能助手可以通过语音和文本与患者交互,提醒他们按时服药、定期测量血压或进行运动。

聊天机器人还可以解答患者的日常问题,比如饮食健康、压力管理等,帮助养成健康的生活习惯。

2. 行为追踪与反馈

穿戴设备(如智能手表)配合AI应用程序,可监测日常运动、饮食和睡眠情况,与血压数据关联分析,给予患者实时行为修正和鼓励。

(五)高血压并发症风险评估

1. 综合模型评估风险

AI技术可以整合多种数据源,包括血压长期波动趋势、心率、心电图和血管影像,为医生提供高血压相关并发症(如中风、心肌梗死、肾病等)的风险评估。

2. 动态监测心血管健康

AI算法能分析连续血压数据与其他指标之间的关系,预测并发症发生的时间点,进行预警。

3. 个体化预防方案

根据AI技术评估结果,为高风险患者提供定制的预防与护理计划。

(六)公共健康和群体管理

1. 人群高血压预测

利用AI技术分析大规模人群数据,筛选出潜在高血压患者或尚未诊断的隐性患者。

2. 健康教育与管理工具

AI 技术辅助应用程序可广泛传播高血压健康知识，并为群体用户提供定制化管理计划。

3. 流行病学研究

通过 AI 技术识别高血压的分布和趋势，帮助制定更加有效的公共健康政策。

（七）图像和自然语言处理辅助诊断

1. 医学影像辅助诊断

AI 技术可以通过分析血管影像检查，发现与高血压相关的靶器官损害。

2. 自然语言处理技术处理文档

AI 技术可以快速检索和解析电子病历中的信息，筛查高血压患者的病史，以辅助临床诊治。

（八）提升临床医生的工作效率

1. 临床辅助工具

AI 技术通过分析大量患者数据总览，可以帮助临床医生快速掌握患者的健康状态及其治疗效果。

2. 智能随访系统

AI 技术自动通过电话、短信或应用程序推送通知，对患者进行定期随访，追踪治疗情况以及长期的血压控制效果。

第二节　冠心病的干预

一、生活方式干预

不良的生活方式是冠心病的重要危险因素之一，而健康的生活方式则有助于预防和控制冠心病的发生发展。

（一）戒烟

吸烟被公认为冠状动脉疾病的一个可预防和可控制的危险因素，戒烟可以显著改善冠心病患者的预后。

（二）健康饮食

健康的饮食模式，如地中海饮食和得舒饮食，能够显著降低冠心病的风险。这些饮食模式强调摄入大量的水果、蔬菜、全谷物、鱼类和健康脂肪，同时限制饱和脂肪、糖和盐的摄入。

（三）限制酒精

过量饮酒可导致心房颤动、心肌梗死以及心力衰竭等严重心血管事件的发生风险显著增加。针对冠心病患者的临床管理指南明确指出，此类患者应当严格戒酒。对于具有饮酒习惯的普通人群，考虑到性别差异对酒精代谢的影响，建议非妊娠期女性每日酒精摄入量控制在 15 g 以下（相当于 50 度白酒 30 mL），而男性每日酒精摄入量则应限制在 25 g 以内（相当于 50 度白酒 50 mL）。

（四）体重管理

随着 BMI 值的升高，冠脉疾病的发病率呈现明显的上升趋势。临床指南建议，对于冠心病患者群体，应根据年龄特征实施差异化的 BMI 管理策略：成年患者应将 BMI 控制在 20~25 kg/m^2，而老年患者则可适当放宽至 22~26.9 kg/m^2，对于重度肥胖且保守治疗无效的患者，则可评估外科减重手术的适应证。

（五）体育锻炼

综合考虑患者的整体健康状况，包括体力水平、骨骼肌肉系统功能、心血管功能状态，以及是否存在心绞痛症状和心肌缺血等临床表现，同时结合患者的日常生活方式和运动习惯，制订个性化的运动处方。以有氧运动为主要运动形式，如步行、慢跑、骑自行车、游泳、爬山等，运动强度应保持在中等水平，每日持续 30 至 60 分钟，每周进行 5 天。

（六）社会心理因素

重点筛查是否存在抑郁、焦虑、严重失眠等心理障碍。对于符合诊断标准的患者，建议在常规心血管治疗的基础上，适时开展心理干预治疗或药物治疗，以改善患者的整体预后。

（七）环境因素

在室内环境中使用配备高效微粒空气过滤系统的空气净化设备，对于居住在高污染区域的个体，在户外活动时应当正确佩戴符合 N95 标准的防护口罩。

（八）心脏康复

心脏康复作为一种综合性的医疗干预手段，其核心在于通过多维度的方法改善心脏疾病患者的健康状况。该方案整合了药物治疗、运动疗法、营养管理、心理调适以及生活方式优化等多项措施，旨在有效降低心血管事件的发生风险，提升患者的整体生活质量，并显著改善疾病预后。

二、药物管理策略

在冠心病的临床治疗中，药物治疗方案的制订与实施具有多重目标，其核心在于通过系统性的药物干预实现患者症状的有效缓解、生活质量的显著提升，同时降低主要不良心血管事件的发生风险，从而改善患者的远期预后。

（一）预防主要不良心血管事件及改善远期预后药物

1. 抗血小板药物

抗血小板治疗作为冠心病患者的核心治疗方案，在临床实践中发挥着重要作用。目前，临床上主要采用环氧化酶-1 抑制剂和 P2Y12 受体抑制剂进行长期治疗。常用的抗血小板药物包括阿司匹林、氯吡格雷、替格瑞洛等。

2. 抗凝药物

对于接受 PCI 的冠心病患者，当需要进行抗凝治疗时，通常采用抗凝药物联合抗血小板药物方案，从而更有效地预防血栓事件的发生。常用的抗凝药物包括华法林、达比加群、利伐沙班等。

3. 降脂药物

在冠心病患者的血脂管理中，LDL-C 被视为首要干预靶点，同时非 HDL-C、载脂蛋白 B、TG、脂蛋白 a 等血脂指标也与患者预后密切相关。临床上常用的降脂药物主要有以下几种：

（1）他汀类药物：作为 ASCVD 患者治疗的首选，目前，我国临床常用的他汀类药物包括瑞舒伐他汀、阿托伐他汀、匹伐他汀、洛伐他汀、辛伐他汀、普伐他汀和氟伐他汀等多种类型。

（2）胆固醇吸收抑制剂：对于需要进一步降低 LDL-C 水平的患者，胆固醇吸收抑制剂可作为他汀类药物的有效补充。常用的药物胆固醇吸收抑制剂有依折麦布和海博麦布。

（3）PCSK9 抑制剂：PCSK9 抑制剂可显著降低 LDL-C 水平达 50%~70%，TG 水平降低 26%，HDL-C 水平升高 9%，脂蛋白 a 水平降低 30%。全球范围内获批上市的 PCSK9 抑制剂有阿利西尤单抗和依洛尤单抗。

（4）小干扰核糖核酸：英克司兰是 PCSK9 小干扰核糖核酸，其通过精准靶向抑制肝脏 PCSK9 蛋白的信使核糖核酸转录，降低 PCSK9 蛋白水平，从而增加肝脏 LDL-C 摄入。

4. 抗炎治疗

秋水仙碱在降低心肌梗死后患者和冠心病患者再发心血管事件风险方面具有显著效果，但需要监测其血药浓度。

（二）缓解症状、提高生活质量的药物

1. β受体阻滞剂

β受体阻滞剂通过抑制心脏β肾上腺素能受体，抑制心肌收缩力、减慢心率、减少心肌耗氧量，通过延长舒张期增加缺血心肌灌注，从而减少心绞痛发作，进而提高运动耐量，改善远期预后，冠心病伴有左心室收缩功能障碍的患者推荐使用。

2. 硝酸酯类药物

硝酸酯类药物是内皮依赖性血管扩张剂，通过减少心肌需氧和改善心肌灌注改善心绞痛症状。短效硝酸酯类药物快速缓解心绞痛，优先应用于急性发作；长效硝酸酯药物用于降低心绞痛发作的频率和程度，增加运动耐量，适宜慢性长期治疗。

3. 钙通道阻滞剂

钙通道阻滞剂通过改善冠脉血流和减少心肌耗氧缓解心绞痛。钙通道阻滞剂分为二氢吡啶类和非二氢吡啶类。二氢吡啶类药物对血管的选择性更佳，适合用于伴有高血压的心绞痛患者。非二氢吡啶类药物可降低心率，常用于伴有心房颤动或房扑的心绞痛患者。

4. 其他药物

（1）尼可地尔：长期使用可稳定冠脉斑块，亦可用于治疗微血管性心绞痛。

（2）伊伐布雷定：通过减慢心率从而延长心脏舒张期，改善冠脉灌注、降低心肌耗氧。

（3）曲美他嗪：通过调节心肌能量底物改善心肌对缺血的耐受性，从而缓解心绞痛。

（三）个体化药物治疗

个体化药物治疗在冠心病管理中逐渐成为一种趋势，临床医生通过对患者基因组的分析，识别出与药物代谢、疗效及不良反应相关的遗传变异，从而实现精准用药。具体表现为：CYP2C19 基因影响氯吡格雷疗效；脂蛋白 a 与超敏 C 反应蛋白辅助降脂抗炎；载脂蛋白 E 基因决定他汀类药物疗效；代谢组和蛋白质组学助力斑块风险评估和用药优化。

三、血运重建

最佳药物治疗是冠心病患者治疗的基石，在药物治疗不佳的患者中，应根据患者个人情况、冠脉解剖、手术因素、患者偏好和预期结局选择最优血运重建策略。主要方法有PCI和CABG。

四、人工智能技术的应用

（一）早期筛查与风险预测

冠心病的防治重点在于对高危人群的早期识别。AI技术通过整合和分析患者的多维生物数据，可以对冠心病的发病风险进行精准预测。

1. 数据整合与风险建模

AI算法如机器学习和深度学习通过分析体检数据如年龄、性别、吸烟史、血压、血糖、血脂等、基因组数据以及生活方式数据，建立风险预测模型。例如，目前被广泛应用的弗雷明汉风险评分可以通过AI技术进一步优化准确性。AI技术集成模型的预测性能显著优于传统的线性模型。

2. 无创诊断与标志物发现

AI技术通过挖掘影像数据如冠状动脉CT、血液标志物如超敏C反应蛋白以及基因组信息，可以发现新的冠心病早期风险标志物。

（二）辅助诊断

冠心病的诊断往往依赖心电图、心脏影像以及冠状动脉造影的分析，传统方法存在工作量大、诊断耗时长等缺点，而AI技术在这些领域展现出强大的辅助诊断能力。

1. 心电图分析

AI算法可以通过分析大规模的心电图数据，快速识别冠心病相关异常信号如ST段抬高或T波倒置。谷歌和妙佑医疗国际等研究机构开发的AI算法已经能够有效识别轻微的心肌缺血特征，甚至检测无症状冠心病患者。此外结合移动设备的心电图监测技术例如智能手表，AI技术实现了对心电信号的全天候自动监控，大幅提高了诊断效率。

2. 影像数据自动化分析

深度学习特别适用于医学影像的自动化分析。例如，AI技术可以分析冠状动脉CT数据，精确评估冠状动脉斑块的分布和性质、血管狭窄程度及冠脉功能储备分数。这种AI辅助影像分析工具不仅可以减轻医生负担，还能够避免人工评估中的主观偏差。

3. 诊断与分型的个性化建议

冠心病的诊断分型非常关键。AI技术通过神经网络算法，将患者数据与大量已知数据库进行比照，从而提供个性化的诊断建议，帮助医生完成更精确的病情评估。

（三）治疗优化与预后评价

AI技术不仅能在诊断阶段提供支持，也能够对治疗方案的选择进行优化，同时预测患者的治疗效果及长期预后。

1. 个性化治疗方案的制订

冠心病的治疗包括药物治疗、冠脉介入治疗如支架植入及外科手术如冠脉搭桥术。AI 技术通过整合患者的基因组数据、药效研究数据以及大型临床数据库,能够为每位患者制订出个体化的治疗方案。例如,AI 技术推荐的药物治疗方案可以根据患者代谢特性选择合适的药物种类和剂量。

此外,AI 技术还可以为手术医生提供术前规划,如通过三维重建技术模拟支架植入路径,或者模拟冠状动脉搭桥术后血流动力学的变化,提高手术成功率。

2. 智能化干预设备

AI 技术已应用于智能医疗设备中。例如,左心室辅助装置和生物可吸收支架等设备通过 AI 算法实现实时优化,提供更高的治疗效率。

3. 预后预测

AI 模型可以基于治疗前后的动态数据如心功能指标、血液化验结果,预测患者的长期生存率以及再发事件如心肌梗死或心律失常的风险,从而帮助医生进行预防性干预。

(四)远程监测与长期管理

冠心病患者需要终身管理,AI 技术在远程监测与健康管理中发挥了重要作用。

1. 移动医疗与可穿戴设备

可穿戴设备如智能手环、心率监测仪结合 AI 算法,可以对患者的心率、血压、体重等指标进行全天候监测,当发现异常信号如血压升高、心律不齐时,可自动发出警报,以实现疾病的早期干预。

2. 远程医疗平台

通过 AI 技术驱动的远程管理平台,医疗团队可以查看患者的健康数据并提出康复指导。如 AI 技术辅助的心脏康复程序,可以根据患者的恢复进展自动调整运动康复计划。

3. 长期健康行为监测

AI 技术可以通过自然语言处理和行为识别技术,追踪患者的用药依从性、饮食习惯和运动情况,基于 AI 技术的智能助手可以通过手机应用,提醒患者按时服药、记录血压或进行运动,并推送与冠心病相关的最新健康宣教内容。

第三节 案例

一、中年高血压合并代谢综合征

(一)患者信息

男性,48 岁,办公室职员,BMI 29.6 kg/m^2,吸烟史 20 年。

(二)主诉

头晕、偶发心悸,家庭自测血压波动在 150~170/95~105 mmHg。

（三）检查结果

动态血压：平均 155/98 mmHg（夜间未下降）。

血生化：空腹血糖 6.8 mmol/L，LDL-C 4.2 mmol/L，血尿酸 480 μmol/L。

颈动脉超声：颈动脉内膜中层厚度约 1.1 mm，未见斑块。

（四）诊断

原发性高血压 2 级（高危）、糖耐量异常、高尿酸血症。

（五）干预措施

1. 生活方式干预

饮食：限盐（<5 g/d）、得舒饮食（每日蔬菜 500 g、全谷物替代精米面）。

运动：智能手环监测下每日快走 8 000 步，每周 3 次抗阻训练（弹力带）。

戒烟：联合心理辅导。

2. 药物干预

降压：培哚普利 8 mg/d + 氨氯地平 5 mg/d。

降脂：瑞舒伐他汀 10 mg/d（睡前）。

降尿酸：非布司他 40 mg/d。

3. 智能化干预

远程血压管理：欧姆龙蓝牙血压计数据自动上传至医院平台，AI 生成周报。

健康 App：记录饮食与运动，推送个性化建议（如"今日钠摄入超标 20%"）。

（六）随访结果

3 个月：血压降至 132/84 mmHg，体重下降 5 kg，LDL-C 2.8 mmol/L。

6 个月：空腹血糖 5.9 mmol/L，尿酸 380 μmol/L。

二、老年冠心病（经皮冠状动脉介入治疗术后）

（一）患者信息

女性，72 岁，2 型糖尿病史 10 年，冠脉支架术后 6 个月。

（二）主诉

活动后胸痛复发，硝酸甘油效果减弱。

（三）检查结果

冠状动脉 CT：支架内再狭窄 40%，非靶病变进展。

心电图：下壁导联 T 波倒置。

血生化：糖化血红蛋白 7.6%，LDL-C 2.9 mmol/L。

（四）诊断

冠心病支架内再狭窄、糖尿病合并慢性冠脉综合征。

（五）干预措施

1. 生活方式干预

心脏康复：医院—家庭联动程序，每周 3 次监护下踏车训练靶心率 = 最大预测值 60%。

饮食：低升糖指数饮食，每日碳水化合物占比<45%。

2.药物干预

抗栓：替格瑞洛 90 mgbid（原氯吡格雷耐药，基因检测 CYP2C19*2/*3）。

降脂：阿托伐他汀 40 mg/d+ 依折麦布 10 mg/d。

降糖：恩格列净 10 mg/d（糖化血红蛋白目标 <7.0%）。

3.智能化干预

远程心电监测：远程动态心电图评估实时预警缺血事件。

AI预警系统：结合运动数据与症状，自动提示"胸痛风险升高，建议休息"。

（六）随访结果

1个月：胸痛频率减少 70%，糖化血红蛋白 7.1%。

6个月：冠状动脉 CT 示支架通畅，LDL-C 1.6 mmol/L，重启广场舞活动。

三、慢性心力衰竭

（一）患者信息

男性，65 岁，高血压病史 20 年，射血分数 35%。

（二）主诉

夜间阵发性呼吸困难，下肢水肿。

（三）检查结果

氨基末端 B 型钠尿肽前体：1 800 pg/mL。

心脏超声：左室舒张末径 62 mm，中度二尖瓣反流。

6 分钟步行试验：320 米（心功能分级Ⅲ级）。

（四）诊断

慢性心力衰竭（心功能分级Ⅲ级）。

（五）干预措施

1.生活方式干预

限液：每日液体摄入 <1 500 mL，智能水杯记录饮水量。

呼吸训练：家用呼吸肌训练器（每日 15 分钟）。

2.药物干预

黄金五联：沙库巴曲缬沙坦 100 mgbid、美托洛尔缓释片 95 mg/d、达格列净 10 mg/d、螺内酯 25 mg/d，维立西胍 5 mg/d。

利尿剂：托拉塞米 20 mg/d（根据体重调整）。

3.智能化干预

症状预警：苹果手表监测夜间血氧饱和度，<90% 时触发警报。

通过微信小程序"护心小爱"等提醒用药。

（六）随访结果

2 周：体重下降 4 kg，氨基末端 B 型钠尿肽前体降至 850 pg/mL。

3个月：射血分数提升至42%，6分钟步行距离450米，停用托拉塞米。

四、早发冠心病（家族性高胆固醇血症）

（一）患者信息

男性，36岁，无吸烟史，父亲55岁心肌梗死去世。

（二）主诉

劳力性胸痛3个月，运动平板试验阳性。

（三）检查结果

冠脉造影：前降支近端狭窄80%。

基因检测：LDLR基因杂合突变（确诊家族性高胆固醇血症）。

血生化：LDL-C 6.8 mmol/L，脂蛋白a 180 mg/dL。

（四）诊断

家族性高胆固醇血症、急性冠脉综合征。

（五）干预措施

1. 生活方式干预

极低脂饮食：每日饱和脂肪<7%总热量，植物固醇补充剂2 g/d。

运动：心脏康复中心定制计划（避免高强度无氧运动）。

2. 药物干预

降脂：瑞舒伐他汀20 mg/d+依洛尤单抗140 mg/2周。

抗栓：阿司匹林100 mg/d+替格瑞洛90 mgbid（双联抗血小板治疗12个月）；

3. 智能化干预

用药提醒：智能药盒（错过剂量时家属手机报警）。

家族筛查：AI家系图谱分析，筛查一级亲属LDL-C水平。

（六）随访结果

1个月：LDL-C降至1.9 mmol/L。

1年：冠状动脉CT示狭窄减轻至30%，无胸痛复发，双联抗血小板药物转为单药。

五、心房颤动（卒中二级预防）

（一）患者信息

女性，68岁，阵发性房颤史5年，HAS-BLED评分2分；

（二）主诉

心悸、头晕，CHA2DS2-VASc评分4分；

（三）检查结果

动态心电图：房颤负荷35%。

心脏超声：左房内径45 mm，无结构性心脏病。

头颅MRI：陈旧性腔隙性脑梗死。

(四)诊断

阵发性心房颤动、卒中二级预防。

(五)干预措施

1. 生活方式干预

限酒:酒精摄入 <10 g/d(红酒 ≤ 100 mL/d)。

2. 药物干预

抗凝:利伐沙班 15 mg/d。

节律控制:决奈达隆 400 mgbid(甲状腺功能正常)。

3. 智能化干预

可穿戴 ECG:监测房颤复发,自动上传至医生端。

人工智能出血风险评估:实时整合肾功能、跌倒史数据,动态调整抗凝强度。

(六)随访结果

3 个月:房颤负荷降至 8%,无卒中 / 短暂性脑缺血发作事件。

1 年:HAS-BLED 评分维持 2 分,继续原方案。

第十六章 呼吸系统疾病健康干预

第一节 慢性阻塞性肺疾病的干预

一、非药物干预

（一）健康宣教与自我管理

健康教育内容涵盖疾病知识、规范用药、戒烟、疫苗接种、肺康复训练、定期随访及急性发作应对等。鼓励患者自我管理，组建互助小组交流经验。评估自我管理效果，包括COPD知晓率、防治知识知晓率、药物知识知晓率、就医依从性、医嘱执行率、干预行为执行率、中医药防治知识知晓率等。

（二）戒烟及减少危险因素暴露

1. 戒烟

建立首诊询问吸烟史制度，用尼古丁依赖量表评估患者烟龄、日吸烟量及是否使用其他烟草制品，判断尼古丁依赖程度。积极宣传戒烟，指导患者戒烟，必要时推荐至戒烟门诊，并监督治疗。

2. 减少危险因素暴露

（1）空气质量管理

室内净化，使用高效过滤器滤网空气净化器，PM2.5浓度控制在35 $\mu g/m^3$ 以下，降低急性加重风险。避免污染暴露，高污染日减少外出，必要时佩戴N95口罩。建议患者减少室外空气污染暴露，减少生物燃料接触，使用清洁燃料，改善厨房通风，并减少职业粉尘暴露和化学物质暴露。

（2）温度与湿度调节

冬季防护，室温维持20~24℃，外出时用围巾覆盖口鼻，避免冷空气直接刺激气道。夏季防暑，避免高温时段户外活动，使用空调保持湿度40%~60%。

(三)营养状况评估与干预

1. 营养评估

常用的营养评价指标包含 BMI、去脂肪体重、去脂 BMI、皮下脂肪厚度、白蛋白、前白蛋白等;常用的筛查量表有营养不良通用筛查工具、营养风险筛查量表2002、微型营养评定等。依据评估结果,为患者制订个性化营养指导方案,引导患者增加优质蛋白摄入,适时补充高热量食物,提升营养水平,增强机体免疫力。

2. 营养干预

依据患者营养评估结果、每日能量供给需求及配比,结合个人饮食习惯,制定科学合理的食谱。对于正常饮食无法满足营养需求的患者,适当给予口服营养补充,并开展饮食宣教。推荐高热量高蛋白饮食,每日热量摄入 ≥ 30 kcal/kg,蛋白质 ≥ 1.2 g/kg,如鸡蛋、鱼肉、乳清蛋白粉等,预防肌肉萎缩。采用分餐制,少量多餐,减少餐后腹胀对呼吸的影响。注重维生素与矿物质补充,血浓度 <30 ng/mL 的患者每日补充 800~1 000 IU 维生素 D,改善骨骼肌功能;多食用富含维生素 C、维生素 E 的抗氧化剂食物,减轻氧化应激损伤。

(四)疫苗接种

接种流感疫苗对 COPD 患者意义重大,能够显著降低其发生严重疾病和死亡的风险。基于此,对于所有年龄 ≥ 65 岁的 COPD 患者,推荐注射肺炎链球菌疫苗,以进一步增强其对相关感染性疾病的抵御能力。

(五)肺康复

1. 有氧运动与阻抗训练

COPD 患者多为老年人,体力活动量应达到世界卫生组织推荐标准,即每周进行 150~300 分钟中等强度有氧运动,每周开展 2 次抗阻练习。老年人应遵循循序渐进原则增加运动量,倡导"动则有益"理念。鼓励老年人参与包含有氧运动、抗阻训练、平衡能力和柔韧性练习的综合性运动,每周至少 2 次,并将运动融入日常生活。有氧运动应从低强度起步,缓慢进阶,减少变化,在主观意愿和客观能力可承受的前提下逐步推进。例如,步行、骑自行车或游泳等有氧运动,每周进行 3~5 次,每次 20~30 分钟,运动强度以轻微出汗但不感到气喘为宜。

2. 呼吸肌训练

阈值负荷训练可借助呼吸训练器,将训练强度设定为 30%~50% 最大吸气压,每日进行 2 组,每组 10 次,坚持 8 周能使吸气肌力量提升 20%~30%。缩唇呼吸时,呼气阶段缩唇缓慢吐气,保持吸气与呼气时长比为 1∶2,以此降低呼吸频率,缓解呼吸困难症状。

3. 智能化康复工具

虚拟现实技术通过模拟登山、森林漫步等场景,有效提升患者参与训练的积极性,减少训练的枯燥感。可穿戴设备如智能手环,能够在运动时实时监测心率与血氧饱和度,并依据监测数据自动调整运动强度,当血氧饱和度低于 88% 时会自动暂停训练,确保运动安全。

(六)心理状态评估与干预

常用的心理评估量表包含焦虑自评量表和抑郁自评量表。鉴于患者的病情严重程度、经济状况、家庭背景、文化程度以及所获得的家庭和社会支持等因素各有差异,需实施个体化的心理干预策略。

对于因对COPD认知不足而引发焦虑、抑郁情绪的患者，医护人员应开展全面的COPD疾病知识健康教育，增强患者对疾病的了解。同时，积极与患者家属沟通协调，促使家属在经济和心理层面给予充分支持，从而提升患者配合治疗和护理的积极性。

（七）长期家庭氧疗

长期氧疗一般是经鼻导管吸入氧气，流量1.0~2.0 L/min，每日吸氧持续时间>15 h。长期氧疗适用人群：静息状态下动脉血氧分压≤55 mmHg或动脉血氧饱和度≤88%的患者，每日吸氧≥15小时可降低死亡率40%。有或无高碳酸血症；动脉血氧分压为55~60 mmHg或血氧饱和度<89%，并有肺动脉高压、右心衰竭或红细胞增多症。设备选择：便携式制氧机，夜间使用加湿器避免鼻黏膜干燥。

二、药物治疗

COPD常用药物涵盖支气管舒张剂、吸入性糖皮质激素以及其他药物。长效β2受体激动剂联合长效抗胆碱能药物作为COPD的一线治疗方案，可显著提升肺功能并改善患者生活质量。药物治疗的给药方式多样化，各种用药方式的特性又各不相同，GOLD指南建议对于频繁急性加重的患者加用吸入糖皮质激素。吸入装置的选择及其正确使用是吸入疗法的基础。目前常见的吸入装置包括加压定量吸入剂、干粉吸入剂、软雾吸入剂及小容量雾化器等。根据患者是否能够自主吸入、有无足够的吸气流速、口手是否协调选择正确的吸入装置。

三、智能化技术应用

随着AI技术的飞速发展，其在COPD干预领域展现出巨大潜力，为COPD的筛查、管理、治疗及患者健康行为引导等方面带来新的变革。智能化干预通过结合现代信息技术和医疗手段，不仅能够实时监测患者的生理指标，还能通过数据分析提供个性化的治疗方案，从而提高治疗效果和患者的生活质量。

（一）慢性阻塞性肺疾病的早期筛查与精准诊断

1. 大数据与机器学习助力风险预测

AI能够深度挖掘电子健康记录中的海量数据，除了年龄、吸烟史、家族病史这些常规信息外，还包括患者长期的生活环境数据、既往的呼吸道感染情况等。通过运用先进的机器学习算法，对这些数据进行深度分析，构建出精准的风险预测模型。该模型可以依据个体的独特数据特征，提前识别出患COPD的高风险人群，为早期干预提供有力依据。

2. 多指标融合分析

传统的诊断方式存在一定局限性，而AI技术能将肺功能检测数据，与炎症指标如C反应蛋白、降钙素原，以及基因数据等进行全面整合。通过这种多指标融合分析，AI技术能够更敏锐地捕捉到COPD早期的隐匿风险信号，大幅提高诊断的准确性和敏感性，有效避免漏诊和误诊情况的发生，让患者能够及时得到准确的诊断和治疗。

3. 医学影像智能分析

基于AI的图像识别技术，能够对胸部CT、X光影像等进行自动且细致的分析。它可以快速检测肺部结构变化，比如肺泡的形态、大小，以及肺气肿程度等关键指标。通过这些分析，辅助医生精准诊断COPD，并且能够对疾病的严重程度和进展情况进行量化评估，为后续治疗方案的制订提供关键参考。

（二）基于物联网的智能化管理平台

1. 设备数据整合与智能质控

整合物联网肺功能仪等设备，利用先进的通信技术实现肺功能数据实时、稳定地上传至云端平台。在数据上传过程中，AI算法会自动对肺功能操作进行全面的质量控制，从数据的采集频率、准确性到完整性都进行严格把关。同时，结合专科医师的二次质控，确保数据的高度准确性和可靠性，从而使符合标准的肺功能报告比例大幅提升，为医生的诊断和治疗提供可靠的数据支持。

2. 筛查流程优化

利用中国化改良问卷进行初筛，问卷内容涵盖患者的症状表现、生活习惯、家族病史等多方面。AI通过对问卷结果的快速分析，能够高效地筛选出COPD高危人群。对于这些高危人群，进一步通过智能化肺功能检查确诊，整个过程实现了自动化和智能化，大大优化了筛查流程，提高了早期发现率，让更多潜在患者能够及时被发现并得到进一步检查。

3. 分级诊疗与远程协作

基层医师借助平台对患者进行全面的健康教育，包括疾病的预防知识、日常护理要点等；同时进行用药指导，确保患者正确用药。并利用结构化问卷随访症状，及时了解患者的病情变化。平台支持基层医院与综合医院数据共享，专科医师可通过平台远程查看患者的各项数据，对诊疗进行指导，实现多级联动，提升COPD管理的连续性和有效性，让患者在不同层级的医疗机构都能得到连贯、优质的医疗服务。

（三）个性化治疗方案制订

1. 精准医疗与药物选择

AI全面分析患者的基因信息，了解其对不同药物的代谢能力，结合病情严重程度如肺功能受损程度、症状发作频率等，以及生活习惯如运动频率、饮食习惯等多维度数据。通过这些综合分析，为患者量身定制个性化的治疗方案，精准选择合适的药物种类，如支气管扩张剂、糖皮质激素等，确定最佳剂量和治疗周期，从而提高治疗效果，减少药物的不良反应。

2. 治疗效果预测与调整

通过深度学习模型，AI技术能够对患者的治疗效果进行预测。它会分析患者的历史治疗数据、身体对药物的反应等信息，预测患者对不同治疗方案可能产生的反应。医生根据这些预测结果，及时调整治疗策略，避免无效治疗和药物不良反应。如果发现某种药物对患者效果不佳，及时更换药物或调整剂量，实现治疗方案的动态优化，确保患者得到最有效的治疗。

3. 智能康复方案规划

根据患者的身体状况，包括心肺功能、肌肉力量等，以及康复进展，如肺功能的恢复情况、运动耐力的提升程度等，AI技术制订个性化的肺康复训练计划。例如，指导患者进行呼吸肌训练，如腹式呼吸、缩唇呼吸等，增强呼吸肌力量；规划有氧运动，如散步、慢跑等，提高心肺功能，并实时监测训练效果，根据患者的实际情况动态调整康复方案，让康复训练更具针对性和有效性。

（四）智能互动式健康教育与健康行为干预

1. 智能云平台教育服务

平台为中国COPD管理提供了可扩展的解决方案，尤其适用于资源有限地区。通过技术赋能基层医疗、优化筛查流程、强化多级协作，显著改善了COPD"诊断不足、管理碎片化"的现状，为其他慢性病管理提供了参考范式。开展线上健康教育讲座，解答患者疑问，提供COPD相关知识、用药指导、呼吸肌锻炼方法等内容，提高患者对疾病的认知和自我管理能力。

2. 强化用药与康复训练管理

线上指导患者正确使用吸入剂等药物，通过视频教程、动画演示等方式，让患者清晰地了解药物的使用步骤。同时，监督患者进行居家康复训练，如腹式呼吸训练、吹气球训练等。定期检查患者的训练情况，给予指导和鼓励，提高患者的治疗依从性，确保患者能够按照医嘱进行治疗和康复训练。

3. 健康行为追踪与激励

借助可穿戴设备和AI应用程序，监测患者的日常活动，如步数、运动距离、运动时间等；饮食情况，记录食物的种类、摄入量等；睡眠质量，包括睡眠时间、睡眠周期等健康行为。将这些数据与疾病数据进行关联分析，给予患者实时反馈，如当患者运动量不足时，及时提醒并给出合理的运动建议。同时，设置激励机制，如完成一定的健康目标给予奖励，引导患者养成健康的生活方式。

（五）智能化穿戴和训练设备辅助治疗

1. 生理指标实时监测

可穿戴设备如便携式肺功能仪、脉搏血氧仪、呼吸频率测量计等，采用先进的传感器技术，实时收集患者的生理指标数据。这些数据通过蓝牙、Wi-Fi等无线传输方式，稳定地传输至云端。医生可以通过专门的医疗平台，远程监控患者的病情变化，及时发现异常情况，如血氧饱和度突然下降、呼吸频率过快等，并迅速采取干预措施。

2. 疾病预测与预警

利用AI算法分析可穿戴设备收集的数据，结合患者的历史病情和个体特征，构建COPD急性加重预测模型。该模型能够提前预测患者可能出现的病情恶化情况，通过短信、App推送等方式向患者和医生发出预警。一旦预警触发，医生可以及时调整治疗方案，患者也能做好相应的准备，为早期干预争取宝贵时间，降低病情恶化的风险。

3. 智能运动训练设备助力康复

智能运动训练系统可根据患者的病情和身体状况，智能探测并提供个性化的训练方案。例如，对于病情较轻的患者，提供强度稍高的有氧运动训练；对于病情较重的患者，则侧重于呼吸肌训练和低强度的耐力训练。系统会量化训练数据，如训练的时间、强度、频率等，让患者和医生清楚地了解训练效果。通过持续的训练，增强患者的肌力和肌耐力，改善肺功能，提升生活质量。

（六）公共健康与群体管理

1. 人群风险评估与筛查

利用AI分析大规模人群数据，这些数据来源广泛，包括社区健康档案、体检中心数据等。通过对这些数据的挖掘和分析，识别潜在的COPD患者。对于高风险人群，组织开展针对性的筛查和干预，如邀请他们参加免费的肺功能检查、健康讲座等，提高疾病的早期诊断率，做到早发现、早治疗。

2.健康知识普及与政策制定

通过AI辅助应用程序广泛传播COPD健康知识，以图文并茂、通俗易懂的方式向大众介绍疾病的预防、治疗和康复知识。同时，为群体用户提供定制化管理计划，根据不同人群的年龄、生活习惯等因素，制订个性化的健康管理方案。AI还可以分析疾病的分布和趋势，如不同地区、不同年龄段的发病情况，为制定公共健康政策提供数据支持，让政策更具针对性和科学性。

（七）图像和自然语言处理辅助诊疗

1.医学影像深度分析

AI对胸部影像进行深度分析，不仅能检测肺部病变，如肺部结节、炎症区域等，还能通过对影像的量化分析，评估疾病对心血管等其他系统的影响。例如，通过分析肺部血管的形态和血流情况，判断是否存在心血管并发症。这些分析结果辅助医生全面了解患者病情，为制定综合治疗方案提供更丰富的信息。

2.病历信息智能检索

利用自然语言处理技术，AI能够快速检索和解析电子病历中的信息。它可以从大量的病历文本中提取关键数据，如患者的症状描述、检查结果、治疗过程等。医生在诊疗过程中，可以借助，AI的检索结果，快速了解患者的病史，为临床诊治提供参考，同时也有助于科研人员进行大数据分析，推动医学研究的发展

（八）提升医疗工作效率

1.临床辅助决策工具

AI分析患者的历史数据和实时监测数据，通过对比大量的病例资料和医学知识，为医生提供病情评估和治疗建议。例如，当医生面对复杂的病情时，AI可以快速给出可能的诊断方向和治疗方案，帮助医生快速作出准确决策，提高诊疗效率和质量。

2.智能随访系统

AI自动通过电话、短信、App推送等方式与患者进行定期随访，追踪治疗效果。它可以根据患者的治疗计划，设置不同的随访时间点，询问患者的症状变化、用药情况等。同时，提醒患者复诊和检查，确保患者按时接受后续治疗，提高医疗服务的效率和质量，让患者得到持续、规范的医疗照顾。

第二节　支气管哮喘的干预

一、非药物干预

（一）哮喘患者的教育与管理

患者教育与管理在哮喘治疗体系中占据关键地位，是提升治疗效果、降低复发概率以及改善患

者生活质量的核心举措。针对每位初诊哮喘患者，需精心制订长期防治规划，确保患者在医生与专科护士的专业指导下，逐步掌握自我管理技能。这涵盖了对哮喘激发因素的深入了解以及避免诱因的有效策略，熟悉哮喘发作前的先兆症状及其对应的处理方式，学会在家中自主监测病情变化并进行科学评定，熟练掌握峰流速仪的使用技巧，坚持记录哮喘日记，学会在哮喘发作时进行简单的紧急自我处理，掌握正确的吸入技术，明确前往医院就诊的时机，以及与医生共同拟定预防复发、维持长期病情稳定的方案。

（二）环境控制

1. 有效减少或避免接触过敏原

（1）屋尘螨

为降低屋尘螨对哮喘患者的影响，建议每周使用热水清洗床单和毯子，随后利用烘干机烘干或置于阳光下晾晒。同时，为枕头和垫子配备密封罩，卧室地面尽量采用地板而非地毯。条件允许时，可使用带过滤器的除尘器，必要时使用杀螨剂或鞣酸杀灭螨虫，但操作期间患者需远离居所。

（2）带毛动物

若家中有带毛动物，应安装空气过滤器。动物不宜留在家中，尤其不能进入卧室，还需定期为宠物洗澡，减少毛发和皮屑传播。

（3）蟑螂

为防止蟑螂滋生，应经常对房屋进行彻底清扫。可使用杀虫气雾剂，但务必确保在使用时患者不在家中，避免接触有害气体。

（4）室外花粉和霉菌

当室外花粉和霉菌浓度较高时，患者应关闭门窗，留在室内。出门时，需佩戴合适的口罩。如有条件，可考虑变换生活居住环境，降低接触风险。

（5）室内霉菌

保持室内干燥是减少室内霉菌的关键，需降低室内湿度，并经常清洁潮湿区域，防止霉菌生长。

（6）职业性致敏原

一旦确定职业性致敏原，患者应及时脱离接触环境，防止病情进一步恶化。

2. 减少或避免接触空气中有害刺激因子

鼓励患者采用无污染或少污染的取热和烹饪设施，如热泵、木屑壁炉、半密闭式燃（气用）具等。在恶劣的室外气候条件下，患者应避免剧烈的室外活动，尽量减少外出，并使用室内空气净化装置，改善室内空气质量。

（三）心理治疗

1. 一般心理疗法

（1）认知行为疗法

认知是情感的中介，不良认知往往导致不良情感。该疗法旨在帮助患者改变对疾病、家庭、社会及生活事件的错误认知，从而减轻或消除心理障碍，以积极的心态面对疾病。

（2）疏导疗法

深入了解患者的心理状态，向其清晰阐释哮喘的病因、当前治疗水平及预后情况，给予安慰和鼓励，消除患者的顾虑，帮助其树立战胜疾病的信心。

（3）家庭心理疗法

家庭成员，特别是哮喘儿童的父母或哮喘成人的配偶，应避免对患者产生厌烦或歧视情绪，同时也不能过度溺爱，防止患者产生依赖心理，营造良好的家庭支持环境。

（4）心率变异性生物反馈治疗

患者通过这种治疗方法，学习自我调节迷走神经功能，放松情绪，有效缓解焦虑和抑郁，改善哮喘症状和肺功能，减轻气道炎症。结合认知行为疗法，可进一步提升治疗效果。

2. 药物疗法

对于采用一般心理疗法效果不佳的心理障碍患者，可加用抗焦虑或抗抑郁药物，以缓解负面情绪，辅助哮喘的控制，提高患者的生活质量。

（四）饮食干预

饮食干预在哮喘患儿的康复中也起着重要作用。合理的饮食结构不仅能帮助患儿维持健康的体重，还能通过调节免疫系统和炎症反应来改善哮喘症状。饮食干预须严格依照个性化方针，充分考量哮喘患儿的年龄阶段、性别特征以及实际的能量需求，从而规划出适宜的饮食方案。

哮喘患儿必须杜绝食用会导致不耐受或过敏的食物。与此同时，应积极倡导增加全麦面包、谷物杂粮、新鲜水果、各类蔬菜、低脂乳制品以及瘦肉的摄入量，以此保障营养的均衡供给。与之相对的是，要大力减少高热量、高脂肪、高糖以及高盐食物的摄取，像薯条、比萨、香肠卷、蛋糕、软饮料以及油炸食品等都在此列。

肥胖患者通常表现出更为严重的哮喘症状，包括控制不佳和急性发作的频率增加。对肥胖健康人群及肥胖哮喘患者的研究中发现，即使没有哮喘的肥胖患者仍存在外周气道反应障碍，并可能存在亚临床气道高反应。肥胖型哮喘患者对标准治疗药物（如吸入性糖皮质激素或者吸入性糖皮质激素联合长效β受体激动剂）的反应不佳，病情控制效果更差，生活质量也较低。肥胖是儿童哮喘的一个重要危险因素。肥胖不仅会增加气道的高反应性，还会促进炎症反应，加重哮喘症状。因此，对于肥胖型哮喘患儿，饮食干预尤为重要。

（五）呼吸康复

1. 运动训练

运动训练对呼吸康复意义重大。但40%~90%的哮喘患儿存在运动诱发性支气管痉挛，致使他们畏惧运动，减少锻炼，体适能随之下降，影响生活质量。所以，医护人员需向患儿及家长普及运动好处，指导运动前后预防运动诱发性支气管痉挛的措施。依据美国运动医学院建议，每周运动3~5次，强度达50%最大摄氧量或出现症状时即止，每次持续20~30分钟。现阶段，哮喘患儿多开展跑步、游泳、跳绳等有氧运动。其中，游泳环境适宜且无常见过敏原，尤为适合哮喘患儿。另外，高强度间歇无氧运动也备受关注，其短时间高强度运动与短暂休息交替的模式，既能提升无氧运动能力，又契合儿童心理。

2. 呼吸训练

呼吸训练可调整呼吸频率、深度等，帮助患者掌握正确呼吸模式，缓解支气管痉挛与呼吸困难。常见方法有Buteyko呼吸训练法、缩唇呼吸和瑜伽。Buteyko呼吸训练法通过控制呼吸和呼吸暂停减少过度换气；缩唇呼吸用鼻吸气、噘嘴呼气，可提高气道内压，排出废气。但这两种方法较枯燥，可结合吹纸条、吹蜡烛等趣味活动训练。瑜伽融合姿势、调息和冥想，采用深、长、匀、缓的呼吸方式，增强肺通气和换气功能，不过因其较复杂，更适合学龄期和青春期患儿。

3. 呼吸肌训练

吸气肌收缩是肺通气的动力。哮喘患儿因呼气性呼吸困难致使肺膨胀，呼吸肌功能减退，通气功能下降，还会影响运动耐力。所以，呼吸肌功能不佳的哮喘患儿需要进行呼吸肌训练，以此增强呼吸肌力和耐力，增加肺活量，减轻呼吸劳累感。常见训练方法有阈值压力负荷训练、腹式呼吸等。阈值压力负荷训练使用三球仪呼吸训练器，能调动患儿积极性，初始阻力设为 40% 最大吸气压，再依情况调整。腹式呼吸通过鼻吸腹隆、嘴呼腹陷，增加膈肌活动度，增强膈肌功能，提升哮喘控制水平。呼吸操和太极拳在儿童中应用较少，但对学龄期及青春期患儿有一定效果，如六字诀呼吸操结合腹式呼吸可改善中重度哮喘患儿肺功能，太极拳采用特定呼吸方式，能提升肺换气效率，改善肺功能和生活质量。

二、药物干预

哮喘治疗药物依据作用方式可分为控制性药物与缓解性药物。控制性药物需长期服用，主要作用为治疗气道慢性炎症，以维持哮喘的临床控制状态，也被称为抗炎药；缓解性药物则按需使用，能迅速解除支气管痉挛，进而缓解哮喘症状，又称支气管扩张药。

急性发作期的治疗核心目标在于迅速缓解气道痉挛，纠正低氧血症，恢复肺功能，预防病情恶化、再次发作以及并发症的产生。轻度发作：借助定量气雾剂吸入短效 β2 受体激动剂，第 1 小时内每 20 分钟吸入 1~2 喷，随后调整为每 3~4 小时吸入 1~2 喷。与此同时，需将控制性药物吸入型糖皮质激素的剂量增加至少两倍。若控制性药物选用布地奈德/福莫特罗（160 μg/4.5 μg 规格），可直接增加 1~2 吸，但每日不超过 8 吸。中度发作：吸入短效 β2 受体激动剂（常用雾化吸入方式），第 1 小时内可进行持续雾化吸入。同时，联合雾化吸入短效抗胆碱药、激素混悬液，也可与静脉注射茶碱类药物联用。倘若治疗效果不理想，尤其是在原本使用控制性药物治疗的基础上发作的情况，应尽早口服激素，并及时吸氧。重度至危重度发作：持续雾化吸入短效 β2 受体激动剂，联合雾化吸入短效抗胆碱药、激素混悬液以及静脉使用茶碱类药物，同时吸氧。尽早静脉应用激素，病情得到控制和缓解后改为口服给药。其间要注意维持水、电解质平衡，纠正酸碱失衡，当 pH<7.20 且合并代谢性酸中毒时，需适当补碱。若经过上述治疗，临床症状和肺功能无改善甚至继续恶化，应及时给予机械通气治疗，其指征主要有呼吸肌疲劳、动脉血二氧化碳分压 ≥ 45 mmHg、意识改变（需进行有创机械通气）。此外，还应预防呼吸道感染等。针对所有急性发作患者，都需制订个体化的长期治疗方案。

慢性持续期的治疗需在评估和监测患者哮喘控制水平的基础上，依据长期治疗分级方案定期调整，以维持良好的控制状态。

三、智能化技术应用

随着 AI 技术的快速发展，其在哮喘干预领域的应用日益广泛，为哮喘的早期诊断、精准治疗以及患者的日常管理带来了全新的思路和方法，有效提升了哮喘的防治水平。

（一）哮喘的早期筛查与精准诊断

1. 大数据与机器学习助力风险预测

AI能够深度挖掘电子病历、健康档案等多源数据，涵盖患者的年龄、家族哮喘病史、过敏史、生活环境以及呼吸道感染记录等信息。通过先进的机器学习算法对这些数据进行深度分析，构建精准的哮喘风险预测模型。此模型可依据个体独特的数据特征，提前识别出哮喘的高风险人群，为早期干预提供有力依据，帮助高风险人群提前预防哮喘发作。

2. 多指标融合分析

传统哮喘诊断方式存在一定局限性，而AI技术能够将肺功能检测数据，如呼气峰流速、一秒用力呼气容积，与炎症指标如嗜酸性粒细胞计数、呼出气一氧化氮浓度，以及基因数据等进行全面整合。通过多指标融合分析，AI能够更敏锐地捕捉到哮喘早期的隐匿风险信号，大幅提高诊断的准确性和敏感性，有效避免漏诊和误诊，使患者能够及时得到准确的诊断和治疗。

3. 医学影像智能分析

基于AI的图像识别技术，能够对胸部CT、MRI影像等进行自动且细致的分析。它可以快速检测肺部的细微结构变化，如气道壁增厚、支气管扩张等哮喘相关的影像学特征。通过这些分析，辅助医生精准诊断哮喘，并且能够对疾病的严重程度和进展情况进行量化评估，为后续治疗方案的制订提供关键参考。

（二）基于物联网的智能化管理平台

1. 设备数据整合与智能质控

整合物联网肺功能仪、峰流速仪等设备，利用先进的通信技术实现哮喘相关数据实时、稳定地上传至云端平台。在数据上传过程中，AI算法会自动对数据采集操作进行全面的质量控制，从数据的采集频率、准确性到完整性都进行严格把关。同时，结合专科医师的二次质控，确保数据的高度准确性和可靠性，为医生的诊断和治疗提供可靠的数据支持。

2. 筛查流程优化

利用专门设计的哮喘风险评估问卷进行初筛，问卷内容涵盖患者的症状表现、过敏史、家族病史等多方面。AI通过对问卷结果的快速分析，能够高效地筛选出哮喘高危人群。对于这些高危人群，进一步通过智能化肺功能检查确诊，整个过程实现了自动化和智能化，大大优化了筛查流程，提高了早期发现率，让更多潜在患者能够及时被发现并得到进一步检查。

3. 分级诊疗与远程协作

基层医师借助平台对患者进行全面的健康教育，包括哮喘的预防知识、日常护理要点、避免诱发因素等；同时进行用药指导，确保患者正确使用吸入剂、口服药物等。并利用结构化问卷随访症状，及时了解患者的病情变化。平台支持基层医院与综合医院数据共享，专科医师可通过平台远程查看患者的各项数据，对诊疗进行指导，实现多级联动，提升哮喘管理的连续性和有效性，让患者在不同层级的医疗机构都能得到连贯、优质的医疗服务。

（三）个性化治疗方案制订

1. 精准医疗与药物选择

AI 全面分析患者的基因信息，了解其对不同药物的代谢能力，结合病情严重程度如哮喘发作频率、肺功能受损程度、症状持续时间等，以及生活习惯如运动频率、饮食偏好、工作环境等多维度数据。通过这些综合分析，为患者量身定制个性化的治疗方案，精准选择合适的药物种类，如糖皮质激素、β2 受体激动剂、白三烯调节剂等，确定最佳剂量和治疗周期，从而提高治疗效果，减少药物的不良反应。

2. 治疗效果预测与调整

通过深度学习模型，AI 能够对患者的治疗效果进行预测。它会分析患者的历史治疗数据、身体对药物的反应等信息，预测患者对不同治疗方案可能产生的反应。医生根据这些预测结果，及时调整治疗策略，避免无效治疗和药物不良反应。如果发现某种药物对患者效果不佳，及时更换药物或调整剂量，实现治疗方案的动态优化，确保患者得到最有效的治疗。

3. 智能康复方案规划

根据患者的身体状况，包括心肺功能、肌肉力量等，以及康复进展，如肺功能的恢复情况、运动耐力的提升程度等，AI 制订个性化的哮喘康复训练计划。例如，指导患者进行呼吸肌训练，如腹式呼吸、缩唇呼吸等，增强呼吸肌力量；规划有氧运动，如散步、游泳等，提高心肺功能，并实时监测训练效果，根据患者的实际情况动态调整康复方案，让康复训练更具针对性和有效性。

（四）智能互动式健康教育与健康行为干预

1. 智能云平台教育服务

基于智能云平台，开展线上健康教育讲座，邀请专业的呼吸科医生和健康专家进行授课。讲座内容涵盖哮喘相关知识，如疾病的发病机制、症状表现、诱发因素；用药指导，详细讲解药物的使用方法、注意事项、可能的不良反应；呼吸肌锻炼方法，通过视频演示和详细讲解，让患者掌握正确的锻炼技巧。同时，在讲座后和日常交流中，解答患者的疑问，提高患者对疾病的认知和自我管理能力，让患者能够更好地应对疾病。

2. 强化用药与康复训练管理

线上指导患者正确使用吸入剂等药物，通过视频教程、动画演示等方式，让患者清晰地了解药物的使用步骤。同时，监督患者进行居家康复训练，如呼吸肌训练、有氧运动等。定期检查患者的训练情况，给予指导和鼓励，提高患者的治疗依从性，确保患者能够按照医嘱进行治疗和康复训练。

3. 健康行为追踪与激励

借助可穿戴设备和 AI 应用程序，监测患者的日常活动，如步数、运动距离、运动时间等；饮食情况，记录食物的种类、摄入量等；睡眠质量，包括睡眠时间、睡眠周期等健康行为。将这些数据与疾病数据进行关联分析，给予患者实时反馈，如当患者接触到过敏诱发因素时及时提醒，当患者运动量不足时给出合理的运动建议。同时，设置激励机制，如完成一定的健康目标给予奖励，引导患者养成健康的生活方式。

（五）智能化穿戴和训练设备辅助治疗

1. 生理指标实时监测

可穿戴设备如便携式肺功能仪、脉搏血氧仪、呼吸频率测量计等，采用先进的传感器技术，实时收集患者的生理指标数据。这些数据通过蓝牙、Wifi 等无线传输方式，稳定地传输至云端。医生可以通过专门的医疗平台，远程监控患者的病情变化，及时发现异常情况，如血氧饱和度突然下降、呼吸频率过快、呼气峰流速值异常波动等，并迅速采取干预措施。

2. 疾病预测与预警

利用 AI 算法分析可穿戴设备收集的数据，结合患者的历史病情和个体特征，构建哮喘发作预测模型。该模型能够提前预测患者可能出现的哮喘发作情况，通过短信、App 推送等方式向患者和医生发出预警。一旦预警触发，医生可以及时调整治疗方案，患者也能做好相应的准备，如提前使用缓解药物、避免诱发因素等，为早期干预争取宝贵时间，降低哮喘发作的风险。

3. 智能训练设备助力康复

智能运动训练系统可根据患者的病情和身体状况，智能探测并提供个性化的训练方案。例如，对于病情较轻的患者，提供强度稍高的有氧运动训练；对于病情较重的患者，则侧重于呼吸肌训练和低强度的耐力训练。系统会量化训练数据，如训练的时间、强度、频率等，让患者和医生清楚地了解训练效果。通过持续的训练，增强患者的肌力和肌耐力，改善肺功能，提升生活质量。

（六）公共健康与群体管理

1. 人群风险评估与筛查

利用 AI 分析大规模人群数据，这些数据来源广泛，包括社区健康档案、体检中心数据、医疗保险数据等。通过对这些数据的挖掘和分析，识别潜在的哮喘患者。对于高风险人群，组织开展针对性的筛查和干预，如邀请他们参加免费的肺功能检查、哮喘防治讲座等，提高疾病的早期诊断率，做到早发现、早治疗。

2. 健康知识普及与政策制订

通过 AI 辅助应用程序广泛传播哮喘健康知识，以图文并茂、通俗易懂的方式向大众介绍疾病的预防、治疗和康复知识。同时，为群体用户提供定制化管理计划，根据不同人群的年龄、生活习惯、职业环境等因素，制订个性化的健康管理方案。AI 还可以分析疾病的分布和趋势，如不同地区、不同年龄段的发病情况，为制订公共健康政策提供数据支持，让政策更具针对性和科学性。

（七）图像和自然语言处理辅助诊疗

1. 医学影像深度分析

AI 对胸部影像进行深度分析，不仅能检测肺部病变，如肺部炎症、气道重塑等，还能通过对影像的量化分析，评估疾病对心血管等其他系统的影响。例如，通过分析肺部血管的形态和血流情况，判断是否存在心血管并发症。这些分析结果辅助医生全面了解患者病情，为制订综合治疗方案提供更丰富的信息。

2. 病历信息智能检索

利用自然语言处理技术，AI 能够快速检索和解析电子病历中的信息。它可以从大量的病历文本中提取关键数据，如患者的症状描述、检查结果、治疗过程、过敏史等。医生在诊疗过程中，可以借助 AI 的检索结果，快速了解患者的病史，为临床诊治提供参考，同时也有助于科研人员进行大数据分析，推动医学研究的发展。

（八）提升医疗工作效率

1. 临床辅助决策工具

AI 分析患者的历史数据和实时监测数据，通过对比大量的病例资料和医学知识，为医生提供病情评估和治疗建议。例如，当医生面对复杂的病情时，AI 可以快速给出可能的诊断方向和治疗方案，帮助医生快速作出准确决策，提高诊疗效率和质量。

2. 智能随访系统

AI 自动通过电话、短信、App 推送等方式与患者进行定期随访，自动提醒，以提高药物依从性自动提醒（通过短信、闹钟或自动电话发送）可以提高药物的依从性，但对临床结果没有影响。作为更复杂的远程医疗干预的一部分，提醒可能有助于坚持监测或使用药物。追踪治疗效果。它可以根据患者的治疗计划，设置不同的随访时间点，询问患者的症状变化、用药情况、康复训练进展等。同时，提醒患者复诊和检查，确保患者按时接受后续治疗，提高医疗服务的效率和质量，让患者得到持续、规范的医疗照顾。

第三节 案例

慢性呼吸系统疾病严重影响着我国患者的健康，给社会带来沉重的负担。其中，COPD 和哮喘作为常见的慢性呼吸系统疾病类型，各自有着独特的标准化管理路径，为清晰呈现慢性呼吸系统疾病的标准化管理路径，下面分别以 COPD 和哮喘为例展开具体案例阐述。同时，智能技术在现代医疗中发挥着重要作用，也融入了这两种疾病的管理进程中。

一、慢性阻塞性肺疾病管理案例

（一）患者基本情况

姓名：张××；性别：男；年龄：65 岁；职业：退休。

身高：170 cm；体重：65 kg；BMI：22.5 kg/m²；婚姻状况：已婚。

主诉：反复咳嗽、咳痰 5 年，加重伴活动后呼吸困难 1 年。

现病史：患者近 5 年来，每到冬春季就出现咳嗽、咳痰症状，起初为间断发作，每年持续 3~4 个月，未系统诊治。近 1 年来，咳嗽、咳痰症状逐渐加重，且伴有活动后呼吸困难，平地步行约 100 米就会感觉气短，休息后可稍缓解。近期无发热、胸痛、咯血等症状，但自觉食欲不佳，睡眠质量下降，常因咳嗽、气短而夜间醒来。

既往史：否认高血压、糖尿病等慢性病史，但体检发现血压偏高，未规律监测和治疗；否认心脏病、脑血管疾病史；否认手术、外伤及输血史；预防接种史不详；有青霉素过敏史。

个人史：吸烟 40 年，平均每天吸烟 20 支左右，未戒烟；偶尔饮酒，平均每周饮用白酒 1~2 两；

否认职业粉尘、化学物质接触史；否认疫区、疫水接触史。

家族史：父母已故，父亲生前有慢性支气管炎病史，母亲有高血压病史；否认家族中有遗传性疾病史。

（二）疾病评估

1. 诊断依据

通过详细询问病史，了解到张大爷长期吸烟且有典型的咳嗽、咳痰、呼吸困难症状。体格检查发现，张大爷呼吸音减弱，呼气延长，双肺可闻及散在的干湿啰音。肺功能检查显示，$FEV_1/FVC=0.65$，FEV_1 占预计值百分比为 55%。胸部 X 线检查显示，肺部透亮度增加，膈肌低平。综合以上信息，张大爷被诊断为 COPD，中度气流受限。

2. 病情评估

采用改良版英国医学研究委员会呼吸困难问卷评估，张大爷得分为 2 级；使用 COPD 患者自我评估测试问卷，张大爷总分为 15 分，提示症状较多。由于张大爷上一年有一次因 COPD 急性加重住院的经历，因此被判定为急性加重高风险人群。此外，经进一步检查，发现张大爷合并有高血压和轻度骨质疏松症。借助智能健康监测设备，医生还可以远程获取张大爷的日常心率、呼吸频率等生理数据，结合这些数据，能更全面地评估他的心肺功能状态。

（三）治疗措施

1. 稳定期治疗

（1）药物治疗

医生为张大爷开具了噻托溴铵粉吸入剂，每天 1 次，用于舒张气道；同时，使用布地奈德福莫特罗粉吸入剂，每天 2 次，减轻气道炎症。此外，考虑到张大爷有咳痰症状，还给予了氨溴索口服液，促进痰液排出。呼吸康复方面，建议张大爷每天进行 30 分钟的步行锻炼，每周至少 5 次；同时，指导他进行缩唇呼吸和腹式呼吸训练，每次训练 15~20 分钟，每天 2~3 次。营养支持上，建议张大爷每日摄入 30 kcal/kg 能量和 1.2 g/kg 蛋白质，多吃瘦肉、鱼类、豆类等富含蛋白质的食物，以及新鲜的蔬菜和水果。

（2）智能技术辅助

利用智能运动手环，张大爷可以记录自己的步行步数、运动距离和运动时长等信息，这些数据会同步到医生的诊疗系统中，医生能据此及时调整康复计划。同时，智能吸入装置可以记录张大爷的用药时间和剂量，若出现漏吸情况，会自动提醒他按时用药。

2. 急性加重期治疗

在一次感冒后，张大爷出现了咳嗽、咳痰加重，呼吸困难明显加剧的症状，被诊断为 COPD 急性加重。医生立即增加了支气管扩张剂的使用频率和剂量，采用雾化吸入沙丁胺醇和异丙托溴铵的方式，每 4~6 小时 1 次；同时，静脉滴注甲泼尼龙琥珀酸钠，连续使用 5 天，减轻炎症反应。根据血常规和痰培养结果，选用了头孢呋辛钠进行抗感染治疗。由于张大爷出现了低氧血症，给予了鼻导管吸氧，维持血氧饱和度在 88%~92%。经过积极治疗，张大爷的病情逐渐得到控制，症状缓解后出院。在住院期间，智能监护设备 24 小时监测张大爷的生命体征，一旦出现异常，系统会自动向医护人员发出警报，以便及时处理。

3. 优化管理

（1）营养管理

使用营养风险筛查 2002 量表对张大爷进行评估，发现他存在一定的营养风险。建议他增加富含 n-3 多不饱和脂肪酸的食物摄入，如每周食用 2~3 次深海鱼类；补充维生素 D，每天口服维生素 D 1 600 IU，2 个月后复查 25 羟维生素 D 防止过量。同时增加户外活动，多晒太阳。通过智能营养管理 App，张大爷可以记录自己的饮食摄入情况，App 会根据他的营养需求进行分析，并给出个性化的饮食建议。

（2）心理管理

在治疗过程中，发现张大爷因疾病困扰，出现了焦虑情绪。医护人员通过与他耐心沟通，讲解疾病的相关知识和治疗进展，增强他的治疗信心；同时，建议他参加 COPD 患者互助小组，与其他患者交流经验，缓解心理压力。智能心理健康评估小程序可以定期对张大爷进行心理测评，及时了解他的心理状态变化，以便医护人员调整心理干预措施。

（3）辅助器械管理

考虑到张大爷活动能力较差，为他配备了轮式助行器，方便他外出活动，提高步行距离和时间，改善日常生活能力。未来，智能助行设备还可以集成健康监测功能，实时监测张大爷的运动状态和身体指标，为他的出行安全提供保障。

（4）自我管理

医护人员为张大爷进行了详细的健康教育，包括如何正确使用吸入装置、如何识别 COPD 急性加重的症状、如何进行自我护理等。指导张大爷定期使用 COPD 患者自我评估测试问卷进行自我评估，记录症状变化；建立健康档案，定期到医院随访，医生根据随访结果及时调整治疗方案。张大爷还可以通过医院的智能健康管理平台，与医生进行线上沟通，上传自己的健康数据，方便医生随时掌握他的病情。

二、哮喘管理案例

（一）患者基本情况

姓名：李××；性别：男；年龄：25 岁；职业：办公室职员。

身高：175 cm；体重：70 kg；BMI：22.86 kg/m²；婚姻状况：未婚。

主诉：反复喘息、气急、胸闷 2 年，发作加重 1 天。

现病史：患者近 2 年来，每到春秋季节，接触花粉、尘螨后就会出现发作性喘息、气急、胸闷症状，每次发作持续数小时至数天不等。发作时自行吸入沙丁胺醇气雾剂后症状可缓解。1 天前，患者外出游玩后，上述症状再次发作，喘息、气急加重，伴有咳嗽、胸闷，自行用药后症状缓解不明显，遂来就诊。

既往史：有过敏性鼻炎病史 10 年，每到花粉季症状加重；否认高血压、糖尿病、心脏病等慢性病史；否认手术、外伤及输血史；预防接种史按计划完成；否认食物、药物过敏史。

个人史：无吸烟、饮酒史；办公室工作，室内环境相对封闭；经常加班，工作压力较大。

家族史：母亲有过敏性哮喘病史，父亲有过敏性鼻炎病史；否认家族中有其他遗传性疾病史。

（二）疾病评估

1. 诊断依据

询问病史得知小李有典型的哮喘症状，且与接触过敏原有关。体格检查发现，发作时双肺可闻及散在的哮鸣音。肺功能检测显示，支气管舒张试验阳性，吸入沙丁胺醇气雾剂后 FEV_1 较用药前增加 15%，绝对值增加 250 mL。外周血总 IgE 升高，过敏原检测显示对花粉和尘螨过敏。综合以上信息，小李被诊断为支气管哮喘。

2. 病情评估

评估小李的症状，发现他每周发作 2~3 次，夜间发作每月 1~2 次，使用沙丁胺醇气雾剂后症状可迅速缓解。ACT 评分为 18 分，提示哮喘控制不佳。进一步评估急性加重危险因素，发现小李工作压力较大，心理状态较差，且居住环境中尘螨较多。此外，经检查，小李合并有变应性鼻炎。借助智能环境监测设备，小李可以实时了解家中的湿度、温度以及尘螨浓度等信息，为预防哮喘发作提供依据。

（三）治疗措施

1. 长期控制治疗

医生为小李制订了长期控制治疗方案，使用布地奈德福莫特罗粉吸入剂，每天 2 次，控制气道炎症；同时，加用孟鲁司特钠片，每晚 1 次，减轻气道高反应性。考虑到小李的心理状态对哮喘控制有一定影响，建议他适当进行运动，如每周进行 3~4 次慢跑，每次 30 分钟左右，缓解压力。智能运动软件可以根据小李的身体状况和运动目标，为他定制个性化的运动计划，并记录运动过程中的心率、呼吸频率等数据，确保运动安全有效。

2. 急性发作期治疗

在一次春季外出游玩后，小李接触花粉后哮喘急性发作，出现喘息、气急加重，伴有咳嗽、胸闷。他立即吸入沙丁胺醇气雾剂，每 20 分钟吸入 2 喷，连续吸入 3 次后，症状稍有缓解。随后，前往医院就诊，医生给予布地奈德混悬液雾化吸入，每 4~6 小时 1 次，加强抗炎作用。经过治疗，小李的症状逐渐缓解。在就医过程中，医生通过智能诊疗系统快速获取小李的过往病历和近期健康数据，为诊断和治疗提供更准确的依据。

（四）优化管理

1. 营养管理

使用主观整体评价量表对小李进行评估，结果显示营养状况良好。建议他继续保持均衡饮食，多摄入富含维生素 C、E 的食物，如橙子、草莓、坚果等，增强抗氧化能力；避免食用辛辣、刺激性食物，减少对气道的刺激。智能饮食推荐 App 可以根据小李的饮食偏好和营养需求，为他推荐适合的食谱，帮助他更好地管理饮食。

2. 心理管理

针对小李工作压力大、心理状态差的情况，建议他学习放松技巧，如深呼吸、冥想等；必要时，寻求专业心理咨询师的帮助，调整心态，改善心理状态。智能心理放松设备可以通过播放舒缓的音乐、引导冥想等方式，帮助小李缓解压力和焦虑情绪。

3. 自我管理

医护人员指导小李正确使用峰流速仪，每天早晚各测量一次，并记录结果。当峰流速仪低于个人最佳值的 80% 时，提示哮喘可能发作，需及时调整治疗。同时，建议小李定期使用 ACT 问卷进行自我评估，根据得分判断哮喘控制水平，及时与医生沟通。此外，告知小李要注意保持居住环境清洁，定期清洗床上用品，减少尘螨滋生；在花粉季节，尽量减少外出时间，外出时佩戴口罩。小李可以通过手机哮喘管理 App 记录自己的症状、用药情况以及峰流速数据，App 会根据这些数据进行分析，提醒他复诊时间和注意事项。

第十七章 代谢疾病健康干预

第一节 糖尿病的干预

一、饮食干预

饮食治疗是糖尿病的基本治疗方法，各种类型的糖尿病患者都应该坚持科学合理的饮食（建议以平衡饮食替代饮食控制）糖尿病饮食控制的目标是稳定血糖、减少胰岛素抵抗、控制体重，同时预防并发症。核心原则包括以下几项。

（一）能量调控原则

针对糖尿病前期及确诊患者，需制订个性化能量平衡方案，在维持理想体质量的同时满足不同生理阶段的营养需求。

体重超标的糖尿病患者应实施生活方式干预，通过系统化能量管理实现至少5%的体质量减轻目标。

推荐采用通用系数法进行能量需求评估，计算标准为每日每公斤标准体重25~30 kcal，需综合考量身高、体质量、性别、年龄、活动强度及应激状态等参数。禁止长期实施极低能量（<800 kcal/d）营养干预方案。

（二）脂质营养优化策略

鉴于不同脂肪酸对代谢影响的异质性，建议脂肪供能占比控制在20%~30%，在提高单不饱和脂肪酸及n-3多不饱和脂肪酸摄入时可适度提升至35%。

严格限制饱和脂肪酸与反式脂肪酸的摄入，优先选择含单不饱和脂肪酸及多不饱和脂肪酸的优质食材（如深海鱼类、坚果类）。

参照《中国居民膳食指南》，实施膳食胆固醇摄入量监控。

（三）碳水化合物管理规范

推荐碳水化合物供能占比50%~65%。餐后血糖异常者可适度降低比例，但禁止长期采用极低碳水化合物膳食模式（<50%）。

在总量控制基础上，应注重碳水化合物质量选择：增加全谷物（占比≥50%）、低升糖指数食物及膳食纤维摄入，减少精制谷物。

建立规律进餐制度，胰岛素治疗者须确保碳水摄入量与给药方案时空匹配。

成人膳食纤维摄入应>14 g/1 000 kcal，其摄入水平与多种慢性疾病风险呈显著负相关。

严格限制添加糖摄入，允许适量使用代糖类甜味剂。

（四）蛋白质摄入准则

肾功能正常者推荐蛋白质供能比15%~20%，优质蛋白占比≥50%。

糖尿病肾病患者蛋白质摄入量应控制在0.8 g/kg/d以内。

（五）酒精摄入管理

原则上不建议饮酒，必须饮用时须计入总能量核算。

限定单日酒精摄入量：女性≤15 g，男性≤25 g（折合啤酒350 mL/葡萄酒150 mL/烈酒45 mL），周频次≤2次。

特别注意酒精性低血糖风险，胰岛素及磺脲类药物治疗者禁止空腹饮酒。

（六）钠盐控制标准

每日钠盐摄入量≤5 g，高血压患者需进一步限制。

需警惕隐形盐来源如加工食品、调味品及腌制食品等。

（七）微量营养素补充指引

重点监测维生素B族（尤其长期二甲双胍治疗者）、维生素C/D及铬、锌等微量元素水平。

禁止无指征长期大剂量补充营养制剂，其远期效益及安全性须循证验证。

（八）膳食模式选择

推荐实施个体化营养干预方案，可选择地中海膳食、素食等模式。需在专业团队指导下，结合代谢指标、文化背景及经济条件进行动态调整，定期监测血脂谱、肾功能及营养指标。

1. 低碳水化合物饮食与智能化管理

低碳水化合物饮食近年来在糖尿病管理中受到关注。减少碳水化合物摄入可显著降低糖化血红蛋白，提高胰岛素敏感性。智能化慢性病管理平台可以追踪每日碳水摄入量，并自动计算其对血糖的影响，帮助患者优化饮食结构。例如，某些智能手机应用可根据摄入的食物预测餐后血糖变化，并提供个性化的调整建议。

2. 地中海饮食与糖尿病管理

地中海饮食以橄榄油、坚果、全谷物、鱼类、豆类和蔬菜为主，富含抗氧化物质和健康脂肪，对糖尿病及其并发症有显著益处。地中海饮食可降低糖尿病患者的心血管风险，提高胰岛素敏感性。结合智能化管理，AI算法可以分析患者饮食结构，并给出优化建议，如增加不饱和脂肪摄入、减少加工食品等。

3. 得舒饮食与糖尿病合并高血压

得舒饮食强调低盐、低脂、高纤维，对糖尿病患者尤其是伴有高血压的患者有益。智能饮食管理系统可以实时计算每日钠摄入量，并提醒患者减少高盐食物，以优化血压和血糖控制。

二、运动干预

（一）运动干预的核心价值

体力活动作为2型糖尿病综合管理的重要组成模块，具有改善胰岛素敏感性、调节体成分结构、提升生存质量等多维效益。循证医学证据证实，系统性运动干预不仅能够实现血糖稳态调节，更可显著降低心血管事件发生率及全因死亡率。值得注意的是，运动疗法对于糖尿病高危人群同样展现出显著的一级预防效应。

（二）运动处方制定规范

临床实践表明，科学设计的运动处方需包含以下核心要素。

1. 医学评估前置原则

实施运动方案前需完成心肺功能评估、运动风险分层及并发症筛查，由运动医学团队制订个性化训练计划。

2. 有氧运动基准方案

建议成人患者每周完成≥150分钟中低强度（50%~70%最大心率，主观疲劳度11~13级）持续性有氧运动。可采用分次累积方式如每日3次×10分钟，最佳运动时机为餐后1小时窗口期。

3. 运动强度分级标准

中低强度项目：太极、功率自行车、乒乓球等。

中高强度项目：游泳、间歇性球类运动等。

抗阻训练补充方案：在排除禁忌证前提下，每周实施2~3次全身性抗阻训练，主要肌群覆盖度≥80%，组间恢复期>48小时，与有氧运动协同可产生代谢增益效应。

4. 动态调整机制

采用可穿戴设备监测运动强度及依从性，建立包含运动时长、频率、强度三维度的动态调节模型。需特别注意运动相关血糖波动管理策略的同步优化。

5. 行为模式重塑

建立非运动性热消耗促进方案，通过碎片化活动替代久坐行为，构建全天候能量消耗网络。

（三）运动安全控制体系

1. 绝对禁忌证

急性代谢紊乱糖尿病酮症酸中毒、重度低血糖等、未控制的高血压180/110 mmHg、进展期视网膜病变等。

2. 相对禁忌证

血糖>16.7 mmol/L时需评估酮体水平，确认水化状态后方可进行低强度运动。

3. 风险防控措施

运动前后实施动态血糖监测；建立药物—饮食—运动三维调节模型；实施分级防护策略环境选择、运动伙伴制等。

（四）临床推荐运动模式

1. 步行训练方案

基础强度：80~100 m/min 持续行走。进阶方案：采用间歇式训练法（运动时间：休息时间 =2：1）。周期目标：周累计距离 ≥ 21 km。

2. 骑行训练参数

室内功率标准：450~700 kg/（m·min）。室外安全规范：晨间训练为主，速度 8~15 km/h。

3. 有氧运动验证指标

符合任一项：持续 10 分钟以上且步频 ≥ 60 步 / 分；运动后心率增幅达基准值 30%~50%；靶心率达到（170- 年龄）标准值。

4. 耐力训练方案

初始阶段：10 分钟 / 日渐进延长至 40 分钟 / 日。强度控制：靶心率维持于（170- 年龄）± 5 次 / 分。组合模式：跑—走交替训练法。

本方案实施需结合心肺运动试验结果，运动强度参数参照《运动处方中国专家共识》。特殊人群老年、妊娠期等需制订专属运动防护策略。

三、药物干预

（一）口服降糖药

目前临床使用的口服抗糖尿病药主要包括非促胰岛素分泌剂双胍类、α 葡萄糖苷酶抑制剂和噻唑烷二酮类和促胰岛素分泌剂磺酰脲类、格列奈类，近年研制的二肽基肽酶 4 抑制剂、钠 – 葡萄糖同向转运蛋白抑制剂等也备受青睐。但糖尿病的药物干预策略应根据患者的具体情况来定制，药物的选择需要充分考虑药效、耐受性、副作用以及治疗的个体化需求。

（二）胰岛素治疗

胰岛素疗法是调控血糖稳态的核心干预手段，在糖尿病管理中具有不可替代的临床价值。1 型糖尿病患者由于胰岛 β 细胞功能绝对缺陷，需终身依赖外源性胰岛素维持基础代谢需求，同时实现血糖稳态调控及并发症风险管控。对于 2 型糖尿病患者，尽管胰岛素并非生存必需，但在口服降糖药物失效、存在用药禁忌或出现严重代谢紊乱时，胰岛素强化治疗成为改善血糖轨迹、延缓靶器官损害的关键措施。值得注意的是，病程进展至中晚期时，胰岛素干预可能成为维持血糖达标的核心治疗策略。治疗过程中需动态评估胰岛功能储备，结合连续葡萄糖监测数据优化给药方案，同时注重心血管代谢获益与低血糖风险的平衡管理。

四、智能化技术的应用

近年来，随着智能化慢性病管理技术的进步，AI、可穿戴设备、远程医疗和个性化健康管理系统已经广泛应用于糖尿病管理。智能化技术使得糖尿病患者可以实时监测血糖、分析饮食影响、调整药物剂量，从而提高血糖控制的精准度和患者依从性。

国家卫健委等 14 个部门联合发布《健康中国行动——糖尿病防治行动实施方案（2024—2030 年）》。明确推进糖尿病智慧健康管理，充分利用 AI 等信息技术丰富糖尿病健康管理手段，推广物联网应用、可穿戴设备，努力打造智能化糖尿病健康管理方案。

（一）智能血糖监测系统

血糖监测是糖尿病管理的核心环节。远程血糖监测系统借助互联网、云计算等先进技术，通过智能设备如持续葡萄糖监测设备，能够实时采集患者的血糖数据，患者可以轻松在家中或外出时进行血糖监测。随着智能手机在基层老百姓中的普遍应用，使得指尖血糖仪和持续葡萄糖监测逐渐被越来越多的患者接受并使用，持续葡萄糖监测系统可以 24 小时连续监测血糖，并与智能手机或云端数据库连接，提供实时反馈。通过蓝牙等无线技术将患者的血糖数据实时传输给医师或护士，医师可以随时随地查看血糖数据，了解血糖变化情况，从而及时制订和调整治疗方案。同时，医师可以根据患者的血糖波动模式，提供针对性的建议，帮助患者维持稳定的血糖水平。

（二）人工智能辅助个性化营养管理

AI 可分析患者的饮食习惯，并提供个性化膳食建议，同时结合餐后血糖数据进行实时调整。

（三）远程医疗与智能药物管理

糖尿病智能诊疗系统的研发主要基于两大核心模块的协同构建。

1. 知识库构建与动态更新机制

本系统通过建立多维度医学知识模型，实现前沿研究成果的持续整合。首先，系统内置文献智能检索与解析功能，能够实时追踪国际权威期刊及临床指南的最新研究动态。其次，依托结构化知识图谱技术，构建涵盖糖尿病及其逾百种并发症的完整病理数据库，确保诊疗知识的全面性与时效性。

2. 临床经验学习与决策优化体系

通过自然语言处理技术，系统可精准解析病历中的关键诊疗信息，包括但不限于：主诉特征、现病史演变、既往病史关联、个性化诊疗参数（体格检查数据、实验室指标等）等核心临床要素。经过机器学习训练后，系统可完成完整的诊疗决策链：从鉴别诊断、病情分级到预后评估，最终生成包含药物种类选择、剂量计算及疗程规划的综合治疗方案。

该智能系统的应用前景主要体现在两方面：其一，通过标准化决策路径可显著提升基层医疗机构的诊疗规范性；其二，智能辅助功能可有效优化诊疗流程，缩短决策时间。值得注意的是，随着系统持续学习临床新案例及循证医学证据，其诊断准确率和治疗方案优化能力将呈现持续提升态势，这为未来建立分级诊疗智能支持系统奠定了技术基础。

另外智能药盒、在线问诊、智能健康助手等技术可以提醒患者按时服药，并与医生进行远程沟通，提高患者依从性。历史数据不仅能帮助患者查看自己的用药记录——因为现实生活中有患者会忘记什么时候打了胰岛素、打了多少胰岛素，还能帮助患者家人、医生等掌握用药情况，以便对患者进行适时提醒、鼓励，或者综合患者的其他生活行为数据以调整管理方案。

远程药物调整是智能化管理在糖尿病治疗中的重要应用之一。患者可以通过线上咨询，医护团队亦可以主动管理，可以根据患者实时血糖监测情况及饮食运动情况，线上对患者的口服药及胰岛素量、饮食运动等进行线上调整。一些智能设备及应用程序在患者中得到了广泛应用，极大地改变了糖尿病的传统管理方式，提升了管理效果与患者的生活质量，推动了糖尿病治疗的个性化。

如自动化胰岛素输送系统，通过葡萄糖传感器和胰岛素泵之间的通信集成，在预测低血糖时使用算法自动减少或暂停胰岛素输送，预测高血糖时增加基础胰岛素，并会将之前已经输送的胰岛素纳入考虑并提供校正剂量，从而让患者更容易和更安全地达到血糖目标值。此外，一些人工胰腺系统根据患者的血糖水平和饮食、运动等信息，让调整胰岛素的剂量更准确，从而实现对糖尿病药物调整上的精准治疗。这些智能设备不仅提高了糖尿病管理的效率，也减少了人为操作误差，提升了治疗效果。

五、糖尿病智能化管理平台

（一）手机血糖仪

由于糖尿病患者群体庞大，适用于这些患者的管理系统应该做到广覆盖、低成本，还需要具备高留存和高活跃的特性。在这种强调患者自我管理的数字化管理系统中，血糖监测仍然是最基础的工作。手机血糖仪实现了指血血糖仪和音频通信技术的跨界结合，自动记录血糖数据到血糖管理App。

（二）人工智能糖医

AI糖医以云平台为智能枢纽中心，链接糖友、医生、三师共管团队，通过运用新技术、实现远程问诊、健康管理方案执行、数据监控、健康宣教，有针对性地完成糖尿病逆转全过程。

应用程序和智能设备能实现对糖尿病患者血糖数据的连续监测、异常值预警。此外，应用程序提供科普知识和实时数据，便于患者线上糖尿病知识学习、在线查看动态血糖报告，并接收在线医生用药指导、线上购药以及线上糖尿病人群社群互动交流等，构建从监测、管理到干预的血糖控制管理闭环。在这其中还能使用先进的AI和大数据进行决策，帮助不同的患者提供个性化的治疗和管理方案。

医生、保健人员在糖尿病数字疗法的过程中，充当疾病治疗和管理指导的角色。通过应用程序和智能设备后台，医生能根据近期的血糖情况，为患者开具降糖药物进行治疗。而在日常生活中，保健人员包括医生、营养师、健康管理师、运动教练等通过患者检查单等数据和智能设备反馈的实时数据，对患者进行糖尿病教育、生活干预指导、方案执行检测、心理疏导、运动指导等多方面，实时更改方案，使得更加符合患者的实际情况，以达到糖尿病患者的健康目标。

基于糖尿病需要长期进行管理的特点，社群能够为糖友提供交流、沟通、经验分享，集中讲授控糖知识和组织线下活动的平台，起到鼓舞信心、坚定意志、互相监督、互帮互助的作用。在线商城提供便捷的购买和商品推荐服务，糖友通过用低升糖指数的食品进行主食替代，降低饮食中的糖含量，和对于血糖的冲击，能有效降低身体负担，提升控糖效果。此外，一些专门针对糖友体质研发的食品、保健食品，能有效提供营养补充，保证预防并发症，甚至是提升体质。

（三）血糖手表

血糖手表的核心在于其内置的微纳葡萄糖多光谱传感器，这项技术利用特定波长的光线穿透皮肤，分析血液成分，从而准确推测血糖水平。这一过程无须传统的指尖采血，大大减轻了患者的心理和生理负担。光学技术的应用，虽然还未完全替代传统的血糖监测方法，但已经为糖尿病患者带来了极大的便利。它能够实时监测血糖水平，为患者提供即时的反馈，帮助他们更好地控制病情。智能化的功能，如根据血糖数据和个人情况提供饮食和运动建议，使得血糖手表成为糖尿病患者的得力助手。

血糖手表的另一个显著优势在于其与智能设备的无缝连接。通过 App 应用，患者可以将测量数据同步到智能手机等设备上，随时查看血糖变化趋势，了解自己的健康状况。这一功能不仅方便了患者与医生的沟通，也为治疗方案的调整提供了实时数据支持。

六、智能化管理在糖尿病中面临的挑战

（一）数据安全问题

糖尿病智能化管理涉及患者的个人敏感信息，如血糖数据、生活习惯等。随着智能化管理的深入应用，患者的健康数据面临泄露和滥用的风险。因此，如何确保这些数据的安全性和隐私性，防止数据泄露和滥用，是智能化管理面临的重要问题。

（二）数据准确性与可靠性

智能化管理工具依赖于患者的自我监测数据。然而，基层老年患者居多，容易出现由于操作不当、设备故障等原因，可能导致数据不准确或不可靠。如何确保数据的准确性和可靠性，是智能化管理需要解决的问题。

（三）技术普及与培训

一些老年患者或技术不熟悉的患者可能对智能化管理工具的使用存在困难。如何提高患者对智能化管理工具的接受度，以及为他们提供必要的培训和支持，是智能化管理面临的挑战之一。因此，加强技术普及和培训是推广智能化管理的关键

（四）标准化与规范化

目前市场上存在多种糖尿病智能化管理工具，但这些工具之间缺乏统一的标准和规范。这可能导致不同工具之间的数据不兼容或无法共享，影响智能化管理的效果。因此，糖尿病智能化管理工具的标准化及规范化仍是智能化管理需要解决的问题。

（五）费用与医保结合

目前智能化管理多数为一些高新技术企业推进，与医院信息/实验室（检验科）信息系统对接有一定困难，且管理费用多数仍然由患者支付，缺乏监管，期待以后会有政府主导，如果能将管理费用纳入医保，真正使得糖尿病患者获益，减少医疗支出，能更好地促进糖尿病等慢性病管理水平。

第二节　肥胖与脂代谢异常的干预

一、饮食管理

临床营养治疗作为肥胖症综合管理的核心策略，特指在医疗监督下实施的系统性营养干预方案。针对肥胖症患者的特殊营养需求，医学减重膳食通过调整宏量营养素构成实现基础代谢支持与能量负平衡双重目标。主要实施模式包含四大类：热量限制膳食、蛋白质优化膳食、间歇性能量限制以

及低碳营养结构，需要特别指出的是，营养干预方案的制订须严格遵循个体化原则，须在注册营养师全程监护下，结合动态代谢指标监测进行调整。

（一）饮食行为调整路径

1. 能量摄入控制

控制每日总能量摄入是管理肥胖的核心原则。推荐基于个性化能量计算模型，根据患者的基础代谢率、身体活动水平和目标体重确定每日能量摄入目标。智能健康管理平台可实时计算每日摄入的热量，并提供饮食优化建议。

智能化管理的应用：智能营养分析系统可扫描食物成分，自动记录热量和营养比例，帮助患者精准控制饮食。AI 推荐膳食模式，根据用户偏好和血糖波动调整食谱，确保既能控制体重，又能维持代谢平衡。

2. 碳水化合物质量优化

高升糖指数和高升糖负荷的食物容易引发胰岛素波动，促进脂肪堆积。因此，应优先选择低升糖指数食物，如全谷物、蔬菜和豆类，减少精制糖和加工食品的摄入。

智能化管理的应用：通过血糖监测设备结合 AI 分析，识别个体对不同食物的血糖反应，提供精准的低升糖指数膳食建议。可穿戴设备记录进食时间，AI 可识别进食模式并提醒患者避免深夜进食。

3. 脂肪与蛋白质比例调整

脂肪摄入应强调优质脂肪如单不饱和脂肪酸、ω-3 脂肪酸，减少饱和脂肪酸和反式脂肪酸。适量优质蛋白质有助于维持肌肉质量、增加饱腹感、改善脂肪代谢。

智能化管理的应用：AI 可根据血脂水平和代谢情况，推荐个性化的脂肪和蛋白质比例方案。智能摄食追踪设备能监测营养成分，并给出优化建议，如增加鱼类摄入或减少红肉比例。

4. 进食模式调整

间歇性禁食已被证明对胰岛素敏感性、促进脂肪代谢有积极作用。常见模式包括"16 ∶ 8"（每日禁食 16 小时）、"5 ∶ 2"（每周两天低热量摄入）。

（二）智能化技术在饮食管理中的应用

通过智能健康应用追踪禁食时间，并结合血糖监测数据分析个体适应性。远程医疗平台可根据患者反馈调整进食方案，确保安全性和可持续性。

二、运动干预

科学运动是肥胖综合管理的关键干预手段。对于体重管理对象，体能训练方案需遵循安全性优先原则，在实施前须完成运动风险分层评估（涵盖运动系统损伤风险与心血管事件风险），基于体质量指数、运动耐量、共病状况及肥胖相关并发症制订个性化运动处方，具体包括运动周期、负荷量级、形式选择、持续时间、能量消耗当量以及阶段性进阶方案，同时建立随访机制监测运动依从性，结合心肺功能改善程度动态调整运动参数。

（一）运动处方实施框架

运动疗法在改善体脂分布与代谢调节方面具有显著效益，主要包括心肺耐力训练、肌力强化训练及高强度间歇训练三类基础形式。

1. 心肺耐力训练

心肺耐力训练如功率自行车、椭圆机训练可通过提升线粒体功能改善内脏脂肪代谢。实施前需测定静息心率并计算目标心率区间,公式为:目标心率=[(220-年龄)-静息心率]×(60%~80%)+静息心率。运动全程需通过可穿戴设备监测心率波动,确保处于有效燃脂区间。减重期推荐每周完成150~420分钟中低强度持续性运动(如游泳、健步走等大肌群节律性运动),体重维持期需保持每周200~300分钟运动时长。需特别强调的是,应同步实施柔韧性训练,推荐每周2~3次静力拉伸,单次动作保持10~30秒,重复2~4组,以改善关节活动度。

2. 肌力强化训练

肌力强化训练如壶铃摆荡、弹力带训练可通过增加瘦体重提升静息代谢率。训练设计需遵循渐进性超负荷原则,重点强化下肢动力链与核心稳定肌群,例如通过靠墙静蹲、提踵训练等闭链运动增强承重关节稳定性。推荐每周进行2~3次多关节复合训练,采用单次最大重复重量的50%~70%负荷,每组完成8~12次至主观疲劳度达13~15级。等长收缩训练建议单次维持60~120秒,累积12~15分钟/次,特别注意大体重个体需加强足踝稳定性训练以预防运动损伤。

3. 高强度间歇训练

高强度间歇训练增强运动后过量氧耗,促进脂质氧化代谢。建议采用1:1或1:2运动/间歇比,单次训练时长不超过30分钟。

4. 行为强化策略

建立运动认知教育体系,通过摄氧量峰值测试数据可视化反馈,帮助受试者理解能量代谢原理,同时结合运动愉悦感体验(如团体课程、运动社交)巩固长期运动依从性,这对预防体重反弹具有关键作用。

(二)智能化技术在运动干预中的应用

智能手环或智能运动App可记录运动类型、心率、步数、消耗热量,并提供个性化运动计划。

AI教练系统可分析运动数据,自动调整训练方案,提高运动效果。

AI分析运动数据,计算最适运动强度,避免过度训练或运动不足。

运动提醒系统可督促患者保持规律运动习惯,提高依从性。

三、心理与生活方式调整路径

(一)心理调整路径

1. 认知行为疗法

认知行为治疗作为心理调整的核心技术,其干预体系由六大功能模块构成:消极认知识别、自动化思维调控、压力应对训练、进食情境处置、自我形象重塑及体重维持策略。在消极认知识别阶段,治疗师引导患者系统辨识与记录饮食行为及体力活动相关的非理性信念与情绪反应;自动化思维调控模块着重解析思维模式对行为的影响机制,通过认知重构技术验证消极认知的现实效度;压力应对模块教授情绪调节技巧以阻断情绪性进食链条;进食情境处置模块重点建立饥饿感与进食欲望的鉴别机制,发展特定饮食场景的应对技能;自我形象重塑模块致力于构建客观身体认知与积极自我评价体系；体重维持模块则通过目标管理、危机预案制定等认知策略巩固长期疗效。该疗法基于认知—情感—行为三元交互理论框架，整合动机激发、目标梯度设定、技能习得等技术要素，系统改善患者的饮食决策模式。临床实践证实，该疗法能有效解构进食行为背后的情绪驱动机制，修正功能失调性认知，提升高危情境应对能力，并建立可持续的体重管理认知架构。

2. 心理支持体系

构建多维心理支持网络包含两大核心要素：其一为个体心理支持，由专业心理医师通过结构式访谈技术处理肥胖相关心理共病（如体像障碍、抑郁焦虑等），运用接纳承诺疗法提升患者的自我认同水平；其二为群体支持系统，通过组建标准化互助团体，运用社会学习理论强化患者的社交支持感知，借助群体动力学增强治疗依从性。

3. 疗效监控机制

建议建立周期性的效果评估机制，采用标准化心理量表（如进食行为量表、体像障碍量表）进行量化监测，结合阶段性反馈优化干预方案，实现治疗策略的动态调整。特别需针对认知重构效果、情绪调节能力、社会功能改善等维度进行重点评估。

（二）生活方式调整路径

1. 睡眠优化

睡眠不足或睡眠质量差会导致瘦素减少，饥饿素增加，从而增加食欲，导致体重上升。

智能化管理的应用：智能睡眠监测设备可分析睡眠质量，并提供改善建议，如调整作息或减少夜间蓝光暴露。

2. 压力管理

长期压力会促进皮质醇分泌，导致胰岛素抵抗和脂肪积累，增加肥胖风险。

智能化管理的应用：智能心理健康 App 提供冥想、深呼吸训练，帮助降低压力水平。可穿戴设备监测心率变异性，实时评估压力状态，并给予放松建议。

3. 行为动机强化

长期行为调整需要内在动机（如健康改善）和外在动机（如奖励机制）结合，智能化管理可以增强患者的行为坚持度。

智能化管理的应用：健康积分系统：完成每日运动或饮食目标可获得积分兑换健康奖励。

社交支持系统：在线健康社区提供交流平台，增强行为坚持度。

四、减重药物治疗

当前我国批准用于成年原发性肥胖症治疗的药物涵盖奥利司他、利拉鲁肽、贝那鲁肽、司美格鲁肽及替尔泊肽五大类，但针对遗传性肥胖症的特异性药物仍处于研发阶段。临床用药需严格遵循适应证规范，在全面评估患者基础状况及禁忌证后制订个体化方案，治疗期间应定期监测疗效与安全性指标，并根据反馈动态调整干预策略。

药物干预的临床指征：对于超重合并至少一项体重相关并发症（包括代谢综合征组分、阻塞性睡眠呼吸暂停、心血管疾病等）且生活方式干预无效者，建议在强化行为管理基础上联用药物治疗。单纯性肥胖患者经 3~6 个月系统生活方式干预未达预期减重目标通常设定为体重下降 ≥5%，同样具备药物联合治疗指征。

五、肥胖与脂代谢异常智能化管理平台

（一）智能化健康物联系统

1. 实施流程

①基线评估：通过面谈及电子问卷采集人口学特征、膳食模式（主食/蔬果/高脂食品摄入量）、运动习惯（每周≥30分钟运动频次）及外源性饮食行为（早餐规律性/夜宵频率/外出就餐次数）；②生理监测：系统自动记录干预前后BMI、腰臀比、血压及血脂指标（TG、TC、LDL-C）等；③方案制订：基于多维数据生成个体化健康报告，整合营养风险分级与代谢综合征预测模型；④动态管理：执行阶梯式饮食运动处方，通过智能终端实现行为记录、健康提醒及在线咨询；⑤行多维分析。

2. 干预效果分析

行为改善特征：高盐腌制食品摄入频率，外出就餐次数；基础营养素摄入结构调整；规律运动达标率。

代谢指标变化：空腹血糖，收缩压，TG，TC。

3. 实践价值与展望

管理模式优势：智能物联技术驱动管理可短期优化行为模式及代谢指标，降低心血管风险；行为可视化与即时反馈机制提升慢性病管理持续性。

未来优化方向：延长干预周期并开发膳食质量精准监控模块；拓展多中心大样本研究验证模式普适性。

（二）人工智能医学减重平台

智能医学减重平台框架是基于微信小程序搭建，并配合可穿戴运动手环记录患者运动形式、时间、消耗能量，从而达到对减重过程中身体数据的全面了解。平台建立智能快速食物能量简易测评系统，最大程度帮助用户降低操作复杂性从而改善依从性。平台设计了基于用户习惯的学习机制，可基于该用户对识别结果的修改优化未来菜肴的识别结果。并构建基于能量平衡为导向，融合可穿戴设备大数据的智能吃动平衡系统。

第三节 案例

一、案例信息

王某某，男性，53岁，企业中层管理人员。既往有高血压病史5年，血压控制不稳定，常自行增减降压药物剂量。体型肥胖（身高175 cm，体重95 kg，腹围100 cm），饮食不规律，常暴饮暴食，喜食油腻、高盐食物，工作繁忙，体力活动极少。近3个月来，常感乏力、头晕，晨起视物

模糊，双下肢时有麻木感。2天前社区体检时测量血压为160/100 mmHg，随机血糖11.5 mmol/L。其父亲患有糖尿病和高血压，母亲有冠心病。

二、健康管理目标

（一）全面评估

通过系统收集健康信息，对患者的糖尿病、高血压及其并发症进行准确评估，建立心脑血管疾病风险分层评估体系。

（二）个性化干预

构建"三位一体"智能健康管理模式，个性化干预，依据患者个体情况，制订并实施针对性强的健康干预措施。

（三）智能化慢性病管理

借助智能化技术手段，有效管理代谢综合征，延缓慢性并发症进展，预防急性并发症发生。实现血压达标（<130/80 mmHg）及BMI下降10%。

三、健康管理流程

（一）健康信息采集

1. 患者资料收集与档案建立

收集患者性别、年龄、职业、生活方式（包括饮食、运动、作息等）、家族史、既往史等信息。建议患者前往内科专科进行全面检查，如一般情况检查（身高、体重、体温、呼吸等）、体格检查（心肺听诊、腹部触诊等）、动态血压监测（连续监测24小时血压变化）、血糖谱监测（空腹、餐后1小时、餐后2小时、睡前血糖等）、心电图（了解心脏电活动情况）、神经传导速度测定（排查糖尿病神经病变）、超声心动图（评估心脏结构和功能）、颈动脉超声及下肢动脉超声（检测动脉粥样硬化情况）等影像学检查，必要时可进行冠状动脉CTA检查。同时，进行尿常规（含尿蛋白、糖、红细胞、白细胞等）、尿微量白蛋白、肾功能（血肌酐、尿素氮等）、肝功能（转氨酶、胆红素等）、血糖、糖化血红蛋白、血脂（TC、TG、LDL-C、HDL-C）、电解质（钾、钠、氯等）等常规化验检查，以及口服葡萄糖耐量试验、胰岛素释放试验、C肽释放试验等专科化验检查，为患者建立完整详细的综合健康档案。

2. 健康信息监测

通过采集的健康信息，明确患者当前血糖、血压控制情况，判断是否存在高脂血症等危险因素，以及是否患有糖尿病肾病、糖尿病视网膜病变、高血压性心脏病、动脉粥样硬化、糖尿病神经病变等并发症。

（二）健康评估

1. 数据分析与健康评估

患者高血压病史明确，此次新发现血糖升高，考虑代谢综合征。对收集的健康数据进行深入分析，全面综合评估患者健康状况。

患者有高血压病史5年，血压控制不佳，无吸烟史，但因工作应酬偶有饮酒，有糖尿病、高血压、冠心病家族史。肥胖，饮食不健康，运动缺乏。社区体检血压 160/100 mmHg，随机血糖 11.5 mmol/L。

动态血压监测显示：白天血压多在（150~160）/（95~100）mmHg，夜间血压略低但仍高于正常范围；心电图提示左心室高电压，可能存在心肌肥厚；神经传导速度测定发现下肢神经传导速度轻度减慢；颈动脉超声和下肢动脉超声显示动脉内中膜增厚，有少量斑块形成；尿常规示尿蛋白弱阳性；肾功能血肌酐轻度升高；肝功能基本正常；空腹血糖波动在 9~10 mmol/L，糖化血红蛋白 8.5%，LDL-C 4.5 mmol/L；眼底检查可见微血管瘤。胰岛素释放试验提示胰岛素分泌高峰延迟，存在胰岛素抵抗。

2. 多模态数据整合

基础档案：建立含医院信息系统对接的电子病历，整合近 3 年体检数据。

动态监测：72 小时动态血压监测 + 连续血糖监测。

智能设备：配置具备心电功能的智能手表（心率变异性分析）、体脂秤（内脏脂肪指数）。

（三）健康干预

1. 制订健康干预方案及执行计划

患者目前血压、血糖控制均不理想，首先安排至内科专科住院治疗，调整血压、血糖控制方案。出院后严格按照医嘱规律服用降压、降糖药物，并定期监测血压、血糖。

加强患者健康教育，强调控制体重、规律作息的重要性，保证每天 7~8 小时充足睡眠。调整饮食结构，减少钠盐、脂肪摄入，增加膳食纤维摄入。鼓励适当运动锻炼，逐渐增加运动量。

2. 跟踪随访并进行健康指导

通过定期随访及体检，评估患者健康状况，根据实际情况调整干预措施。主要随访内容包括：①了解患者饮食控制执行情况，如每日盐、油、糖摄入量，食物种类搭配等；运动情况，包括运动频率、强度、时间等；目前症状改善情况，如头晕、乏力、下肢麻木等；以及药物服用的依从性。②进行一般检查和体格检查，定期监测糖化血红蛋白、血脂、肾功能、尿微量白蛋白等指标变化。③密切关注有无急性并发症（如高血压危象、糖尿病酮症酸中毒等）、慢性并发症（如糖尿病肾病进展、视网膜病变加重、心血管疾病发生等）的表现。

四、智能化管理

（一）健康信息采集

利用物联网技术，与内科专科医生合作，为患者构建"门诊 + 住院 + 家庭自我监测"一体化综合健康档案。患者可通过智能血压计、血糖仪、智能手表（心率变异性分析）、体脂秤等设备在家中进行血压、血糖、体脂监测，数据自动上传至智能化平台，实现实时储存与分析。医患之间借助电脑、手机等终端设备，随时联通查看血压、血糖、体脂数据及变化趋势图。

（二）疾病风险评估

运用网络信息平台，对采集的数据进行综合分析，评估血压、血糖、体脂控制的风险与受益程度，考量方案的可行性及社会因素（如患者经济状况、工作环境对健康管理的影响等），为患者制订个性化、合理的血压、血糖控制目标。医生可根据患者上传数据，及时反馈调整治疗方案，包括药物剂量、种类，以及医学营养治疗指导。

1. 人工智能风险预测

输入参数：10年动脉粥样硬化性心脏病风险评分（28.7%）、弗雷明汉卒中评分（19%）。

输出结果：建立动态风险热力图，提示脑小血管病高风险。

2. 数字孪生建模

构建个性化心血管模型，模拟不同干预方案效果：①药物调整方案敏感性分析；②运动强度与血压响应曲线；③膳食钠钾比对夜尿量影响模型。

（三）制订健康干预计划

1. 健康教育

通过大众媒体（如健康科普节目、报纸健康专栏）、自媒体（微信公众号、微博健康博主）、健康管理App等多种渠道，向患者推送高血压、糖尿病等代谢综合征相关科普知识，包括疾病病因、症状、危害、治疗方法、日常注意事项等，提高患者健康意识和自我管理能力。

2. 医学营养治疗

为患者制订个性化营养计划，通过智能化管理平台推送，帮助患者养成良好饮食习惯。建议采用低盐（每日不超过6 g）、低脂（脂肪供能比20%~30%）、高膳食纤维饮食，增加蔬菜、水果、全谷物摄入，减少饱和脂肪酸和胆固醇摄入。根据患者理想体重（约70 kg）及轻体力劳动强度，每日摄入总热量控制在2 000~2 300 kcal。同时，指导患者合理分配餐次，避免暴饮暴食。

智慧营养干预—AI配餐系统：图像识别技术分析饮食结构（钠摄入量超标42%）；生成得舒饮食方案（每日钠摄入<1 500 mg）；智能购物清单推送（低升糖指数食品采购建议）。

3. 运动治疗

待患者血压、血糖控制平稳后，鼓励开展规律运动。建议每周进行至少150分钟中等强度有氧运动，如快走速度约每分钟100~120步、慢跑、骑自行车、游泳等，运动强度以微微出汗、稍感疲劳但休息后可缓解为宜。运动前后需监测血糖，避免低血糖发生。运动过程中如出现不适，应立即停止并就医。

虚拟现实运动系统：根据实时血压数据调整运动强度；虚拟场景步行训练（超市购物情景模拟）；运动后自动生成恢复建议（补水＋拉伸指导）。

4. 病情监测及药物治疗

利用穿戴式智能设备（智能手环可监测心率、运动步数等）、健康管理App、移动社交平台搭建智能管理平台。内科专科医生和慢性病管理医生通过平台对患者进行定期问诊，督促患者按时上传血压、血糖数据，及时了解病情控制情况。医生根据患者就诊时间、血压血糖测量值、药物服用情况、危险因素干预效果、靶器官损害筛查结果以及并发症评估等，调整治疗方案，协助患者有效管理疾病。

精准用药管理：智能药盒，配备蓝牙连接的7格分装药盒，实时记录服药依从性；药物优化，分析调整用药时间（将氨氯地平改为睡前服用）；不良反应监测，分析患者主诉，及时识别踝部水肿。

（四）闭环管理系统

建立分级预警机制。橙色预警：收缩压>160 mmHg持续2小时；红色预警：出现言语不利等神经症状；

紧急响应：自动触发视频问诊 + 急救定位。

（五）质量控制系统

依从性评价：用药依从率（目标 >90%）；饮食日志完整率（目标 >85%）；运动计划完成率（目标 >80%）。

效果评估周期：短期（1 个月），动态血压达标率；中期（3 个月），内脏脂肪、血糖下降幅度；长期（1 年），血糖及颈动脉斑块稳定性评估。

五、案例总结

本案例中，患者患有高血压多年，新诊断糖尿病，且存在肥胖、不良生活方式、家族遗传等多种危险因素，代谢综合征诊断明确。其健康管理重点在于早期发现并治疗急性或慢性并发症；针对肥胖、不健康饮食和生活方式等进行综合干预，降低动脉粥样硬化血管病发生风险。借助智能化管理平台，制订个体化健康干预方案，多维度干预患者血压、血糖控制，定期监测并发症发生发展趋势，以延缓慢性并发症进展，预防急性并发症发生，提高患者生活质量。

综合管理流程路径见图 17-1。

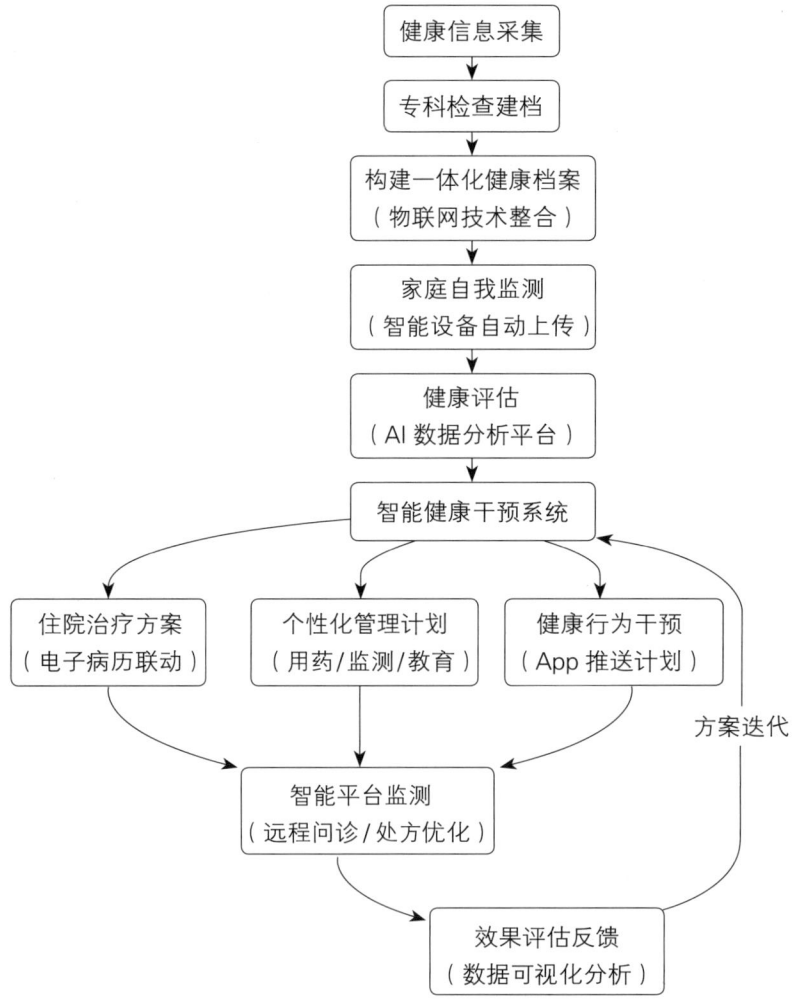

图 17-1　代谢综合征综合管理路径流程图

经 6 个月干预，患者血压达标率 32% 提升 78%，内脏脂肪面积减 18%，示范了智能化健康管理在慢性病防控中的核心价值。

代谢性疾病的管理需要综合考虑运动、饮食和药物的协同作用。智能化慢性病管理技术使得个性化、精准化管理成为可能，提高患者依从性，优化长期健康结局。未来，随着 AI、可穿戴设备、远程医疗的发展，综合代谢管理方案将更加高效，为慢性病管理提供创新性解决方案。

第十八章 消化系统疾病健康干预

第一节 慢性肝病健康干预

慢性肝病的成因复杂，涉及病毒性感染、长期饮酒等多种因素，其诊断过程需依赖一系列综合检查手段。诊断方法主要包括病史采集、体格检查、实验室检查、影像学检查、组织学检查等。病史采集需详细询问患者的饮酒史、药物史、家族病史等，以评估患者是否存在慢性肝病的潜在风险。体格检查则通过观察患者的皮肤、巩膜是否黄染，腹部是否有压痛、肝脾是否肿大等体征，初步判断肝脏状况。实验室检查如肝功能检查、病毒学检查等，可进一步确认肝脏损伤程度及病因。影像学检查如超声、CT、MRI等，可直观显示肝脏形态、大小及是否存在异常病变。在必要情况下，还需进行肝组织活检，以明确肝脏病变的性质和程度。治疗策略多样，主要包括病因治疗、抑制肝脏炎症、营养支持、生活方式改善、肝移植等。针对慢性病毒性肝炎，需进行抗病毒治疗，以抑制病毒复制，减轻肝脏炎症。对于酒精性肝病，首要措施是戒酒，同时给予保肝、营养支持等治疗。此外，针对患者的具体情况，还需进行个性化的营养支持和生活方式改善指导，如调整饮食结构，增加蛋白质、维生素等营养素的摄入，减少脂肪、糖类的摄入；规律作息，避免熬夜、过度劳累等不良生活习惯；适当进行体育锻炼，增强身体免疫力等。在病情严重或进展至肝硬化、肝癌等阶段时，还需考虑肝移植等手术治疗。

一、慢性病毒性肝炎

（一）筛查

病毒性肝炎筛查应配合适当的咨询，并用于指导进一步的评估、转诊及疫苗接种。乙型肝炎成人高风险群体包括性暴露感染风险人群、职业暴露风险人群、经皮肤和黏膜暴露血液风险人群以及慢性乙型肝炎感染者家庭成员等。针对高风险群体，应实施定期检测，一旦发现病毒感染，应及时前往正规医疗机构接受科学规范的抗病毒治疗，并严格遵循医嘱、配合治疗，避免自行停药并且定期检查。丙型肝炎的高风险群体包括血液传播风险人群、性传播风险人群（包括与丙型肝炎感染者发生无保护性行为，与多个性伴侣发生不安全性行为等）、母婴传播风险人群（丙型肝炎感染者所生子女）。

（二）治疗

早期诊断和规范治疗至关重要。

1. 抗病毒治疗的核心地位

针对不同类型的病毒性肝炎，抗病毒治疗是不可或缺的组成部分。例如，乙型肝炎患者可采用恩替卡韦、替诺福韦等药物进行治疗，而丙型肝炎患者则可选用直接作用抗病毒药物。这些药物能够有效抑制病毒复制，减轻肝脏损伤，延缓疾病进程；

2. 保肝治疗的重要性亦不容忽视

除抗病毒治疗外，保肝治疗在慢性病毒性肝炎治疗中占据重要地位。保肝药物有助于减轻肝脏炎症，促进肝细胞修复，改善肝功能。

3. 保持健康的生活方式

保持健康的生活方式也是慢性病毒性肝炎患者管理疾病的重要手段。戒烟限酒、均衡饮食、适量运动等健康习惯有助于改善肝功能，提高整体健康状况。

（三）随访

在抗病毒治疗的实施过程中，必须对患者的病毒学反应、生化反应以及影像学变化进行严密监测，并根据监测结果适时调整治疗策略。对于表现出抗药性的患者，应依据抗药性检测结果，选择敏感的抗病毒药物或调整治疗方案。此外，在抗病毒治疗期间，需密切关注药物可能产生的不良反应，例如乏力、恶心、皮疹等，并在必要时考虑暂停或更换药物。患者应定期进行复诊，并通过血液学检查、影像学检查等方法，对肝功能、病毒载量及肝脏硬度等关键指标进行监控。这些指标能够揭示疾病的进展状况和治疗效果，为医生提供调整治疗方案的科学依据。AI技术在病毒性肝炎的管理和治疗中也正逐渐发挥作用。通过大数据分析和机器学习算法，AI能够帮助医生更准确地预测疾病进展、评估治疗效果，并为患者提供个性化的治疗建议。此外，AI还可以辅助医生进行远程监控和随访，提高医疗服务的效率和便捷性。随着技术的不断进步，AI有望在病毒性肝炎的治疗和管理中发挥越来越重要的作用，为患者带来更好的治疗体验和预后效果。

慢性病毒性肝炎的治疗及随访需要综合考虑抗病毒治疗、保肝治疗、定期复诊与监控以及健康生活方式等多个方面。通过综合治疗和管理，患者可以有效控制疾病进展，提高生活质量。

二、酒精性肝病

（一）筛查

重视对高风险人群的筛查，以便早期发现并戒除酒精依赖，实现早期诊断与治疗，有效遏制酒精性肝病的进一步恶化。酒精使用障碍筛查测试（表18-1）是一种有效的筛查工具，能够帮助识别存在酒精相关问题的个体。酒精使用障碍筛查测试通过一系列问题，评估个体的饮酒频率、饮酒量以及酒精对日常生活的影响，从而判断是否存在酒精滥用或依赖的风险。对于酒精使用障碍筛查测试评分较高的个体，应进一步进行详细的评估和诊断，以确定是否存在酒精性肝病或其他酒精相关问题。在精神科患者的筛选中，特别需要注意酒精性肝病的风险。由于精神科患者可能存在认知、情感或行为障碍，他们可能更容易出现酒精滥用或依赖的情况。因此，对于精神科患者，应常规进行酒精性肝病的筛查，并密切关注其饮酒行为的变化。

表 18-1　酒精使用障碍筛查测试

问题	评分
1. 您喝酒的频率是？	（0）从不 （1）每月约 1 次 （2）每月 2~4 次 （3）每周 2~3 次 （4）每周 4 次以上
2. 在喝酒的那一天中所饮的酒量是多少标准杯数（1 标准杯≈10g 酒精）？	（0）1 或 2 （1）3 或 4 （2）5 或 6 （3）7 或 9 （4）10 以上
3. 每次喝 6 标准杯以上的次数为多少？	（0）从不 （1）每月不到 1 次 （2）每月 1 次 （3）几乎每周 1 次 （4）每天或几乎每天 1 次
4. 您是否一开始喝酒就无法立即中断？这种情况在最近一年中有几次？	（0）从不 （1）每月不到 1 次 （2）每月 1 次 （3）几乎每周 1 次 （4）每天或几乎每天 1 次
5. 您有没有因为喝酒而耽误要做的事情？这种情况在最近一年中有几次？	（0）从不 （1）每月不到 1 次 （2）每月 1 次 （3）几乎每周 1 次 （4）每天或几乎每天 1 次
6. 在一次大量饮酒后，您是否需要在次日早上喝一些酒才能正常生活？这种情况在最近一年中有几次？	（0）从不 （1）每月不到 1 次 （2）每月 1 次 （3）几乎每周 1 次 （4）每天或几乎每天 1 次
7. 你会不会在饮酒之后感到内疚或后悔？这种情况在最近一年中有几次？	（0）从不 （1）每月不到 1 次 （2）每月 1 次 （3）几乎每周 1 次 （4）每天或几乎每天 1 次

(续表)

问题	评分
8. 您会不会因为喝酒而回忆不起来前夜所发生的情况？这种情况在最近一年中有几次？	（0）从不 （1）每月不到 1 次 （2）每月 1 次 （3）几乎每周 1 次 （4）每天或几乎每天 1 次
9. 有没有因为您喝酒而使本人或他人受到损伤的情况？这种情况在最近一年中有几次？	（0）没有 （2）有，但不在过去的 1 年 （4）有，是在过去的 1 年
10. 您的亲戚好友、医生或其他卫生工作者有没有关心过您的饮酒问题，并劝你戒酒？	（0）没有 （2）有，但不在过去的 1 年 （4）有，是在过去的 1 年
饮酒中含有酒精 10 g 称为 1 标准杯（如 250 mL 啤酒、一小盅烈酒 15 mL、一玻璃杯葡萄酒或黄酒）。评分 0~7 分为低风险饮酒，8~15 分为中等风险（危害性饮酒），16~19 为高风险（酒精滥用），20 分及以上可能酒精依赖	

（二）治疗

酒精性肝病的治疗原则包括：戒酒、营养支持、清除肝脂肪浸润、治疗酒精性肝炎、防治肝硬化及其并发症。对于酒精性肝病患者，营养支持在治疗中起着重要作用。除了一般的营养支持原则外，还应增加富含维生素 B 族食物的摄入，以预防和治疗酒精性脑病等并发症。酒精性脂肪肝一般预后良好，戒酒后可恢复。酒精性肝炎多数在规范治疗后可恢复，主要死亡原因为肝衰竭。酒精性肝硬化为不可逆性改变，通常难以恢复。然而，通过合理的生活方式调整和治疗，可有效控制病情和症状。对于重症患者，肝移植可能是有效的治疗方案。

患者在治疗期间，除遵循医师指导外，亦应积极参与健康教育活动，了解酒精对肝脏的损害机制，以及如何通过生活方式调整支持肝脏健康。这包括学习如何管理压力，避免过度饮酒的社交场合，以及如何建立健康的生活习惯。此外，患者应避免使用可能对肝脏造成额外负担的药物或补充剂，除非在医师建议下使用。对于存在酒精依赖问题的患者，可能还需要专业的心理支持或加入戒酒支持小组，以助其维持戒酒状态。

三、代谢相关脂肪性肝病

（一）筛查

代谢相关脂肪性肝病的筛查主要针对具有代谢综合征特征的人群，包括肥胖、2 型糖尿病、血脂异常等。筛查手段通常包括血清学检查、影像学检查和肝脏硬度测定等。血清学检查如肝功能、血脂、血糖、胰岛素抵抗等指标能够反映肝脏的代谢状态和损伤程度。影像学检查如超声、CT 和 MRI 等则可以直观地观察肝脏的脂肪浸润程度和形态变化。肝脏硬度测定则有助于评估肝纤维化的程度，为疾病的预后和治疗提供依据。筛查出的代谢相关脂肪性肝病患者应进行进一步的评估和分类，以确定是否存在非酒精性脂肪性肝炎或肝纤维化等进展性肝病。评估手段包括肝脏活检、瞬时弹性成像、FibroScan 等。对于确诊为非酒精性脂肪性肝炎或存在显著肝纤维化的患者，应积极治疗以改善预后。AI 技术在代谢相关脂肪性肝病的筛查与管理中正逐渐展现出其独特价值。通过分析大量的临床数据，AI 能够辅助医生更准确地识别具有高风险特征的人群，提高筛查的效率和准确性。

（二）治疗

代谢相关脂肪性肝病的治疗策略主要包括生活方式干预、药物治疗以及针对特定并发症的治疗。首先，生活方式干预是基础且至关重要的治疗手段。患者需调整饮食结构，减少高热量、高脂肪食物的摄入，增加膳食纤维的摄入，并遵循低脂、低糖、高蛋白的饮食原则。同时，规律的有氧运动，如快走、游泳、骑自行车等，能够消耗体内多余的脂肪，减轻肝脏负担，促进肝脏功能的恢复。对于肥胖患者，减重是改善代谢相关脂肪性肝病的重要措施。

在药物治疗方面，针对代谢相关脂肪性肝病的特定病理生理过程，可应用药物来改善患者的胰岛素抵抗、降低血脂水平或减轻肝脏炎症。然而，药物治疗需在专科医生指导下进行，患者应避免自行购药服用，以免对身体造成不必要的损害。

针对代谢相关脂肪性肝病的并发症，如肝纤维化、肝硬化等，需采取针对性的治疗措施。对于存在肝纤维化风险的患者，医生可能会建议使用一些药物来延缓疾病进展。对于肝硬化患者，则需根据具体情况采取保肝、利尿、抗感染等综合治疗措施，以改善患者的生活质量并延长生存期。

此外 AI 技术在代谢相关脂肪性肝病的治疗中也正逐渐发挥作用。通过大数据分析和机器学习算法，AI 能够辅助医生更准确地评估患者的病情、预测疾病进展风险，并为患者提供个性化的治疗方案。这有助于优化治疗策略，提高治疗效果，并减少不必要的医疗资源浪费。

四、案例

（一）慢性病毒性肝炎

1. 案例背景

李某，男性，35 岁，因近期频繁出现乏力、食欲不振及肝区隐痛症状，前往医院接受诊治。患者既往有乙型病毒性肝炎家族史，生活及工作压力较大，生活作息不规律，常有熬夜加班现象，饮食习惯以外卖快餐为主。

2. 诊断与病情评估

（1）初步诊断

经乙肝五项、肝功能、乙肝病毒 DNA 定量及肝脏超声等检查，确诊为慢性乙型病毒性肝炎。肝功能指标显示谷丙转氨酶为 260 U/L（正常参考值 0~40 U/L），谷草转氨酶为 230 U/L（正常参考值 0~37 U/L），乙肝病毒 DNA 定量为 5×10^6 IU/mL，肝脏超声显示肝脏回声增粗，提示可能存在早期肝纤维化。

（2）病情评估

医生依据患者检查结果、病史及生活习惯，评估其病情处于慢性乙型病毒性肝炎活动期，若未及时有效干预，病情可能进展至肝硬化甚至肝癌。

3. 全程管理方案制定

（1）治疗方案

采用恩替卡韦抗病毒治疗，每日1次，每次0.5 mg，以抑制乙肝病毒复制；同时使用辅助药物保肝降酶，促进肝细胞修复。

（2）生活方式干预：

饮食调整：建议减少油腻、辛辣食物摄入，增加蔬菜、水果、全谷物及优质蛋白质（如瘦肉、鱼类、豆类）摄取，确保营养均衡，减轻肝脏代谢负担。作息规律：要求患者保证每天7~8小时睡眠，晚上11点前入睡，避免熬夜，利于肝脏夜间自我修复。适度运动：鼓励患者每周至少进行150分钟中等强度有氧运动，如快走、慢跑、游泳等，增强体质，提高免疫力。

（3）心理支持

鉴于患者对病情的焦虑情绪，医生定期与患者沟通，解答疑问，提供心理疏导，帮助其树立战胜疾病的信心；同时建议患者加入慢性肝病患者互助群，与其他患者交流经验，缓解心理压力。

4. 智能化工具应用

（1）智能监测设备

患者使用可穿戴式智能健康监测手环，实时监测心率、睡眠质量、运动步数等生理指标，并通过蓝牙将数据同步至手机App。医生可通过App远程查看患者健康数据，及时了解患者生活状态和身体状况，发现异常时能及时给予指导。

（2）疾病管理公众号

用药提醒：设置每日用药提醒，确保患者按时服药，避免漏服或错服。检查提醒：根据医生制订的复查计划，提前推送检查提醒，包括肝功能、乙肝病毒DNA定量、肝脏超声等检查项目的时间和注意事项。健康知识推送：定期推送慢性乙型病毒性肝炎的防治知识、饮食运动建议、最新研究进展等内容，帮助患者提升自我管理能力和健康意识。医患沟通平台：患者可与签约医师咨询病情、反馈身体不适，医生也能及时回复，解答疑问，实现便捷的线上医患沟通。

（3）人工智能辅助诊断

在患者每次复查时，医院利用AI技术对其肝功能、乙肝病毒DNA定量等检测数据进行分析。通过与大量慢性乙型病毒性肝炎患者的历史数据进行对比，AI系统能够更精准地评估患者病情变化趋势，辅助医生制订更科学合理的治疗方案。例如，AI系统可以根据患者的各项指标波动情况，预测是否存在病情恶化风险，提前为医生提供预警信息。

5. 治疗与管理过程及效果

（1）治疗初期（1~3个月）

患者严格按照医嘱服药和调整生活方式，借助智能手环和公众号进行自我监测与管理。第一个月复查时，乏力、食欲不振症状稍有缓解，但肝功能指标改善不明显。医生根据智能手环监测到的睡眠数据，建议患者睡前避免使用电子设备，改善睡眠质量。第三个月复查时，丙氨酸氨基转移酶降至80 U/L，天门冬氨酸氨基转移酶降至60 U/L，乙肝病毒DNA定量下降至1×10^5 IU/mL，显示治疗方案初见成效。

(2)治疗中期（3~6个月）

随着治疗持续，患者生活习惯逐渐稳定，利用公众号学习健康知识，自我管理能力增强。第6个月复查，肝功能指标接近正常范围，丙氨酸氨基转移酶45 U/L，天门冬氨酸氨基转移酶40 U/L，乙肝病毒DNA定量为5×10^4 IU/mL，肝脏超声显示肝脏回声有所改善。医生根据AI辅助诊断分析结果，结合患者病情，维持抗病毒药物剂量，适当减少保肝药物用量。

(3)治疗后期（6~12个月）

患者持续保持良好生活习惯和规范治疗，借助智能化工具定期与医生沟通。12个月复查时，肝功能指标完全正常，乙肝病毒DNA定量低于检测下限。医生建议患者继续服用抗病毒药物，并每3~6个月进行一次复查，持续监测健康状况。

6. 案例总结

通过对李某患者实施慢性病毒性肝炎全程管理，并应用智能化工具辅助，患者病情得到有效控制和改善。智能化工具在提升患者自我管理能力、加强医患沟通、辅助医生精准诊断和治疗决策等方面发挥了重要作用。此案例表明，综合运用全程管理策略和智能化技术，对于慢性病毒性肝炎患者的治疗和康复具有积极意义，值得在临床推广应用。

(二) 酒精性肝病

1. 案例背景

林某，男性，45岁，因长期商务应酬，饮酒史长达15年，折合日均饮酒量超过150 g，且生活作息极不规律，经常熬夜。近期自觉乏力、食欲不振、右上腹隐痛，前往医院就诊。

2. 诊断与病情评估

(1)初步诊断

通过详细问诊、体格检查及一系列实验室检查，包括血常规、肝功能（丙氨酸氨基转移酶120 U/L、天门冬氨酸氨基转移酶180 U/L，天门冬氨酸氨基转移酶/丙氨酸氨基转移酶>2，γ-谷氨酰转移酶显著升高）、凝血功能、血脂以及肝脏瞬时弹性成像检查，结合患者长期大量饮酒史，确诊为酒精性肝炎，伴有轻度肝纤维化。

(2)病情评估

医生综合判断，患者病情处于酒精性肝病进展阶段，若不及时干预，有发展为肝硬化的风险，且因肝功能受损，可能出现一系列并发症，如凝血功能障碍、营养不良等。

3. 全程管理方案制订

(1)戒酒干预

这是治疗的关键，医生向患者强调戒酒的重要性，告知其继续饮酒对肝脏及全身健康的严重危害，建议患者立即停止饮酒，并为其制订戒酒计划，包括逐渐减少饮酒量直至完全戒除，同时应对可能出现的戒断症状，如安排必要时使用药物辅助缓解戒断不适。

(2)营养支持

根据患者的营养状况和饮食习惯，制订个性化营养方案。增加蛋白质摄入，如瘦肉、鱼类、豆类、蛋类等优质蛋白，保证每日蛋白质摄入量1.2~1.5 g/kg体重；补充维生素（尤其是维生素B族、维生素C、维生素E等）和矿物质，多吃新鲜蔬菜和水果；控制脂肪摄入，减少油腻食物。

（3）药物治疗

给予多烯磷脂酰胆碱保护肝细胞膜，促进肝细胞修复；使用美他多辛加速酒精代谢，减轻酒精对肝脏的毒性作用；对于肝功能异常明显者，适当应用甘草酸制剂等保肝降酶药物。

（4）定期复查

制订复查计划，要求患者在戒酒1个月、3个月、6个月时分别进行肝功能、血常规、凝血功能、肝脏弹性成像等检查，评估治疗效果和病情变化。

4.智能化工具应用

（1）智能戒酒监测App

患者下载一款专门的戒酒监测App，该App具备以下功能。①饮酒记录与提醒：患者可记录每日饮酒情况，App根据戒酒计划设置提醒，若到戒酒时间仍未记录饮酒量为零，会发出多次提醒，督促患者戒酒。②戒断症状记录与反馈：患者可随时记录自己出现的戒断症状，如手抖、心慌、失眠等，App将这些数据上传至云端，医生可实时查看，必要时及时调整治疗方案，如给予药物缓解戒断症状。③社交互动与激励：App内设有患者交流社区，患者可分享戒酒经验、心得，互相鼓励；同时，App根据患者戒酒时长、完成戒酒任务等给予积分，积分可兑换小礼品或健康知识课程，增强患者戒酒动力。

（2）智能健康手环

佩戴智能健康手环实时监测心率、睡眠质量、运动步数等生理指标。手环将数据同步至手机App，医生通过App查看患者健康数据，了解患者身体状态。若发现患者睡眠质量长期不佳，可进一步了解是否与戒断症状有关，及时给予干预建议。

（3）远程医疗平台：患者通过远程医疗平台与医生进行线上沟通，可随时咨询病情、上传检查报告。医生利用平台上的AI辅助诊断系统，对患者的检查数据进行分析，结合患者整体情况，制订更精准的治疗方案。如根据肝功能指标变化趋势，AI系统可预测肝脏功能恢复情况，辅助医生判断是否需要调整药物剂量。

5.治疗与管理过程及效果

（1）治疗初期（1~3个月）

患者在戒酒初期，出现手抖、失眠等戒断症状，通过App及时反馈给医生，医生调整用药，给予适当的镇静药物缓解症状。同时，患者借助App记录饮食和运动情况，严格按照营养方案进食，开始逐渐增加运动量。1个月复查时，乏力、食欲不振症状稍有缓解，肝功能指标有所下降，但仍未恢复正常。3个月复查时，丙氨酸氨基转移酶降至80 U/L，天门冬氨酸氨基转移酶降至120 U/L，γ-谷氨酰转移酶也有一定程度下降，显示治疗初见成效，患者通过App交流社区分享经验，增强了继续治疗的信心。

（2）治疗中期（3~6个月）

患者已完全戒除酒精，生活作息逐渐规律，借助智能手环和App养成良好生活习惯。6个月复查时，肝功能指标基本恢复正常，肝纤维化指标有所改善。医生根据远程医疗平台上AI辅助诊断结果，减少保肝药物剂量，继续给予营养支持和定期复查建议。

(3)治疗后期(6~12个月)

患者持续保持健康生活方式,定期通过远程医疗平台与医生沟通。12个月复查时,各项指标维持正常。医生建议患者继续保持现有生活方式,每年进行全面体检,通过智能化工具持续关注健康状况。

6. 案例总结

通过对该患者实施酒精性肝病全程管理,并充分应用智能化工具,患者成功戒酒,病情得到有效控制和改善。智能化工具在戒酒监督、健康监测、医患沟通及辅助诊断等方面发挥了重要作用,提高了患者的治疗依从性和自我管理能力。此案例表明,综合运用全程管理策略和智能化技术,对于酒精性肝病患者的治疗和康复具有显著效果,值得在临床推广应用。

(三)代谢相关脂肪性肝病

1. 案例背景

吴某,男性,50岁,从事办公室工作,长期久坐不动,日常饮食偏爱高热量、高脂肪、高糖食物,如油炸食品、甜品、碳酸饮料等,且应酬频繁,饮酒量每周约200 g纯酒精。BMI达30 kg/m^2,属于肥胖范畴。近期在单位体检中发现肝功能异常,遂前往医院进一步检查。

2. 诊断与病情评估

(1)初步诊断

经过详细的体格检查、血液生化检查(丙氨酸氨基转移酶90 U/L、天门冬氨酸氨基转移酶80 U/L、TG 3.5 mmol/L、空腹血糖6.8 mmol/L)、腹部超声(显示肝脏回声弥漫性增强,前场回声增强、后场回声衰减,肝内管道结构显示不清,提示重度脂肪肝)以及肝脏硬度值检测(提示存在一定程度肝纤维化),结合患者的生活方式和代谢指标,确诊为代谢相关性脂肪性肝病。

(2)病情评估

医生认为患者由于长期不良生活习惯导致代谢紊乱,进而引发肝脏脂肪堆积和炎症,病情处于中度危险阶段。若不及时干预,随着肝纤维化进展,未来10年内发展为肝硬化甚至肝癌的风险较高,同时还可能并发心血管疾病、糖尿病等其他代谢性疾病。

3. 全程管理方案制订

(1)生活方式重塑

①饮食调整:为患者制订专属的饮食计划,严格控制热量摄入,采用低糖、低脂、高纤维饮食模式。增加蔬菜、水果、全谷物的摄入,每日蔬菜摄入量不少于500 g,水果200~300 g,主食中全谷物占比至少50%;减少动物脂肪、油炸食品、甜品及含糖饮料的摄取,限制红肉摄入,每周不超过3次,每次不超过100 g,鼓励多吃白肉如鱼肉、鸡肉等。②运动干预:制订个性化运动方案,鉴于患者长期缺乏运动且体重较大,初期推荐低强度有氧运动,如每天饭后散步30~45分钟,每周至少5天;待身体适应后,逐渐增加运动强度,加入慢跑、游泳等项目,每周进行3~4次,每次30分钟以上,同时穿插适量的力量训练,如简单的室内哑铃操,每周2次,以增加肌肉量,提高基础代谢率。③作息规律:要求患者调整作息,保证每晚7~8小时的充足睡眠,每晚十点半之前上床睡觉,养成固定的生物钟,以利于身体代谢调节和肝脏自我修复。

（2）代谢紊乱纠正

控制体重：设定减重目标，鉴于患者肥胖程度，期望在6个月内减重5~10 kg，通过饮食控制和运动相结合的方式逐步实现；定期监测体重、BMI等指标，根据体重变化调整饮食和运动计划。

血糖、血脂调控：由于患者空腹血糖和TG偏高，密切监测血糖、血脂变化，初期采用饮食和运动控制。若3个月后指标未见明显改善，考虑加用降糖、降脂药物。如二甲双胍可改善胰岛素抵抗，降低血糖；阿托伐他汀用于降低血脂，预防心血管疾病风险。

（3）药物治疗

给予水飞蓟宾胶囊保护肝细胞，减轻肝脏炎症。

（4）定期复查

安排患者在治疗开始后的1个月、3个月、6个月分别进行全面复查，包括肝功能、血常规、凝血功能、血糖、血脂、肝脏超声、肝脏硬度值检测等，以评估治疗效果和病情进展，及时调整治疗方案。

4. 智能化工具应用

（1）智能健康管理App

①饮食运动记录与分析：患者下载一款专门针对代谢疾病的智能健康管理App，每日在App上记录饮食摄入、运动情况，App内置的智能算法可根据患者输入的数据，即时分析饮食是否达标、运动强度是否足够，并给出针对性的改进建议。例如，若患者某天摄入过多高热量食物，App会推送提醒，告知患者超标食物对病情的不利影响，并推荐替代食物。②健康指标监测与预警：患者定期将在家自行测量的体重、血压、血糖等数据录入App，App与医院的医疗信息系统对接，医生可远程实时查看这些数据。一旦发现指标异常波动，如连续3天体重不降反升或血糖突然升高，App会自动向患者和医生同时发出预警，医生可及时联系患者，了解情况并调整治疗方案。③知识科普与课程推送：App定期推送关于代谢相关脂肪性肝病的防治知识、健康生活方式养成的视频课程、最新研究进展等，帮助患者深入了解疾病，提升自我管理的意识和能力。例如，推送"如何在家自制低糖低脂美食""办公室健身小妙招"等实用内容，方便患者随时随地学习。④线上医患沟通平台：患者可在App上随时向医生咨询病情、反馈身体不适，医生在24小时内回复，解答疑问，提供指导。患者还能上传检查报告、照片等资料，方便医生全面了解病情。

（2）智能穿戴设备

①运动监测：患者佩戴具有高精度GPS和运动传感器的智能手表，准确记录每天的运动轨迹、步数、运动距离、运动速度以及消耗的卡路里等数据，这些数据自动同步至App，方便患者和医生查看运动完成情况，确保运动计划有效执行。②睡眠监测：智能手表还具备睡眠监测功能，通过监测患者的睡眠周期、深浅睡眠时长、睡眠呼吸频率等指标，分析睡眠质量，并将数据上传至App。若患者睡眠质量不佳，医生可结合其他情况，判断是否与病情或心理压力有关，进而给予相应的干预措施，如调整作息建议或心理疏导。③心率、血氧监测：实时监测患者的心率、血氧饱和度，在运动过程中，一旦发现心率过快、血氧过低等异常情况，立即发出震动提醒，保障患者运动安全，预防心血管意外事件发生。

（3）人工智能辅助诊断系统

在医院复查时，利用 AI 辅助诊断系统对患者的各项检查数据进行深度分析。该系统通过学习海量的代谢相关脂肪性肝病患者临床数据，能够快速准确地识别病情变化趋势，如肝脏脂肪含量的增减、肝纤维化的进展程度等。相比传统诊断方法，AI 系统可以提前发现细微的病情变化，为医生制订精准的治疗方案提供有力支持。

5. 治疗与管理过程及效果

（1）治疗初期（1~3 个月）

患者开始严格按照饮食和运动计划执行，借助 App 和智能穿戴设备自我监督。起初，改变饮食习惯较为困难，但在 App 的提醒和家人的监督下，逐渐适应。运动方面，初期散步后会感到疲劳，但坚持几天后，身体逐渐适应。

1 个月复查时，体重略有下降，BMI 降至 29.5 kg/m^2，肝功能指标丙氨酸氨基转移酶降至 75 U/L，天门冬氨酸氨基转移酶降至 65 U/L，TG 降至 3.2 mmol/L，空腹血糖降至 6.5 mmol/L，显示生活方式改变初见成效。

3 个月复查时，体重进一步下降 3 kg，BMI 为 28.8 kg/m^2，丙氨酸氨基转移酶降至 60 U/L，天门冬氨酸氨基转移酶降至 55 U/L，TG 降至 2.8 mmol/L，空腹血糖降至 6.2 mmol/L，肝脏超声显示肝脏回声有所改善，脂肪堆积减少，患者通过 App 看到自己的进步，增强了继续治疗的信心。

（2）治疗中期（3~6 个月）

患者已养成较好的生活习惯，饮食运动无须他人过多督促，自行通过 App 调整计划。随着运动强度增加，身体状况越来越好，精力充沛。

6 个月复查时，体重累计下降 8 kg，BMI 达到 27.5 kg/m^2，肝功能指标基本恢复正常，丙氨酸氨基转移酶 45 U/L，天门冬氨酸氨基转移酶 40 U/L，TG 2.2 mmol/L，空腹血糖 5.8 mmol/L，肝脏硬度值检测显示有所减轻，肝脏超声提示脂肪肝程度减轻至中度。医生根据 AI 辅助诊断结果，调整药物剂量，减少保肝药物用量，继续强调生活方式的重要性。

（3）治疗后期（6~12 个月）

患者持续保持健康生活方式，定期通过 App 与医生沟通，分享生活中的健康点滴，如学会了新的健康食谱、坚持晨跑等。

12 个月复查时，体重稳定在 26.5 kg/m^2，各项代谢指标持续正常，肝脏硬度值和超声检查显示肝纤维化有所改善，确诊为轻度脂肪肝。医生建议患者继续保持现有生活方式，每 6 个月复查一次，通过智能化工具持续关注健康状况。

6. 案例总结

通过对该患者实施代谢相关性脂肪性肝病全程管理，并充分应用智能化工具，患者成功改善生活方式，纠正代谢紊乱，病情得到有效控制和逆转。智能化工具在精准监测、科学指导、医患沟通及辅助诊断等方面发挥了关键作用，极大地提高了患者的治疗依从性和自我管理能力。此案例充分表明，综合运用全程管理策略和智能化技术，对于代谢相关性脂肪性肝病患者的治疗和康复具有卓越成效，值得在临床广泛推广应用。

第二节　器质性胃肠病疾病干预

器质性胃肠病的干预需结合病因治疗、症状控制及综合管理，其核心在于多维度干预，涵盖生活方式调整、药物治疗、感染防控、心理支持及必要的手术干预等。同时结合地域特点和个体差异，形成动态、个性化的管理方案，以延缓疾病进展并提高生活质量。

一、胃食管反流病

（一）胃食管反流病的治疗

1. 生活方式调整

饮食控制：避免高脂肪、辛辣食物、咖啡、酒精等；少食多餐，避免暴饮暴食。

生活习惯：戒烟、减重、避免餐后立即躺下、抬高床头等。

心理调节：减轻压力，避免焦虑和抑郁。

2. 药物治疗

质子泵抑制剂：如奥美拉唑、兰索拉唑，可有效抑制胃酸分泌，缓解症状。H2 受体拮抗剂：如雷尼替丁、法莫替丁，适用于轻中度患者。

抗酸药：如氢氧化铝、碳酸钙，可快速缓解症状，但作用短暂。

胃肠促动药：如多潘立酮、莫沙必利，可增强食管下括约肌压力，促进胃排空。

3. 手术治疗

胃底折叠术：通过腹腔镜手术增强食管下括约肌功能，防止反流。

内镜下治疗：如射频消融术，适用于巴雷特食管患者。

（二）胃食管反流病的预防与健康管理

1. 饮食管理

避免刺激性食物，选择清淡、易消化的饮食。控制食量，避免过饱。

2. 生活习惯调整

保持健康体重，避免肥胖。避免穿紧身衣物，减少腹压。睡前 2~3 小时避免进食。

3. 定期随访

对于长期服药或存在并发症的患者，需定期进行内镜检查和 pH 监测。

4. 健康教育

提高患者对疾病的认识，增强自我管理能力。

（三）胃食管反流病的并发症与长期影响

1. 巴雷特食管

长期反流可能导致食管下段黏膜发生化生，增加食管腺癌的风险。

2. 食管狭窄

慢性炎症和纤维化可能导致食管狭窄，影响吞咽功能。

3. 呼吸道疾病

反流物进入呼吸道可能引发慢性咳嗽、哮喘、肺炎等。

4. 心理影响

长期症状可能导致焦虑、抑郁等心理问题，进一步影响生活质量。

二、慢性萎缩性胃炎

（一）慢性萎缩性胃炎的治疗

慢性萎缩性胃炎的治疗目标是缓解症状、延缓疾病进展、预防癌变。主要措施包括下列几项。

1. 根除幽门螺杆菌

采用质子泵抑制剂联合抗生素的三联或四联疗法。

2. 保护胃黏膜

使用黏膜保护剂，如铋剂、硫糖铝等。

3. 改善症状

针对消化不良症状，可使用胃肠促动药或消化酶制剂。

4. 定期随访

对于伴有肠上皮化生或异型增生的患者，需定期内镜监测，早期发现癌变。

（二）健康管理

主要关注慢性萎缩性胃炎患者的长期管理和胃癌预防。

1. 生活方式干预

饮食调整，建议低盐、低脂饮食，增加新鲜蔬菜和水果摄入，避免腌制、烟熏食物；戒烟限酒；避免长期使用非甾体抗炎药。

2. 疾病监测

定期内镜检查：对于伴有肠上皮化生或异型增生的患者，建议每1～2年进行一次内镜监测。

血清胃蛋白酶原和胃泌素17检测：用于评估胃黏膜萎缩程度和胃癌风险。

3. 心理支持

慢性萎缩性胃炎患者可能因疾病慢性化和癌变风险产生焦虑情绪，需提供心理疏导和支持。

4. 预防幽门螺杆菌再感染

对于幽门螺杆菌阳性患者，根除治疗后需注意预防再感染。

（三）预后

慢性萎缩性胃炎的预后与病变程度、是否及时治疗及随访密切相关。早期诊断和干预可有效延缓疾病进展，降低胃癌风险。

三、炎症性肠病

（一）炎症性肠病的治疗

炎症性肠病的治疗目标是诱导和维持缓解、改善生活质量、预防并发症。治疗方案需个体化，根据疾病类型、严重程度和患者情况制订。

1. 药物治疗

氨基水杨酸制剂：如美沙拉嗪，用于轻中度溃疡性结肠炎的诱导和维持治疗。

糖皮质激素：用于中重度活动期的诱导缓解，不推荐长期使用。

免疫抑制剂：如硫唑嘌呤、氨甲蝶呤，用于激素依赖或无效患者的维持治疗。

生物制剂：如抗肿瘤坏死因子α单抗、整合素抑制剂，用于中重度或难治性炎症性肠病。

JAK抑制剂：如托法替布，新型口服药物，适用于溃疡性结肠炎。

2. 营养支持

克罗恩病患者常伴有营养不良，需补充高热量、高蛋白饮食，必要时进行肠内或肠外营养支持。

3. 手术治疗

溃疡性结肠炎：全结肠切除+回肠储袋肛管吻合术是根治性手术。

克罗恩病：手术主要用于并发症（如肠梗阻、瘘管）的治疗，但术后复发率高。

（二）健康管理

主要关注炎症性肠病患者的长期管理和生活质量改善

1. 疾病监测

定期评估疾病活动性（如症状、炎症标志物、内镜检查）；监测药物不良反应（如感染、骨髓抑制）。

2. 生活方式干预

戒烟（尤其是克罗恩病患者）；饮食调整：避免刺激性食物，建议低脂、低纤维饮食；心理支持：炎症性肠病患者常伴有焦虑、抑郁，需提供心理疏导。

3. 疫苗接种

建议接种流感疫苗、肺炎球菌疫苗和乙肝疫苗。使用免疫抑制剂或生物制剂的患者避免接种活疫苗。

4. 癌变监测

溃疡性结肠炎患者病程超过8~10年，需定期结肠镜监测异型增生和癌变。

（三）预后

炎症性肠病是一种终身性疾病，病程迁延，但通过规范治疗和健康管理，多数患者可实现临床缓解，维持较好的生活质量。早期诊断、个体化治疗和定期随访是改善预后的关键。

四、案例

（一）胃食管反流病

1. 案例背景

患者张先生，45岁，男性，公司高管。反复胸骨后烧灼感、反酸，尤其在餐后和夜间加重，伴有轻度咽部不适和咳嗽。症状持续约1年，近期加重，影响睡眠和工作效率。无心脏病史，无吸烟史，偶尔饮酒，饮食不规律，工作压力大。胃镜检查：显示食管下端炎症，符合胃食管反流病表现。24 h食管pH监测：证实存在病理性酸反流。食管测压：食管下括约肌压力偏低。

2. 诊断与评估

根据症状和病史，初步诊断为胃食管反流病。

3. 健康管理方案

（1）生活方式调整

饮食管理：避免摄入高脂肪、辛辣、酸性食物（如咖啡、巧克力、柑橘类水果）。少量多餐，避免暴饮暴食。睡前23小时避免进食。体重管理：患者BMI为28 kg/m^2，建议减重5%~10%以减轻腹部压力。睡眠管理：抬高床头15~20 cm，避免平躺。减压：建议进行瑜伽、冥想等放松训练，减少工作压力。

（2）药物治疗

质子泵抑制剂：如奥美拉唑，每日1次，餐前服用，持续8周。H2受体拮抗剂：如雷尼替丁，用于夜间症状控制。促胃肠动力药：如多潘立酮，改善食管蠕动功能。

（3）智慧化管理

①智能穿戴设备：使用智能手环监测患者的心率、睡眠质量和活动量，帮助评估生活方式改善的效果。通过智能体重秤记录体重变化，数据同步至健康管理平台。②移动健康应用：使用胃食管反流病管理App（如MyGERD或类似应用），记录每日症状、饮食、药物服用情况，生成个性化报告。App提供饮食建议、用药提醒和健康教育内容，帮助患者更好地自我管理。③远程医疗与监测：通过远程医疗平台定期与医生沟通，上传健康数据（如症状记录、体重、睡眠数据等），医生可实时调整治疗方案。使用智能药盒提醒患者按时服药，并记录服药依从性。④AI辅助分析：利用AI算法分析患者的长期健康数据，预测症状复发的风险，并提供个性化干预建议。通过自然语言处理技术，智能客服解答患者日常疑问，提供24/7支持。

（4）长期随访与监测

定期复查：每3个月复查症状，必要时复查胃镜。药物调整：根据症状缓解情况，逐步减少质子泵抑制剂剂量，避免长期依赖。健康教育：通过智慧化平台定期推送胃食管反流病相关知识，提高患者自我管理能力。

4. 预期效果

短期目标：24周内症状明显缓解，夜间反流减少，睡眠质量改善。

中期目标：3个月内体重减轻5%，食管炎症减轻。

长期目标：6~12个月内症状完全控制，减少药物依赖，生活质量显著提高。

5. 风险与挑战

药物副作用：长期使用质子泵抑制剂可能导致骨质疏松、维生素 B_{12} 缺乏等，需定期监测。

复发风险：生活方式改变不彻底可能导致症状复发，需持续监督和鼓励。

心理因素：工作压力大可能影响治疗效果，需加强心理支持。

技术依赖：患者可能对智慧化工具使用不熟练，需提供培训和支持。

6. 案例总结

通过综合的生活方式调整、药物治疗和智慧化管理，张先生的胃食管反流病症状有望得到有效控制。智慧化工具的应用可以提高患者的依从性和自我管理能力，同时为医生提供实时数据支持，优化治疗方案。健康管理的核心在于患者的积极参与和持续的生活方式改善，同时需警惕药物副作用和复发风险。

（二）慢性萎缩性胃炎

1. 案例背景

患者李女士，52 岁，女性，教师。上腹部隐痛、饱胀感，餐后加重，伴有食欲减退和乏力。症状持续约 2 年，近期加重，偶有恶心。无吸烟史，偶尔饮酒，饮食偏咸，有家族胃癌史（父亲患胃癌）。胃镜检查：胃黏膜变薄，血管显露，符合慢性萎缩性胃炎表现。幽门螺杆菌检测：阳性。病理活检：胃黏膜腺体萎缩，伴肠上皮化生。

2. 诊断与评估

初步诊断：慢性萎缩性胃炎伴幽门螺杆菌感染。

风险评估：胃癌风险，由于存在肠上皮化生和家族史，需密切监测；营养风险，长期食欲减退可能导致营养不良。

3. 健康管理方案

（1）生活方式调整

饮食管理：避免摄入高盐、腌制、熏烤食物，减少胃黏膜刺激。增加富含维生素（如维生素 C、E）和抗氧化物质的食物（如新鲜蔬菜、水果）的摄入。少量多餐，避免过饱。戒烟限酒：彻底戒烟，限制酒精摄入。减压：建议进行规律运动（如散步、瑜伽）和放松训练，缓解工作压力。

（2）药物治疗

幽门螺杆菌根除治疗：采用四联疗法（质子泵抑制剂＋铋剂＋两种抗生素），疗程 14 天。治疗后复查幽门螺杆菌，确保根除。胃黏膜保护剂：如替普瑞酮，促进胃黏膜修复。促消化药物：如多酶片，改善消化功能。维生素补充：补充维生素 B_{12} 和叶酸，预防贫血。

（3）智慧化管理

①智能健康监测：使用智能手环监测患者的活动量、心率和睡眠质量，评估整体健康状况。通过智能体重秤记录体重变化，数据同步至健康管理平台。②移动健康应用：使用慢性胃炎管理 App，记录每日症状、饮食、药物服用情况。App 提供个性化饮食建议、用药提醒和健康教育内容。③远程医疗与监测：通过远程医疗平台定期与医生沟通，上传健康数据。医生可实时调整治疗方案，并提供个性化建议。④AI 辅助分析：利用 AI 算法分析患者的长期健康数据，预测疾病进展风险。通过自然语言处理技术，智能客服解答患者日常疑问。⑤电子病历与数据共享：建立电子健康档案，

整合胃镜检查、病理报告、用药记录等数据，方便医生和患者随时查看。数据共享至多学科团队，提供综合管理。

（4）长期随访与监测

定期复查：每 6~12 个月复查胃镜，监测胃黏膜变化；每年检测维生素 B_{12} 水平，预防贫血。胃癌筛查：由于存在肠上皮化生和家族史，建议每年进行胃癌筛查（如胃镜+活检）。健康教育：通过智慧化平台定期推送慢性胃炎相关知识，提高患者自我管理能力；提供心理支持，帮助患者缓解焦虑。

4. 预期效果

短期目标：24 周内症状缓解（如上腹痛、饱胀感减轻）。幽门螺杆菌根除成功。

中期目标：6 个月内胃黏膜炎症减轻，营养状况改善。

长期目标：12 年内胃黏膜病变稳定，无进展为胃癌的迹象。患者生活质量显著提高。

5. 风险与挑战

疾病进展风险：慢性萎缩性胃炎可能进展为胃癌，需密切监测。

药物副作用：长期使用胃黏膜保护剂可能带来轻微副作用，需定期评估。

患者依从性：饮食和生活方式改变需要长期坚持，可能面临挑战。

技术依赖：部分患者可能对智慧化工具使用不熟练，需提供培训和支持。

6. 案例总结

通过综合的生活方式调整、药物治疗和智慧化管理，李女士的慢性萎缩性胃炎有望得到有效控制。智慧化工具的应用可以提高患者的依从性和自我管理能力，同时为医生提供实时数据支持，优化治疗方案。健康管理的核心在于患者的积极参与和持续的生活方式改善，同时需警惕疾病进展风险并加强胃癌筛查。

（三）炎症性肠病

1. 案例背景

患者王先生，30 岁，男性，IT 工程师。反复腹痛、腹泻（每日 4~6 次），伴有黏液血便，体重下降约 5 kg。症状持续约 1 年，近期加重，影响工作和生活。无吸烟史，偶尔饮酒，饮食不规律，工作压力大。结肠镜检查：结肠黏膜充血、溃疡，符合溃疡性结肠炎表现。病理活检：黏膜慢性炎症，隐窝脓肿。实验室检查：C 反应蛋白升高，血红蛋白偏低（轻度贫血）。

2. 诊断与评估

初步诊断：溃疡性结肠炎，中度活动期。

风险评估：疾病进展风险，可能发展为全结肠炎或并发症（如中毒性巨结肠）；营养风险，长期腹泻和食欲减退可能导致营养不良；心理风险，疾病反复发作可能引发焦虑和抑郁。

3. 健康管理方案

（1）生活方式调整

饮食管理：低纤维饮食，避免摄入刺激性食物（如辛辣、油腻、乳制品）。增加易消化、高蛋白食物（如鱼肉、鸡蛋、豆腐）的摄入。少量多餐，避免过饱。体重管理：监测体重变化，预防进一步体重下降。减压：建议进行规律运动（如散步、瑜伽）和放松训练，缓解工作压力。

（2）药物治疗

诱导缓解：5-氨基水杨酸，如美沙拉嗪，口服+局部灌肠。糖皮质激素，如泼尼松，短期使用控制急性发作。

维持治疗：免疫抑制剂，如硫唑嘌呤，用于长期维持缓解；生物制剂，如抗肿瘤坏死因子α药物（英夫利昔单抗），用于中重度患者。

对症治疗：止泻药，如洛哌丁胺，短期使用控制腹泻；铁剂补充，纠正贫血。

（3）智慧化管理

①智能健康监测：使用智能手环监测患者的活动量、心率和睡眠质量，评估整体健康状况。通过智能体重秤记录体重变化，数据同步至健康管理平台。②移动健康应用：使用炎症性肠病管理App（如My IBD或类似应用），记录每日症状、饮食、药物服用情况。App提供个性化饮食建议、用药提醒和健康教育内容。③远程医疗与监测：通过远程医疗平台定期与医生沟通，上传健康数据（如症状记录、体重、饮食日志等）。医生可实时调整治疗方案，并提供个性化建议。④AI辅助分析：利用AI算法分析患者的长期健康数据，预测疾病复发风险。通过自然语言处理技术，智能客服解答患者日常疑问。⑤电子病历与数据共享：建立电子健康档案，整合结肠镜检查、实验室检查、用药记录等数据，方便医生和患者随时查看。数据共享至多学科团队（如消化科、营养科、心理科），提供综合管理。

（4）长期随访与监测

定期复查：每3~6个月复查结肠镜，评估黏膜愈合情况；每6个月检测炎症指标（如C反应蛋白、血常规）。营养评估：定期检测营养指标（如血红蛋白、白蛋白），预防营养不良。心理支持：通过智慧化平台提供心理评估和干预，帮助患者缓解焦虑和抑郁。健康教育：定期推送炎症性肠病相关知识，提高患者自我管理能力。

4. 预期效果

短期目标：2~4周内症状缓解（如腹痛、腹泻减轻）。炎症指标（C反应蛋白）下降。

中期目标：6个月内达到黏膜愈合，维持临床缓解。

长期目标：1~2年内疾病稳定，无复发或并发症。患者生活质量显著提高。

5. 风险与挑战

疾病复发风险：炎症性肠病易反复发作，需长期监测和管理。

药物副作用：长期使用免疫抑制剂和生物制剂可能带来副作用（如感染风险），需定期评估。

患者依从性：饮食和生活方式改变需要长期坚持，可能面临挑战。

心理负担：疾病反复发作可能引发心理问题，需加强心理支持。

技术依赖：部分患者可能对智慧化工具使用不熟练，需提供培训和支持。

6. 案例总结

通过综合的生活方式调整、药物治疗和智慧化管理，王先生的溃疡性结肠炎有望得到有效控制。智慧化工具的应用可以提高患者的依从性和自我管理能力，同时为医生提供实时数据支持，优化治疗方案。健康管理的核心在于患者的积极参与和持续的生活方式改善，同时需警惕疾病复发风险并加强心理支持。

第三节 功能性胃肠病疾病干预

功能性胃肠病症状多样且主观性强,症状具有波动性。症状严重程度与客观检查结果常不匹配。但病情反复,易导致焦虑、睡眠障碍、社会功能下降。因此其干预应以改善症状、调节脑—肠轴功能和提升生活质量为核心目标,其策略强调多维度整合与个体化,需从基础干预、对症治疗、心理整合及长期管理等方面进行综合干预。

一、肠易激综合征

（一）治疗

肠易激综合征的治疗目标是缓解症状、改善生活质量。治疗方法包括生活方式干预、药物治疗和心理治疗。

1. 生活方式干预

饮食调整：避免诱发症状的食物,如高可酵解食物（fermentable oligosaccharides, disaccharides, monosaccharides and polyol food, FODMAP food）、乳糖、咖啡因等。

规律饮食：定时定量,避免暴饮暴食。

增加膳食纤维：便秘型患者可增加膳食纤维摄入。

适量运动：促进肠道蠕动,缓解症状。

2. 药物治疗

解痉药：如匹维溴铵,用于缓解腹痛。

止泻药：如洛哌丁胺,用于腹泻型患者。

通便药：如聚乙二醇,用于便秘型患者。

益生菌：调节肠道菌群,改善症状。

抗抑郁药：如低剂量三环类抗抑郁药,用于伴有焦虑或抑郁的患者。

3. 心理治疗

心理治疗包括认知行为疗法、放松训练及催眠疗法等。

（二）随访与管理

肠易激综合征患者需定期随访,评估症状控制情况、药物疗效和生活质量。

1. 症状评估

定期询问患者的症状变化。

2. 药物调整

根据症状和患者反馈调整药物剂量和种类。

3. 患者教育

指导患者进行自我管理,提高治疗依从性。

4. 心理支持

提供心理疏导，帮助患者应对焦虑和抑郁情绪。

二、功能性消化不良

（一）治疗

功能性消化不良的治疗目标是缓解症状、改善生活质量。治疗方法包括生活方式干预、药物治疗和心理治疗。

1. 生活方式干预

饮食调整：避免油腻、辛辣、刺激性食物，少食多餐。

规律饮食：定时定量，避免暴饮暴食。

戒烟限酒：减少对胃黏膜的刺激。

适量运动：促进胃肠蠕动，缓解症状。

2. 药物治疗

抑酸药：如质子泵抑制剂或 H2 受体拮抗剂，用于缓解上腹部烧灼感。

胃肠促动药：如多潘立酮、莫沙必利，用于改善胃排空和缓解餐后饱胀感。

胃黏膜保护剂：如硫糖铝，用于保护胃黏膜。

抗抑郁药：如低剂量三环类抗抑郁药或选择性 5-羟色胺再摄取抑制剂，用于伴有焦虑或抑郁的患者。

3. 心理治疗

心理治疗包括认知行为疗法、放松训练及催眠疗法。

（二）随访与管理

功能性消化不良患者需定期随访，评估症状控制情况、药物疗效和生活质量。

1. 症状评估

定期询问患者的症状变化。

2. 药物调整

根据症状和患者反馈调整药物剂量和种类。

3. 患者教育

指导患者进行自我管理，提高治疗依从性。

4. 心理支持

提供心理疏导，帮助患者应对焦虑和抑郁情绪。

三、便秘

（一）治疗

1. 非药物治疗

饮食调整：增加膳食纤维摄入（每日 2 530 g），如全谷物、蔬菜、水果。保证每日水分摄入（1.52 L）。

生活方式干预：规律运动（如步行、瑜伽）以促进肠道蠕动。建立规律的排便习惯（如晨起或餐后尝试排便）。

心理支持：对焦虑、抑郁患者提供心理疏导或认知行为治疗。

2.药物治疗

容积性泻药：如欧车前、麦麸，增加粪便体积，促进肠道蠕动。

渗透性泻药：如聚乙二醇、乳果糖，通过增加肠道内水分软化粪便。

刺激性泻药：如比沙可啶、番泻叶，短期用于急性便秘，长期使用可能导致依赖。

促动力药：如普芦卡必利，适用于慢传输型便秘。

灌肠或栓剂：用于急性粪便嵌塞。

3.特殊人群管理

老年人：注意药物相互作用及副作用，优先选择安全性高的药物（如聚乙二醇）。

孕妇：避免使用刺激性泻药，推荐容积性泻药或渗透性泻药。

儿童：以饮食调整和行为训练为主，必要时使用乳果糖或聚乙二醇。

（二）预防与健康管理

1.饮食与生活方式建议

增加膳食纤维摄入，保持充足水分。规律运动，避免久坐。建立良好的排便习惯。

2.高危人群筛查

对老年人、慢性病患者及长期服药者，定期评估排便功能。

3.患者教育

指导患者正确使用泻药，避免滥用。强调便秘的长期管理及生活方式干预的重要性。

四、案例解析

（一）肠易激综合征

1.案例背景

患者刘女士，28岁，女性，市场营销专员。反复腹痛、腹胀，伴有腹泻和便秘交替，症状与饮食和情绪相关。症状持续约2年，近期因工作压力大而加重。无吸烟史，偶尔饮酒，饮食不规律，喜食辛辣和高脂肪食物。结肠镜检查：无明显器质性病变。实验室检查：血常规、粪便常规、C反应蛋白均正常。罗马Ⅳ标准：符合肠易激综合征诊断标准（腹泻型肠易激综合征）。

2.诊断与评估

初步诊断：肠易激综合征。

风险评估：症状加重风险，饮食不规律、压力大可能加重症状。心理风险，长期症状可能引发焦虑和抑郁。生活质量影响，症状反复影响工作和社交。

3.健康管理方案

（1）生活方式调整

饮食管理：采用低FODMAP饮食，减少易发酵碳水化合物（如洋葱、大蒜、豆类、乳制品）的摄入。避免摄入辛辣、油腻、高脂肪食物。增加膳食纤维（如燕麦、糙米）的摄入，改善便秘症状。少量多餐，避免过饱。减压：建议进行规律运动（如瑜伽、散步）和放松训练（如冥想、深呼吸）。

合理安排工作时间,避免过度劳累。睡眠管理:保证每天 7~8 小时睡眠,避免熬夜。

(2)药物治疗

对症治疗:止泻药,如洛哌丁胺,用于控制腹泻。解痉药,如匹维溴铵,缓解腹痛和腹胀。益生菌,如双歧杆菌,调节肠道菌群。心理治疗:抗焦虑药物,如低剂量阿米替林,用于缓解焦虑和改善肠道症状。结合认知行为疗法,帮助患者调整对症状的认知和应对方式。

(3)智慧化管理

①智能健康监测:使用智能手环监测患者的活动量、心率和睡眠质量,评估整体健康状况。通过智能体重秤记录体重变化,数据同步至健康管理平台。②移动健康应用:使用肠易激综合征管理 App(如 My IBS 或类似应用),记录每日症状、饮食、情绪和药物服用情况。App 提供个性化饮食建议、用药提醒和健康教育内容。③远程医疗与监测:通过远程医疗平台定期与医生沟通,上传健康数据(如症状记录、饮食日志、情绪评分等)。医生可实时调整治疗方案,并提供个性化建议。④AI 辅助分析:利用 AI 算法分析患者的长期健康数据,识别症状触发因素(如特定食物、压力事件)。通过自然语言处理技术,智能客服解答患者日常疑问。⑤电子病历与数据共享:建立电子健康档案,整合症状记录、饮食日志、用药记录等数据,方便医生和患者随时查看。数据共享至多学科团队(如消化科、营养科、心理科),提供综合管理。

(4)长期随访与监测

定期复查:每 3~6 个月评估症状变化,调整治疗方案;每年进行营养和心理状态评估。健康教育:通过智慧化平台定期推送肠易激综合征相关知识,提高患者自我管理能力;提供心理支持,帮助患者缓解焦虑和抑郁。症状日记:鼓励患者记录症状日记,识别触发因素(如食物、情绪、压力)。

4. 预期效果

短期目标:2~4 周内症状缓解(如腹痛、腹泻减轻)。饮食和情绪管理初见成效。

中期目标:3~6 个月内症状稳定,生活质量改善。

长期目标:1~2 年内症状完全控制,减少药物依赖。患者掌握自我管理技能,心理状态良好。

5. 风险与挑战

症状反复风险:饮食和情绪管理不当可能导致症状反复。

药物副作用:长期使用药物可能带来副作用(如便秘、口干),需定期评估。

患者依从性:饮食和生活方式改变需要长期坚持,可能面临挑战。

心理负担:长期症状可能引发心理问题,需加强心理支持。

技术依赖:部分患者可能对智慧化工具使用不熟练,需提供培训和支持。

6. 案例总结

通过综合的生活方式调整、药物治疗和智慧化管理,刘女士的肠易激综合征有望得到有效控制。智慧化工具的应用可以提高患者的依从性和自我管理能力,同时为医生提供实时数据支持,优化治疗方案。健康管理的核心在于患者的积极参与和持续的生活方式改善,同时需警惕症状反复风险并加强心理支持。

（二）功能性消化不良

1. 案例背景

患者李女士，35岁，女性，办公室职员。反复上腹部饱胀、早饱感，餐后加重，伴有嗳气和恶心。症状持续约1年，近期因工作压力大而加重。无吸烟史，偶尔饮酒，饮食不规律，喜食辛辣和高脂肪食物。胃镜检查：无明显器质性病变。实验室检查：血常规、肝功能、胰腺功能均正常。罗马Ⅳ标准：符合功能性消化不良诊断标准。

2. 诊断与评估

初步诊断：功能性消化不良。

风险评估：症状加重风险，饮食不规律、压力大可能加重症状。心理风险，长期症状可能引发焦虑和抑郁。生活质量影响，症状反复影响工作和社交。

3. 健康管理方案

（1）生活方式调整

饮食管理：避免摄入高脂肪、辛辣、刺激性食物（如咖啡、酒精）。少量多餐，避免暴饮暴食。增加易消化食物（如粥、蒸菜）的摄入。减压：建议进行规律运动（如瑜伽、散步）和放松训练（如冥想、深呼吸）。合理安排工作时间，避免过度劳累。睡眠管理：保证每天7~8小时睡眠，避免熬夜。

（2）药物治疗

对症治疗：促胃肠动力药，如多潘立酮，改善胃排空。抑酸药，如奥美拉唑，缓解上腹烧灼感。消化酶制剂，如胰酶，辅助消化。心理治疗：抗焦虑药物，如低剂量阿米替林，用于缓解焦虑和改善症状。结合认知行为疗法，帮助患者调整对症状的认知和应对方式。

（3）智慧化管理

①智能健康监测：使用智能手环监测患者的活动量、心率和睡眠质量，评估整体健康状况。通过智能体重秤记录体重变化，数据同步至健康管理平台。②移动健康应用：使用功能性消化不良管理App（如My FD或类似应用），记录每日症状、饮食、情绪和药物服用情况。App提供个性化饮食建议、用药提醒和健康教育内容。③远程医疗与监测：通过远程医疗平台定期与医生沟通，上传健康数据（如症状记录、饮食日志、情绪评分等）。医生可实时调整治疗方案，并提供个性化建议。④AI辅助分析：利用AI算法分析患者的长期健康数据，识别症状触发因素（如特定食物、压力事件）。通过自然语言处理技术，智能客服解答患者日常疑问；⑤电子病历与数据共享：建立电子健康档案，整合症状记录、饮食日志、用药记录等数据，方便医生和患者随时查看。数据共享至多学科团队（如消化科、营养科、心理科），提供综合管理。

（4）长期随访与监测

定期复查：每3~6个月评估症状变化，调整治疗方案；每年进行营养和心理状态评估。健康教育：通过智慧化平台定期推送功能性消化不良相关知识，提高患者自我管理能力；提供心理支持，帮助患者缓解焦虑和抑郁。症状日记：鼓励患者记录症状日记，识别触发因素（如食物、情绪、压力）。

4. 预期效果

短期目标：2~4周内症状缓解（如饱胀感、恶心减轻）。饮食和情绪管理初见成效。

中期目标：3~6个月内症状稳定，生活质量改善。

长期目标：1~2 年内症状完全控制，减少药物依赖。患者掌握自我管理技能，心理状态良好。

5. 风险与挑战

症状反复风险：饮食和情绪管理不当可能导致症状反复。

药物副作用：长期使用药物可能带来副作用（如便秘、口干），需定期评估。

患者依从性：饮食和生活方式改变需要长期坚持，可能面临挑战。

心理负担：长期症状可能引发心理问题，需加强心理支持。

技术依赖：部分患者可能对智慧化工具使用不熟练，需提供培训和支持。

6. 案例总结

通过综合的生活方式调整、药物治疗和智慧化管理，李女士的功能性消化不良有望得到有效控制。智慧化工具的应用可以提高患者的依从性和自我管理能力，同时为医生提供实时数据支持，优化治疗方案。健康管理的核心在于患者的积极参与和持续的生活方式改善，同时需警惕症状反复风险并加强心理支持。

（三）便秘

1. 案例背景

患者王女士，40 岁，女性，教师。排便困难，每周排便少于 3 次，粪便干硬，伴有腹胀和腹痛。症状持续约 2 年，近期因工作压力大而加重。无吸烟史，偶尔饮酒，饮食中蔬菜和水果摄入不足，缺乏运动。体格检查：腹部轻度膨隆，无压痛。实验室检查：血常规、甲状腺功能、电解质均正常。结肠传输试验：结肠蠕动减慢。

2. 诊断与评估

初步诊断：功能性便秘（慢传输型）。

风险评估：症状加重风险，饮食不规律、缺乏运动可能加重症状。并发症风险，长期便秘可能导致痔疮、肛裂或肠梗阻。心理风险，长期症状可能引发焦虑和抑郁。

3. 健康管理方案

（1）生活方式调整

饮食管理增加膳食纤维摄入：每日摄入 25~30 g 膳食纤维（如全谷物、蔬菜、水果、豆类）。多饮水：每日饮水 1.5~2 L，促进肠道蠕动。避免过多摄入高脂肪、高糖食物。运动管理：每日进行 30 分钟有氧运动（如快走、游泳），促进肠道蠕动。增加腹部按摩，每日早晚各 1 次，每次 10~15 分钟。排便习惯：建立规律的排便时间（如早晨起床后或餐后）。避免长时间忍便。

（2）药物治疗

缓泻剂：渗透性泻药，如聚乙二醇，软化粪便；刺激性泻药，如比沙可啶，短期使用促进排便。促胃肠动力药：如莫沙必利，改善肠道蠕动。益生菌：如双歧杆菌，调节肠道菌群。

（3）智慧化管理

①智能健康监测：使用智能手环监测患者的活动量、心率和睡眠质量，评估整体健康状况。通过智能体重秤记录体重变化，数据同步至健康管理平台。②移动健康应用：使用便秘管理 App（如 My Constipation 或类似应用），记录每日排便情况、饮食、运动量和药物服用情况。App 提供个性化饮食建议、运动计划和用药提醒。③远程医疗与监测：通过远程医疗平台定期与医生沟通，上传

健康数据（如排便记录、饮食日志、运动数据等）。医生可实时调整治疗方案，并提供个性化建议。④AI辅助分析：利用AI算法分析患者的长期健康数据，识别便秘触发因素（如饮食、运动不足）。通过自然语言处理技术，智能客服解答患者日常疑问；⑤电子病历与数据共享：建立电子健康档案，整合排便记录、饮食日志、用药记录等数据，方便医生和患者随时查看。数据共享至多学科团队（如消化科、营养科、心理科），提供综合管理。

（4）长期随访与监测

定期复查：每3~6个月评估症状变化，调整治疗方案；每年进行营养和心理状态评估。健康教育：通过智慧化平台定期推送便秘相关知识，提高患者自我管理能力；提供心理支持，帮助患者缓解焦虑和抑郁。症状日记：鼓励患者记录排便日记，识别触发因素（如饮食、运动、情绪）。

4. 预期效果

短期目标：2~4周内排便频率增加，粪便软化。饮食和运动调整初见成效。

中期目标：3~6个月内排便规律，腹胀和腹痛减轻。

长期目标：1~2年内症状完全控制，减少药物依赖。患者掌握自我管理技能，生活质量显著提高。

5. 风险与挑战

症状反复风险：饮食和运动管理不当可能导致症状反复。

药物副作用：长期使用泻药可能带来副作用（如依赖性、电解质紊乱），需定期评估。

患者依从性：饮食和生活方式改变需要长期坚持，可能面临挑战。

心理负担：长期症状可能引发心理问题，需加强心理支持。

技术依赖：部分患者可能对智慧化工具使用不熟练，需提供培训和支持。

6. 案例总结

通过综合的生活方式调整、药物治疗和智慧化管理，王女士的功能性便秘有望得到有效控制。智慧化工具的应用可以提高患者的依从性和自我管理能力，同时为医生提供实时数据支持，优化治疗方案。健康管理的核心在于患者的积极参与和持续的生活方式改善，同时需警惕症状反复风险并加强心理支持。

第十九章 神经系统与骨骼系统疾病健康干预

第一节 认知康复及卒中后康复管理

一、认知康复

认知康复是针对认知缺陷患者的一项综合管理措施，旨在提高其认知功能和日常生活能力。这种康复治疗主要包括改善注意力、记忆、计算能力、思维能力、问题解决能力、执行功能以及知觉障碍。

（一）改善特殊认知缺陷的治疗

1. 恢复策略

恢复策略是一种帮助恢复丧失能力的方法，通过结合未受损或残留功能来重建丧失的功能。这种策略强调了个体潜能的恢复，通过不断的练习和学习，患者可以逐渐重建自己的能力。

PQRST法是常用记忆策略之一，通过预习信息（preview）、提出问题（question）、阅读信息（read）、复述信息（self-recitation）、测试结果（test）来加深记忆。

2. 补偿策略

补偿策略是一种整合多种动作的方案，通过功能重组或功能替代来实现。

功能重组是帮助患有认知功能障碍的人重新获得独立性和自主性的关键。通过增加或修改功能的输入、存储或输出方式，比如添加标签、设置路标、将易丢失的物品放在显眼位置，患者可以绕过受损认知功能，利用其尚存的能力完成任务。这样可以让患者用一种不寻常的方式实现正常活动。功能重组的目标是帮助患者保持日常生活的独立性，同时促进他们的自信心和自尊心。在帮助他们重新建立起对生活的掌控能力的过程中，我们可以提供更多的支持和理解，帮助他们尽可能地恢复到正常的生活轨道上。

功能替代是通过学习新技能来代替受损功能。通过使用各种外部辅助工具，患者可以借助外在的代替机制来重新学习和实施各种活动。例如，通过听"有声书本"可以帮助失读患者学习书籍，利用闹钟、日志等提醒功能帮助记忆障碍的患者进行日常安排。

（二）常用认知康复方法

1. 记忆障碍的康复

记忆障碍的康复可以分为一般策略和特定策略。一般策略包括恢复记忆法、重新组织记忆法和行为补偿法；特定策略则包括改善编码和巩固损伤的策略，以及改善提取损伤的策略。

2. 注意障碍的康复

注意障碍的康复包括促进觉醒、提高集中注意力、降低分散注意力和改善持续注意力等策略。

3. 知觉障碍的康复

加强视觉空间认知能力对于患有认知障碍的个体至关重要。可以通过让患者进行绘画或图案构成等活动来训练他们的认知能力。另外，利用环境和感官输入来提高患者的注意力，帮助他们更好地处理信息。这些方法不仅可以帮助患者提高视觉空间认知能力，还可以提高他们的自信心和生活质量。通过持续的训练和关怀，患者可以逐渐克服认知障碍，重新融入社会。

二、卒中后康复

早期康复介入对于脑卒中患者的功能康复至关重要。通过采取综合有效的措施，循序渐进地进行治疗，并鼓励患者主动参与康复过程，可以最大限度地减轻中枢神经受损造成的功能障碍。这些努力不仅可以帮助患者恢复生活自理能力，更能提高他们的生存质量。

（一）康复目标

康复的目标在于通过采取一切有效措施，预防脑卒中后可能产生的并发症，如压疮、肺炎、感染等，同时改善受损功能，提高日常生活和社会生活的能力，以提升患者的生存质量。这包括恢复感觉、运动、语言、认知和心理功能等，使患者能够更好地融入社会，积极参与生活。

（二）急性期康复治疗

脑卒中急性期（发病后的1~2周）的康复治疗是在神经内科或神经外科的基础上进行的。一旦患者病情稳定48小时后，康复治疗就应该立即开始。这一阶段的康复治疗属于一级康复，旨在通过被动活动和主动参与，促进偏瘫侧肢体的肌张力恢复和主动活动的出现。

（三）恢复早期康复治疗

在脑卒中早期（发病后的3~4周）康复阶段，患者通常处于恢复的关键时期，需要进行专门的治疗。在这个时期内，患者肢体的运动逐渐从弱的屈肌与伸肌共同运动到痉挛，但尚未达到完全恢复的阶段。康复治疗的主要目标是预防并发症和脑卒中的二级预防，同时也要抑制肌肉痉挛，促进分离运动的恢复。针对肌肉痉挛问题，治疗方法包括加强患侧肢体的主动运动，并结合日常生活能力的训练。此外，还需要注意减轻偏瘫肢体的肌肉痉挛，避免加强异常运动模式。除此之外，还需要针对患者其他功能方面的问题进行相应的康复治疗，综合提高康复效果。在康复治疗中，重点是帮助患者尽快恢复独立生活能力，增强自主运动能力，避免因肌肉痉挛而影响日常生活。通过专业的康复治疗，患者不仅可以改善肢体功能，还可以提高生活质量，减少并发症的发生。

机器人辅助下的步行训练是在患者适应站立体位后进行的。通过机器人减重系统调整负重程度，患者可以在动力平台上进行步行训练。同时，驱动装置连接到腿部或足部，帮助患者进行步行训练，提高步行能力，并保证步态的对称性。这种训练方式不仅有助于康复，还可以帮助患者在恢复过程中更快地恢复步行能力。

中国传统疗法常用针刺和按摩治疗偏瘫患者，主要针对上肢伸肌和下肢屈肌进行康复，以促进功能恢复。

（四）恢复中期康复治疗

在脑卒中患者的恢复过程中，中期（发病后的4~12周）被视为一个重要的阶段。在这个阶段，患者的肌肉痉挛减轻，开始出现选择性肌肉活动，能够主动活动患肢，但仍存在一定的运动障碍。通过加强感觉功能的训练，有助于提高患者的运动能力和康复效果。在这一恢复阶段，康复治疗不仅仅是简单的运动训练，更是一个全面的康复过程。通过综合性的康复计划，患者可以逐渐恢复肌肉活动和日常生活功能，提高生活质量。因此，在中期康复阶段，我们应该注重全面的康复治疗，以帮助患者更好地恢复运动功能，重获生活的信心和独立性。

为了帮助患者康复，我们会为他们设计一系列特定的作业性治疗活动。通过这些活动，患者可以提高自己的功能能力，恢复日常生活的自理能力。这些活动不仅可以促进患者身体各项功能的康复，还可以激发他们的积极性和自信心，帮助他们重新融入社会生活。因此，作业性治疗活动对于患者的康复是非常重要的。

认知功能训练对改善受损功能至关重要，与其他功能训练同步进行能够更有效地帮助患者克服认知功能障碍。通过认知功能训练，患者可以恢复受损的思维和记忆能力，提高生活质量。因此，认知功能训练在康复过程中扮演着不可或缺的角色。

（五）恢复后期康复治疗

脑卒中后期（发病后的4~6个月），患者的肌肉活动呈现出选择性，能够实现自主活动，肢体肌肉痉挛逐渐减少，运动变得更为平稳和协调，尽管速度较为缓慢。在康复治疗方面，重点是抑制肌肉痉挛、纠正异常运动模式，并提高运动控制能力。此外，还要促进精细运动，增加运动速度和提高实用性步行能力，同时培养日常生活活动技能，以提高生活质量。同时要加强对患者的鼓励与心理疏导，增强患者的信心，提高患者恢复独立生活与回归社会的能力。

三、智能化技术应用

近年来，作业治疗领域迎来了许多新技术的应用，如虚拟现实技术、上肢机器人技术和远程认知康复技术。这些技术的发展为治疗带来了新的可能性，更有效地帮助患者康复。

（一）虚拟现实技术

虚拟现实技术是一种通过计算机生成的仿真技术，可以通过视、听、触觉等方式让用户感受身临其境的交互视景。近年来，虚拟现实技术已广泛应用于多个领域。在作业治疗领域，常见的训练包括模拟日常活动环境、提升上肢和手部功能、进行各种娱乐休闲活动、进行治疗性活动以及提升精神心理社交技能。这些训练项目都可以通过虚拟现实技术提供更加真实、生动的体验，从而有效帮助患者进行康复训练和心理治疗。虚拟现实技术的应用不仅提升了治疗效果，还提供了更具趣味性和参与感的治疗方式，有助于患者更积极地参与康复训练。

虚拟现实技术在模拟各种日常生活场景方面有着独特的优势，能够为患者提供丰富多样的训练场景，打破了医院或康复机构实际环境的限制。通过在虚拟环境中学习倒茶、烹饪、打扫、购物等日常活动，患者可以获得一致性和可重复性的训练，并且提供大量实践机会，减少错误操作导致危险的可能性。

虚拟现实技术在脑卒中偏瘫患者上肢运动康复中展现出巨大潜力。国内外研究机构已经在这一领域进行了广泛研究，取得了丰硕成果。通过虚拟现实技术的应用，患者可以进行更加生动、有趣的上肢训练，提升治疗效果。

认知觉康复领域正在逐渐受到虚拟现实技术影响。通过虚拟现实技术结合各种软件，患者可以接受各种认知功能训练，比如注意力、计算和定向训练等。这种训练具有难度易调节和即时反馈的特点，使患者更容易受益并更加顺利地坚持下去。一些学者还将认知评定内容整合到虚拟现实技术中，使评定更加便捷和准确，同时能够严格控制其他参数，确保评定结果的一致性和准确性。这些创新的方法为认知觉康复带来了新的可能性，为患者提供了更加个性化和有效的治疗方式。

另外在精神心理方面，借助虚拟现实技术，治疗师可以轻松控制场景，为精神心理疾患患者量身定制互动游戏，调节参数，创造治疗环境，实现康复训练。

（二）上肢机器人技术

近年来，外骨骼式上肢康复机器人成为偏瘫患者上肢功能康复训练的新宠。该设备采用电机驱动，保证机器人关节独立运动，帮助卒中偏瘫患者完成精确的部分或全部分离运动的训练。在作业治疗中，该机器人在训练患者运动精准度方面发挥着重要作用。通过使用外骨骼式机器人，患者可以进行更具针对性的训练，有效提高康复效果。

机器手臂可以根据个体肌力水平提供不同的支撑和阻力，帮助肌力差的上肢进行重力补偿或强化训练。同时，它还能够定向训练特定关节或多个关节，实现更加精准有效的康复和锻炼。结合电脑多媒体系统和人机互动软件，患者可在多样环境下接受有意义、重复、强化的运动训练，有助于提高功能特定性。

通过多维空间的游戏活动，患者能够进行上肢肌力、关节活动范围以及眼手协调功能的综合训练。活动的难度可以根据患者的功能进步进行及时调整，这不仅大大提高了患者的依从性，也促进了他们的康复效果。

机器人在康复训练中的应用，为患者提供了视觉和听觉上的实时反馈，激发了他们参与治疗的积极性。特别是上肢机器人训练系统，有效地促进了患者在上肢康复训练中的参与度和训练效果。这种互动式的治疗方式，不仅提高了患者的治疗效果，还让他们更快乐地投入康复治疗中。

（三）远程认知康复技术

远程康复，即电子康复或在线康复，利用电脑通讯和信息技术帮助功能障碍者和残疾人获得康复服务，并支持他们独立生活的权利。这种服务形式包括远程监测、教育、环境控制、社区融入、评估和再训练等内容，通过电子信息技术，在一定距离向患者传递医疗康复服务。

患者可以在家中通过宽带网络与治疗师进行视频交流和治疗，从而节省了交通时间和费用。根据参与者和实施场所的不同，远程康复大致可分为家庭远程康复模式、远程指导的家庭康复模式、社区远程康复模式和远程指导的社区康复模式。在作业治疗领域，远程康复的应用主要体现在以下几个方面：首先，患者可以在家中接受治疗师的指导和治疗，更方便、更贴心；其次，通过远程监测，治疗师可以实时了解患者的康复进展和状况，及时调整治疗方案；最后，远程康复还可以提供更广泛的社区服务，让更多的人能够获得专业的康复帮助。总的来说，远程康复为功能障碍者和残疾人提供了一种更灵活、更便捷的康复方式，不仅节省了时间和金钱，还让更多人获得了专业的康复服务。

计算机评估与训练软件专注于改善认知能力，提升注意力、记忆力、视空间能力、语言能力、执行功能和问题解决能力，从而减轻认知障碍带来的生活问题。这些软件包括了各种内容，如认知、感知、教育、功能性技能训练、社区生活技能等。通过神经行为认知状态测试等工具，可以在线对患者进行评估。而训练软件则可以通过远程康复方式进行评估与训练，帮助患者满足日常生活活动的需要。这些软件相辅相成，为认知障碍患者提供了一种方便、有效的康复方式。

远程教育康复是结合当地社会生活发展的实际情况，将一些功能性活动制作成软件或网页形式，在互联网上发布，供患者及其家属参考学习。同时也可以成为基层社区专业人员的继续教育资源。例如，在认知训练站中，可以教育脑损伤患者使用银行柜员机或者在超市购买指定商品，通过模拟训练患者解决问题，提高他们的执行功能。

第二节　骨质疏松症及骨关节疾病的干预

一、骨质疏松的干预

（一）非药物治疗

运动可增加机体敏捷性、力量、改善姿势和维持平衡等，增加骨密度，减少跌倒风险，也是获得和保持肌肉质量和肌肉力量最有效的方法之一。运动应遵循长期规律、循序渐进的原则，同时应避免潜在创伤等风险事件。适合的运动主要包括负重运动、抗阻运动以及重量训练。

（二）营养支持

骨质疏松症患者存在热量、蛋白质等营养物质摄入不足，骨骼肌肌量的维持主要依赖于肌蛋白合成代谢与分解代谢之间的动态平衡。优质蛋白质能提高蛋白质合成效率，生物利用度较高、更易消化吸收，主要包括动物蛋白、乳清蛋白。足量钙及维生素D的摄入可有效促进理想峰值骨量形成，延缓骨量流失进程，同时增强骨骼矿化密度与肌肉功能强度，对维持骨骼—肌肉系统健康具有协同增效作用。此外适当日晒、戒烟、限酒、避免过量饮用咖啡或碳酸饮料等健康生活方式，亦有助于预防骨质疏松症。

（三）药物治疗

抗骨质疏松症药物主要包括骨吸收抑制剂（双膦酸盐、降钙素、雌激素、选择性雌激素受体调节剂、RANKL抑制剂），骨吸收促进剂（骨形成促进剂）及其他机制类药物（活性维生素D、维生素K_2类、锶盐）等。

（四）手术治疗

骨质疏松症中最常见的并发症是脊柱压缩骨折，骨质疏松性脊柱骨折是老年人群致残、致死的主要原因，手术治疗是不得已的治疗手段。

二、骨关节疾病的干预

（一）基础治疗

基础治疗措施应包括患者教育、运动治疗，及必要时体重（BMI ≥ 25 kg/m²）减轻至少10%的初始体重并维持。

（二）运动治疗

利用患者自身力量或借助器械，通过某些特定的运动方式，改善身体运动或感觉功能的治疗方法，有效缓解骨关节疾病患者疼痛、改善关节功能及生活质量。运动治疗的疗效通常在干预后的2个月达峰值，随后逐渐减弱，年龄<60岁或无须接受关节置换术的骨关节疾病患者可能从中获益更多。运动治疗方式多样，包括有氧运动、力量训练、神经肌肉及平衡训练、传统运动疗法（如太极、瑜伽等）、水中运动等。

（三）定期随访

骨关节病患者进行药物治疗时，必须进行随访，并根据情况调整随访时间，定期随访内容包括药物治疗反应评估、影像学评估、共病评估、可控风险因素评估及疼痛类型评估。其中，药物治疗反应评估和影像学评估有助于评价病情进展。存在共病的骨关节疾病患者应首先考虑减重、运动疗法等非药物治疗，应尽量简化药物治疗方案，严格控制用药种类，并需关注药物间的相互作用。关节腔注射黏弹补充剂（如透明质酸或其衍生物、医用几丁糖等）具有改善滑液黏弹性、抑制促炎途径的作用，亦可有效诱导内源性透明质酸的产生。对伴有重度膝关节疼痛或关节腔积液的骨关节病患者，关节腔内注射糖皮质激素，不能短期内重复注射。

（四）中医药治疗

对于需要药物治疗的骨关节病患者，中药具有很好的效果，如祛风止痛胶囊、正清风痛宁等。中医学将骨关节病归于"痹证"范畴，是一种筋骨共患、痿痹并存的疾病。运用中医辨证施治，对其具有一定的疗效。祛风止痛胶囊主要用于治疗风、寒、湿邪闭阻及肝肾亏虚引发的痹病，祛风止痛胶囊缓解患者关节疼痛、改善关节功能、降低血清炎性因子浓度方面效果显著。正清风痛宁中的主要成分青风藤碱具有镇痛、抗炎及免疫调节的作用，减轻患者的关节疼痛。

（五）抗衰老治疗

抗衰老治疗体现在两大类：一类是利用抗衰老药物，通过选择性清除或杀死衰老细胞达到改善骨关节病理进展的目的；另一类是改善衰老细胞功能疗法，主要是通过抑制炎性物质合成或生物功能，改善衰老细胞表型而延缓骨关节病软骨退变。

（六）活性氧

活性氧在维持机体代谢平衡中扮演着十分重要的角色，不仅是维持正常生理环境重要的介质，也是导致诸多疾病发生发展的重要诱因，导致细胞外基质降解、线粒体功能障碍、软骨细胞凋亡以及骨关节炎进展的关键因素。对骨关节炎而言，适量的活性氧可以促进软骨细胞的增殖和软骨基质的形成。但过量的活性氧累积会诱导氧化应激，引起软骨细胞退化及软骨基质的分解，最终导致骨关节炎以及其他诸多代谢性疾病的发生。水凝胶作为新型生物材料治疗骨关节炎备受关注，活性氧清除性水凝胶是一种可以调节组织氧化应激和炎症反应的一种具有药物智能递送功能的新型高分子生物材料，包括以负载活性氧清除性药物为主要功能的传统活性氧清除性水凝胶和具有活性氧响应性基团的活性氧响应性水凝胶。前者主要以缓释其包封的具有活性氧清除性的药物治疗骨关节炎，而后者不仅可以通过活性氧响应性基团断裂清除骨关节炎发生发展过程中产生的活性氧，还可以响应性递送多种治疗骨关节炎的药物。活性氧清除性水凝胶在治疗骨关节炎修复领域展露出良好的应用前景。

（七）健康教育

依据患者的整体身体状况评估，开展疾病相关疼痛的知识及自我管理等教育。健康教育对疼痛的直接缓解作用可能较小，但安全性高且成本低，能使患者了解与疾病发展相关的疼痛，从而提高患者的依从性，间接改善疼痛症状。骨关节炎自我管理模型是有效的疼痛自我管理计划，包括患者教育、疼痛管理的认知行为疗法、运动的相关注意事项。通过自我管理，提高自主参加体育锻炼、选择更健康的饮食及疼痛应对策略的积极性。在矫形器和助行器的使用方面，可以避免日常生活中增加膝关节负担的过度活动，提示患者注意关节部位的保暖。

（八）控制体重

超重和肥胖是公认的骨关节炎发病的危险因素，体重每增加 5 kg，罹患骨关节炎的概率就增加 36%。减轻体重可以减轻膝关节压力，建议肥胖或超重患者在经过充分的多学科评估后遵循减重计划，以缓解疼痛和改善功能。

（九）营养均衡

营养均衡的饮食有助于防止关节的进一步损伤，以植物为基础的饮食能够改善慢性骨骼肌肉疼痛和功能，鱼油补充剂含长链 n-3 多不饱和脂肪酸，可改善骨关节炎患者的疼痛和功能。慢性疾病的长期治疗与面对面咨询的需要存在冲突，因此，基于互联网的远程干预可能成为一种有效且具有成本效益的替代方法。互联网的训练和数字化交付优于常规的自我管理。随着智能信息化时代的发展以及人口老龄化的全球化趋势加快，老年人在日常使用智能产品中的占比将不断提升，智慧化自我管理将成为一种趋势。

（十）心理干预

心理因素是调节骨关节炎疼痛的重要因素，心理干预可以减轻患者的疼痛感受，进而提高患者的自我效能，积极采取疼痛应对策略。认知行为疗法是临床慢性疼痛的一线治疗方法，认知行为疗法（如正念冥想、听音乐等）对患者认识和消除负面情绪等显示出了积极作用，有助于改善疼痛、焦虑、抑郁等症状。

（十一）水上运动

水上运动是指参与者在 32~36℃的水中进行的体育锻炼（如关节活动度训练、力量训练、有氧运动）。由于浮力的作用可以减少运动期间的疼痛，静水压的作用使循环发生改变，从而减轻肿胀，允许患者关节有更大范围的运动，从而改善了疼痛症状。

（十二）理疗

理疗可以安全有效地缓解骨关节患者的疼痛，其治疗方式多样，治疗效果各有优势，如热疗可减轻患者膝关节疼痛，中医疗法（如针灸）能有效缓解患者关节疼痛和改善功能，推拿对膝关节疼痛和僵硬及关节功能有显著改善作用。

　　骨性膝关节炎是一种膝关节广泛的退行性疾病，具有不可逆的结构变化，是一种由关节软骨逐渐丧失引起的缓慢进行的、致残的关节紊乱。全球已有超3亿骨关节炎患者，其中骨性膝关节炎占85%以上。减轻疼痛和改善功能是治疗的最主要目的。据统计，36.8%~60.7%的骨性膝关节炎患者出现不同程度的疼痛，疼痛会给患者带来不良的情绪影响，降低社会参与度，严重者还会导致抑郁。管理骨性膝关节炎相关疼痛能减轻患者的焦虑，提高患者的活动水平，改善患者的关节功能。药物治疗虽然对缓解关节疼痛有一定疗效，但通常伴有耐受性差或药物不良反应，包括循环系统障碍、胃肠道障碍和依赖或成瘾风险。根据骨关节炎阶梯治疗方案，建议联合初级保健非药物管理策略缓解疼痛，如物理疗法、运动疗法等。

第二十章 妇科疾病干预路径

第一节 妇科疾病的管理原则

一、全生命周期动态管理原则

为推动健康中国建设，提高妇女儿童健康水平，国务院印发了《中国妇女发展纲要（2021—2030年）》提出妇女平等享有全方位全生命周期健康服务，为女性全生命周期健康管理指明了方向。国家卫健委制定《国家卫生健康委关于贯彻2021—2030年中国妇女儿童发展纲要的实施方案》，包括持续保障母婴安全、加强出生缺陷综合防治、加强儿童健康服务和管理、加强儿童疾病综合防治、预防和控制儿童伤害、建立完善女性全生命周期健康管理模式、防治妇女重大疾病、支持家庭与妇女全面发展八方面主要任务。女性全生命周期有不同的生理特点、疾病过程以及健康问题，不同阶段的健康特征与需求有着显著区别，其中青春期、生育期及围绝经期更易罹患妇科疾病，重点对这三个阶段进行干预。

二、综合干预原则

妇科疾病的复杂性决定了其管理需要综合多种手段，形成全方位的干预体系，例如生活方式干预、心理干预、药物干预、物理治疗以及必要时的手术干预等。

（一）生活方式干预

生活方式干预是基于健康管理的策略，以达到预防疾病、促进疾病恢复的目的。以多囊卵巢综合征为代表的代谢相关性妇科疾病，生活方式调整是其一线治疗手段，尤其对于合并超重或肥胖的患者。生活方式干预主要包括饮食、运动和行为疗法的适当组合，通过这种规律的作息和适当的运动，不但能够改善患者的内分泌失调问题，还能有效提高多囊卵巢综合征患者的生育能力。

（二）心理干预

妇科疾病引起身体不适的同时，也会引起一系列情绪反应，如焦虑、抑郁等负面情绪。这些情绪不仅加重了原有的生理症状，还可能形成恶性循环，进一步影响疾病的治疗效果和生活质量。心理干预，可以让女性培养正面心态，掌握压力管理的技巧，提高自我管理能力，更好地应对妇科疾病带来的心理挑战，实现身心健康的双重提升。

（三）药物干预

药物干预是妇科疾病干预中最常用的方法。药物干预不仅是缓解妇科疾病的手段，更是预防并发症、提高患者生活质量的重要措施。针对性治疗是妇科药物干预治疗的首要原则，旨在根据不同妇科疾病的特性和病因，精准选用合适的药物，以实现最佳治疗效果。其次，妇科疾病种类繁多，每种疾病都有其独特的病理特征和临床表现，因此需要对应不同类型的药物。不同病原体对药物的敏感性不同，需根据病原体类型准确选择药物。除了疾病类型，明确病因对于药物选择也至关重要，合理用药是确保妇科疾病药物治疗安全有效的关键，要求严格遵循药物使用指南，规范药物剂量、疗程和用药方式，避免药物滥用以及由此引发的不良反应。在妇科药物治疗过程中，定期监测药物疗效和副作用是确保治疗安全有效的重要环节，根据患者的反应及时调整药物方案，以达到最佳治疗效果。

（四）物理治疗

物理治疗是一种非手术的治疗方法，通过物理手段来改善妇科疾病的症状，促进康复。物理治疗具有非侵入性、个体化治疗、副作用小和效果持久的优势。常见的物理治疗方法包括声波治疗、光疗、电疗、磁场治疗等。

（五）手术干预

手术干预应用于治疗多种妇科疾病，如子宫肌瘤、卵巢囊肿等。通过手术，可以直接切除病变组织，防止疾病进一步发展，从而提高生活质量，预防并发症。妇科手术干预的方式包括传统开腹手术、腹腔镜手术、宫腔镜手术、阴式手术等。

三、个体化干预原则

妇科疾病的个体化治疗原则是基于疾病的具体类型、患者的年龄、症状、病情严重程度、生育需求以及潜在的健康风险等制订个性化的干预方案，充分考虑患者的文化背景、心理状态和经济条件，提供最适合的干预方案。妇科疾病的个体化治疗是一种更加合理、有效和个性化的医疗模式，它通过精准医疗的理念，为患者提供更加定制化的治疗方案，有助于提高治疗效果和生活质量，减少副作用和经济负担。

四、预防为主原则

在妇科疾病防治领域，"预防为主"不仅是医学实践的基本原则，更是实现"健康中国2030"战略目标的核心路径。妇科疾病管理中已构建了三级预防体系。一级预防重在病因阻断，包含疫苗接种、健康行为干预以及环境风险控制。二级预防实现早期识别与亚临床干预，通过对疾病的早期筛查，实现早诊断早治疗。三级预防重在术后长期管理与复发防控，例如妇科疾病术后的健康管理。

妇科疾病预防体系是守护女性健康的"第一道防线"。从青春期性教育到更年期健康管理，从疫苗接种到 AI 预警，现代预防医学正形成"个体—家庭—社会"三级联动的健康促进网络。随着表观遗传学、微生物组学等前沿技术的发展，妇科疾病预防将迈向更精准、更个性化的新阶段，为实现全生命周期健康管理提供坚实保障。

五、分层干预原则

妇科疾病的临床表现复杂多样，即使诊断明确的疾病，临床表现也是多种多样。必须将其划归成不同的类别和层次，才能分门别类、分层干预。分类、分期与分级不仅仅是疾病状况的表达和临床诊治的标识，也是判断结果和预后的依据。

以子宫腺肌病为例，分层干预管理是针对子宫腺肌病患者的管理模式。在子宫腺肌病患者精准诊断基础上，充分考虑其年龄、临床症状以及有无生育要求等，对其进行分层管理，以达到优化临床治疗方案的目的，从而实现个体化治疗。

六、持续监测与调整原则

持续监测和调整治疗在妇科疾病管理中扮演着至关重要的角色。持续监测有助于提高治疗效果，减少疾病复发，改善患者的生活质量。尤其妇科恶性肿瘤患者完成在院手术或放化疗等治疗后，需要持续监测随访，因为随访可早期发现复发，从而及时治疗。随访虽不能预防肿瘤的复发，但可对患者恢复过程中出现的异常情况进行及时处理。

七、疾病多学科协作原则

妇科疾病多学科协作是指针对复杂妇科疾病，由妇科专科医师牵头，联合内分泌科、营养科、心理医学科、中医科等多个相关学科的专家组成诊疗团队，通过定期会诊、联合查房、病例讨论等形式，共同制订个体化诊疗干预方案的新型医疗模式。这种管理模式突破了传统单科诊疗的局限性，强调以患者为中心，通过信息共享和协同决策，实现生物—心理—社会医学模式的全面贯彻，在妇科肿瘤、内分泌疾病及盆底功能障碍性疾病中广泛应用。

当前疾病多学科协作模式正朝智慧化方向发展，多学科协作信息平台已被开发应用，实现了检查结果的实时共享、AI 辅助决策等功能。这将在提升妇科疾病诊疗水平、改善患者生活质量方面发挥更大作用。

八、隐私保护原则

在妇科诊疗领域，隐私保护不仅是法律规定的义务，更是医学人文关怀的核心体现。由于妇科疾病常涉及生殖健康、性传播疾病、妊娠终止等敏感话题，患者的隐私需求具有特殊性和紧迫性。

当前妇科诊疗中还面临移动医疗 App 数据泄漏风险，一些妇科健康类 App 存在越权收集信息行为、家属知情权与患者隐私权的边界争议等挑战。在信息化与人性化交织的现代医疗时代，妇科疾病隐私保护已从基础服务提升为核心竞争力要素。只有将技术创新与制度设计有机结合，才能真正实现"医病"与"医心"的统一，让每位女性患者在医疗过程中感受到尊严与安全。

第二节 行为与药物干预路径

妇科疾病的行为与药物干预路径是管理妇科疾病的关键环节，科学的行为干预与药物联合应用，对疾病防控具有双重价值：既通过生活方式调整降低发病风险，又借助药物控制病理进程，形成"预防—治疗—康复"的闭环管理模式。

一、行为干预常见路径

（一）健康教育

健康教育在妇科健康管理中起着至关重要的基础作用。通过系统、全面地提供妇科疾病的相关知识，能够显著增强患者的自我保健意识与能力，进而有效降低妇科疾病的发生风险，并促进疾病的早期发现、合理治疗以及良好康复。

教导女性掌握常见妇科疾病的早期症状，以便能够及时察觉身体异常并主动就医。如阴道分泌物异常、阴道不规则出血、下腹部疼痛、坠胀等可能是某些妇科疾病的信号。同时，强调定期进行妇科检查的重要性，包括妇科常规检查、超声检查、宫颈细胞学检查、HPV 检测等，根据年龄和个人健康状况制订合适的检查计划。

对于确诊患有妇科疾病的患者，详细介绍针对不同疾病的治疗方法、治疗过程及可能出现的不良反应。例如，药物治疗时告知用药方法、剂量、疗程以及可能的副作用；手术治疗则讲解手术方式、术前准备、术后注意事项等。使患者对治疗有清晰的认识，减轻对治疗的恐惧和焦虑，积极配合治疗。

指导患者在疾病治疗后的康复阶段如何进行身体调养和护理。包括合理饮食，保证营养均衡，增强机体免疫力；适当运动，选择适合自己的运动方式，如散步、瑜伽等；保持良好的心态，避免精神紧张和焦虑，促进身体的恢复。同时，告知患者康复期间的注意事项，如定期复查、避免性生活等。

（二）生活方式管理

生活方式管理是维护女性妇科健康的重要环节，涵盖多个方面，对预防和改善妇科疾病具有积极意义。

1. 合理饮食

倡导均衡饮食，保证摄入足够的蛋白质、碳水化合物、脂肪、维生素和矿物质。增加蔬菜、水果、全谷物、豆类等富含膳食纤维食物的摄入。控制糖分和盐分的摄入，减少辛辣、油腻、刺激性食物的摄入。此外，适量摄入富含维生素 C、维生素 E、胡萝卜素等抗氧化物质的食物，有助于提高机体的抗氧化能力，预防妇科疾病的发生。

2. 适量运动

运动可以促进血液循环，增强心肺功能，提高身体免疫力，有助于维持身体的正常代谢和内分泌平衡。此外，针对女性盆底肌肉的锻炼也非常重要，如凯格尔运动。通过收缩和放松盆底肌肉，可以增强盆底肌肉的力量，预防和改善盆底功能障碍性疾病，如子宫脱垂、尿失禁等。

3. 规律作息

保持规律的作息时间，每天保证 7~8 小时的充足睡眠。良好的睡眠有助于身体的新陈代谢和内分泌调节，维持激素水平的稳定。长期熬夜、睡眠不足可能导致内分泌失调，引起月经紊乱、皮肤问题等，还会影响免疫系统功能，增加感染妇科疾病的概率。

4. 戒烟限酒

吸烟对女性生殖系统健康危害极大，烟草中的尼古丁等有害物质会影响激素水平，干扰卵巢功能，增加宫外孕、宫颈癌、卵巢癌等疾病的发生风险。过量饮酒会损害肝脏功能，影响激素代谢，导致月经不调等问题。

5. 心理支持

心理状态与女性的妇科健康密切相关，不良的心理因素可能诱发或加重妇科疾病，因此有效的心理干预不可或缺。运用认知行为疗法等心理学方法，帮助患者调整不合理的认知模式，改变消极的思维方式和行为习惯。指导女性进行放松训练，如深呼吸训练、冥想等。

（三）风险规避

1. 安全性行为指导

不安全性行为可能破坏女性阴道的正常菌群平衡，增加细菌、真菌等病原体入侵的机会，引发阴道炎、宫颈炎等炎症。同时许多性传播感染，如艾滋病、梅毒、淋病、衣原体感染、尖锐湿疣等，主要通过性行为传播。安全性行为指导能够教导女性正确使用安全套等防护措施，有效降低这些病原体的传播风险，降低妇科炎症发生率。同时安全性行为指导不仅关注生理健康，还注重性健康知识的普及和沟通技巧的培养。

2. 良好卫生习惯培养

教育患者保持良好的个人卫生习惯。每天用温水清洗外阴部，保持清洁。每天更换干净的内裤，选择棉质、透气性好的材质，让私处保持干爽，减少细菌滋生的机会。经期要及时更换卫生巾或卫生棉条，根据月经量的多少适当调整。避免使用过期或劣质的卫生巾。同时，要注意经期卫生，避免盆浴和性生活。性生活后要及时排尿，并用温水清洗外阴部，减少细菌感染的风险。

二、药物干预常见路径

（一）抗感染治疗

妇科疾病中最常见的类型之一就是生殖道感染，合理选择药物能够有效抑制病原体的生长，减轻炎症症状。生殖道作为女性身体极为重要的一部分，从外阴到子宫、输卵管等，整个通道都可能受到病原体的侵袭。常见的病原体包括细菌、真菌、病毒、支原体、衣原体等。不同的病原体引发的感染症状和治疗方法各有不同。当女性发生生殖道感染时，合理选择药物是治疗的关键。

（二）内分泌调节

妇科内分泌疾病涉及女性体内复杂的激素调节系统。女性体内的激素，如雌激素、孕激素、雄激素等，相互协调、相互制约，共同维持着女性正常的生理功能和身心健康。当激素水平出现失衡时，就可能引发各种妇科内分泌疾病，如月经失调、多囊卵巢综合征、更年期综合征等。

激素类药物在治疗妇科内分泌疾病中发挥着不可或缺的作用。雌激素和孕激素常常被用于调整月经周期，通过模拟女性体内正常的激素变化规律，合理使用这两种激素，可以使子宫内膜按照预期的方式生长和脱落，从而恢复正常的月经周期，缓解因月经不调给女性带来的身体不适和心理压力。对于多囊卵巢综合征患者，短效避孕药是常用的治疗药物之一。短效避孕药中含有雌激素和孕激素，它们可以调节患者体内过高的雄激素水平，降低雄激素对身体的不良影响，改善多毛、痤疮等症状，同时还能帮助调整月经周期。此外，对于更年期综合征，激素替代疗法可以补充因卵巢功能衰退而减少的雌激素，缓解潮热、盗汗、失眠、情绪波动等症状，提高生活质量，维护心理健康。

（三）靶向治疗

在妇科肿瘤领域，靶向药物正逐渐崭露头角，发挥着越来越重要的作用。传统的肿瘤治疗方法，如手术、放疗、化疗等，虽然在一定程度上能够控制肿瘤的生长和扩散，但往往对正常细胞也会造成较大的损伤，带来诸多不良反应。而靶向药物的出现，为妇科肿瘤的治疗带来了新的希望。

以卵巢癌为例，部分卵巢癌患者存在特定的基因突变，聚腺苷二磷酸核糖聚合酶 [poly（ADP-ribose）polymerase，PARP] 抑制剂就是针对这些特定基因突变的靶向治疗药物。PARP是一种参与DNA修复的酶，在某些具有特定基因突变的癌细胞中，PARP对于癌细胞的生存和增殖起着关键作用。PARP抑制剂能够特异性地抑制PARP的活性，使癌细胞无法有效地修复受损的DNA，从而导致癌细胞死亡。与传统化疗药物不同，PARP抑制剂能够更精准的作用于癌细胞，对正常细胞的损伤相对较小。这不仅提高了治疗效果，延长了患者的生存期，还减少了因治疗带来的不良反应，如恶心、呕吐、脱发、骨髓抑制等，大大提高了患者在治疗期间的生活质量。

（四）中药辅助治疗

在妇科疾病的治疗领域，中药调理占据着重要地位，它是基于深厚的中医理论体系展开的。中医认为，人体是一个有机的整体，各个脏腑、经络、气血之间相互关联、相互影响。女性的生理特点与气血、脏腑功能密切相关，月经、妊娠、分娩等生理过程都依赖于身体内部的气血调和与脏腑功能的正常运转。当人体的阴阳平衡被打破，气血运行不畅，脏腑功能失调时，就容易引发各种妇科疾病。

在这种理论基础上，中医通过辨证论治的方法，对每位患者进行个体化的诊断和治疗。例如，对于月经不调的患者，中医会根据患者的症状、体征、舌象、脉象等综合信息，判断其属于何种证型。若患者表现为月经周期延后、量少、色淡、头晕眼花、心悸失眠等症状，结合舌淡苔薄白、脉细弱的体征，中医可能辨证为血虚证。此时，会选用具有补血调经作用的中药方剂，如八珍益母汤，以达到补血调经、改善体质的目的，从而辅助治疗月经不调这一妇科疾病。

第三节　妇科常见疾病的干预

一、子宫内膜异位症

（一）疾病概述

子宫内膜异位症是指具有生长功能的子宫内膜组织（包括腺体和间质）在子宫腔及肌层以外的

部位异常生长所引发的一种慢性疾病。育龄期女性发病率达 10%~15%，以疼痛、不孕、盆腔包块为特征。

1. 临床表现

子宫内膜异位症的临床表现因人和病变部位的不同而多种多样，症状特征与月经周期密切相关。有 25% 患者无任何症状。

下腹痛和痛经：是子宫内膜异位症的主要症状，可表现为痛经、慢性盆腔痛、性交痛及急腹痛。

不孕：子宫内膜异位症患者不孕率高达 50%。

月经异常：15%~30% 患者有经量增多、经期延长或月经淋漓不尽、经前期点滴出血。

其他症状：盆腔外任何部位有异位内膜种植生长时，均可在局部出现周期性疼痛、出血和肿块，并出现相应症状，例如手术瘢痕子宫内膜异位症患者常在剖宫产或会阴侧切术后数月至数年内出现周期性瘢痕处疼痛和包块，并随时间延长而加剧。

2. 诊断

目前子宫内膜异位症的诊断分为临床诊断和手术诊断。根据临床表现即可作出初步诊断：生育期女性有继发性痛经且进行性加重、不孕或慢性盆腔痛、性交痛，结合妇科检查触及盆腔内有触痛性结节，就可以临床诊断子宫内膜异位症。影像学检查、生物标志物检查有助于诊断，腹腔镜检查可以明确诊断。

3. 治疗

治疗子宫内膜异位症的目的是消除病灶，减轻疼痛，促进生育，减少复发。应根据患者年龄、症状、病变部位和范围以及对生育要求等选择个体化治疗；在临床诊断的基础上，可以尽早开始经验性药物治疗；掌握手术指征、规范手术时机和术式类型，注意保护卵巢功能和生育功能；术后进行综合治疗、预防复发；定期复查、警惕发生恶变；重视对子宫内膜异位症的长期管理。

（二）行为与药物干预路径

1. 行为干预

（1）健康教育

子宫内膜异位症长期管理中的宣教环节是子宫内膜异位症诊疗流程不可或缺的重要部分，对于维持手术效果、提高药物疗效方面具有重要作用。健康教育应秉持以患者为中心的理念，鼓励医患双方共同参与。健康教育的主要内容包括：月经相关的生理知识，子宫内膜异位症相关疼痛的临床表现；药物治疗及手术治疗等不同治疗方式的效果及风险；长期管理的重要性、定期复查的必要性等，同时安排患者及亲属共同参与，获取更多心理支持。

（2）心理干预

子宫内膜异位症的发生、发展进程与患者的情绪状态密切相关。情绪作为一种重要的心理社会因素，在子宫内膜异位症的病情演变中发挥着不可忽视的作用。有效的情绪管理能够对子宫内膜异位症的病情进展起到积极的调控作用，显著降低疾病的复发风险。心理干预已成为子宫内膜异位症综合管理策略中不可或缺的重要组成部分。专业、系统的心理干预措施，旨在针对子宫内膜异位症患者因长期疾病困扰、疼痛折磨而产生的紧张、焦虑、抑郁等不良情绪进行有效疏导和调节。通过认知行为疗法、放松训练、心理支持治疗等多种手段，帮助患者改善心理状态，增强应对疾病的心理韧性。

（3）运动疗法

适量运动对于子宫内膜异位症患者而言，具有十分积极的影响，能够在很大程度上改善她们所面临的症状，特别是在缓解子宫内膜异位症疼痛方面效果显著。疼痛是子宫内膜异位症最为突出的症状之一，严重影响患者的日常生活与工作。而适当运动就像是一味温和却有效的"良药"，为患者减轻痛苦。虽然目前关于身体活动对子宫内膜异位症具体的作用机制和效果幅度，仍有待进一步深入研究和明确，但值得关注的是，规律的有氧运动在这一过程中展现出了独特的优势。规律的有氧运动可以显著改善患者的睡眠质量。同时还能减轻患者的压力，此外，规律的有氧运动还具有抗炎作用，炎症在子宫内膜异位症的发展和症状表现中扮演着重要角色，通过减轻炎症反应，可以在一定程度上缓解疾病所引发的不适，从而间接缓解患者的症状，提高患者的生活质量。

（4）饮食调理

营养在管理子宫内膜异位症症状的过程中，占据着至关重要的地位，是不容忽视的一个关键方面。除了依靠医疗手段进行治疗和干预外，合理的营养搭配对于缓解症状、提高患者生活质量有着不可小觑的作用。针对子宫内膜异位症患者，建议采取均衡饮食的策略。均衡饮食意味着食物种类的丰富多样，涵盖各类营养素，以满足身体的各种需求。在众多营养物质中，特别需要增加富含维生素和矿物质的食物摄入。

（5）规律作息

睡眠质量不佳与子宫内膜异位症症状之间存在着极为密切的关联。对于子宫内膜异位症患者而言，疾病本身引发的疼痛、不适以及心理压力等因素，都可能干扰正常的睡眠节律，导致睡眠质量下降。反过来，睡眠质量不佳又可能进一步加重子宫内膜异位症的症状，形成一个恶性循环。鉴于睡眠质量对于子宫内膜异位症患者的重要性，建议患者通过多种方式创建良好的睡眠环境和养成良好的睡眠习惯。如保持睡眠环境安静、舒适，以及避免在睡前使用电子设备等，来改善睡眠质量，进而缓解子宫内膜异位症所带来的部分不适症状。

2. 药物干预

药物干预是子宫内膜异位症长期管理、预防复发、保护生育力的关键。子宫内膜异位症的治疗药物主要分为以下五大类。

（1）非甾体抗炎药

非甾体抗炎药是一类不含糖皮质激素的抗炎、解热、镇痛药物，其机制是抑制前列腺素的合成；抑制淋巴细胞活性和活化的 T 淋巴细胞的分化，减少对传入神经末梢的刺激；直接作用于伤害性感受器，阻止致痛物质的形成和释放，从而减轻疼痛，但不能延缓子宫内膜异位症的进展。

（2）促性腺激素释放激素激动剂

促性腺激素释放激素激动剂与垂体中的受体结合，从而下调垂体—卵巢轴，达到绝对的去势作用，是子宫内膜异位症治疗的金标准药物。而绝对的去势作用引起的雌激素缺乏症状，包括骨密度降低、阴道干燥、易怒、疲劳、头痛、抑郁等，限制了其长期应用，可考虑反向添加疗法减少其引发的副反应。促性腺激素释放激素激动剂也可作为其他类型药物使用前的序贯处理。

（3）孕激素类

地诺孕素是第四代合成孕激素，它对孕酮受体具有高亲和力和选择性，在体内无累积效应。对于有生育需求的患者，口服地屈孕酮可以缓解子宫内膜异位症相关疼痛，抑制疾病进展，同时不抑制排卵、支持黄体功能。左炔诺孕酮宫内缓释系统对于早期子宫内膜异位症患者可以缓解痛经，同时能够减少月经量、减少经血逆流，从而延缓病程进展，具有经济、依从性好的优势，无生育需求的早期子宫内膜异位症患者可以选择。

（4）短效口服避孕药

短效口服避孕药通过抑制下丘脑—垂体—卵巢轴来发挥其对子宫内膜异位症的作用，可减轻子宫内膜异位症相关疼痛，同时有避孕、调控月经等优势，也被广泛应用于子宫内膜异位症的治疗。

（5）中医药

不少中药，如桂枝茯苓胶囊、散结镇痛胶囊和少腹逐瘀汤等对子宫内膜异位症相关疼痛均有治疗效果。针灸、艾灸、耳针和按摩等，对子宫内膜异位症相关症状也有疗效。

（6）手术后长期管理

子宫内膜异位症术后长期管理以药物治疗为主。一般根据术中子宫内膜异位症的分期和病灶的切除程度、患者症状以及有无生育需求等选择药物。药物治疗需动态监测用药不良反应及病情变化。药物治疗初期，或术后半年内，建议每 3 个月随访 1 次。病情稳定，患者症状控制良好，可逐步放宽随访间隔至每 6 个月随访 1 次。

（三）智能化行为和药物干预工具

1. 饮食、运动数字化健康管理平台

饮食在子宫内膜异位症的管理中起着关键作用。为了精准掌握患者的饮食情况，并给予科学合理的饮食建议，可以利用饮食记录 App。My Fitness Pal 作为一款功能强大且广受欢迎的 App，拥有庞大的食物数据库，患者只需简单操作，就能准确记录自己所摄入食物的种类和分量，系统会自动计算出其中包含的 ω-3 脂肪酸含量。在此基础上，平台运用先进的 AI 算法对患者记录的数据进行深入分析，综合患者的年龄、体重、身体状况、疾病阶段等多方面因素，为每一位患者量身定制个性化食谱，帮助患者通过合理饮食减轻子宫内膜异位症的症状，促进身体康复。

运动对于子宫内膜异位症患者来说，是缓解症状、增强体质的重要手段。运动监测可以借助智能手环（如 Fitbit）等先进设备，为患者提供全面、动态的运动管理服务。Fitbit 智能手环具备多种运动监测功能，能够实时记录患者的运动数据，包括运动时长、运动强度、步数、心率等。这些数据会自动同步上传，形成详细的运动档案。平台的专业团队会根据这些实时数据，结合患者的身体状况和疾病特点，动态调整运动处方。这种动态调整的运动处方能够确保患者在安全的前提下，通过科学合理的运动，改善身体机能，减轻疾病症状，提高生活质量。

2. 疼痛远程管理

疼痛是子宫内膜异位症患者最为突出的症状之一，且病情的发展和疼痛程度往往具有一定的波动性。为了更好地帮助患者应对疼痛，并及时掌握疾病的发展态势，疼痛预警系统成为远程症状管理的关键环节。

（1）疼痛预警系统

患者需要每日在专门的 App 上输入 VAS 评分。系统运用先进的 AI 模型进行深度分析，当 AI 模型预测到疾病可能进入活动期时，系统会自动触发复诊提醒。及时的复诊可以让医生根据疾病的变化调整治疗方案，提前采取措施缓解疼痛，避免病情进一步恶化，为患者的健康提供了有力的保障。同时，这种数字化的疼痛预警系统也为医生提供了更全面、实时的患者疼痛数据，有助于他们更深入地了解疾病的发展规律，为制订个性化的治疗策略提供依据。

（2）虚拟现实疗法

虚拟现实疗法作为一种新兴的疼痛管理手段，在子宫内膜异位症疼痛远程症状管理中发挥着独特的作用。虚拟现实疗法通过为患者营造沉浸式场景，让患者仿佛置身于一个全新的虚拟世界中，从而有效缓解患者因长期遭受疾病疼痛折磨而产生的焦虑情绪。

3. 用药依从性监测

用药依从性对于子宫内膜异位症的治疗效果至关重要。不按时服药或漏服药物，可能导致病情反复或治疗周期延长。智能药盒的出现，为解决这一问题提供了有效的方案。智能药盒具备强大的提醒功能，它可以根据医生设定的服药时间，通过声音、灯光等多种方式，精准提醒患者按时服药。同时智能药盒能够将服药数据同步至管理平台，通过对这些数据的分析，医生可以及时发现患者是否存在漏服问题，并采取相应的措施。确保患者能够按时、按量服药，提高治疗的成功率。

4. 药物副作用预警系统

子宫内膜异位症的药物治疗中，如促性腺激素释放激素激动剂的长期应用可能会引发一些副作用，如潮热、骨痛等。这些副作用不仅会影响患者的生活质量，还可能导致患者对治疗产生恐惧和抵触情绪。为了帮助患者更好地应对药物副作用，药物副作用预警系统应运而生。

该系统运用先进的 AI 算法，对患者的主诉进行分析。当患者在管理平台上反馈出现潮热、骨痛等症状时，AI 算法会迅速对这些信息进行处理，判断是否与药物副作用相关。一旦确定是药物副作用，系统会自动推送相应的应对策略，帮助患者减轻副作用带来的不适，增强患者坚持治疗的信心。同时，这也有助于医生及时了解药物副作用情况，调整治疗方案，保障治疗的安全性和有效性。

5. 远程剂量调整

在子宫内膜异位症的药物治疗中，根据患者的激素水平动态调整药物剂量是确保治疗效果的关键。传统的剂量调整方式需要患者频繁前往医院进行检查，耗费大量的时间和精力。通过线上平台，医生为患者进行远程剂量调整，为患者提供了极大的便利。

患者可以通过线上平台上传自己的激素水平检查报告，医生基于对患者激素水平的分析，通过线上平台动态调整促性腺激素释放激素激动剂的剂量。这种远程剂量调整方式，避免了患者往返医院的奔波，提高了治疗的效率。同时，医生可以根据患者的实时激素水平，更加精准地调整药物剂量，确保治疗方案的个性化和有效性。

二、多囊卵巢综合征

（一）疾病概述

多囊卵巢综合征是一种常发生于育龄女性的复杂内分泌及代谢紊乱性疾病。根据《多囊卵巢综合征中国诊疗指南（2018）》，多囊卵巢综合征以雄激素过高的临床或生化表现、持续无排卵、卵巢多囊样改变为特征，常伴有胰岛素抵抗和肥胖。它不仅影响女性的生殖功能，还与代谢综合征、2型糖尿病、心血管疾病等远期健康问题密切相关，严重影响患者的生活质量和身心健康。

1. 临床表现

多囊卵巢综合征多起病于青春期，临床表现可分为生殖系统表现和代谢系统表现。

（1）生殖系统表现

月经失调：是多囊卵巢综合征最常见的症状之一，多表现为月经周期延长，从原本规律的月经周期逐渐发展为月经稀发，甚至闭经；也有部分患者表现为月经周期缩短、经期延长、经量时多时少等不规则阴道流血。

不孕：是生育期多囊卵巢综合征女性的常见问题，主要与排卵障碍有关。

多毛、痤疮：是高雄激素血症最常见的临床表现。

（2）代谢系统表现

肥胖：约半数以上的多囊卵巢综合征患者存在肥胖问题，多表现为腹型肥胖，腰围 ≥ 85 cm 或腰臀比 ≥ 0.85。肥胖与多囊卵巢综合征相互影响，进一步加重代谢紊乱。

胰岛素抵抗：患者体内胰岛素作用受损，导致胰岛素敏感性降低，机体为维持正常血糖水平，会代偿性分泌过多胰岛素，进而引发高胰岛素血症。长期的胰岛素抵抗和高胰岛素血症可增加患2型糖尿病、心血管疾病等慢性疾病的风险。

2. 诊断

（1）症状评估

详细询问患者的月经周期、经量、多毛、痤疮等症状，了解家族史，评估肥胖程度及分布情况。

（2）实验室检查

性激素六项：检测血清睾酮、雌二醇、黄体生成素、卵泡刺激素、泌乳素和孕酮水平。多囊卵巢综合征患者常表现为睾酮水平升高，黄体生成素/卵泡刺激素比值增大（一般大于2~3）。

抗米勒管激素：抗米勒管激素由卵巢小卵泡的颗粒细胞分泌，多囊卵巢综合征患者卵巢内小卵泡数量增多，抗米勒管激素水平通常高于正常范围，可作为评估卵巢储备功能及诊断多囊卵巢综合征的重要指标之一。

血糖、胰岛素及血脂检测：了解患者的血糖、胰岛素水平，评估是否存在胰岛素抵抗及糖代谢异常；检测血脂指标，如 TG、胆固醇、LDL-C 等，判断是否合并脂代谢紊乱。

影像学检查：通过超声检查观察卵巢形态及大小，典型的多囊卵巢综合征卵巢表现为卵巢增大，一侧或两侧卵巢各有12个及以上直径为2~9 mm的无回声区，围绕卵巢边缘，呈车轮状排列，称为"项链征"。多囊卵巢形态定义为：单侧或双侧卵巢内直径2~9 mm的卵泡数目 ≥ 12个，和（或）卵巢体积 ≥ 10 mL，是一种超声检查下的卵巢形态。多囊卵巢形态也可见于非多囊卵巢综合征女性，20%~30%的正常生育期女性同样可表现为多囊卵巢形态，尤其在青春期女性中多见。故超声检查的诊断需结合临床症状及实验室检查结果综合判断。

（3）诊断标准

因临床表型的异质性，多囊卵巢综合征诊断标准存在一定争议。目前采用较多的是鹿特丹标准：

①稀发排卵或无排卵；②高雄激素的临床表现和（或）高雄激素血症；③多囊卵巢形态；④3项中符合2项并排除其他可能引起高雄激素和排卵异常的疾病。

为更适应我国临床实践，2011年卫生部颁布了适用于我国患者特点的《多囊卵巢综合征诊断》行业标准。①月经稀发、闭经或不规则子宫出血是诊断的必需条件。②同时符合下列2项中的1项：高雄激素的临床表现或高雄激素血症；超声表现为多囊卵巢形态，并排除其他可能引起高雄激素和排卵异常的疾病，即可诊断为多囊卵巢综合征。

对于青春期女性的多囊卵巢综合征诊断，国内外指南及共识均强调必须同时具备排卵障碍和高雄激素，避免过度诊断。

3. 治疗

多囊卵巢综合征的治疗目标是调节月经周期、降低雄激素水平、改善胰岛素抵抗、促进排卵、预防并发症，治疗方案需根据患者的年龄、生育需求及病情严重程度等因素个体化制订。

（二）行为与药物干预路径

1. 行为干预

生活方式干预是基础治疗方案。根据《多囊卵巢综合征基层诊疗指南（2020年版）》，对于初诊为多囊卵巢综合征的患者，应立即开展全面的生活方式教育。生活方式调整是多囊卵巢综合征治疗的基础，包括饮食控制、运动锻炼和行为干预。

（1）饮食控制

遵循《中国居民膳食指南》并结合多囊卵巢综合征患者特点，推荐采用富含膳食纤维的均衡饮食模式。增加全谷物、蔬菜、水果摄入，减少精制谷物、添加糖及饱和脂肪的摄取，同时，依据患者体重、活动量精确计算每日所需热量。建议食用低升糖指数食物，多食不饱和脂肪酸，同时要摄入丰富的维生素、矿物质及膳食纤维，改变不良的饮食习惯。

目前临床上常用的饮食模式有：低升糖指数饮食、生酮饮食模式、地中海饮食模式、豆类饮食模式等。这些饮食模式能够重塑多囊卵巢综合征患者的膳食结构和摄食时间，从而降低体质量、BMI，改善胰岛素抵抗、慢性炎症和高雄激素状态，恢复多囊卵巢综合征女性生殖内分泌水平。但不同饮食模式之间也存在饮食结构的差异，且由于多囊卵巢综合征的临床异质性，不同类型多囊卵巢综合征患者适应的饮食模式也不完全一致。

（2）运动锻炼

制订科学的运动计划，鼓励患者坚持规律的有氧运动和力量训练，逐渐增加运动强度和时间。有氧运动可选择快走，慢跑，游泳等。力量训练可包括简单的自重训练，如深蹲、平板支撑、俯卧撑等，随着身体适应逐渐增加哑铃、杠铃等器械训练。运动不仅能减轻体重，还可改善胰岛素敏感性，增强肌肉力量，提升基础代谢率。

（3）风险规避

通过自我监督与管理，规避疾病风险。平常注重培养良好生活习惯，规律作息，保证每天7~8小时高质量睡眠。睡眠过程中身体进行激素调节和代谢修复，良好睡眠有助于维持内分泌稳定。同时，戒烟限酒，吸烟和过量饮酒会干扰内分泌系统，加重多囊卵巢综合征病情。

（4）心理支持

关注患者的心理健康，多囊卵巢综合征患者因疾病导致的外貌变化、生育困难等问题，易出现焦虑、抑郁等心理障碍，需提供必要的心理支持和疏导。

生活方式调整是多囊卵巢综合征的一线治疗手段，行为干预后应定期对患者进行全面监测以评估效果。每3~6个月测量体重、腰围、臀围，计算腰臀比，观察体重变化趋势及脂肪分布情况。每月记录月经周期、经量、经期症状等，绘制月经周期图表，便于及时发现月经异常变化。每3~6个月检测血糖、胰岛素、血脂、肝功能、肾功能等代谢指标，了解代谢状态。每年进行一次性激素六项、抗米勒管激素及超声检查，评估内分泌及卵巢形态功能变化。若出现体重短期内快速增加、月经紊乱加重、多毛、痤疮等症状加重，代谢指标异常波动等情况，应及时调整干预措施。

2. 药物干预

（1）代谢异常的药物干预

适用人群为以代谢异常表现为主的多囊卵巢综合征患者。

青春期患者代谢异常的药物干预如下。对于合并糖调节受损或糖尿病的非肥胖或肥胖多囊卵巢综合征患者，如果单纯生活方式干预效果欠佳，一线用药推荐二甲双胍。对于合并超重或肥胖的多囊卵巢综合征患者，经过生活方式干预治疗，体重下降幅度小于基础体重的5%，建议在二甲双胍基础上加用或改用脂肪酶抑制剂（如奥利司他）。

育龄期患者代谢异常的药物干预如下。①合并糖调节受损：非孕期，诊断成立后可开始二甲双胍治疗；若治疗3~6个月没有效果，可在二甲双胍基础上加用或改用噻唑烷二酮类药物（吡格列酮）、α-葡萄糖苷酶抑制剂等。对于已经妊娠的患者，首选生活方式干预，若血糖无法达到孕期血糖控制标准，及时使用胰岛素；无二甲双胍禁忌的情况下，取得患者知情同意后亦可慎重使用二甲双胍。②肥胖和脂肪肝：非孕期，推荐二甲双胍治疗；若体重下降幅度小于原体重的5%，建议加用或改用奥利司他，必要时可考虑代谢手术。孕期，若怀孕时体重仍超过标准范围，应控制体重的增长速度，但不建议在孕期中继续减重。③脂质代谢异常：如果生活方式干预无效，可首选他汀类药物。若多囊卵巢综合征患者无血脂紊乱及心血管疾病高危因素，他汀类药物不作为治疗的常规推荐药物。

（2）生殖异常的药物干预

抗高雄激素血症治疗：适用人群为以高雄激素血症表型为主的多囊卵巢综合征患者。对于青春期和育龄期多囊卵巢综合征患者，高雄激素血症及临床表现（多毛症、痤疮等）建议短效口服避孕药作为首选治疗。短效口服避孕药治疗效果不佳、有短效口服避孕药禁忌或不能耐受短效口服避孕药的高雄激素血症患者可改用螺内酯。

调整月经周期：适用于青春期、育龄期无生育要求，因排卵障碍引起月经紊乱的多囊综合征患者。可选择周期性使用孕激素、短效口服避孕药或雌孕激素序贯疗法。

促排卵：常用药物中，来曲唑是一线治疗药物，氯米芬和二甲双胍有单独和联合作用。

（3）子宫内膜保护

多囊卵巢综合征患者由于长期无排卵，子宫内膜受单一雌激素刺激，易发生增生甚至癌变。对于无生育需求的患者，采用药物保护子宫内膜。可周期性使用孕激素，如地屈孕酮，使子宫内膜定期转化、脱落，预防子宫内膜病变。也可使用短效口服避孕药，既能调节月经周期，又能保护子宫内膜，同时降低雄激素水平。

（4）中医中药与中西医结合治疗

在中医理论体系中，多囊卵巢综合征被认为与肝、脾、肾三脏的功能失调存在紧密联系。这一病症常常兼杂气郁、痰湿、血瘀、内热等诸多病理因素，使得病情复杂多样。从中医治疗角度而言，主要以调补肝、脾、肾三脏为基础，再依据辨证结果，分别采用理气、化痰、利湿、化瘀、清热等多种治疗手段。值得一提的是，若在治疗过程中能够结合女性月经周期进行分期用药，对于恢复多囊卵巢综合征患者的排卵功能，甚至助力其成功受孕，都具有更为显著的促进作用。此外，在中医的治疗方法中，中药内服、针刺疗法、艾灸疗法以及穴位埋线等，在改善多囊卵巢综合征相关症状、调节机体功能方面，均展现出一定的治疗效果。

（5）远期并发症的预防与管理

定期管理对预防多囊卵巢综合征及其远期并发症意义重大。有多囊卵巢综合征且伴有早发心血管疾病家族史、吸烟史、糖调节受损/2型糖尿病、高血压、血脂异常、睡眠呼吸暂停综合征、肥胖（尤其是中心性肥胖）等危险因素者，需定期监测。

合并糖调节受损的患者，建议每年做口服葡萄糖耐量试验；确诊2型糖尿病的，要给予适当降糖治疗。合并血脂异常者，每3~6个月复查，有中心性肥胖等高危因素则增加检查频率。肥胖、高胰岛素血症、糖尿病及年轻长期不排卵的患者，患子宫内膜增生或子宫内膜癌风险增大，应定期妇科超声监测子宫内膜。

（三）智能化行为和药物干预工具

1. 个性化饮食、运动推荐

饮食和运动对于多囊卵巢综合征患者的病情控制与身体康复至关重要。澳大利亚Monash大学开发的"PCOS Food Switch"App在这方面发挥了重要作用。该App借助先进的AI技术，具备独特的食品条形码识别功能。当患者使用手机扫描食品包装上的条形码时，App能够迅速获取食品的详细信息。基于对多囊卵巢综合征患者饮食需求的深入研究，App会根据这些信息，为患者精准推荐低升糖指数饮食方案。低升糖指数饮食有助于稳定患者的血糖水平，对于改善胰岛素抵抗、调节内分泌系统具有积极意义。通过这种个性化的饮食推荐，患者能够更加科学、合理地安排日常饮食，从而更好地管理病情。

运动干预方面，运动处方生成系统能够为患者提供个性化的运动方案，而"WHOOP4.0+PCOS专项算法"在这一领域展现出独特的优势。WHOOP4.0是一款先进的可穿戴设备，它具备强大的数据采集能力，能够实时、精准地收集多种生理数据。其核心优势在于能够持续监测心率变异性等关键生理指标。根据心率变异性动态调整抗阻/有氧运动比例，确保运动方案既能够满足患者身体锻炼的需求，又能避免因过度运动或不恰当的运动方式对身体造成负面影响，实现了运动处方的个性化和精准化。

2. 代谢组学分析平台

在多囊卵巢综合征的研究与治疗领域，代谢组学分析平台正发挥着日益重要的作用，尤其是通过尿液挥发性有机物检测（气相色谱-质谱联用）来识别胰岛素抵抗亚型，并据此生成个性化生酮饮食方案这一应用方向，为多囊卵巢综合征的精准治疗带来了新的思路和方法。

（1）通过尿液挥发性有机物检测识别胰岛素抵抗亚型

代谢组学分析平台通过对大量多囊卵巢综合征患者和健康对照人群的尿液样本进行气相色谱-质谱分析，构建了全面的代谢图谱数据库。通过深入的数据挖掘和分析，研究人员发现不同胰岛素抵抗亚型的多囊卵巢综合征患者尿液中挥发性有机物的特征模式存在显著差异。平台利用先进的机器学习算法，能够根据尿液挥发性有机物的检测结果，准确识别多囊卵巢综合征患者的胰岛素抵抗亚型。这种精准的亚型识别为后续的个性化治疗提供了坚实的基础。

（2）生成个性化生酮饮食方案

在明确患者的胰岛素抵抗亚型后，代谢组学分析平台进一步发挥其优势，为患者生成个性化的生酮饮食方案。平台依据患者的胰岛素抵抗亚型、身体基本信息（如年龄、体重、身高、体力活动水平等）以及代谢组学数据，综合考虑患者的营养需求和代谢特点，制订出专属的生酮饮食计划。此外，平台还会持续跟踪患者在执行个性化生酮饮食方案过程中的代谢变化情况，通过定期检测尿液中的代谢产物以及血液中的相关指标，如血糖、胰岛素、血脂等，评估饮食方案的效果，并根据实际情况进行动态调整，确保饮食方案始终能够满足患者的治疗需求，最大限度地改善患者的胰岛素抵抗状况，缓解多囊卵巢综合征的症状，提高患者的生活质量和健康水平。

3. 远程卵泡监测

卵泡监测是多囊卵巢综合征治疗过程中的关键环节，对于指导促排卵治疗具有重要意义。便携式超声设备（如 ButterflyiQ+）的出现，结合 AI 技术，为远程卵泡监测提供了有力支持。这款便携式超声设备体积小巧、便于携带，患者无须频繁前往医院进行检查，在家中即可自行操作。在进行卵泡监测时，设备采集的超声图像会传输至配套的智能系统中，AI 自动测量功能会迅速、准确地对卵泡的数量和大小进行分析。医生通过远程终端实时获取这些数据，根据卵泡的发育情况，及时调整促排卵治疗方案。

4. 唾液激素检测贴片

唾液激素检测贴片是生殖轴智能调控体系中的另一个创新设备。该贴片采用了先进的纳米等离子体传感器技术，能够实时追踪女性体内雌二醇的脉冲频率。传统的激素检测方法往往需要通过血液采样，不仅操作不便，而且无法实时获取激素变化信息。唾液激素检测贴片则解决了这一问题。纳米等离子体传感器能够对唾液中的雌二醇进行高灵敏度的检测，通过检测唾液中雌二醇的含量变化，间接反映血液中雌二醇的脉冲频率。这种实时监测功能使得医生可以更加准确地了解患者体内激素水平的动态变化。

5. 中医辨证辅助系统

中医在多囊卵巢综合征的治疗中有着独特的优势，而智能化的中医辨证辅助系统为中医治疗提供了更科学、精准的支持。中国的"PCOS中医智能云平台"便是这方面的典型代表。该平台结合了先进的图像识别技术和中医理论知识，能够对患者的舌象和脉象进行准确识别和分析。

在舌象识别方面，患者只需按照系统提示拍摄清晰的舌象照片上传至平台，智能系统即可对舌象的颜色、形态、苔质等特征进行详细分析，判断患者的身体状况。脉象识别则通过特殊的脉象采集设备，获取患者的脉象信息，并转化为数字化数据供系统分析。基于这些识别结果，平台依据中医的辨证论治原则，为患者推荐合适的针灸穴位或中药方剂。这种中医辨证辅助系统不仅提高了中医诊断的准确性和效率，还为中医治疗的规范化和标准化提供了有力保障。同时，通过云平台的大数据分析功能，还可以对大量的临床病例进行研究，不断优化辨证论治方案，推动中医在多囊卵巢综合征治疗领域的发展。

三、案例

妇科疾病综合管理是一种以患者为中心，整合预防、筛查、诊断、治疗、康复及长期随访的全生命周期管理模式。其核心在于打破单一治疗手段的局限性，通过多学科协作、个性化方案和全程健康管理，实现疾病控制、功能恢复与生活质量提升的协同目标，形成全方位的干预体系。

（一）子宫内膜异位症的综合管理案例

1. 病史介绍

赵某，30 岁，3 年前出现经期下腹痛，就诊于当地医院，行妇科 B 超提示双侧卵巢囊性改变。后定期复查。近 4 月疼痛明显，且逐渐加重，尤其以经期第 1~2 天较严重，伴头晕和腰痛，自诉难以忍受，口服布洛芬缓释胶囊未能缓解，VAS 评分 7~8 分。于当地医院行盆腔 MRI 提示：盆腔内子宫后方囊性肿块，考虑子宫内膜异位囊肿。建议手术治疗。后我院复查妇科 B 超提示：左附件见 5.2 cm×4.2 cm×5.9 cm 囊性暗区，右附件见 5.0 cm×3.2 cm×7.1 cm 囊性暗区，内有分隔，部分液体内可见细小光点。再次建议手术治疗。门诊以"盆腔包块性质待查：双侧卵巢子宫内膜异位囊肿？双侧卵巢肿瘤？"于 2022-02-02 收入院。

月经史：初潮 13 岁，5~6 天 /30 天，末次月经 2022-01-05。月经周期规则，月经量中等，颜色正常。偶有血块。有痛经，近 4 月痛经明显，伴有头晕、腰痛，较难忍受。

婚育史：27 岁结婚，配偶体健，孕 1 产 1。

体格检查：腹部平坦，未见胃肠形及蠕动波，未见腹壁静脉曲张。左、右下腹均可触及约 6 cm 大小包块，活动度均欠佳，轻压痛，无反跳痛。余未见明显异常。妇科检查：外阴已产式。阴道畅，宫颈光滑，宫体后位，正常大小，质中，活动可，无压痛。左、右附件区分别可触及 6~7 cm 囊性包块，质软，活动差，有压痛。三合诊，直肠黏膜光滑，未触及结节，指套无血染，双侧骶韧带无明显增粗。

辅助检查结果如下。盆腔 MRI：盆腔内多发囊状异常信号影，边界清，T1 像高信号，T2 像呈低信号，部分病变可见液—液平面，未见明显肿大的淋巴结影。妇科超声：子宫前位，大小 8.2 cm×4.9 cm×3.9 cm，宫壁回声均匀，形态规则。子宫内膜厚度 0.5 cm。左附件见 5.3 cm×4.2 cm× 5.8 cm 囊性暗区，内有分隔，部分液体内可见细小光点；右附件见 5.1 cm×3.2 cm×7.0 cm 囊性暗区，内有分隔，部分液体内可见细小光点。提示双侧卵巢子宫内膜异位囊肿可能。肿瘤标志物：CA125 126.7 U/mL。性激素六项：睾酮 79.43 ng/dL，雌二醇 89.64 pg/mL，孕酮 0.25 ng/mL，黄体生成素 17.12 IU/L，泌乳素 4.02 ng/mL，促卵泡生成素 6.02 LU/L，抗米勒管激素 8.11 ng/mL。血常规、凝血、肝肾功能、宫颈筛查等结果未见明显异常。

诊断：①盆腔包块性质待查，双侧卵巢子宫内膜异位囊肿？双侧卵巢肿瘤？②继发痛经。

2. 综合诊治经过

（1）手术和药物干预

结合患者病史、症状、体征及辅助检查，考虑诊断为双侧卵巢子宫内膜异位囊肿。患者痛经症状明显，且囊肿较大，有手术指征，故建议行腹腔镜下双侧卵巢子宫内膜异位囊肿剥除术和盆腔粘连松解术。因患者有生育要求，根据患者的年龄、卵巢囊肿的数量、大小及形态等因素进行细致评估，全面评估子宫内膜异位症生育指数，以深入了解患者的生育能力。同时行子宫内膜异位症病灶清除，并根据生育指数评分给予患者生育指导。

2022年02月04日在全麻下行"腹腔镜下双侧卵巢子宫内膜异位囊肿剥除和盆腔粘连松解术"，术后病理示：子宫内膜异位囊肿（双侧卵巢囊肿）。术后继续给予地屈孕酮片全周期治疗6个月。术后随访计划每3个月进行1次，持续半年，随后每6个月至1年进行1次。在随访过程中，重点关注子宫内膜异位症症状的控制、患者生命质量的评估、卵巢囊肿的情况、药物治疗的副作用以及生育指导。

（2）心理支持

在子宫内膜异位症患者的治疗过程中，鉴于患者除痛经症状外，常面临心理困扰，特别是育龄期女性，她们不仅担忧手术的创伤性与不确定性，还会对未来生育能力深感忧虑。因此，在术前阶段，应对患者开展全面且深入的健康宣教工作。

对于负性情绪较为明显的患者，医护人员应积极主动地帮助患者剖析负性情绪的来源。对于患者存在的错误观念和认知，要及时予以纠正，并给予充分的鼓励和安慰。此外，还要指导患者家属给予患者精神支持，营造一个温暖、积极的家庭氛围。在术后阶段，需与患者及家属保持定期沟通，持续开展心理干预和健康指导。着重向患者及家属强调子宫内膜异位症全生命周期立体化管理的重要性，让他们认识到这是控制疾病发展的关键；讲解药物维持治疗的必要性，使患者明白药物在巩固治疗效果中的作用；阐述长期随访管理的意义，让患者了解定期复查对疾病监测和调整治疗方案的价值。通过这些措施，增强患者对治疗的依从性，有效缓解患者的不良情绪。

（3）营养和运动指导

根据患者术中情况以及肠道恢复情况，给予相应的补液支持治疗。术后恢复饮食从流质饮食开始，逐步过渡到清淡易消化半流质饮食、正常饮食。注重均衡饮食，可以多吃一些富含多不饱和脂肪酸、维生素和矿物质、抗氧化剂等食物。术后初期需要足够休息，避免剧烈运动和重体力劳动。根据身体情况和医生建议，适时下床活动，防止血栓形成。后期逐步恢复规律有氧运动。

3. 长期管理

患者术后需要继续接受药物治疗和长期随访管理，目的在于预防子宫内膜异位症复发并改善生育能力。随访过程中，需要密切监测病情变化，及时发现复发迹象。同时，患者还有生育要求，预防复发的治疗过程中，尽早完成生育，保护生育力。

术后4个月复查：肿瘤标志物，CA125 30.6 umol/L。妇科B超，子宫、双附件未见明显异常。血常规、生化、凝血功能等均未见异常。

术后8个月复查：肿瘤标志物，CA125 15.1 umol/L。妇科B超，子宫、双附件未见明显异常。

术后1年因患者有生育要求，更改口服药物方案：地屈孕酮后半周期疗法。

术后1年3月妇科B超提示早孕。术后1年11月足月顺产1女婴，体重3 600 g，Apgar评分10分。

此案例综合考虑了患者的年龄、病史、症状、体征、辅助检查结果以及生育要求，从而制订个性化的治疗方案。患者痛经症状明显，囊肿较大，CA125升高，有手术指征，手术成功切除病灶的同时，术后管理也至关重要，该患者年轻且有生育要求，在密切监测病情变化预防子宫内膜异位症复发的同时改善生育力。

（二）多囊卵巢综合征的综合管理案例

1. 病史介绍

王某，女，24岁，未婚，否认性生活史。14岁初潮，平素月经周期1~6个月，持续3~10天，量时多时少，无痛经，曾间断口服后半周期孕酮治疗，末次月经2023-11-20，现因停经50+天，来我院就诊。

体格检查：血压106/65 mmHg，身高160 cm，体重68 kg，BMI 26.6 kg/m^2，腰围90 cm，臀围100 cm，腰臀比0.9。无多毛，无面部痤疮，无脱发，黑棘皮征可疑，无泌乳，无贫血貌，无满月脸。妇科查体，无性生活拒查。

辅助检查结果如下。彩超：子宫呈后位，大小正常，宫壁回声均匀，子宫内膜厚度5.5 mm。宫腔内未见异常回声。右侧卵巢大小约3.5 cm×2.4 cm，内见12+个卵泡样回声，未见较大卵泡。左侧卵巢大小约3.7 cm×1.5 cm，内见12+个卵泡样回声，未见较大卵泡。子宫直肠窝未见明显游离无回声区。彩色多普勒血流成像：未见异常血流信号。检查提示双侧卵巢呈多囊样改变，请结合临床；胰岛素（0，1，2，3 h）：16.0 μIU/mL，101.0 μIU/mL，145.3 μIU/mL，28.5 μIU/mL；血糖（0，1，2，3 h）：5.52 mmol/L，7.91 mmol/L，7.52 mmol/L，4.94 mmol/L；血脂四项：TG 1.83 mmol/L，LDL 3.97 mmol/L；性激素六项：促卵泡生成素6.15 IU/L，黄体生成素11.6 IU/L，孕酮0.44 ng/mL，睾酮0.61 ng/mL，泌乳素9.84 ng/mL，雌二醇16.14 ng/mL；甲功三项、肝肾功能未见异常。

诊断：①多囊卵巢综合征；②代谢综合征。

2. 综合诊治经过

（1）饮食和运动干预

控制能量摄入，逐渐减少每日摄入的热量，以实现减重目标。均衡饮食结构，合理分配碳水化合物、蛋白质和脂肪的摄入比例。建议选择高纤维食物如全谷类、水果、蔬菜、豆类等，同时适量减少高脂肪食物和糖分的摄入。优先选择低脂食物：减少饱和脂肪酸和反式脂肪酸的摄入，选择低脂肪的食物如瘦肉、脱脂乳制品、鱼类等。控制饮食质量，可以选择低升糖指数的食物，如全谷类和豆类，以稳定血糖水平。适度增加身体活动，逐渐增加日常身体活动，如快走、有氧运动等，保持每周至少150分钟中等强度运动，增肌减脂，减轻体重。

（2）药物治疗

调整生活方式的同时，给予药物二甲双胍口服；地屈孕酮后半周期治疗，随后月经来潮，量中，持续7天干净。复诊继续口服二甲双胍改善胰岛素抵抗，地屈孕酮调整月经周期。

3. 长期管理

口服二甲双胍及后半周期地屈孕酮治疗7个月复查，用药期间月经规则，体格检查：身高160 cm，体重63.5 kg，BMI 24.8 kg/m^2。胰岛素（0，1，2，3 h）：11.6 μIU/mL，90.5 μIU/mL，39.5 μIU/mL，5.5 μIU/mL；血糖（0，1，2，3 h）：4.87 mmol/L，6.36 mmol/L，4.69 mmol/L，3.24 mmol/L；血脂四项：TG 1.22 mmol/L，LDL 2.97 mmol/L。肝肾功能未见异常。指标较前明显好转。嘱其继续注意生活方

式管理，继续运动，增肌减脂，减轻体重，目标体重（身高 –105 cm）；停用二甲双胍；观察月经情况，必要时周期性孕酮治疗。待有生育需求时，可考虑予促排卵治疗。

多囊卵巢综合征的治疗应根据患者的治疗诉求和生育状况、症状及严重程度、病因等情况实行个体化治疗。本案例以月经异常、超重和代谢紊乱为主，无明显高雄激素的表现。综合诊治上首先调整生活方式，包括合理运动、饮食控制、减重和行为干预等。因合并肥胖、胰岛素抵抗、高血脂，在生活方式管理的基础上，加用二甲双胍来管理体质量和代谢水平。同时周期性孕激素治疗调整周期，保护子宫内膜。经过 7 个月的治疗后，患者的 BMI 下降，胰岛素释放试验正常，血脂正常。

第二十一章　中医干预路径

第一节　中医常见干预方法

中医认为人体是一个有机的整体，各个脏腑、经络、气血的结构、功能、病理等相互关联，在慢性病的健康干预过程中，不是孤立地对待某个症状或疾病，而是从整体出发，全面对人体进行辨证。辨证论治，是中医的核心特色，通过望、闻、问、切四诊合参，对患者进行辨证，归纳分析证型，制订治法等干预措施。例如，对于高血压患者，不仅仅关注血压数值，还会考虑到患者的情志、饮食、起居等因素对肝脏、肾脏等脏腑功能的影响，因为中医理论中肝与情志调节有关，肾与血压调节也存在联系等。经过几千年的临症辨治经验积累，中医逐渐形成了一系列独具特色的干预手段和方法。

一、中药干预

（一）中药方剂

根据辨证结果，使用不同的中药方剂进行调理。如对于慢性肝病患者，若辨证为肝郁脾虚证，可能会用到逍遥散等方剂来疏肝健脾。方剂中的药物配伍严谨，君臣佐使相互配合，以达到整体的治疗效果。

（二）中药药膳

药食同源是中医的一个重要理念，是将中药与食物相结合，制作成药膳。比如对于慢性肾病患者，可食用黄芪粥（黄芪具有一定的补气利水作用），在日常饮食中起到辅助调理的作用，既补充营养又有助于改善病情。

二、外治法干预

（一）针灸推拿

1. 针灸

针灸指通过针刺特定穴位来调节人体经络气血。对于慢性疼痛性疾病，如颈椎病、腰椎间盘突出症等慢性病，针灸可以起到疏通经络、止痛的效果。例如针刺颈部的风池、天柱等穴位对于缓解颈椎病引起的疼痛和不适有一定作用。

2. 推拿

推拿是运用推、拿、按、摩等手法对身体进行治疗。对于慢性病患者，可以改善肌肉紧张状态、促进血液循环。如对于慢性肩周炎患者，推拿能够松解肩部粘连的肌肉组织，增加关节活动度。

（二）痧疗

痧疗是指应用痧疗器具或手指蘸取润滑介质在人体表面特定部位的皮肤上进行反复刮动或提、捏、揪、扯，使局部皮肤表面出现瘀点、瘀斑，即所谓"出痧"，从而达到治疗和预防疾病目的的一种物理疗法。医生还可以通过收集痧象信息，进行综合诊断，识别病变部位涉及脏腑，病情轻重程度，判断疾病的转归，深窥患者隐藏在脏腑深处的疾患。

（三）罐疗

罐疗，古称"角法"，也称"拔火罐"等，是以罐为工具，利用燃火、抽气等方法排除罐内空气，造成负压，使罐吸附于腧穴或应拔部位的体表，使局部皮肤充血、瘀血，以达到防治疾病目的的方法。

（四）中药贴敷

中药贴敷是在中医脏腑经络理论的指导下，用相应的中草药制剂敷贴于皮肤、孔窍、腧穴及病变局部等，以治疗疾病和防病强身的方法。本法除能治疗疾病以外，尚有独特的预防作用，如对慢性支气管炎、支气管哮喘、过敏性鼻炎等呼吸道疾病，可采用冬病夏治之法。常用的贴敷剂型有散剂、糊剂、膏剂、饼剂、酊剂、丸剂。酒调贴敷药，可行气通络、消肿止痛；水调贴敷药，专取药物性能；油调贴敷药，可润肤生肌。

（五）中药熏蒸

中药熏蒸是借用中药热力及药理作用熏蒸患处的一种外治技术。本法以中药蒸汽或烟雾为载体，辅于温度、湿度、力度的作用，以起到疏通腠理、祛风除湿、清热解毒、杀虫止痒等作用。本法临床广泛应用于风湿免疫性疾病及骨伤科、妇科、皮肤科、五官等各科疾病的治疗。

（六）中药泡洗

中药泡洗是利用洗液的温热之力及药物本身的功效，浸洗全身或局部皮肤，可促进血液淋巴循环，起到活血、消肿、止痛、祛瘀生新、杀虫消毒等作用。本法不仅适用于痈、疮、肿毒、癣、痔、烫伤、外伤、骨伤等局部疾病，也可用于发热、失眠、便秘、中风、关节炎、肾病、高血压病、糖尿病等全身性疾患。

（七）耳穴疗法

中医认为耳与脏腑经络有着密切的关系，各脏腑组织在耳廓均有相应的反应区（耳穴）。刺激耳穴的主要方法有：针刺、埋针、放血、耳穴贴压、磁疗、按摩等。通过刺激耳穴，可以配合中药等治疗调理相应的脏腑功能。

（八）气功与养生功法

气功与养生功法包括太极拳、八段锦、五禽戏等养生功法。这些功法动作舒缓，注重呼吸和意念的配合。慢性病患者练习时，可调节气息，促进气血运行，增强体质。以太极拳为例，练习时要求呼吸均匀深长，动作连贯协调，对心血管系统、呼吸系统等慢性病有一定的预防和辅助治疗作用。

三、智能化设备的应用

医疗机器人作为现代医学与 AI 深度整合的产物,正加速渗透医疗健康领域。通过整合海量医疗数据,融合机械工程、生物医学、计算机视觉等多学科技术,构建起了具备持续进化能力的深度学习系统。目前,中医健康干预智能化设备的应用也逐步渗透到诊疗、健康管理及康复等多个领域,主要体现在以下几个方面。

(一)辅助诊疗与处方优化

1. 辅助诊疗

AI 辅助开方系统是基于中医经典文献(如《黄帝内经》)、临床病例库构建知识图谱,通过机器学习实现体质辨识、证候模式识别及个性化调理方案生成,准确率可达 95% 以上。

2. 自动化煎药系统

通过物联网实现智能审方与共享中药房,可自动调配处方,进行煎药流程管理,提升中药服务效率。

(二)慢性病管理与康复干预

1. 可穿戴设备与智能理疗产品

通过监测血压、血糖等数据,结合中医"治未病"理论推送调理方案,如智能手环可提醒节气养生;家用理疗仪可缓解肌肉关节疼痛等。

2. 针灸 / 推拿机器人

这类机器人可以模拟专业医师的手法,提供标准化的针灸 / 推拿服务,在一定程度上可缓解技术人才不足等问题。

中医诊疗的数字化创新正形成独特的发展路径,结合现代技术与传统医学理论,形成多维度的创新服务体系。通过智能装备再造传统疗法;通过数据建模实现治疗参数的精准调控,这些成果标志着中医药现代化正迈入智能化新阶段。

第二节 亚健康的中医健康干预

亚健康是指人体处于健康和疾病之间的一种状态。处于亚健康状态的人群,表现为一定时间内活力降低、功能和适应能力减退的症状。

一、中医对亚健康的认识

根据中医学理论,健康是机体内部阴阳平衡及与外界环境(包括自然和社会环境)的和谐状态。阴阳之间的相互作用、对立制约、相互转化和消长平衡,使得健康成为一个动态的概念。疾病的发生则是由于某种致病因素破坏了机体的"阴平阳秘"状态,导致"阴阳失调"。

亚健康是介于健康与疾病之间的过渡状态，若不及时干预，可能发展为疾病，所以可通过积极治疗来扭转亚健康状态，使身体恢复健康。从中医的角度来看，亚健康状态的表现虽然多样，但总体上可分为虚证、实证和虚实夹杂证。实证患者多从痰或痰火论治，而痰火的产生多与肝胆、脾胃气机不畅有关，因此痰火为标，气机郁滞为本。虚证多为气虚所致，气虚体质是亚健康的基础，因为疾病首先损伤气机，导致气虚，气虚则气化失常，津液不化而生痰湿；气虚则血行不畅而成瘀；气虚则温养不足，表现为阳虚。

综上所述，中医在认识亚健康状态方面具有显著优势。中医从整体观念和辨证论治出发，对亚健康的病理机制有着丰富、系统、完整的认识，不仅拓宽了疾病诊断的视野，解决了有症状而无明确疾病的困惑，还使中医药在治疗亚健康方面发挥了独特作用。

二、亚健康的中医常见辨证分型

（一）肝气郁结证

临床表现：胸胁满闷，喜太息，周身窜痛不适，时发时止，情绪低落和（或）急躁易怒，咽喉部异物感，月经不调，痛经，舌苔薄白，脉弦。

（二）肝郁脾虚证

临床表现：胸胁满闷，喜太息，周身窜痛不适，时发时止，情绪低落和（或）急躁易怒，咽喉部异物感，周身倦怠，神疲乏力，食欲不振，脘腹胀满，便溏不爽，或大便秘结，舌淡红或黯，苔白或腻，脉弦细或弦缓。

（三）心脾两虚证

临床表现：心悸胸闷，气短乏力，自汗，头晕头昏，失眠多梦，食欲不振，脘腹胀满，便溏，舌淡苔白，脉细或弱。

（四）肝肾阴虚证

临床表现：腰膝酸软，疲乏无力，眩晕耳鸣，失眠多梦，烘热汗出，潮热盗汗，月经不调，遗精早泄，舌红少苔，或有裂纹，脉细数。

（五）肺脾气虚证

临床表现：胸闷气短，疲乏无力，自汗畏风，易于感冒，食欲不振，腹胀便溏，舌淡，苔白，脉细或弱。

（六）脾虚湿阻证

临床表现：神疲乏力，四肢困重，困倦多寐，食欲不振，腹胀便溏，面色萎黄或白，舌淡苔白腻，脉沉细或缓。

（七）肝郁化火证

临床表现：头胀头痛，眩晕耳鸣，胸胁胀满，口苦咽干，失眠多梦，急躁易怒，舌红苔黄，脉弦数。

（八）痰热内扰证

临床表现：心悸心烦，焦虑不安，失眠多梦，便秘，舌红苔黄腻，脉滑数。

三、亚健康与中医体质干预

亚健康状态是内外环境从平衡到失衡变化过程中的一个阶段，这个阶段是机体的阴阳气血偏离平衡，而偏离的程度和方向与每一个人的体质类型密切相关。中医体质学认为，体质强弱及心理素质等机体反应性与亚健康的发生有明显关系，偏颇体质可能是影响亚健康状态的基础因素，对亚健康的发生、发展具有重要影响。通过目前大样本的亚健康中医体质分类分析及流行病学调查发现，地域、职业、性别、年龄等因素都影响着体质的分布，而各种偏颇体质都因各自的体质特点易发生阴阳气血偏离平衡，从而发展成亚健康状态的"危险体质"。目前对于亚健康状态，西医学尚缺乏特殊的治疗手段，但从中医学对亚健康状态属阴阳气血偏离平衡的理解通过体质辨识，掌握阴阳偏颇状态，制订个性化的干预方案，通过对偏颇体质的干预，不仅可以调整亚健康状态，还可以防止其向某一种疾病的转化，阻止亚健康的发展和疾病的发生。

中医养生保健手法种类繁多，对亚健康人群尤为适宜，根据不同体质人群的调节手段，如坚持半年体质未见改善，可酌情予中药辨证调理，避免出现严重体质偏差发生疾病。下面从各种体质类型进行分别叙述：

（一）平和质

1. 饮食保健

建议多样化饮食，多食用五谷杂粮、蔬菜水果，避免油腻辛辣食物。推荐健脾养肾的食物如小麦、黄豆、山药等。食疗方推荐山药扁豆粥。

2. 腧穴保健

常用穴位为足三里和气海，可采用点按或艾灸法，每日2次，10天一疗程。

3. 经络保健

重点按摩督脉，使用按摩油推擦背部，配合点、推、揉手法。

4. 运动保健

每日进行0.5~1小时的有氧运动，如八段锦、太极剑等。

5. 注意事项

保持规律作息，充足睡眠，避免饭后立即休息。

（二）气虚质

1. 饮食注意

多食用益气健脾的食物如粳米、山药等，避免耗气食物如槟榔。推荐黄芪童子鸡汤和山药粳米粥。

2. 腧穴保健

常用穴位为足三里、关元等，采用艾灸法，隔日1次，10天一疗程。

3. 运动保健

适合太极拳和八段锦，推荐呼气提肛法。

4. 注意事项

注意保暖，避免过度劳累。

（三）阳虚质

1. 饮食注意

多食用甘温益气的食物如牛羊肉，避免生冷食物。推荐食疗方为当归生姜羊肉汤。

2. 腧穴保健

常用穴位为足三里、命门等，采用艾灸法，隔日一次，10天一疗程。

3. 运动保健

适合温和运动如太极拳，注意避风寒。

4. 注意事项

秋冬注意保暖，夏季避免过度出汗。

（四）阴虚质

1. 饮食注意

多食用甘凉滋润的食物如黑豆、百合等，避免温燥食物。推荐食疗方为莲子百合煲瘦肉汤。

2. 腧穴保健

常用穴位为三阴交、太溪等，采用按压法，每日2次，10天一疗程。

3. 运动保健

每日进行0.5~1小时的有氧运动，如慢走、太极拳。

4. 注意事项

避免熬夜，避免长久待在高温环境中。

（五）痰湿质

1. 饮食注意

饮食清淡，多食用健脾化痰的食物如薏米、冬瓜等，避免油腻食物。推荐食疗方为薏米冬瓜汤。

2. 腧穴保健

常用穴位为足三里、丰隆等，采用按压法，每日2次，10天一疗程。

3. 运动保健

每日规律有氧运动，控制体重。

4. 注意事项

避免待在炎热潮湿环境中，注意运动节奏要和缓，循序渐进。

（六）湿热质

1. 饮食注意

饮食清淡，多食用清利湿热的食物如薏苡仁、绿豆等，避免辛辣食物。推荐食疗方为薏米绿豆粥。

2. 腧穴保健

常用穴位为阴陵泉、阳陵泉等，采用按压法，每日2次，10天一疗程。

3. 运动保健

每日规律有氧运动，如游泳、太极拳。

4. 注意事项

保持二便通畅，注意个人卫生。

（七）血瘀质

1. 饮食注意

多食用活血化瘀的食物如黑豆、山楂等，避免油腻食物。推荐食疗方为黑豆川芎粳米粥。

2. 腧穴保健

常用穴位为血海、内关等，采用按压法，每日2次，10天一疗程。

3. 运动保健

每日规律有氧运动，避免剧烈运动。

4. 注意事项

避免寒冷刺激，保持情志舒畅。

（八）气郁质

1. 饮食保健

多食用行气解郁的食物如小麦、萝卜等，避免提神饮料。推荐食疗方为杭白菊玫瑰花茶。

2. 腧穴保健

常用穴位为太冲、膻中等，采用按压法，每日2次，10天一疗程。

3. 运动保健

每日进行0.5~1小时的有氧运动，如瑜伽。

4. 注意事项

衣着宽松，居室环境宜宽敞明亮。

（九）特禀质

1. 饮食注意

饮食清淡均衡，避免辛辣和致敏食物。推荐食疗方为黄芪山药大米粥。

2. 腧穴保健

常用穴位为足三里、关元等，采用点按或艾灸法，每日2次，10天一疗程。

3. 运动保健

每日进行0.5~1小时的有氧运动，注意避风寒。

4. 注意事项

远离过敏原，保持所处环境清洁。

第三节　常见慢性病的中医健康干预

一、高血压的中医健康干预

高血压是一种以血压升高为主要特征的疾病，常伴有头晕、头痛等症状。随着社会经济的发展和生活压力的增加，高血压的发病率不断上升，已成为公众关注的健康问题。中医药在高血压治疗中的应用日益受到重视,其多样的治疗方法显示出显著疗效。近年来,我国高血压患者数量持续增长,因此加强高血压的预防和干预治疗显得尤为重要。

(一)中医对高血压的认识

高血压在中医学中属于"头痛""眩晕""肝阳上亢"等范畴,中医认为高血压的发生主要与肝、肾、脾等脏腑功能失调密切相关,其病因多样,包括情志失调、劳逸过度、饮食不节、禀赋不足及体质因素等。具体而言,情志失调可导致肝气郁结,进而化火,引发肝阳上亢和阳升风动;饮食不节则损伤脾胃,影响运化功能,导致气血生化不足;劳逸失度会耗伤气血,使清窍失养;嗜食肥甘则易聚湿生痰,阻碍清阳上升和浊阴下降,形成痰浊中阻;年老肾亏、久病伤肾或房事过度则会导致肾精亏虚,髓海不足;此外,瘀血阻络也是重要病因之一。这些因素相互作用,导致脏腑功能失和,阴阳失衡,气血失调,经络气机失常,最终形成风、火、痰、瘀、虚相互影响的病理状态。临床上,高血压可从脏腑、阴阳、气血、经络等角度进行辨证施治,常见证型包括肝阳上亢、痰湿内阻、肝郁气滞、肝肾阴虚、气血两虚等,治疗旨在调节阴阳平衡,改善症状,控制血压。

(二)中医药在高血压病防治中的优势

1. 靶器官保护

中医药能够有效保护心、脑、肾等靶器官,预防其受损。通过改善临床症状、稳定血压波动,减少并发症的发生,从而提升患者的生活质量。

2. 副作用较少

与西药相比,中药的副作用较少。中西药联合使用不仅可以减少西药的剂量,还能降低其毒性,增强疗效。

3. 受损器官功能逆转

中药在逆转受损器官功能和防治并发症方面具有独特作用。例如,活血祛瘀类中药如丹参、田七、赤芍、丹皮,不仅能协同降血压,还能降低血液黏稠度,预防和治疗中风。

4. 症状改善显著

中医药在改善高血压症状方面效果明显,能够有效提高患者的生活质量。其降压作用温和,稳定血压的效果好,无论是早期老年轻度高血压还是较严重的高血压,配合治疗均可防止或缓和血压的较大波动。

(三)高血压的干预方式

1. 中医内治法干预

根据患者的具体症状进行辨证论治,临床将高血压分为以下几种常见证型。

(1)肝阳上亢型

症状表现:头晕头痛、面红目赤、烦躁易怒、失眠多梦、口苦咽干等。

治疗原则:平肝潜阳、清热息风。常用方剂推荐天麻钩藤饮、龙胆泻肝汤加减等。

起居注意:居所宜安静。此证属实属热,患者易于便秘,应指导患者养成定时排便的习惯,保持大便通畅。熬夜和疲劳易耗伤阴津,致亢阳更旺,故应避免长期过度劳累,保证充足睡眠。

情志调护:肝主情志,本证患者本有肝阳上亢的病机,若情绪激动,怒则气上,则亢阳更盛,加重头痛、眩晕等症状,严重者可致脑血管意外等严重并发症。因此,应指导患者控制急躁情绪,移情易性，可通过听轻音乐、看书读报、闭目养神等方法调适情绪。

运动建议：可适当进行体力活动，有利于高血压患者保持良好的情绪，还能减轻体重、控制血脂等。本证患者可进行较缓和的运动，如散步、打太极拳等，但勿过劳，勿参加激烈的对抗性运动。

饮食注意：由于本证属于实热性质，应避免食用辛辣、温热的食物，保持饮食清淡。不宜进补，尤其是温燥类食物，以免引发肝阳化风，导致病情加重。可根据个人体质，选用菊花、天麻等具有清热平肝功效的药材进行食疗调理。推荐食疗方为绿豆粥、海蜇拌菠菜等清热滋阴的菜肴。

（2）痰湿内阻型

症状表现：头重如裹、胸闷恶心、食欲不振、肢体困重、舌苔厚腻。

治疗原则：祛湿化痰、健脾和胃。常用方剂推荐半夏白术天麻汤、温胆汤加减等。

起居注意：本证患者体内湿浊较重，痰湿阻滞清气，表现为嗜睡、易疲乏、少气懒言，饭后湿邪困脾，更容易犯困。应当养成早睡早起的习惯，饭后不躺卧，可做家务或散步。居室最好朝阳，保持干燥，以利于舒展阳气，通达气机。

情志调护：本证患者多性格偏温和、内向。思虑伤脾，脾虚生痰，故此型患者，尤其是脑力工作者，应当避免思虑过度，多与人沟通，培养乐观的性格，以调畅气机。

运动建议：针对本证患者普遍存在的体型偏胖问题，建议通过适量运动来控制体重，有助于维持血压稳定。建议根据个人身体状况选择合适的运动强度，老年患者可选择强度适中、易于坚持的运动方式，如散步、快走、太极剑、健身操等；年轻患者则可选择强度稍大的运动项目，如骑自行车、游泳、跑步、武术训练等。运动效果主要取决于持续时间和规律性，建议每次运动时间保持在30~60分钟为宜。

饮食注意：以清淡为宜，严戒口腹之欲，尤应忌食肥甘厚味、滋补油腻之品，如肥肉、动物内脏、糕点、糖果等，忌暴饮暴食和进食速度过快。可侧重食用一些具有健脾化痰作用的食物，如粗粮、野菜、时令鲜蔬等。可根据个人情况选择山药、薏苡仁、荷叶等进行食疗。推荐食疗方为茯苓红茶、薏米赤小豆粥、鲫鱼萝卜汤。

（3）肝肾阴虚型

症状表现：头晕耳鸣、腰膝酸软、失眠多梦、五心烦热、盗汗。

治疗原则：滋补肝肾、养阴清热。常用方剂推荐六味地黄丸、杞菊地黄丸。

起居注意：环境宜安静整洁，起居有常，不可熬夜，保证充足的睡眠及睡眠质量；避免过劳，节制房事，避免用脑过度。

情志调护：本证患者多属焦虑性格，平时急躁易怒，故应注意精神调养，移情易性，养成冷静、沉着的习惯，闲暇时可通过看书、听轻音乐调整情绪。

运动建议：不适合做剧烈运动，可进行中小强度、间断性的身体锻炼，如打太极拳、练八段锦等，对血压的恢复也有一定好处。

饮食注意：日常应保持充足的水分摄入，建议少量多次饮用温水。饮食结构应以新鲜蔬果为主，可多食用具有滋阴润燥功效的食材，如莲藕、百合、香蕉、银耳、山药、芝麻、蜂蜜等；同时适量摄入酸性水果，如柠檬、番茄、梨子、苹果等，以达到生津润燥、酸甘化阴的效果。须特别注意，严格戒烟并控制酒精摄入，避免食用辛辣刺激性食物，以防加重燥热伤阴。此外，虽然凉性果蔬有益，但应适量食用，过度摄入可能损伤脾胃阳气，导致虚实夹杂的复杂症状，增加治疗难度。推荐养生食疗，可选用海参粥、发菜蚝豉粥等滋补膳食。

（4）气血两虚型

症状表现：头晕乏力、心悸气短、面色苍白、食欲不振、舌淡苔白。

治疗原则：补气养血、健脾安神。常用方剂推荐归脾汤、八珍汤。

起居注意：本证患者多体质较弱，且伴有多种疾病，故应适度休息，不宜过度劳累。

情志调护：本型患者常表现出焦虑、抑郁等心理特征，这些负面情绪不仅影响血压的控制效果，还可能加速并发症的发生与发展。患者应注意自我心理的调节，及时排解不良情绪，有助于维持血压的稳定。

运动建议：可采取步行、太极拳、放松疗法等，要重视患者运动中和运动后的感觉，防止因运动交感神经兴奋、血压增高而发生脑血管意外。

饮食注意：戒烟戒酒，忌食肥甘厚味，宜食富含营养而易消化的食物，如新鲜蔬菜、瘦肉、鸡蛋、虾、鱼等，可根据个体情况，选择人参、黄芪、海参、山药、薏苡仁等进行食疗。推荐食疗方为杜仲炖猪腰汤、韭菜煮蛤蜊肉。

（5）瘀血阻络型

症状表现：头痛如锥刺，眩晕，失眠，健忘，口干欲饮，面色晦暗，舌紫暗、苔薄白，脉细涩。

治疗原则：活血化瘀、行气止痛。常用方剂推荐通窍活血汤、血府逐瘀汤加减。

起居注意：寒则气滞，寒则血凝。本证患者除衣被保暖以外，居住环境亦应避寒就温。可每天进行热足浴，有利于全身气血运行。

情志调护：应培养乐观的情绪，精神愉快则气血和畅，营卫流通，苦闷、忧郁等不良情绪则加重血瘀。

运动建议：运动可以促进气血运行，故本证患者应坚持体育运动，可根据个人情况，选择散步、快步走、太极拳等和缓的有氧运动。

饮食注意：饮食宜清淡，忌肥甘厚味，忌辛辣刺激。可适当食用一些具有活血化瘀功效的食物，如黑豆、山楂等，也可根据个人情况，选用玫瑰花、红花等进行食疗。推荐食疗方为桃仁莲藕汤、醋煲青蟹。

2. 中医外治法干预

中医外治法通过外部刺激调节气血，改善高血压症状。

（1）针灸与推拿

针灸和推拿是中医外治法的重要组成部分，通过刺激特定穴位，调节气血运行，达到降压效果。

针灸：常用穴位包括太冲、曲池、风池、百会等。太冲穴可平肝熄风，曲池穴可清热降压，风池穴可缓解头痛头晕。

推拿：通过按摩头部、颈部、肩部等部位，缓解肌肉紧张，促进血液循环，改善高血压症状。

（2）腧穴按摩

取穴：合谷、太冲、期门、血海等。

操作方法：取卧位或坐位，在全身放松的情况下采用指揉法，即用拇指或中指指腹按压穴位，做轻柔缓和的环旋活动，以感到酸胀为度，每个穴位按揉 2~3 分钟，每天操作 1~2 次。

（3）耳穴按压疗法

耳穴作为全身信息的反射与控制中枢，通过刺激耳部特定区域，可调节神经、体液等多种生理机制，从而达到调控血压的效果。主要穴位包括降压沟、交感、神门、皮质下、心、肝、肾。操作时，先用棉签消毒所选穴位及周围皮肤，待干后将王不留行籽或磁珠贴于胶布上，用镊子固定于穴位上，用指腹按压寻找敏感点，直至产生酸麻重胀感。每日按压 2~3 次，每次 3~5 分钟。

（4）刮痧疗法

以百会穴为中心，向前后左右放射状刮拭全头部，覆盖头部各经腧穴及额区、顶区、颞区、枕区，并对百会、四神聪、风池、风府等穴位进行点按。头部刮拭无须使用介质，不必出痧。操作时需双手配合，一手扶持患者头部，另一手进行刮拭，确保头颈部稳定与安全。刮拭时若出现痛、酸、胀、麻等感觉，属正常现象。

（5）中药足浴

常用配方：怀牛膝、川芎、天麻、钩藤、夏枯草。

操作方法：将药材加水煮沸，连渣带水倒入盆中，每晚睡前泡脚，水量需完全浸没双足。先熏后洗，待水温下降后再加热水，直至头部或全身微汗出，时间约 30 分钟。足浴后交替按摩双足底部各 5~10 分钟。

二、糖尿病的中医健康干预

糖尿病是一种慢性代谢性疾病，主要特征是血糖水平持续升高。长期高血糖会损害多个器官系统，尤其是眼、肾、神经和心血管系统。

（一）中医对糖尿病的认识

糖尿病在中医经典《黄帝内经》中已有详细记载，其名称多样，包括"消渴""消瘅""消中""肺消"等。关于该病的论述广泛分布于约十四篇经文中，系统阐述了其命名、概念、病因病机、临床表现、治疗原则、预后判断及调养方法等内容。在病因学方面，《黄帝内经》明确指出过食肥甘厚味、情志失调、五脏虚弱等因素与疾病的发生密切相关。值得注意的是，古代医家已具备对该病预后的判断能力，并开创性地运用脉象诊断技术来评估病情。《黄帝内经》对糖尿病的理论阐述为后世医学发展奠定了重要基础，其学术价值至今仍对临床实践具有重要的指导意义。

（二）糖尿病辨证分型及干预方法

1. 糖尿病前期

（1）根据辨证分型组方干预

常见分型有以下几种。

肝郁气滞证：主症有情绪低落、喜叹息、胸胁或脘腹闷胀、脉弦。治疗以疏肝解郁为法。选方推荐四逆散加减。

湿热蕴结证：主症有口干不欲饮、大便黏滞、舌红苔黄腻。治疗以清热化湿为法。选方推荐半夏泻心汤加减。

脾虚湿困证：主症有大便稀溏或泄泻、头身困重、舌质淡胖、边有齿痕、舌苔白润或腻。治疗以健脾化湿为法。选方推荐六君子汤加减。

（2）其他干预方法

中药代茶饮：依据不同证型成分各异，常见以下几类。①气阴两虚证，可用西洋参、麦冬、玉竹、石斛、枸杞子、玄参、砂仁等；②脾虚痰湿证，可用党参、山药、山楂、炒决明子、荷叶、佩兰、玫瑰花等。以开水 150~200 mL 浸泡 20 分钟后饮用，每日 2~3 次，12 周为 1 个疗程。

针刺：常用穴位包括脾俞、胃俞、肾俞、足三里、三阴交、中脘、关元、天枢等，具有行气导滞、健脾疏肝的作用。操作手法以平补平泻为法，留针 30 分钟，每周 2~3 次，12 周为 1 个疗程。禁忌注意，晕针者禁用；皮肤有感染、溃疡、瘢痕者慎用；体质虚弱、气血亏损者，针感不宜过重。

穴位埋线：常见选穴为脾俞、胃脘下俞、肝俞、肾俞、足三里等，具有减重、抑制食欲等效果。治疗疗程建议每周 2 次，8 周为 1 个疗程。

穴位按摩：常用穴位以背俞穴、手足阳明经及太阴经经穴为主，如脾俞、胃俞、肾俞、曲池、手三里、内关、合谷、阳陵泉、血海、足三里、三阴交等。操作手法以按揉、点穴、振腹等为主，也可进行自我保健按摩。治疗疗程建议每次 15 分钟，每周 5 次，8 周为 1 个疗程。

艾灸：常用选穴为肺俞、脾俞、肾俞、中脘、大椎、足三里、关元、神阙等。操作手法采用温和灸或隔姜灸，以皮肤温热发红为度。治疗疗程建议每日 1 次，每次 20~30 分钟，2 周为 1 个疗程，可改善体质、调节代谢。

2. 糖尿病期

（1）辨证分型

常见分型有以下几种。

热盛伤津证：主要症状有口渴多饮、尿量减少、舌红少津。治疗以清热润燥、生津止渴为法。主方推荐白虎加人参汤化裁。

肝郁脾虚证：主要症状有脘腹胀满、食欲不振、情绪低落、大便溏而不爽。治疗以疏肝解郁、健脾和胃为法。主方推荐逍遥散化裁。

痰浊中阻证：主要症状有舌苔厚腻、头重昏沉、嗜睡乏力。治疗以燥湿化痰、健脾和胃为法。主方推荐二陈汤合平胃散化裁。

气阴两虚证：主要症状有疲倦乏力、咽干口渴、渴欲饮水。治疗以益气养阴、生津止渴为法。主方推荐生脉散合玉液汤化裁。

湿热蕴结证：主要症状为口干不欲饮、大便黏腻、舌红苔黄腻。治疗以清热利湿、健脾和胃为法。推荐主方葛根芩连汤合三仁汤化裁。

（2）饮食调护

糖尿病患者应坚持做到控制总量、调整结构；素食为主、其他为辅、营养均衡。在平衡膳食的基础上，根据患者体质的寒热虚实选择相应的食物。

（3）运动疗法

推荐中等强度的运动，每周训练 3~5 次，总运动时间 ≥ 150 分钟。如八段锦、太极拳、心身桩、快步走等，适当的运动有助于控制血糖，中医推荐以下运动方式。①太极拳：可调和气血，增强体质，每次 10 分钟，每天 3 次，每周 5 天；②八段锦：疏通经络，调节脏腑功能，每次 15 分钟，每天 2 次，每周 5 天；③五禽戏：每次 15 分钟，每天 2 次，每周 5 天。

（4）情志调护

中医认为情志失调会影响脏腑功能，糖尿病患者应保持心情舒畅，避免情绪波动。可通过以下方式调节情志。①冥想：放松身心，缓解压力；②音乐疗法：舒缓情绪，改善心理状态；③社交活动：增强社会支持，减少孤独感。

（5）针灸疗法

针灸通过刺激特定穴位调节气血，常用穴位包括：①足三里，健脾和胃，调节血糖；②三阴交，滋阴补肾，调节内分泌；③胰俞穴，调节胰腺功能，降低血糖。

（6）腧穴按摩

常用穴位包括肺俞、脾俞、胃俞、肾俞、胃脘下俞等。操作时让患者取卧位或坐位，在全身放松的前提下，用拇指、食指或中指末节指腹按压于穴位处，带动皮下组织做环形揉动。手法由轻到重逐渐用力，以患者感到酸麻沉胀为宜。每穴按揉 3~5 分钟，注意操作时手法应均匀柔和持久，勿用暴力。

（7）耳穴按压

常用主穴：糖尿病点、胰、胆、耳中、内分泌、丘脑、脑垂体、三焦、消化系统皮质下。配穴：如口渴，加取渴点、口；如易饿，加取饥点；如多尿，加取膀胱、尿道；如皮肤瘙痒，加取过敏区、相应部位点刺放血；如四肢麻木，加取枕小神经点、耳大神经点、相应部位。操作方法：主穴每次取 3~4 穴，配穴取 1~2 穴。将王不留行籽或磁珠 1 粒，置于小方胶布上，在选定耳穴上寻得敏感点后，即贴敷其上，用食、拇指捻压至酸沉麻木或疼痛为得气，此后每日自行按压 3 次，以有上述感觉为宜。每次贴一侧耳，两耳交替；每周贴敷 2 次，10 次为 1 个疗程，疗程间隔 5~7 天。

（8）痧疗

取穴：肺俞、脾俞、肾俞、膏肓、足三里、三阴交、涌泉等。操作方法：①用锃圆针痧疗器自后背肺俞、脾俞、肾俞沿着双侧膀胱经进行疏经通络理筋；②其他穴位，则采用局部点按、刮拭各 10~30 次。上述操作以局部皮肤感觉温热、酸胀舒适感为度。

（9）中药足浴

每晚临睡前坚持用热温水泡脚，对防治糖尿病足有非常重要的意义。基础方选用：生地、麦冬、石斛、玄参。辨证加减：肺燥津伤加太子参、天花粉、桑叶等；胃热炽盛加太子参、芦根、牛膝等；脾胃湿热加苍术、白术、茯苓等；气阴两虚加太子参、知母、葛根等。

操作方法：将药材与清水共煮至沸腾，随后将药液连同药渣倾入足浴盆中。临睡之际，以此药液浸泡双足，水位需漫过足背。初始时，以药气熏蒸足部，待水温适宜时再行洗涤。若水温渐凉，可续添热水，直至额头或全身微微渗汗，此过程约持续半小时。足浴毕，可交替按摩双足底部，每侧约 5~10 分钟，以促进血液循环，舒缓身心。

3. 糖尿病缓解期

2 型糖尿病缓解期的定义：患者停用降糖药物至少 3 个月后糖化血红蛋白 <6.5% 为糖尿病缓解的标准。在确定处于 2 型糖尿病缓解期后，仍需要每年复查糖化血红蛋白，缓解方法包括强化生活方式干预、减重药物等。中医饮食干预、传统运动、中药辨证治疗、针灸等有减重、降糖等多方面

作用的方法均有助于糖尿病的缓解。

4. 糖尿病常见并发症

（1）糖尿病周围神经病变

辨证选方：常见以下几种证型。①气虚血瘀证，可选补阳还五汤加减；②寒凝血瘀证，可选当归四逆汤加减；③阴虚血瘀证，可选芍药甘草汤合四物汤加减；④痰瘀阻络证，可选指迷茯苓丸合黄芪桂枝五物汤加减；⑤肝肾亏虚证，可选壮骨丸加减；⑥湿热阻络证，可选四妙散加减。

中药熏洗疗法：适用于气虚血瘀证、阴虚血瘀证、肝肾亏虚证及痰瘀阻络证患者，可采用四藤一仙汤外洗方进行加减治疗。

针刺疗法：可选择足三里、三阴交、脾俞、胃脘下俞、曲池、阳陵泉、肾俞、肺俞、合谷、阴陵泉、丰隆等穴位，并根据具体症状进行加减。每周治疗2次，每次留针30分钟，三个月为一个疗程。该疗法具有疏通经络、活血止痛的功效，可有效改善神经传导速度。需要注意的是，皮肤有感染、溃疡或瘢痕的患者应慎用此疗法。治疗过程中须严格消毒，以防止感染。

（2）糖尿病视网膜病变

辨证选方：常见以下几种证型。①阴虚燥热、目络不利证，推荐使用玉泉丸合白虎加人参汤加减；②气阴两虚、脉络瘀阻证，建议选用生脉散合杞菊地黄丸加减；③肝肾亏虚、目络失养证，可使用六味地黄丸加减；④肝阳上亢、热伤目络证，推荐犀角地黄汤合天麻钩藤饮加减。

针刺治疗：取患侧攒竹、丝竹空、瞳子髎、双侧太溪、照海、太冲等穴进行针刺，每周2次，留针30分钟，30天为一疗程。须注意出血或视网膜脱离患者禁用，并应及时转诊。

眼周穴位按摩：适用所有糖尿病视网膜病变患者。取穴睛明、鱼腰、攒竹、丝竹空、太阳穴、四白穴，采用轻微舒缓手法。须注意哺乳期、妊娠期妇女禁用。

（3）糖尿病肾病

食疗药膳：糖尿病肾病水肿症状推荐鲤鱼赤小豆汤，具有健脾祛湿、利水消肿的功效。

辨证选方：常见以下几种证型。①肝肾阴虚证，推荐六味地黄丸合二至丸加减；②脾肾气虚证：推荐水陆二仙丹合芡实合剂加减；③气阴两虚证，推荐参芪地黄汤加减；④脾肾阳虚证，推荐济生肾气丸合实脾饮加减。

针刺治疗：适用糖尿病肾病各期患者。取穴中脘、阴陵泉、丰隆、太冲、足三里、三阴交、白环俞、肾俞、膏肓俞、曲池等。每周治疗2~3次，留针30分钟，4周为一疗程。须注意晕针者禁用；皮肤有感染、溃疡、瘢痕者慎用；体质虚弱、气血亏损者，针感不宜过重；严格消毒，防止感染。

三、慢性胃炎的中医健康干预

（一）中医学对慢性胃炎的认识

慢性胃炎属中医学"胃脘痛""胃痞"范畴。清代医家继承了前人对本病病因病机与"气"密切相关的思想，更对本病的辨证治疗有了更进一步的拓展。叶天士在《临证指南医案·胃脘痛》中对本病的辨证论治颇有独到之处，他认为"初病在经，久痛入络，以经主气，络主血，则可知其治气治血之当然也……辛香理气，辛柔和血之法，实为对待必然之理""夫痛则不通，通字须究气血阴阳，便是看诊要旨矣""胃痛久而屡发，必有凝痰聚瘀"，提出了本病初起病在气分，与气滞关系密切，久病则入血分，治疗上要辨明在气分还是血分而有理气活血之所偏重的观点，先倡"久痛入络"之说。另外，对本病不同证型的治疗有不少医家提出了自己独特的见解。

本病以脾胃虚弱为发病基础，常见诱发因素有外邪、饮食伤、情志等几个方面。或因外感寒邪，内客于胃，寒主收引，致胃气不和而痛；或因饮食不节，或过饥过饱，致胃失和降；或因若忧思恼怒，则气郁而伤肝，肝木失于疏泄，横逆犯胃，致气机阻滞，因而发生疼痛；或因饥饱失常，或劳倦过度，或久病脾胃受伤等，致脾阳不足，中焦虚寒，或胃阴受损，失其濡养而发生疼痛。

中医药在慢性胃炎及其癌前病变的临床干预中展现出显著特色。与现代医学侧重于内镜诊断、筛查及早期病变治疗不同，中医药通过整体调节和辨证论治的诊疗模式，在改善患者临床症状、提升生活质量方面具有独特优势。其治疗特点主要体现在：通过多靶点、多途径的整体调节，有效缓解患者不适症状；运用个体化辨证施治，实现精准治疗；在长期调理中显示出良好的安全性。

值得注意的是，中西医结合治疗模式展现出协同增效的潜力：在提高幽门螺杆菌根除率、降低疾病复发率、减轻西药不良反应等方面具有积极作用；同时，在促进胃黏膜萎缩、肠化生及异型增生的逆转方面也显示出良好前景。然而，这些临床观察到的疗效优势仍需通过大样本、设计严谨的多中心随机对照试验加以验证，以期为中医药治疗慢性胃炎提供更高级别的循证医学证据。未来研究应着重关注中医药作用机制的科学阐释及其与现代医学治疗方案的优化组合，以进一步提升慢性胃炎的整体治疗效果。

（二）慢性胃炎的辨证分型

中医根据患者的具体症状和体质，将慢性胃炎分为不同类型，参照《慢性胃炎中医诊疗专家共识（2023）》，常见证型如下。

1. 肝胃气滞证

临床表现：胃脘部胀满或疼痛，胁肋部胀满不适或疼痛，症状因情绪波动诱发或加重，频繁嗳气，舌淡红，苔薄白，脉弦。

治疗原则：疏肝和胃，理气止痛。

推荐方剂：柴胡疏肝散加减。

2. 肝胃郁热证

临床表现：胃脘部灼热疼痛，两胁胀闷或疼痛，心烦易怒，反酸，口干，口苦，大便干燥，舌质红，苔黄，脉弦或弦数。

治疗原则：疏肝泄热和胃。

推荐方剂：化肝煎加减。

3. 脾胃湿热证

临床症状：脘腹部痞满或疼痛，身体困重，大便黏滞或溏滞，食欲不振，口苦，口臭，精神困倦，舌质红，苔黄腻，脉滑或数。

治疗原则：清热化湿，和中醒脾。

推荐方剂：黄连温胆汤加减。

4. 脾胃气虚证

临床症状：胃脘部胀满或隐隐作痛，餐后加重，疲倦乏力，食欲不振，四肢倦怠，大便溏薄，舌淡或有齿痕，苔薄白，脉虚弱。

治疗原则：健脾益气，和胃止痛。

推荐方剂：香砂六君子汤加减。

5. 脾胃虚寒证

临床症状：胃痛隐隐，持续不断，喜温喜按，劳累或受凉后发作或加重，泛吐清水，精神疲倦，四肢不温，大便稀溏或完谷不化，舌淡胖，边有齿痕，苔白滑，脉沉弱。

治疗原则：温中健脾。

推荐方剂：黄芪建中汤合理中汤加减。

6. 胃阴不足证

临床症状：胃脘部灼热疼痛，胃中嘈杂，似饥而不欲食，口干舌燥，大便干结，舌红少津或有裂纹，苔少或无，脉细或数。

治疗原则：养阴生津，益胃止痛。

推荐方剂：一贯煎加减。

7. 胃络瘀阻证

临床症状：胃脘部痞满或疼痛固定，舌质暗红或有瘀点、瘀斑，脉弦涩。

治疗原则：活血理气，化瘀止痛。

推荐方剂：失笑散合丹参饮加减。

（三）饮食调理

饮食是慢性胃炎调理的重要环节，中医强调"药食同源"，建议患者注意以下饮食原则。清淡饮食：避免辛辣、油腻、生冷等刺激性食物，减少对胃黏膜的刺激；定时定量：规律进食，避免暴饮暴食，减轻胃部负担；温热为主：多食用温性食物，如小米粥、山药、南瓜等，有助于保护胃黏膜；避免烟酒：烟酒会加重胃黏膜损伤，应尽量避免。

（四）情志调理

中医认为"肝主疏泄"，情志不畅会影响脾胃功能。慢性胃炎患者常伴有情绪波动，因此须注意：保持心情舒畅；避免焦虑、抑郁等不良情绪，适当进行放松活动，如散步、冥想等；学会释放压力，避免长期精神紧张。

（五）运动调理

适当运动有助于增强脾胃功能，促进消化。建议选择温和的运动方式，如太极拳，可调和气血，增强体质；散步，可促进胃肠蠕动，改善消化功能。

（六）中医外治法

1. 针灸疗法

针灸是中医治疗慢性胃炎的重要手段，通过刺激特定穴位，调节脾胃功能，缓解症状。常用穴位如下。①足三里：调理脾胃、补中益气；②中脘：和胃止痛、健脾化湿；③内关：宽胸理气、缓解恶心呕吐；④脾俞、胃俞：调理脾胃功能。

2. 推拿按摩

通过按摩腹部和特定穴位，可以促进胃肠蠕动，缓解胃部不适。常用方法包括：摩腹，以肚脐为中心，顺时针按摩腹部，每次 10~15 分钟；点按足三里，用拇指按压足三里穴，每次 3~5 分钟。

3. 腧穴按摩

腧穴按摩通过刺激人体特定的穴位，激发人的经络之气，以达到通经活络、调整人的机能、祛邪扶正的目的。

通用穴位：内关、足三里、中脘、天枢穴等。

4. 耳穴按压

主穴：胃、十二指肠、脾、交感、内分泌。配穴：虚证加用肾；气痛加用三焦；停食加用胰胆；肝气犯胃加用肝；疼痛加用神门、皮质下；腹胀加用胰胆、三焦。

操作方法：用棉签消毒所选穴位及周围皮肤，晾干后将王不留行籽或磁珠贴于胶布中间，用镊子置于所选穴位之上，用指腹按压在选择穴区找敏感点，按压后有酸麻重胀感即可。建议每天按压 2~3 次，每次 3~5 分钟。

5. 痧疗

取穴：梁门、太乙、中脘、下脘、天枢、关元、足三里、梁丘等。

操作方法：用鍉圆针痧疗器椭圆端自上而下刮拭胸部正中线，从梁门穴经太乙穴向下刮至天枢穴；其他穴位，采用局部点按、刮拭各 10~30 次。上述操作以局部皮肤感觉温热、酸胀舒适感为度。

6. 中药足浴

中药足浴对于慢性胃炎患者来说，是一种很适用的治疗措施。各种慢性胃炎患者，可以根据自己的病情，在结合全身用药的基础之上，采取中药足浴，使全身治疗与局部治疗相结合，以内外合治促使全身气旺血行，血脉流畅，协调脏腑机能，达到营卫调和、心脉通畅的目的，对心血管系统起到很好的调节作用。

基本方：陈皮、枳壳、甘草、佛手。辨证加减：肝气犯胃加柴胡、芍药、川芎、香附等；肝胃郁热加丹皮、山栀等；瘀血停滞加当归、川芎、丹参等；胃阴亏虚加沙参、麦冬、生地等；脾胃虚寒加干姜、砂仁、半夏等。

操作方法：将药材加水煮沸后，连同药渣一起倒入足浴盆中。每晚睡前进行足浴，水量需完全浸没双脚。先用蒸汽熏蒸双脚，待水温适宜后开始浸泡。过程中若水温下降，可适量添加热水，保持舒适温度，直至头部或全身微微出汗为止，整个过程约持续 30 分钟。足浴结束后，可交替按摩双脚足底各 5~10 分钟，以促进血液循环。

第五篇

慢性病管理的理论基础

第二十二章　全流程慢性病管理

第一节　慢性病从筛查、干预到随访的完整路径

慢性病已成为全球公共卫生领域的重大挑战，其高发病率、高致残率和高死亡率严重威胁人类健康。随着人口老龄化和生活方式的变化，慢性病的疾病负担持续加重，给医疗卫生系统带来巨大压力。在此背景下，慢性病筛查作为预防和控制慢性病的重要手段，其重要性日益凸显。通过早期发现和干预，慢性病筛查能够有效降低疾病进展风险，改善患者预后，减轻社会经济负担。因此，构建科学、系统的慢性病筛查体系，对于提升全民健康水平、实现健康中国战略目标具有深远意义。

一、慢性病的筛查

慢性病筛查的理论基础主要建立在疾病自然史和三级预防理论之上。疾病自然史理论认为，慢性病的发展是一个渐进的过程，从健康状态到疾病发生、发展，最终导致不良结局。这一过程为筛查提供了时间窗口，使得在疾病早期或亚临床阶段进行干预成为可能。三级预防理论则进一步明确了筛查在疾病预防中的定位：一级预防旨在防止疾病发生，二级预防通过早期发现和治疗来阻止疾病进展，三级预防则关注减少疾病造成的残疾和并发症。筛查的实施需要遵循一系列科学原则，以确保其有效性和可行性。首先，筛查的疾病应是重大公共卫生问题，具有较高的发病率和死亡率。其次，疾病应有可识别的早期阶段，且早期治疗比晚期治疗更有效。此外，筛查方法应具备良好的敏感性和特异性，成本效益合理，且易于被目标人群接受。最后，筛查项目应建立完善的后续诊断、治疗和随访体系，确保筛查阳性者能够获得及时、适当的医疗干预。

（一）慢性病筛查的实施策略与质量控制

目标人群的确定是慢性病筛查的首要步骤。这需要综合考虑年龄、性别、家族史、生活方式等因素。例如，心血管疾病筛查应重点关注 40 岁以上人群，特别是具有高血压、糖尿病、吸烟等危险因素的个体。癌症筛查则需要根据不同癌种的特点确定目标人群，如乳腺癌筛查主要针对 40 岁以上女性，结直肠癌筛查则建议 50 岁以上人群普遍进行。

筛查频率的确定需要平衡筛查效益和潜在风险。过于频繁的筛查可能导致过度诊断和不必要的医疗干预，而筛查间隔过长则可能错过早期发现的机会。例如，乳腺癌筛查一般建议40~49岁女性每1~2年一次，50岁以上女性每年一次。宫颈癌筛查在30~65岁女性中建议每3~5年进行一次联合筛查（细胞学检查+HPV检测）。

筛查场所的选择应考虑可及性和便利性。社区卫生服务中心可以作为慢性病筛查的主要场所，提供基本的血压、血糖、血脂检测等服务。对于需要特殊设备的检查，如乳腺X线摄影、低剂量CT等，可以依托综合性医院或专科医院进行。近年来，移动筛查车和远程医疗技术的发展也为扩大筛查覆盖面提供了新的可能性。

质量控制是确保筛查效果的关键环节。这包括筛查设备的定期校准和维护、操作人员的规范化培训、筛查流程的标准化管理等。此外，还需要建立筛查结果的质量评估体系，定期进行数据分析和反馈，及时发现和纠正问题。对于筛查阳性者，应建立完善的转诊和随访机制，确保其能够获得及时的诊断和治疗。

（二）慢性病筛查的挑战与未来发展

尽管慢性病筛查在疾病防控中发挥着重要作用，但在实际实施过程中仍面临诸多挑战。首先是筛查覆盖率不足的问题，特别是在偏远地区和弱势群体中，筛查服务的可及性仍然有限。其次是筛查依从性不高，部分人群由于缺乏健康意识或担心检查结果而不愿参与筛查。此外，筛查成本较高、假阳性和假阴性结果带来的心理负担等问题也需要关注。

技术创新为慢性病筛查带来了新的机遇。AI技术在医学影像分析中的应用，如基于深度学习的乳腺X线图像自动识别系统，有望提高筛查的准确性和效率。可穿戴设备的普及为慢性病监测提供了新的手段，通过持续收集心率、血压、血糖等生理数据，可以实现更精准的健康风险评估。

政策支持和多部门协作是推动慢性病筛查可持续发展的关键。政府应加大对慢性病筛查的投入，完善相关法律法规，共同推进筛查技术的研发和应用。此外，还需要加强健康教育，提高公众对慢性病筛查的认知和参与度。

慢性病筛查是预防和控制慢性病的重要策略，通过早期发现和干预，可以有效降低疾病负担，提高人群健康水平。构建科学、系统的慢性病筛查体系需要遵循循证医学原则，结合先进技术手段，并注重质量控制和管理。未来，随着技术的进步和政策的支持，慢性病筛查将朝着更精准、更便捷、更普惠的方向发展，为实现全民健康覆盖和健康中国战略目标作出重要贡献。

二、慢性病的干预策略

慢性病已成为全球公共卫生领域的重大挑战，其高发病率、高致残率和高死亡率严重威胁人类健康。随着人口老龄化和生活方式的变化，慢性病的疾病负担持续加重，给医疗卫生系统带来巨大压力。在此背景下，慢性病干预作为预防和控制慢性病的重要手段，其重要性日益凸显。通过多维度、多层次的综合干预措施，可以有效延缓疾病进展，改善患者生活质量，减轻社会经济负担。因此，构建科学、系统的慢性病干预体系，对于提升全民健康水平、实现健康中国战略目标具有深远意义。

（一）慢性病干预的理论基础与实施原则

慢性病干预的理论基础主要建立在疾病管理模型和健康行为理论之上。慢性病管理模型强调以患者为中心，通过多学科团队协作，提供持续、协调的医疗服务。这一模型包括评估、计划、实施和评价四个基本环节，形成一个持续改进的循环过程。健康行为理论，如健康信念模型、社会认知理论等，则为理解和改变患者的健康相关行为提供了理论框架。

慢性病干预的实施需要遵循一系列科学原则。首先，干预措施应基于循证医学证据，确保其有效性和安全性。其次，干预方案应个体化，充分考虑患者的疾病特征、生活方式、文化背景和个人偏好。此外，干预措施应具有可及性和可持续性，能够在不同医疗环境中推广应用。最后，慢性病干预应注重多维度整合，包括医学治疗、生活方式改变、心理支持和社会参与等方面。

（二）慢性病干预的实施策略与质量控制

慢性病干预的实施需要多层次的策略和系统的质量控制。在个体层面，应建立以患者为中心的管理模式，制订个性化的干预计划，并提供持续的支持和随访。在医疗机构层面，需要建立多学科协作团队，整合不同专业的资源，提供全面的慢性病管理服务。在社区层面，应加强基层医疗卫生机构的能力建设，推广慢性病管理的最佳实践。

质量控制是确保干预效果的关键。需要建立科学的评估指标体系，包括过程指标（如干预措施的实施率、患者依从性）和结果指标（如临床指标改善、生活质量提高）。定期进行数据收集和分析，及时发现问题并改进干预策略。此外，还需要建立患者反馈机制，及时了解患者的需求和体验，不断优化干预措施。

（三）慢性病干预的挑战与未来发展

尽管慢性病干预在疾病防控中发挥着重要作用，但在实际实施过程中仍面临诸多挑战。首先是干预措施的可持续性问题，许多有效的干预措施由于资源限制或患者依从性差而难以长期维持。其次是干预效果的个体差异，如何实现精准干预仍需进一步探索。此外，慢性病共病的管理也是一个复杂的问题，需要综合考虑多种疾病的相互影响。

技术创新为慢性病干预带来了新的机遇。移动健康技术的发展使得远程监测和干预成为可能，提高了干预的可及性和便利性。AI技术在个性化干预方案制订和效果预测中的应用，有望提高干预的精准性和有效性。大数据分析可以帮助识别高危人群，优化资源配置，提高干预效率。

政策支持和多部门协作是推动慢性病干预可持续发展的关键。政府应加大对慢性病干预的投入，完善相关法律法规，共同推进干预技术的研发和应用。此外，还需要加强健康教育，提高公众对慢性病干预的认知和参与度。

慢性病干预是预防和控制慢性病的重要策略，通过多维度、多层次的综合干预措施，可以有效延缓疾病进展，改善患者生活质量。构建科学、系统的慢性病干预体系需要遵循循证医学原则，结合先进技术手段，并注重质量控制和管理。面对当前存在的挑战，需要多方机构和公众的共同努力，推动慢性病干预的普及和优化。未来，随着技术的进步和政策的支持，慢性病干预将朝着更精准、更便捷、更普惠的方向发展，为实现全民健康覆盖和健康中国战略目标作出重要贡献。

三、慢性病的随访管理

慢性病已成为全球公共卫生领域面临的主要挑战之一，给个人、家庭和社会带来了沉重的负担。慢性病的特点决定了其管理需要长期、持续的关注和干预，而有效的随访管理在这一过程中扮演着至关重要的角色。

随访管理不仅能够及时发现病情变化，调整治疗方案，还能提高患者的治疗依从性和自我管理能力，从而改善预后，提高生活质量。然而，当前的慢性病随访管理仍面临着诸多挑战，如资源分配不均、患者依从性差、信息共享不畅等问题。因此，深入研究慢性病随访管理的现状、关键要素和创新策略，对于优化慢性病管理、提高医疗服务质量具有重要意义。

（一）慢性病随访管理的概述

慢性病随访管理是指医疗保健专业人员对慢性病患者进行的系统性、持续性的监测、评估和干预过程。随访管理通常包括定期门诊复查、实验室检查、影像学检查、药物治疗调整以及生活方式干预等内容。

当前，慢性病随访管理面临着诸多挑战。首先，医疗资源分布不均导致部分地区随访服务可及性差。其次，患者依从性不足影响了随访效果，部分患者由于经济、交通或认知等原因未能按时随访。再者，不同医疗机构之间的信息共享不畅，导致随访数据碎片化，影响了整体管理效果。此外，传统的随访模式效率较低，难以满足日益增长的慢性病患者需求。

尽管如此，慢性病随访管理也面临着新的机遇。随着信息技术的快速发展，远程医疗、移动健康等新型随访模式正在兴起，为提高随访效率和质量提供了新的可能。同时，多学科协作模式的推广和个性化医疗理念的普及，也为优化慢性病随访管理带来了新的思路。这些机遇为改善慢性病管理效果、提高患者生活质量提供了新的方向。

（二）慢性病随访管理的关键要素

多学科团队协作是慢性病随访管理的核心要素之一。慢性病的复杂性和长期性决定了其管理需要多学科专业人员的共同参与。一个典型的多学科团队可能包括医生、护士、营养师、心理医生、康复治疗师等。这种协作模式能够为患者提供全面、连续、协调的医疗服务，确保随访管理的各个环节得到有效执行。例如，在糖尿病管理中，内分泌科医生负责血糖控制，营养师指导饮食，运动康复师制订运动计划，心理医生处理相关心理问题，这种协同工作能够显著提高管理效果。

制订个性化随访计划是提高随访效果的关键。每个慢性病患者的病情、生活方式、社会支持系统等都存在差异，因此需要根据个体情况制订针对性的随访方案。个性化随访计划应考虑患者的疾病严重程度、并发症风险、治疗反应、个人偏好等因素。例如，对于高血压患者，年轻、无并发症的患者可能每3个月随访1次，而老年、有靶器官损害的患者可能需要每月随访。同时，随访内容也应因人而异，包括血压监测、药物调整、生活方式指导等。

患者教育和自我管理能力培养是慢性病随访管理的重要组成部分。通过教育，患者能够更好地理解自身疾病，掌握必要的自我管理技能，从而提高治疗依从性和自我效能。有效的患者教育应包括疾病知识、药物使用、症状监测、生活方式调整等方面。例如，在哮喘管理中，教育患者正确使用吸入器、识别急性发作征兆、避免诱发因素等，能够显著减少急性发作和住院率。同时，利用移动应用程序、在线课程等数字化工具，可以提高教育的可及性和效果。

（三）慢性病随访管理中的创新技术应用

远程监测与电子健康记录的应用为慢性病随访管理带来了革命性的变化。远程监测技术，如可穿戴设备、家庭血压计、血糖仪等，能够实时收集患者的生理数据，并通过互联网传输给医疗团队。

这不仅提高了数据收集的效率和准确性，还使医生能够及时发现异常情况，进行早期干预。例如，心力衰竭患者使用远程监测设备，可以实时传输体重、血压等数据，医生根据这些数据调整治疗方案，显著降低了再住院率。电子健康记录系统的应用则实现了患者信息的集中管理和共享，提高了随访的连续性和协调性。

移动健康应用程序和可穿戴设备在慢性病随访管理中发挥着越来越重要的作用。这些技术为患者提供了便捷的自我管理工具，如用药提醒、症状记录、健康教育等。例如，糖尿病患者可以使用手机应用程序记录血糖值、饮食情况和运动量，应用程序会根据这些数据提供个性化的建议。一些高级应用程序还能与医疗团队共享数据，实现远程指导。可穿戴设备，如智能手表，可以持续监测心率、活动量等指标，为患者和医生提供有价值的健康信息。

AI和大数据分析在慢性病随访管理中的应用前景广阔。例如，机器学习模型可以分析糖尿病患者的电子健康记录，预测未来发生并发症的风险，从而指导预防性干预。大数据分析则有助于发现疾病模式、评估治疗效果、优化资源配置。

（四）优化慢性病随访管理的策略

政策支持和资源配置是优化慢性病随访管理的基础。政府应制定相关政策，鼓励医疗机构开展慢性病随访管理，并提供必要的资金支持。例如，可以建立慢性病管理专项基金，用于支持多学科团队的组建、随访设施的建设和信息系统的开发。同时，应优化医疗资源配置，特别是在基层医疗机构中加强慢性病管理能力建设，提高随访服务的可及性。此外，医保政策的调整也应考虑慢性病随访的特点，如延长处方时间、覆盖远程医疗服务等，以减轻患者经济负担，提高随访依从性。

提高患者参与度和依从性是优化随访管理的关键。医疗机构应采取多种措施增强患者的主动参与意识。例如，可以通过健康教育讲座、病友互助小组等形式，提高患者对疾病的认识和自我管理能力。同时，应重视患者的个体需求和文化背景，采用灵活多样的随访方式，如电话随访、在线咨询等，以提高随访的便利性。此外，建立激励机制，如对依从性好的患者给予奖励或优惠，也能有效提高患者的随访积极性。

持续质量改进和效果评估是确保随访管理不断优化的必要手段。医疗机构应建立完善的随访质量评估体系，定期收集和分析随访数据，评估管理效果。这包括患者健康指标改善情况、并发症发生率、住院率等临床指标，以及患者满意度、生活质量等主观指标。基于评估结果，应及时调整随访策略，优化管理流程。同时，应鼓励开展相关研究，探索更有效的随访模式和管理方法。通过持续的质量改进，不断提高慢性病随访管理的科学性和有效性。

慢性病随访管理是改善患者预后、提高生活质量的关键环节。有效的随访管理需要多学科团队协作、个性化随访计划和患者教育的有机结合。同时，远程监测、移动健康、AI等创新技术的应用为优化随访管理提供了新的可能。

为了进一步提高慢性病随访管理的效果，未来需要在政策支持、资源配置、患者参与和质量改进等方面持续努力。医疗机构应积极采纳创新技术，优化管理流程，提高服务效率和质量。同时，应重视患者的个体差异和需求，提供个性化的随访服务。此外，加强相关研究和数据共享，将有助于推动慢性病随访管理的科学化和标准化。

总之，慢性病随访管理是一项复杂的系统工程，需要医疗系统、政策制定者、技术人员和患者的共同努力。通过不断创新和优化，我们有望建立更加高效、精准、人性化的慢性病随访管理体系，最终实现改善患者预后、提高生活质量的目标。

第二节 健康教育与患者自我管理的关键方法

一、健康教育概述

（一）健康教育的范畴

健康教育指借助系统性、规划性以及组织性的社会教育活动，引导人们主动养成有益健康的生活方式与行为习惯，减少甚至消除危害健康的风险因素，以此达到预防疾病、增进健康水平、提升生活质量的目的，并且会对教育成效予以评估。健康教育的内涵不仅仅是向人们传授健康知识，更重要的是通过一系列的教育活动，改变人们的态度和行为，培养人们的健康素养，使他们能够在日常生活中作出有利于健康的选择。

健康教育涵盖多个领域，包括疾病预防，传授疾病预防知识，降低患病风险；也涉及健康生活方式引导，如合理膳食、适度运动、戒烟限酒，帮助人们远离不良习惯，促进健康。它以不同的形式和渠道开展，如医院的健康讲座、社区的健康宣传活动、学校的健康教育课程等，旨在提高不同人群的健康意识和健康水平。

（二）健康教育的重要性

1.提高患者健康意识

许多患者在患病前对自身健康状况缺乏足够的重视，对疾病的预防和保健知识了解甚少。健康教育能够向患者普及疾病的发生、发展、治疗和预防等方面的知识，使他们认识到健康的重要性，增强对自身健康的责任感。例如，通过对糖尿病患者进行健康教育，让他们了解糖尿病的发病机制、症状、并发症以及控制血糖的重要性，患者会更加关注自己的血糖变化，主动采取措施进行血糖监测和控制。

2.改善患者健康行为

除了提高健康意识，健康教育还能够帮助患者改变不良的生活习惯和行为方式，建立健康的生活方式。医护人员可以根据患者的具体情况，为他们制订个性化的健康行为指导方案，如指导高血压患者合理饮食、适量运动、按时服药等。通过持续的健康教育和行为干预，患者能够逐渐养成良好的健康行为习惯，从而更好地控制病情，提高生活质量。

（三）健康教育的关键方法

1.个性化教育，精准对接患者需求

根据患者的年龄、性别、文化背景和疾病类型制订个性化教育计划：个性化教育是慢性病健康教育的核心。每个患者的年龄、性别、文化背景以及所患疾病类型都影响着其对健康信息的理解和接受程度。因此，制订个性化的教育计划至关重要。例如，对于年轻患者，可能更倾向于使用社交媒体和移动应用程序获取健康信息；而对于老年患者，则可能需要更加直观、易于理解的图表和视频材料。同时，不同性别和文化背景的患者在对待疾病的态度和行为上也可能存在差异，因此在教育过程中应充分考虑这些因素，确保信息的针对性和有效性。

使用易于理解的语言和工具：为了确保健康教育内容能够被患者充分理解和接受，使用易于理解的语言和工具至关重要。此外，使用简单明了的语言表述健康建议，避免使用过于专业的术语，也是提高教育效果的关键。个性化教育计划的实施，需要教育者具备高度的同理心和沟通技巧，能够针对不同患者的特点，灵活调整教育策略，确保信息的有效传递。

2. 互动式教育，增强患者参与感与自我管理能力

通过小组讨论、角色扮演等方式增强患者参与感：互动式教育强调患者的主动参与和体验。小组讨论可以促进患者之间的经验分享和情感支持，帮助他们建立积极的疾病管理态度。角色扮演则能够模拟真实的疾病管理场景，帮助患者掌握应对疾病的技巧和方法。这些互动形式不仅能够提高患者的健康素养，还能增强他们的自我管理能力和自信心。

3. 利用互动式工具提供实时反馈

随着科技的发展，互动式工具如健康应用程序、在线课程等，在慢性病健康教育中发挥着越来越重要的作用。这些工具能够提供个性化的健康建议、实时监测健康状况、记录疾病进展等，为患者提供全方位的健康管理服务。更重要的是，它们能够根据患者的反馈和行为数据，动态调整教育内容和方法，实现教育的个性化和精准化。通过互动式工具，患者可以随时随地获取健康信息，进行自我监测和管理，从而提高教育的便捷性和有效性。

4. 持续教育，紧跟医学进展，满足患者长期需求

定期更新教育内容，反映最新的医学研究和指南：慢性病防控是一个长期的过程，需要不断更新教育内容，以反映最新的医学研究和指南。因此，教育者需要密切关注医学进展，及时将最新的研究成果和实践经验融入教育内容中，确保患者能够获取到最前沿的健康信息。这不仅能够提高教育的科学性和权威性，还能激发患者的学习兴趣和动力。

通过电话、电子邮件或社交媒体进行随访和教育：持续教育不仅限于面对面的教学活动，还需要通过电话、电子邮件或社交媒体等远程沟通方式，对患者进行长期的随访和教育。这些远程沟通方式能够突破时间和空间的限制，为患者提供便捷、个性化的健康咨询服务。教育者可以通过定期随访了解患者的健康状况和需求，为他们提供针对性的健康建议和支持。同时，社交媒体等新媒体平台还能够为患者提供一个交流分享的平台，帮助他们建立积极的疾病管理态度和生活方式。

5. 多学科合作，构建全面的健康教育支持体系

医生、护士、营养师、心理医生等多学科团队共同参与：慢性病防控是一个复杂的过程，需要多学科团队的共同参与和协作。医生负责疾病的诊断和治疗方案的制订；护士负责患者的日常护理和健康教育；营养师负责患者的饮食指导和营养支持；心理医生负责患者的心理调适和情绪管理。多学科团队的紧密合作，能够确保患者在接受健康教育的过程中，得到全面、专业的指导和支持。这种合作模式不仅能够提高教育的质量和效果，还能增强患者的信任感和满意度。

提供全面的健康教育和支持：多学科合作不仅体现在教育内容的制订和实施上，还体现在对患者全方位的支持上。例如，对于糖尿病患者，医生可以制订个性化的治疗方案；护士可以教授患者

如何正确监测血糖和注射胰岛素；这种全方位的支持体系，能够确保患者在接受健康教育的过程中，得到全面、细致的照顾和关怀。同时，多学科团队之间的紧密协作，还能够促进知识的共享和经验的交流，为慢性病防控工作注入新的活力和动力。

二、患者自我管理概述

（一）自我管理的范畴

患者自我管理是在医务人员的专业协助下，主动参与自身疾病的治疗和康复过程，承担起一定的健康管理责任，通过自我监测、自我评估、自我决策和自我调整等活动，维持和促进自身健康的过程。患者自我管理强调患者的主体地位，鼓励患者积极参与到与自身健康相关的决策和行动中。

患者自我管理包括多个方面的内容，如症状管理（如疼痛、咳嗽等症状的自我监测和处理）、治疗管理（按时服药、正确使用医疗设备等）、生活方式管理（饮食、运动、休息等）以及心理管理（应对疾病带来的心理压力、保持良好的心态等）。

（二）患者自我管理的重要性

在医疗健康领域，患者自我管理发挥着举足轻重的作用。从治疗效果来看，当患者积极参与自我管理，主动学习疾病知识与护理技巧，能更好地配合治疗方案。比如高血压患者，通过自我管理，严格控制饮食中的盐分摄入、坚持规律运动，能更有效地控制血压，减少并发症的发生。

从医疗资源角度而言，患者自我管理可减轻医疗系统负担。病情稳定的患者若能自行做好日常护理与监测，就能减少不必要的就医次数，使医疗资源得以更合理地分配，让真正急需救治的患者得到及时帮助。

另外，自我管理对患者心理状态也大有裨益。患者在这个过程中，对疾病的掌控感增强，焦虑、恐惧等负面情绪会随之减少，有助于保持积极乐观的心态，这对疾病康复同样至关重要。

（三）患者自我管理的关键方法

在慢性病防控的广阔领域里，患者自我管理是一项至关重要的策略。它不仅能够帮助患者更好地控制疾病进展，提升生活质量，还能有效减轻医疗系统的负担。为了实现这一目标，我们需要采取一系列科学、系统的方法，包括目标设定、自我监测、行为改变、情绪管理以及社会支持。

1. 目标设定：明确方向，激发动力

在慢性病管理中，目标设定是患者自我管理的第一步，也是至关重要的一步。一个明确、具体的目标能够为患者提供清晰的方向，激发他们的内在动力，从而更加积极地参与到疾病管理中来。

具体来说，目标需要明确描述患者希望达到的健康状态或行为改变，如将空腹血糖控制在 7.0 mmol/L 以下；目标需要是可以量化的，以便患者能够客观地评估自己的进展，如每周至少进行 150 分钟的中等强度运动；目标需要是患者通过努力能够实现的，避免设置过高或过低的目标；目标需要与患者的整体健康目标和疾病管理计划相关，确保一致性；最后，目标需要设定一个明确的时间框架，如在接下来的三个月内实现。

目标设定的实施与调整：在实施目标设定的过程中，教育者需要与患者充分沟通，了解他们的期望和担忧，共同制订目标。同时，教育者还需要定期评估患者的进展，根据实际情况对目标进行调整。这种动态的管理过程，能够确保目标始终与患者的健康状况和需求相匹配，从而保持其有效性和激励性。

2. 自我监测：实时掌控，及时调整

自我监测是患者自我管理的重要工具，它能够帮助患者实时了解自己的健康状况，从而及时采取调整措施。

监测关键健康指标：对于不同的慢性病，自我监测的内容和方法也会有所不同。例如，糖尿病患者需要定期监测血糖水平，高血压患者需要监测血压变化。教育者需要教导患者如何正确、安全地进行自我监测，包括选择合适的监测工具、掌握正确的操作方法以及解读监测结果。

提供自我监测工具：为了支持患者的自我监测，教育者需要提供相应的监测工具，如血糖仪、血压计等。这些工具需要易于操作、准确可靠，并且符合患者的实际需求。此外，教育者还需要定期校准和维护这些工具，确保其准确性和稳定性。

3. 行为改变：科学引导，逐步推进

行为改变是患者自我管理的核心。通过改变不良的生活习惯和行为模式，患者能够更有效地控制疾病进展，提升生活质量。

使用行为改变理论：行为改变理论，如健康信念模型、社会认知理论等，为我们提供了科学的行为改变策略。健康信念模型强调个体对疾病的认知、态度和信念对其行为改变的影响；社会认知理论则关注个体的自我效能感、结果期望以及社会支持等因素。教育者需要深入理解这些理论，并根据患者的实际情况灵活运用。

提供行为改变策略：在行为改变的过程中，教育者需要为患者提供具体的策略和方法。例如，对于吸烟者，可以采用逐步减少吸烟量的方法，同时提供戒烟辅导和支持；对于缺乏运动的患者，可以制订个性化的运动计划，并鼓励他们逐渐增加运动量。这些策略需要具有可行性、可操作性和可持续性，以确保患者能够长期坚持下来。

4. 情绪管理：关注心理，提升韧性

慢性病往往伴随着长期的治疗和管理过程，这会给患者带来不同程度的心理压力和焦虑。因此，情绪管理在患者自我管理中同样重要。

提供心理支持和情绪管理技巧：教育者需要关注患者的心理状态，及时识别和处理他们的情绪问题。同时，教育者还需要教导患者掌握一些情绪管理技巧，如深呼吸、冥想、正念练习等，帮助他们更好地应对压力和焦虑。

教导患者如何应对压力：除了情绪管理技巧外，教育者还需要教导患者如何应对生活中的压力。这包括识别压力源、制订应对计划、寻求社会支持等。

5. 社会支持：构建网络，增强力量

社会支持在患者自我管理中发挥着不可替代的作用。一个强大的社会支持网络能够为患者提供情感支持、信息交流和资源共享的平台。

鼓励患者加入支持小组或社区活动：教育者可以鼓励患者加入慢性病自我管理支持小组或社区活动。通过与其他患者的交流和互动，患者还能够获取更多的疾病管理信息和经验分享。

提供家庭支持和教育：家庭在患者自我管理中扮演着至关重要的角色。教育者需要向患者及其家庭成员提供全面的健康教育和支持，帮助他们理解疾病的性质和管理方法。同时，教育者还需要鼓励家庭成员积极参与到患者的疾病管理中来，为他们提供必要的支持和协助。

综上所述，目标设定、自我监测、行为改变、情绪管理以及社会支持是慢性病防控中患者自我管理的关键方法。这些方法相互关联、相互促进，共同构成了一个全面、系统的自我管理框架。通过科学、系统地运用这些方法，我们能够帮助患者更好地控制疾病进展、提升生活质量，同时减轻医疗系统的负担。在未来的慢性病防控工作中，我们需要继续深化对这些方法的研究和实践探索，为患者提供更加全面、专业、个性化的自我管理支持和服务。

三、健康教育与自我管理的结合

在当今医疗健康领域，慢性病的发病率持续攀升，给个人、家庭和社会带来了沉重的负担。面对这一严峻形势，单纯依靠传统的医疗干预手段已难以满足需求。越来越多的研究和实践表明，将健康教育与自我管理有机结合，能够更有效地促进患者的健康，提高生活质量，降低医疗成本。以下将从综合干预、技术应用以及持续改进三个方面深入探讨二者的结合模式与重要意义。

（一）综合干预

1. 整合策略形成方案

将健康教育与自我管理策略相结合，是构建综合干预方案的核心。健康教育旨在通过系统的知识传授和技能培训，提高患者对自身疾病的认知水平，使其了解疾病的成因、症状、治疗方法以及预防措施等。而自我管理则强调患者在日常生活中主动承担起对自身健康的管理责任，包括自我监测、健康行为改变、合理用药以及情绪管理等。

以糖尿病患者为例，在规划全面的干预措施时，首先要依据患者的年龄大小、知识水平、病症轻重等个体特性，展开具有针对性的健康知识普及教育。对于文化程度较低的老年患者，可采用通俗易懂的语言和直观的图片、视频等方式，讲解糖尿病的基本知识，如血糖的来源与调节、饮食控制的重要性等。对于年轻且具备一定知识基础的患者，则可以提供更深入的医学资料，介绍糖尿病的发病机制、最新治疗进展等。

在自我管理策略方面，要帮助患者制订个性化的自我管理计划。这包括脂肪的摄入量分配；规划运动方案，明确运动的频率、强度和时间；建立自我监测机制，如每日定时测量血糖，并记录数据。同时，还要教导患者如何应对低血糖、高血糖等突发情况，以及如何调整治疗方案以适应生活中的变化，如旅行、饮食结构改变等。

2. 定期评估与动态调整

综合干预方案的实施并非一成不变，而是需要通过定期评估和调整来确保其有效性。定期评估可以采用多种方法，如问卷调查、面对面访谈、实验室检查等。通过问卷调查，可以了解患者是否按时服药、是否坚持运动等。面对面访谈则能更深入地了解患者在自我管理过程中遇到的困难和问题，以及他们的心理状态和需求。实验室检查，如血糖、血压、血脂等指标的检测，能够直观地反映患者的健康状况和干预效果。

例如，每3个月对糖尿病患者进行1次全面评估。如果发现某患者虽然掌握了饮食控制的知识，但在实际执行中却难以坚持，可能是因为缺乏家人的支持或者对食物的选择存在困惑。这时，就需要调整干预方案，加强对患者家属的健康教育，使其了解糖尿病饮食的重要性，从而给予患者更多的支持和监督。同时，可以为患者提供更详细的食物选择指南，举办烹饪课程，教授患者如何制作既美味又符合糖尿病饮食要求的菜肴。

又如，通过实验室检查发现某高血压患者的血压控制不理想，进一步了解后发现患者虽然按时服药，但近期因工作压力大，经常熬夜，导致血压波动。针对这种情况，除了调整药物治疗方案外，还需要为患者提供心理调适的方法，如放松训练、时间管理技巧等，帮助其缓解压力，改善生活方式，从而更好地控制血压。

（二）技术应用

1. 移动健康技术的支持

随着信息技术的飞速发展，移动健康技术为健康教育与自我管理的结合提供了强大的支持。健康应用程序作为移动健康技术的典型代表，具有便捷、高效、个性化等特点。通过健康App，患者可以随时随地获取健康教育知识，如疾病科普文章、专家讲座视频、健康小贴士等。这些知识以图文并茂、生动有趣的形式呈现，更易于患者理解和接受。

同时，健康App还能实现自我管理功能。患者可以利用App记录自己的饮食、运动、睡眠、症状等信息，系统会根据这些数据进行分析，并为患者提供个性化的健康建议。例如，一款针对糖尿病患者的健康App，患者在每餐进食后，通过拍照上传食物图片，App利用图像识别技术和营养数据库，快速分析出食物的热量、碳水化合物、蛋白质等营养成分含量，并根据患者的血糖控制目标和当前身体状况，给出是否需要调整饮食的建议。

远程监控技术也是移动健康技术的重要组成部分。借助可穿戴设备，如智能手环、智能血压计等，医生可以根据这些实时数据，及时了解患者的健康状况，对治疗方案进行调整。例如，对于患有心律失常的患者，可穿戴式心电监测设备能够持续记录患者的心电图，一旦发现异常，立即向医生和患者发出预警，以便及时采取治疗措施。

2. 在线资源与虚拟支持

除了移动健康技术本身，丰富的在线资源和虚拟支持也为健康教育与自我管理提供了有力保障。在线教育平台为患者提供了广阔的学习空间，患者可以在平台上参加各种慢性病管理课程，与来自不同地区的患者和专家进行交流互动。这些课程涵盖了疾病的各个方面，从基础知识到康复护理，从心理调适到生活方式改变，内容全面且深入。

虚拟支持社区也是患者获取帮助和支持的重要渠道。在这些社区中，患者可以分享自己的患病经历、治疗心得和自我管理经验，互相鼓励、互相支持。同时，专业的医护人员和心理咨询师也会定期入驻社区，为患者解答疑问，提供专业的指导和建议。例如，某癌症患者在虚拟支持社区中结识了许多同病相怜的朋友，他们在治疗过程中互相交流抗癌经验，分享积极的心态和生活方式，使这位患者在面对疾病时不再感到孤独和无助，增强了战胜疾病的信心。

此外，一些医疗机构还开展了线上问诊和远程医疗服务，患者无须前往医院，即可与医生进行视频沟通、咨询病情、开具处方、调整治疗方案等。这不仅方便了患者，尤其是行动不便或居住在偏远地区的患者，还提高了医疗服务的可及性和效率。

（三）持续改进

1. 定期效果评估

定期评估健康教育和自我管理的效果是持续改进的基础。评估指标应涵盖多个方面，包括患者的知识掌握程度、行为改变情况、健康状况改善程度以及满意度等。知识掌握程度可以通过问卷调查、知识测试等方式进行评估，了解患者对疾病相关知识的知晓率和理解程度。行为改变情况则可以通过观察患者的日常行为、自我管理记录以及相关指标的监测数据来评估，如运动频率、饮食结构的改变、药物依从性等。

健康状况改善程度是评估的核心指标之一，通过实验室检查、体格检查等客观数据来衡量，如慢性病患者的血糖、血压、血脂等指标的控制情况，以及并发症的发生率和严重程度。满意度评估则主要通过问卷调查或访谈的方式，了解患者对健康教育和自我管理服务的满意度，包括对教育内容、方式、服务态度等方面的评价。

例如，某社区针对高血压患者开展了为期一年的健康教育与自我管理干预项目。在项目实施前、实施半年和实施一年后，分别对患者进行全面评估。结果显示，实施半年后，患者对高血压知识的知晓率从原来的60%提高到了80%，但部分患者在饮食控制和运动方面的行为改变仍不明显。实施一年后，患者的血压控制达标率从原来的40%提高到了60%，满意度达到了85%。通过这些评估数据，能够清晰地了解干预项目的实施效果和存在的问题。

2. 策略优化与改进

根据反馈和评估结果，不断改进教育和管理策略是持续改进的关键。如果评估发现患者对某些健康教育内容理解困难，或者教育方式效果不佳，就需要调整教育内容和方式。例如，将复杂的医学知识转化为更通俗易懂的语言，采用动画、漫画等更生动形象的形式进行呈现；增加案例分析、小组讨论等互动环节，提高患者的参与度和学习效果。

在自我管理策略方面，如果发现患者在执行过程中遇到困难，如自我监测设备操作复杂、自我管理计划难以坚持等，就需要对策略进行优化。可以为患者提供更简单易用的自我监测设备，并进行详细的操作指导；帮助患者制订更具可行性和灵活性的自我管理计划，根据患者的实际情况和需求进行个性化调整。

同时，还应关注新技术、新方法在健康教育和自我管理领域的应用，及时将其纳入改进后的策略中。例如，AI技术将成为未来健康教育与自我管理策略改进的方向之一。

综上所述，健康教育与自我管理的结合是一种全面、系统的健康管理模式，通过综合干预、技术应用和持续改进，能够为患者提供更优质、高效、个性化的健康服务。在未来的医疗健康领域，应进一步加强二者的结合，不断探索创新，以应对日益严峻的慢性病挑战，提高全民健康水平。

第三节　慢性病管理干预效果的科学评价

一、评价指标体系的构建

科学评价干预效果是慢性病管理的重要环节，通过科学的方法评估干预措施的效果，为改进管理方案提供依据。以下是科学评价干预效果的关键点。

（一）评价指标

1. 生理指标

生理指标包括血糖、血压、血脂、体重等指标，用于评估患者的生理状况和病情的控制情况。例如，对于高血压患者，血压控制情况是评价干预效果的重要指标。

2. 心理指标

心理指标如焦虑、抑郁等心理状态，用于评估患者的心理健康状况。例如，通过抑郁自评量表、焦虑自评量表等量表工具，评估患者的心理健康状态。

3. 生活质量指标

生活质量指标如身体功能、社会功能、心理状态等，用于评估患者的生活质量。例如，使用生活质量量表评估患者的生活质量。

（二）患者体验指标

1. 医疗服务的满意度

可通过问卷调查等方式收集患者对医护人员态度、医疗服务质量、就医便利性等方面的评价。

2. 患者对疾病管理的参与度

患者对疾病管理的参与度如患者是否积极参与自我监测、自我管理教育课程、是否按时服药等，体现了患者在慢性病管理过程中的主观能动性，对长期管理效果有重要影响。

（三）医疗资源利用指标

1. 住院率、急诊率

观察慢性病患者在干预前后住院次数、急诊次数的变化，住院率和急诊率的降低表明疾病急性发作得到有效控制，管理措施起到一定作用。

2. 医疗费用

分析患者在门诊、住院等方面的费用支出情况，合理控制医疗费用是慢性病管理的重要目标之一，既能减轻患者经济负担，又能提高医疗资源利用效率。

（四）生活质量指标

采用通用的生活质量量表（如 SF-36 量表）或针对特定疾病的专用量表，从身体功能、心理状态、社会交往等多个维度评估患者的生活质量变化。生活质量的提升意味着患者在生理和心理层面都能更好地适应疾病状态，是衡量慢性病管理综合效果的重要指标。

二、评价方法

（一）前瞻性队列研究

选取一定数量的慢性病患者作为研究对象，根据是否接受特定的干预措施分为干预组和对照组。在干预前对两组患者的基本情况进行详细记录，包括年龄、性别、疾病严重程度、合并症等。然后在干预实施过程中，定期收集上述评价指标的数据，观察干预组与对照组在一段时间内的变化差异。例如，在研究某新型降压药物的干预效果时，将高血压患者随机分为使用该药物的干预组和使用传统降压药物的对照组，随访6个月或1年，比较两组患者的血压控制率、心血管事件发生率等指标，从而科学评估新药物的疗效。

（二）回顾性分析

利用医院电子病历系统、慢性病管理数据库等已有的数据资源，对过去一段时间内接受慢性病管理的患者进行回顾性分析。收集患者的基本信息、疾病诊断与治疗过程、各项评价指标的数据，按照不同的干预措施或管理方案进行分组，比较各组间的差异。比如，分析某社区卫生服务中心过去3年糖尿病患者的管理数据，根据患者是否参加糖尿病自我管理小组活动进行分组，回顾两组患者在这3年间的糖化血红蛋白水平变化、住院次数、并发症发生情况等，以此评价自我管理小组活动的干预效果。

（三）随机对照试验

随机对照试验是评价干预效果的"金标准"。在严格控制混杂因素的前提下，将符合条件的慢性病患者随机分配到干预组和对照组，确保两组在基线特征上具有可比性。干预组给予特定的干预措施，对照组则给予常规管理或安慰剂等。在整个研究过程中，按照统一的标准进行数据收集和评估，最终比较两组患者的各项指标差异，得出干预措施的有效性结论。例如，在研究运动干预对2型糖尿病患者血糖控制的影响时，采用随机对照试验设计，将患者随机分为运动干预组（制订个性化的运动计划并监督执行）和对照组（仅给予常规饮食和药物治疗建议），经过一段时间的干预后，比较两组患者的糖化血红蛋白水平、BMI、胰岛素敏感性等指标，准确评估运动干预的疗效。

（四）案例分析

以某社区开展的高血压慢性病管理项目为例，对100名高血压患者实施为期1年的综合干预措施，包括定期的健康教育讲座、个体化的饮食运动指导、家庭血压监测培训、每3个月1次的医护人员随访以及药物治疗方案的调整等。在干预前，对患者进行基线调查，收集血压水平、服药情况、生活方式（饮食、运动）、满意度等数据。干预6个月和12个月时，分别再次收集上述数据进行对比分析。结果显示，干预6个月后，患者的血压控制率从干预前的30%提高到50%，12个月后进一步提升至65%；患者对医疗服务的满意度从70%上升至85%；在生活方式方面，规律运动的患者比例从20%增加到40%，盐摄入量明显减少的患者比例从10%提高到30%。同时，该社区高血压患者的住院率在干预1年后较干预前降低了30%，医疗费用也有所下降。这些数据表明，该综合干预措施在改善高血压患者临床指标、提升患者体验、合理利用医疗资源等方面取得了显著效果。

三、改进慢性病管理方案

（一）优化慢性病管理流程

1. 建立一体化的慢性病管理平台

整合医院、社区卫生服务中心、体检机构、药房等各方资源，实现患者信息的互联互通。患者在任何接入该平台的医疗机构就诊时，医护人员都能及时获取患者的完整病历信息，包括疾病诊断、治疗过程、检查检验结果、用药记录等，避免重复检查和信息遗漏，提高医疗服务效率。例如，患者在社区卫生服务中心进行常规体检后，体检数据直接上传至一体化平台，家庭医生可根据这些数据结合患者既往病史，及时发现潜在的慢性病风险因素，并给予早期干预建议；当患者需要转诊至上级医院时，上级医院医生可迅速查阅患者在社区的管理记录，制订更精准的治疗方案。

2. 明确各级医疗机构在慢性病管理中的职责

三级医院主要负责慢性病的疑难重症诊治、复杂手术治疗以及新技术新方法的研发推广。同时，承担对下级医疗机构的技术指导和人才培养任务，通过定期的学术讲座、病例讨论、远程会诊等方式，提升基层医护人员的慢性病诊疗水平。社区卫生服务中心则侧重于慢性病的早期筛查、诊断、常规治疗以及长期随访管理。为患者提供基本的医疗护理服务、健康教育、生活方式干预等，建立居民健康档案，动态监测慢性病患者病情变化，及时向上级医院转诊病情加重或出现并发症的患者，并做好康复期患者的管理工作。例如，对于糖尿病患者，社区卫生服务中心负责日常的血糖监测、基础药物治疗、饮食运动指导以及糖尿病足等并发症的初步筛查；一旦患者出现血糖难以控制、严重并发症等情况，及时转诊至三级医院内分泌科进行进一步治疗；患者病情稳定后，再转回社区进行康复期管理。

（二）加强患者教育与自我管理支持

1. 开展多样化的患者教育活动

定期举办慢性病健康教育讲座，邀请专家针对不同慢性病的特点，讲解疾病的发生发展机制、症状表现、治疗方法、预防措施等知识。例如，每月举办一次高血压健康讲座，向患者普及高血压的危害、如何正确测量血压、合理用药的重要性以及饮食控制和运动锻炼对血压的影响等知识。

制作图文并茂的宣传资料，如宣传手册、海报、折页等，发放给患者及其家属。这些资料内容简洁明了，便于患者随时查阅和学习。同时，利用微信公众号、短视频平台等新媒体渠道，推送慢性病防治知识，以生动有趣的视频、动画等形式吸引患者关注，提高患者对疾病知识的知晓率。

开展患者小组活动，将患有相同慢性病的患者组织在一起，定期进行交流分享。患者可以在小组活动中互相交流疾病管理经验、分享治疗心得、倾诉心理困扰等。例如，在糖尿病患者小组活动中，患者分享自己在饮食控制方面的独特方法、运动锻炼的小技巧以及如何应对低血糖等突发情况的经验，这种患者之间的互助学习往往能取得更好的效果。

2. 提供个性化的自我管理支持

医护人员根据患者的具体情况，制订个性化的自我管理计划。包括饮食计划（根据患者的体重、血糖、血脂等情况，确定每日摄入的热量、碳水化合物、脂肪、蛋白质的比例等）、运动计划（根据患者的年龄、身体状况、运动喜好等，制订合适的运动类型、强度、频率和时间）、药物治疗方案等。

为患者配备自我管理工具，如血糖仪、血压计、体重秤等，并教会患者正确使用这些工具进行自我监测。同时，利用移动医疗 App 帮助患者记录监测数据、提醒服药时间、提供健康资讯等。例如，通过某糖尿病管理 App，患者可以每天记录血糖值、饮食情况、运动时间等信息，App 可以根据患者的记录数据生成血糖变化曲线、饮食运动分析报告等，并提供个性化的饮食运动建议和药物治疗提醒，患者还可以通过 App 与医护人员进行在线咨询，及时解决在自我管理过程中遇到的问题。

（三）提升医疗服务质量和协调性

1. 加强医疗团队建设

组建多学科的慢性病管理团队，包括医生、护士、营养师、心理咨询师、康复治疗师等专业人员。各专业人员发挥各自优势，协同为患者提供全面的医疗服务。例如，对于心血管疾病患者，医生负责疾病的诊断和药物治疗方案制订；护士进行护理操作、健康教育和患者心理疏导；营养师为患者制订合理的饮食计划；康复治疗师指导患者进行心脏康复训练；心理咨询师帮助患者缓解因疾病带来的心理压力和焦虑情绪。

定期开展团队内部的培训和学术交流活动，更新团队成员的专业知识和技能，提高团队整体的医疗服务水平。例如，每月组织一次慢性病管理团队培训，邀请专家讲解最新的慢性病诊疗指南、研究成果以及新技术新方法的应用，团队成员之间分享临床案例和工作经验，共同探讨解决疑难问题的方法。

2. 建立有效的医疗协作机制

加强区域内医疗机构之间的协作，建立双向转诊绿色通道。当基层医疗机构遇到疑难重症患者时，能够迅速将患者转诊至上级医院，并确保患者在转诊过程中的医疗信息完整传递；上级医院患者病情稳定后，及时转回基层医疗机构进行康复期管理，实现患者的有序流动和连续医疗服务。

建立医疗质量控制体系，对慢性病管理的各个环节进行质量监控和评估。制定统一的慢性病诊疗规范和质量标准，定期对医疗机构的慢性病管理质量进行检查和考核，发现问题及时整改，确保患者能够接收到高质量、同质化的医疗服务。例如，某地区成立慢性病管理质量控制中心，定期对各医疗机构的高血压、糖尿病等慢性病的诊疗流程、治疗效果、患者满意度等指标进行抽查评估，对不符合质量标准的医疗机构进行指导和督促整改，从而提高整个地区的慢性病管理水平。

（四）加强信息化建设

1. 建立慢性病管理信息系统

慢性病管理信息系统涵盖患者基本信息、疾病诊断与治疗过程、检查检验结果、随访记录、健康教育记录等全方位的数据。医护人员可以通过系统实时查阅患者的病历信息，及时了解患者病情变化，为患者提供精准的医疗服务。例如，患者在社区卫生服务中心进行血糖检查后，检查结果立即上传至慢性病管理信息系统，家庭医生可随时查看，并根据血糖结果调整患者的治疗方案；同时，系统自动提醒医护人员定期对患者进行随访，医护人员将随访情况记录在系统中，形成完整的患者管理档案。

利用大数据分析技术，对慢性病管理信息系统中的海量数据进行挖掘和分析。通过分析患者的疾病特征、治疗反应、生活方式等因素，预测患者的疾病发展趋势，为个性化治疗方案的制订提供依据。例如，通过对大量糖尿病患者的血糖数据、用药情况、饮食运动记录等进行分析，建立血糖预测模型，预测患者未来一段时间内的血糖变化趋势，医护人员可根据预测结果提前调整患者的治疗方案，预防血糖异常波动和并发症的发生。

2. 开展远程医疗服务

建立远程医疗平台，实现患者与医护人员之间的远程视频会诊、在线咨询等功能。患者在家中通过手机或电脑等设备，即可与医生进行面对面的交流，医生根据患者的症状、检查结果等信息，给予诊断和治疗建议。例如，居住在偏远地区的慢性病患者，因交通不便难以频繁前往医院复诊，通过远程医疗平台，患者可将近期的血压、血糖等监测数据上传给医生，医生在线查看后，为患者调整治疗方案，并解答患者的疑问，节省了患者的时间和精力，提高了医疗服务的可及性。

利用可穿戴设备和物联网技术，实时监测患者的生理指标。如智能手环、智能血压计、智能血糖仪等设备，可将患者的血压、血糖、心率、运动步数等数据实时传输至医护人员的终端设备或慢性病管理信息系统中。医护人员可随时关注患者的生理指标变化，一旦发现异常情况，及时与患者取得联系，进行干预处理。例如，患者佩戴智能血压计，血压数据每隔一定时间自动上传至医护人员的手机 App，当患者血压出现异常升高时，医护人员立即收到提醒信息，及时电话联系患者，询问病情并指导患者采取相应的措施，如调整药物剂量、休息等方式，避免血压进一步升高导致不良后果。

（五）完善激励机制

1. 建立患者激励机制

对积极参与慢性病管理、按时复诊、遵医嘱服药、生活方式改善明显的患者给予一定的奖励。奖励可以是物质奖励，如发放健康积分卡，患者可用积分兑换体检项目、药品优惠券、健康礼品等；也可以是精神奖励，如评选"慢性病管理之星"，在社区或医疗机构内进行表彰和宣传，增强患者的荣誉感和自我管理的积极性。例如，某社区卫生服务中心设立糖尿病患者健康积分制度，患者每次按时参加健康教育讲座、血糖控制达标、坚持运动锻炼等行为均可获得相应积分，积分累积到一定程度后，可兑换免费的血糖试纸、胰岛素笔芯等糖尿病用品，或者享受一次免费的全面体检服务，这种激励措施有效提高了患者参与慢性病管理的积极性和依从性。

2. 建立医护人员激励机制

将医护人员的绩效考核与慢性病管理效果挂钩，对在慢性病管理工作中表现优秀的医护人员给予绩效奖励。考核指标包括患者满意度、慢性病患者血糖血压控制率、并发症发生率、患者随访率等。例如，医院制定慢性病管理绩效考核方案，规定某科室的糖尿病患者血糖控制达标率达到一定比例，医护人员可获得相应的绩效奖金；同时，患者满意度调查结果也作为绩效考核的重要依据，满意度高的医护人员在绩效分配中占据更大比例。

设立专项奖励基金，对在慢性病管理领域开展科研创新、取得突出成果的医护人员进行奖励。鼓励医护人员积极探索新的慢性病管理方法和技术，提高慢性病管理的科学性和有效性。例如，某医院设立慢性病管理科研基金，对开展慢性病患者心理干预研究并取得显著成效的医护人员团队给予资金支持和奖励，推动了慢性病管理领域的创新发展。

第二十三章　智能化慢性病管理的未来趋势

第一节　慢性病管理模型的进化与优化思考

慢性病管理模型在应对慢性病日益严重的公共健康挑战中扮演着重要角色，随着全球医疗需求的增长，慢性病管理模型的进化与优化已成为改善健康结果和降低医疗成本的核心方向。随着医学科技、信息技术和社会需求的发展，慢性病管理逐步从传统的被动、碎片化医疗服务模式演进为主动、多层次、多学科协作的综合健康管理模式。慢性病管理模型的优化需要以个体化、数字化、智能化、社区化和预防为主导的理念，通过技术创新、多学科协作及政策支持等手段，提升疾病控制效果和患者生活质量。同时，为患者建立一个覆盖医疗、生活和心理健康的持续性支持体系，推动公共卫生和医疗体系协同发展，以应对慢性病对社会的长期影响。

一、慢性病管理模型的优化

在现代慢性病管理迈向全面信息化和个性化的趋势下，模型仍然面临挑战，需要通过多维度优化提升管理效果。

（一）优化预防与干预的时机

优化慢性病管理模型中预防与干预的时机，是提升慢性病管理成效、改善患者健康结果和降低医疗成本的核心环节。选择最合适的时机进行预防和干预，可使资源投入更加高效、干预效果更加显著。优化慢性病管理中预防与干预的时机，需要从疾病发展的全周期出发，结合科技手段与个性化方案，科学规划不同阶段的最佳介入方式。通过将预防前移、监测病情趋势、动态调整干预措施，以及提高患者参与度与精准预测能力，可以在关键节点及时干预，减轻慢性病的负担，改善健康结局并降低社会医疗资源的浪费。

1. 强化慢性病的早期预防

强化一级预防，推动"前疾病"阶段的预防，减少病因。

（1）聚焦生活方式相关的干预

针对高危人群进行疾病早期筛查，如早期糖尿病、代谢综合征的风险识别。在疾病尚未发生时，通过筛查辨别高危人群，并评估潜在患病风险（如糖尿病前期、代谢综合征、高血压前期等）。应用精准医学技术（如基因分析、代谢检测）发现慢性病的早期生物标志物，使预防更加个性化。针对高危人群，如肥胖患者或吸烟者，在症状出现之前通过行为干预、饮食调整或心理支持干预疾病进展，例如预防糖尿病或心血管事件。通过政策推动早期健康宣教，使公众意识到健康生活方式的重要性，干预不良饮食习惯、久坐行为等风险因素。

（2）聚焦环境与社会干预的前置性

创造支持健康行为的社会环境，例如无烟环境、适合有效运动的城市设计等。控制污染和监控食品安全，减少慢性病诱因。政府对高危人群施行政策性补贴，如针对体检筛查、戒烟项目、营养干预等。呼吁社会企业支持健康促进项目（如企业运动计划）。

2. 精准优化疾病早期检测时机

（1）智能化疾病风险预测

应用 AI 与大数据技术，基于病史、遗传信息、体检数据等多维数据搭建慢性病预测模型，准确判断个体患病风险。匹配不同患者的高危时间节点，将有限的医疗资源精准用于需要干预的个体。动态跟踪病情发展，借助物联网设备和可穿戴健康产品（如连续血糖监测仪、智能血压计），实现对生理参数的实时监控，从而在病情微小恶化时及早干预。

（2）优化筛查间隔和覆盖率

根据患者风险动态调整筛查时间，针对低风险人群延长筛查周期，节省资源；对高危人群则缩短筛查间隔，提高早期发现率。提升对弱势群体的干预覆盖率，经济困难群体可能延迟就诊或不了解筛查重要性。通过政策支持（如医保覆盖早筛项目），确保其按时干预病情。

3. 聚焦疾病进展中的干预时点

（1）加强二级预防，疾病早期治疗

及时管理已发现但未引起症状的病变，如高血压前期、轻度脂肪肝。

（2）关键症状启动干预

监测慢性病进展中潜在的"转折点"，例如糖尿病患者血糖控制恶化但尚未发生并发症时，早期高血压患者的靶器官尚未受损之前，及时优化药物方案或生活方式调整。中断疾病链条，在疾病进展的关键节点及时干预，可逆疾病发展方向，防止疾病进一步恶化。例如，在冠心病的早期发展阶段干预血脂、血压，有机会防止心脏事件的发生。

（3）多维评估干预效果及时调整

动态调整干预方式，定期评估现有管理方案的效果，当目标未达成时迅速优化干预策略。例如调整糖尿病患者的降糖药物种类和剂量。考虑患者的生活方式、心理健康和经济状况等多维因素，提供贴合患者需求的个性化方案。将 AI 嵌入临床决策支持，根据实时数据和预测模型，推荐更合理、更符合时机的干预手段，让医疗干预体现科学性和时效性。

4.强化疾病并发症和长期管理的干预时点

（1）提高三级预防（并发症防控）的覆盖率

为多病共存的慢性病患者制订协同干预策略，避免功能损害和失能。

（2）预防并发症的最佳时机

高危状态的精准干预，如糖尿病患者当血糖波动显著变大或尿蛋白检测异常时，即干预减轻肾病发生风险。针对COPD患者季节性恶化趋势，在寒冷季节前增加预防复发管理措施（如接种疫苗、用药调整）。建立警戒信号监测，在患者长时间稳定期内，建立针对特定指标的阈值警报（如体重快速变化、血压大幅波动），通过设定触发机制提醒医护人员和患者即刻响应。

（3）全生命周期持续监控与干预

依托便携监测设备（血糖仪、心电设备等）进行长期监测，优化疾病全生命周期的管理策略。管理患者的转折点（转诊或分级干预），如基层医疗在患者控制不佳时将其及时转诊至更高级别医疗机构；当患者状况稳定时，转回基层机构进行长期随访。

5.提升患者参与优化时机选择

（1）增强患者自我管理的能力

通过健康教育让患者了解到慢性病的预警信号（如高血糖情况下出现的疲劳或口干症状），提高他们发现问题并及时就医的意识。提供支持患者主动记录健康数据的工具（如移动App），让干预时机更加灵活。

（2）患者与医护团队协作管理

建立新型医患互动模式，如"共享治疗决策"，通过讨论由患者与医护团队共同商定最佳干预时机与手段。基于数字化解决方案（如个性化健康管理平台），实现患者健康数据与医护团队的实时共享，将专业干预和自我管理结合起来。

6.技术支撑与系统整合

（1）大数据助力精准时机判断

从健康大数据中抽取患者群体的纵向数据进行分析，结合AI预测模型提取最佳干预点。在群体层面上优化资源利用，在个体层面进行精准干预。

（2）全生命周期管理系统的建立

整合个人健康数据、环境数据和行为数据，建立覆盖全生命周期的智能化慢性病管理系统。在不同生命阶段、不同病程节点，提供动态调整的最佳预防和干预时点。

（二）聚焦患者为核心的个性化管理

在慢性病患者群体中，因疾病类型、个人体质、社会环境、心理状态和生活习惯的不同，每位患者的需求和反应也各不相同。慢性病管理的成功在于为每位患者提供符合其个体特征、需求和偏好的个性化解决方案，而不是依赖单一化、标准化的管理方式。慢性病管理模型的优化，应更加关注以"患者为核心"的个性化管理。以患者为核心的个性化管理模式，强调从患者角度出发，针对他们的独特需求设计量身定制的干预方案，借助现代技术和多学科协同，贯穿疾病的早期预防、监测、治疗、心理支持及长期跟踪，能够实现更加精准和有效的干预。优化的重点在于充分尊重患者的意愿和需求，平衡技术和人文关怀的结合，最终提升患者的生活质量，这种方法不仅改善患者的健康结局，还能提升患者对治疗的依从性和满意度，实现更高的健康获益。

1. 基于个体特征的精准评估

患者的疾病管理需要以清晰详尽的个体特征为基础，精准评估是个性化管理的起点。

（1）构建患者全方位的健康画像

收集患者多层次的健康数据，包括生物学特征（如基因信息、血液生物标志物等）、环境暴露因素（如饮食习惯、空气污染暴露情况）、生活方式（如饮食、运动）、心理状况等。通过电子健康档案，整合动态的病历及监测数据，为持续管理提供依据。使用 AI 技术挖掘健康数据，识别潜在的高危因素和发生并发症的可能性。通过机器学习算法预测患者未来的疾病进展，支持临床预测和快速决策。

（2）评估患者的行为及心理状态

健康行为与依从性诊断，评估患者的行为习惯（如药物依从性、运动习惯、饮食模式等），以辨别需要干预的行为。心理健康筛查，关注慢性病患者可能面临的心理问题（如焦虑、抑郁等），将心理健康与生理状态的管理结合起来。

2. 个性化干预的设计与实施

个性化干预基于患者的实际需求和健康状态，结合多维手段进行管理。

（1）制订个性化的综合管理方案

量身定制治疗计划，针对患者生物学特征设计的药物疗法。例如，针对糖尿病患者，通过分析其血糖波动特征确定最佳降糖药物及剂量调整方案。综合非药物干预，根据患者生活习惯，设计个性化的饮食、运动、睡眠改善方案。例如，结合患者的文化背景和口味偏好，提供可行的健康饮食建议。对行为干预设计具体步骤，如为低活动量的患者制订逐步增加运动强度的计划。整合替代疗法和康复医疗，对有需求的患者，可引入中医调理、康复理疗、心理咨询等附加干预手段，丰富管理方式。

（2）增强患者的自我管理能力

为患者提供量身定制的健康教育内容，包括具体的疾病知识、日常管理技巧以及警戒信号。通过线上健康管理平台或 App，设计互动性强的管理工具，让患者跟踪自己的饮食、体重、血压或血糖等数值。行为改善辅助，使用行为心理学的方法（如奖励机制、提醒系统）帮助患者坚持健康行为。针对顽固性习惯行为提供循序渐进的个性化矫正方案。

（3）精准化管理

借助基因组学和代谢特征分析，实施个体化治疗。针对不同亚型的慢性病制订个性化药物、运动、饮食方案。

3. 患者医疗服务全周期的支持

慢性病管理必须贯穿疾病的整个生命周期，提供持续性支持和有效干预。

（1）分阶段优化管理

疾病早期阶段更注重健康促进与一级预防，帮助高危人群通过生活方式的调整预防疾病发生。疾病发展阶段定期监测病情，及时调整治疗方案，强调二级预防，尽量延缓疾病进展和减少并发症。疾病后期及并发症阶段提供疼痛管理、功能康复和心理支持，提升生活质量及患者尊严。

（2）远程医疗与动态监控支持

通过可穿戴设备和物联网工具实现对患者生理状态的远程监控（如血糖波动、活动量监测、体重变化等）。当监测数据出现异常时，医疗团队能实时介入，为患者提供即时反馈并调整管理方案。

（3）动态化管理

状态分层从静态转向动态，定期调整干预策略。如高血压控制后降低干预强度，或糖尿病恶化时迅速启动新的治疗方案。

4. 患者参与和沟通优化

患者在个性化管理中不仅是医疗服务的对象，更是参与者和决策者。

（1）以患者为中心的决策模式

加强健康宣教和数字技能提升，使患者能主动参与健康自我管理。医护人员应与患者沟通，听取其对治疗目标、管理方式和偏好的意见，共同制订管理方案。经常性与患者沟通，了解其对现有方案的满意度，识别患者觉得困难或不切合实际的干预措施，并快速调整。

（2）构建患者支持网络

家庭及社区支持，创建社区健康小组，让患者互相支持，分享经验和解决方案。社交与心理激励，动员家庭成员积极参与患者管理，并利用社会资源（如慢性病患者公益组织）提供心理支持。

5. 技术与管理工具赋能个性化管理

科技可以极大地提高慢性病管理的效率和个性化程度。

（1）个性化管理平台的搭建

开发一体化数字健康管理平台，融合患者的体征监测、服药记录、医生建议等功能。个性化健康管理 App 通过使用智能化反馈机制，根据患者的实时健康数据提供动态调整建议。

（2）智能提醒与干预

基于 AI 技术的智能提醒系统，如提醒患者按时服药、健康监测或复诊。通过对患者行为和健康状态的数据方式识别干预节点，智能推送健康教育内容或生活方式建议。

6. 系统化与公平性优化

在个性化管理的同时，要兼顾医疗资源分配的公平性与系统性。

（1）优化城乡和区域资源分配

加强基层医疗机构使用数字技术，实现远程支持系统，使偏远或低收入地区的慢性病患者有机会获得高质量个性化管理服务。

（2）医保与支付模式支持

实现按健康结局付费的支付模式，通过帮助患者改善健康状况激励医疗服务提供者注重个性化和长远效益。

（三）多学科协作与系统整合

多学科协作与系统整合是慢性病管理模型优化的必然方向。慢性病多涉及多器官、多系统问题（例如糖尿病可引起心血管、肾脏、眼部等并发症），需要不同专科间的协同合作来进行全面评估和干预。除了生物医学干预外，慢性病患者还面临行为、心理、社会等多重难题，单一科室难以提供全面支持。因此，优化慢性病管理模型需要重点关注多学科协作和系统整合，通过搭建多学科协作团队、完善医疗信息系统和规范分级管理，以患者为核心，兼顾其医疗、行为、心理和社会需求的动态变化，可以有效提升患者健康结局、医疗质量和效率，以实现资源的统筹利用，提供更加高效和个性化的综合健康服务。这种模式不仅能够改善慢性病的健康结局，还能提高医疗资源的使用效率和患者的治疗满意度。

1. 多学科协作的必要性

（1）疾病复杂性

慢性病患者通常合并多种疾病（例如"三高"患者同时伴有糖尿病、高血脂和高血压），单一学科孤立治疗可能导致治疗目标冲突，甚至药物相互作用问题。

（2）健康管理的长期性

健康管理需要多领域专家共同监督长期进展，才能制订阶段性且动态调整的慢性病管理策略。

（3）患者期望多样性

患者对疾病控制、生活质量和心理支持等方面的需求需要多学科综合满足。

2. 多学科协作的过程

（1）建立多学科团队

将全科医生、专科医生、营养师、心理咨询师、康复师等整合为管理团队，共同为患者提供个性化服务。

医生：全科医生、内分泌医生、心血管科医生、康复科医生等。负责关键诊断决策、治疗计划制订及评估。

健康管理专家：营养师、运动指导师、心理咨询师、健康教育专员等。专业支持团队（营养、运动、心理）协助患者改善生活方式。

护理与随访人员：慢性病护理专员、社区护士。社区护士负责定期随访和患者管理。

药师：协助用药管理、优化用药方案。

（2）多学科协作中的工作机制

联合门诊：针对病情复杂的慢性病患者（如糖尿病合并高血压、肾病患者），设置多学科联合门诊，患者在一次就诊中即可获得多名专家的联合会诊。

多学科病例讨论：定期召开多学科病例会议，在患者不同病情进展阶段制订动态调整的综合管理计划。

标准化协作路径：建议制定标准化的慢性病多学科协作工作流程，例如：患者确诊、建立健康档案、初次评估、制定多学科管理计划、定期随访与动态调整。

（3）技术支持

利用数字化系统支持协作，确保不同科室的信息共享和决策协同。使用远程会诊平台整合区域内医疗资源，跨区域支持专业协作。

3. 系统整合的关键领域与优化措施

（1）信息系统的无缝整合

建立电子健康档案共享平台，将患者的多学科诊疗数据、生活方式记录、药物使用情况、实验室检查等整合到一个可共享的数据库中，实现多团队之间的信息同步。跨层级医疗信息互通，实现基层医疗机构和大医院的信息互联互通，患者数据在转诊时能够无缝传递，例如社区医生能够访问患者在专科医院的诊疗记录。借助物联网设备（如远程无创血压计、连续血糖监测仪）实时反馈患者的健康参数，并将数据集成到信息平台中，供多学科团队实时监控。

（2）医疗资源的协同与分级管理

在医疗机构、社区卫生服务中心、家庭医生制度基础上，构建慢性病管理一体化服务框架。打造区域性慢性病管理中心，整合区域医疗资源，将三甲医院、社区卫生服务机构、康复中心互联，形成"资源整合型医疗机构"。优化分级诊疗体系，对于病情稳定的患者，将随访管理下沉到基层医疗机构或社区护理团队；对于复杂病例，由专科医生提供个性化调整方案。

（3）多渠道服务整合

加强基层卫生设施和社区医疗机构的能力建设，实现医疗资源下沉。提供远程医疗服务，通过远程医疗平台提供诊疗意见、康复指导和心理支持，尤其在偏远或资源匮乏地区。建立家庭管理服务体系，协调技术、药品配送和护理服务进入患者家庭，初步推动上门随访、家庭用药调整和健康宣教。

4.患者为核心的多学科整合策略

（1）支持患者的全病程管理

疾病发生前多学科参与健康促进和风险筛查。例如，营养师和心理咨询师在高危人群阶段介入，预防疾病发生。疾病发生后各阶段（如急性期、慢性期、并发症期）都有不同学科的专家参与。例如，康复科参与COPD的呼吸训练，心理咨询师帮助糖尿病患者缓解负面情绪。疾病末期通过姑息治疗团队（疼痛管理、社工、心理咨询等）改善患者生活质量。

（2）提升患者的参与度

健康教育一体化，为患者设计连贯的多学科健康宣教课程（如营养饮食+运动+心理支持），帮助患者提升对疾病管理的理解。个性化健康服务，针对患者需求，协调不同学科项目。例如，为老年患者提供跳过复杂医学术语的简化健康行动指南。

（四）信息化和智能技术赋能

慢性病的管理因其长期性、复杂性和多维度特点，迫切需要信息化手段和智能技术的赋能，以实现精准化、个性化和高效化的管理。尤其是随着医疗大数据、AI、物联网和区块链技术的快速发展，这些先进技术正在为慢性病管理开辟新的可能性。信息化和智能技术的深度赋能，使得慢性病管理的效率与质量都有了显著提升。未来，通过不断完善技术手段、提高患者数字化接受能力、优化信息共享与协同机制，慢性病管理将能真正实现从"重治疗"到"重预防"的转型，最终改善广大患者的生活质量与健康水平。

1.人工智能赋能诊断与预测

利用机器学习算法分析患者的历史数据及环境因素，预测疾病的进展及并发症的风险。例如，AI模型可以基于连续的血糖数据预测未来糖尿病并发症的可能性。用于影像分析、诊断支持和优化治疗路径，例如，AI系统可以辅助医生解读血压波动的复杂性质，预测心血管疾病的风险。

2.物联网建立健康数据的闭环管理

借助智慧医疗设备与物联网技术（如植入式传感器、远程监护系统等），实现患者的健康数据持续共享、动态采集和闭环管理,确保健康管理的精确性和时效性。家庭—医院一体化,将物联网技术应用于慢性病患者在家监测的设备中,并通过云平台管理健康数据,帮助医院和医生实时跟踪家庭监测情况,从而优化随访模式。

3. 区块链技术保障数据安全性

慢性病管理需要长期保存大量个人健康数据,而这些数据往往敏感且容易受到网络攻击。区块链技术可以通过分布式存储和加密手段,为患者提供数据安全支持,保障他们的信息隐私。同时,区块链技术还能记录数据使用的"链路",从而提升患者对医疗数据使用的知情权,构建信任机制。

4. 云计算与大数据分析赋能医疗资源优化

云计算结合患者的医疗和健康数据,通过大数据分析,识别和评估慢性病防治关键问题(如高危人群的筛查、资源的精准分配等),提高决策水平。基于患者个体差异进行药物推荐,同时监控用药效果以及潜在副作用,实现精准用药和个性化治疗。

5. 虚拟现实和增强现实助力健康教育

通过虚拟现实和增强现实技术模仿疾病发生发展过程并展示健康管理的重要性,可以帮助患者更直观地了解做好健康管理的必要性,从而提高患者的管理依从性。借助沉浸式教育平台,患者还可通过实践演练了解如何正确使用慢性病管理设备或改善生活习惯。

(五)心理与社会支持的全面整合

心理与社会支持是慢性病管理模型中易被忽视但至关重要的组成部分。通过将心理支持服务和社会资源全面整合,患者不仅会获得更好的治疗依从性和生活质量,也能构建更积极的健康行为和心理韧性。慢性病患者不仅面临疾病本身的生理影响,还经常遭遇心理和社会方面的问题,慢性病往往伴随着长期生活质量下降、功能受损甚至病情恶化,引发患者心理层面的反应,例如长期压力、焦虑、抑郁、不良生活环境、社会孤立等。这些因素对患者的健康行为、治疗效果和生活质量具有深远影响。社会支持包括家庭支持、同伴支持、社区资源和社会服务。积极的社会支持可以帮助患者更好地适应患病生活环境,改善健康行为,促进生活质量。弱势群体、农村人口或老龄慢性病患者更需要社会支持,既能缓解患者的经济负担,又有助于形成正向的管理氛围。因此,在优化慢性病管理模型时,应重视将心理支持和社会资源全面整合,形成覆盖患者全生命周期的、多维度的关爱体系,从而有效提升慢性病管理的成效与让患者感受到真正的全人管理。

1. 慢性病患者心理与社会需求的评估

整合心理与社会支持的前提是充分了解患者的心理状态和社会背景。

(1)心理状态评估

在确诊慢性病时定期进行心理评估工具(如焦虑、抑郁评估量表)的使用,采集患者的基础心理状况。在随诊过程中持续评估患者的情绪状态,以及时发现心理问题的信号。

(2)社会环境评估

了解患者及家庭的收入水平、医保覆盖情况和医疗可及性。关注患者是否有家庭关爱、社区帮扶或社会支持网络,识别潜在的孤立或脱离社会环境的情况。

2. 心理与社会支持全面整合的策略

（1）心理支持的整合方案

向患者宣教"心理状态与慢性病的双向关系"，以及心理干预可以改善疾病控制的科学依据。开展抗压能力训练、正念冥想课程，帮助患者减压，管理情绪。为有明显心理问题的患者提供专业的一对一心理咨询，鼓励患者表达情绪、增强接受慢性病现实的能力。设置心理调节小组，让患者通过同伴交流减少孤立感，获得情感支持。对严重抑郁、焦虑的患者，安排心理治疗师介入，必要时配合药物治疗。医疗团队成员（医生、护士、健康管理师等）都需了解常见心理问题的识别方法，与心理咨询师协作，快速将需要帮助的患者纳入心理支持计划。

（2）社会支持的整合方案

社会支持的整合应结合个体、社区及制度层面，提供多层次的支持网络。通过家庭健康教育，提升家庭成员科学照护能力。例如，为糖尿病患者的家属提供膳食计划、用药指导等培训。鼓励家庭成员积极参与患者的健康决策和生活习惯调整，增强患者信心。以社区为单位成立慢性病患者互助组织，定期开展健康讲座、集体运动和社交活动。患者在社区支持群体中可以分享经验、汲取情感支持，同时形成良好的健康行为习惯。发动社会志愿者力量，帮助经济困难或行动不便的患者，如药物配送、陪诊和健康管理咨询服务。

（3）政策支持与资源推进

为经济困难的慢性病患者提供医疗救助、健康保险和家庭经济支持。提升社区医疗卫生服务能力，为患者提供心理咨询、健康促进和疾病监测服务。

3. 智能化心理与社会支持手段

现代信息技术的普及为心理和社会支持的整合提供了创新途径。

（1）心理支持的智能化

开发心理状态评估App，通过问卷、语音识别或行为数据分析，自动评估患者的情绪状态。为偏远地区或行动不便的患者开设线上心理咨询或团体疗愈课程。利用AI技术推出虚拟心理助手（如智能聊天机器人），为患者提供24小时情绪疏导服务。

（2）社会支持的智能整合

建立社区健康资源共享平台，信息透明化，患者及其家庭可快速获取健康支持信息（如健康讲座时间、医疗补贴申请指南等）。利用社交媒体或健康App建立慢性病患者的在线支持社群，分享求医经验与生活技巧，增加患者的互动联系性。

（六）经济效率与政策支持

慢性病已成为影响全球公共健康和医疗经济的重要问题。因此，优化慢性病管理模型需要在提升经济效率和强化政策支持之间找到平衡点，提升经济效率需要从预防为主、智能技术赋能、优化资源配置等角度入手，而政策支持则需要从支付方式改革、政府促进基层医疗建设以及数字转型等维度提供保障。确保有限的医疗资源得到充分利用，从而实现可持续发展的医疗管理体系。

1. 提升慢性病管理的经济效率

经济效率的提升不仅关系到医疗资源的节约，还直接决定了慢性病管理的可持续性与普适性。

（1）延伸慢性病管理的成本效益路径

过度依赖疾病治疗的后果是资源浪费且效果有限，而加强一级预防（如健康教育、筛查、生活方式干预）和二级预防（早发现、早治疗）是提升成本效益的重要路径。如高血压患者早期控制血压，有效减少中风、心脏病等昂贵并发症的发生，从而降低医疗总支出。针对不同风险等级的患者实施分层管理，对高危患者分配更多医疗资源，对低风险患者实施经济性的健康干预。

（2）优化资源配置，减少重复及浪费

构建科学的分级诊疗体系，将初级健康问题（如慢性病日常管理）下沉至基层医疗机构，同时将疑难病例和并发症管理集中于大医院。制定慢性病诊疗的全流程标准化路径，减少不必要的检查和操作，优化用药方案，避免诊疗资源的浪费。利用电子健康档案实现区域内医疗机构的信息共享，从而避免患者在不同机构间重复检查或信息传递不及时导致的错误。

（3）推动数字化与智能化手段

通过慢性病管理 App 收集患者的诊疗信息、用药记录及健康行为数据，减少患者线下就诊频次，降低交通及人工成本。提高医生诊疗效率，使更多资源用于高危及复杂病例的管理上。在偏远地区或资源有限地区，通过远程医疗平台为慢性病患者提供及时的诊疗服务，有效节约医疗资源。智能可穿戴设备（如血压计、血糖仪）持续采集患者的生理数据，为医生提供精准管理依据，减少急诊事件发生。

（4）建立健康经济评价体系

在实施新的慢性病管理策略时，通过"成本—效果分析"评估干预政策的经济效益。例如，比较基于药物治疗和生活方式干预的综合方案对医疗总开支的影响。引入健康结局指标（例如寿命延长年数、并发症减少率），从多维度分析管理干预的长期经济效益。

2.完善慢性病管理的政策支持体系

政策层面的支持是构建科学、全覆盖慢性病管理体系的关键，是实现经济效率和公平普惠的重要保障。

（1）健康优先的公共政策布局

制定慢性病综合防控政策，从立法和政策规划层面推动慢性病防控工作，例如国家层面的健康促进行动计划。政府可通过税收调整、财政支持等方式，促进"健康优先"的产业发展，如健康食品、健身行业、心理健康服务等。明确政策目标（如控制糖尿病患者10年发病率），并建立健全各级政府的考核评估机制，确保政策落实。

（2）建立公平可及的支付制度

医保需进一步覆盖慢性病的预防、诊断、治疗和长期管理，将与慢性病相关的必需药物、设备和服务纳入保障范围。推动医保支付从传统的按服务付费方式向按人头付费或按健康结果付费转化，通过激励机制提高健康管理的经济效率和质量。为低收入或弱势群体提供经济援助，比如扩大贫困群体中慢性病患者的用药补贴和定期检查费用减免。

（3）强化基层医疗体系与人才支持

增强基层医疗机构能力，通过财政拨款和技术支援提升基层医疗机构在慢性病诊疗中的作用，解决基层医疗服务不足和质量参差不齐的问题。针对基层医生、护士和健康专员，提供慢性病管理相关的继续教育和技能培训（如营养、心理指导），确保其有能力为患者提供高质量服务。

（4）社区健康服务的政策导向

推动社区资源整合，支持建立社区健康管理平台，为社区居民提供慢性病知识普及、健康饮食和运动指导、远程监控等服务。主动开展面向公众的健康知识宣传，比如通过电视、网络平台传播健康饮食及防控慢性病的相关信息。

二、未来趋势与方向

慢性病管理模型正从传统、被动的医疗服务逐步进化为智能化、精准化、以患者为中心的全生命周期动态管理模式。

（一）精准预防与治疗

随着科学技术的进步与医学领域的突破，慢性病管理模型正从传统的"大众化、标准化"管理，逐步向"精准化、个性化"方向演进。这种转变注重充分利用精准医学、新兴技术和多学科融合，深度融合基因组学、健康大数据、AI，以疾病发展过程中的数据驱动和智能评估为核心，形成针对个体的精准预防与治疗策略，满足个性化需求。这一未来趋势的目标是更有效地降低慢性病发病率、减轻疾病负担并提高患者的生活质量。

1. 精准预防，改变源头，阻断慢性病风险

精准预防是未来慢性病管理的重要方向，其核心在于通过数据分析提前识别高危个体，并制订符合个体特点的预防干预策略。

（1）精准预测高危人群

运用基因组学技术，针对慢性病（如糖尿病、心血管疾病、癌症等）特定遗传标记进行早期筛查，识别患病风险，如对 BRCA1 和 BRCA2 基因突变的携带者进行乳腺癌的特异性预防。通过 AI 算法对患者多维健康数据（如病史、家族史、生活习惯）进行风险预测，寻找高危人群，如通过分析一个人的饮食习惯、体重变化及血糖动态数据预测未来患 2 型糖尿病的可能性。

（2）个性化预防干预策略

基于个体化生理指标和行为数据，为患者制订饮食、运动和心理干预计划。例如，根据患者的基因代谢特性，推荐不同类型的膳食模式（如高蛋白饮食、限碳水化合物饮食）。通过连续监测生物学标志物（如炎症因子、代谢产物），动态跟踪个体健康状态，使得预防措施可以适时调整。为特定人群提供精准免疫干预，如通过疫苗接种降低病毒感染诱发慢性病（如肝炎病毒导致的肝硬化或肝癌）。

（3）从个体到群体的精准干预

在宏观层面，通过大数据驱动的健康风险分布分析，明确慢性病在人群中分布的区域和社会经济因素。结合国家公共政策干预，进行针对性疾病预防（如推广健康饮食、减少烟酒等行为）。

2. 精准治疗，优化个体化干预，提高治疗效果

精准化治疗是实现更高效、更安全的慢性病管理的重要手段。

（1）基因组学技术驱动的精准治疗

借助基因检测技术，根据个体的基因多态性优化药物选择。例如，CYP2C19 基因不同亚型的

患者对抗心血管疾病药物如氯吡格雷代谢反应不同，从而需要个性化调整药物剂量。基因编辑技术（如 CRISPR）有望帮助矫正某些慢性病的致病基因缺陷，目前已在实验中应用于遗传型高胆固醇血症和单基因型糖尿病等。

（2）智慧医疗与精准干预

慢性病患者可使用智能设备（如远程心电监测、智能血糖仪）进行实时自我管理，若数据异常，医生可通过远程医疗及时进行干预和调整。运用智能健康平台和物联网，结合患者健康数据实现动态治疗调整。例如，通过连续血糖监测系统为糖尿病患者提供实时用药调整建议。

（3）精准多学科协作

精准治疗的实现需要多学科融合，包括医疗团队（内分泌、心血管科、肿瘤学等）、心理支持人员和健康管理师。在治疗中，根据患者的具体情况为其设计全方位、多维度的个性化治疗方案，如糖尿病患者可能同时需要降糖药、精神支持和运动计划。

3.精准预防与治疗的技术支撑

（1）医疗大数据和人工智能的全面应用

集合大规模人群健康数据建立预测模型，分析疾病特性、并发症发生规律及长期预防效果。通过 AI 实现影像分析（如 CT、MRI），辅助诊断慢性病并发症（如糖尿病性视网膜病变）。

（2）穿戴设备与生物传感技术

智能穿戴设备和无创生物传感器（如汗液监测器、连续血糖监测器）可以实时采集患者的健康数据。数据流与云端平台的结合，为医生提供精确管理依据，患者也能获得个性化的建议。

（3）区块链助力医疗数据的安全共享

利用区块链技术构建共享但不可篡改的医疗数据平台，在确保患者隐私的前提下，让不同医疗机构、研究机构和政府能够共同使用数据优化治疗。

（二）动态分层与个性化融合

随着慢性病管理模式的不断进化，针对个体患者的差异化需求和疾病发展过程的动态特征，动态分层与个性化融合正成为慢性病管理的未来趋势。这一模式的核心在于通过精准分层管理与灵活的个性化干预相结合，通过精准分层实现资源的高效调度，并结合个性化干预策略，能够在提高患者诊疗效果的同时减轻医疗系统的成本负担。以动态调整策略，提供持续优化的健康服务，随着技术的进步、多学科协作的深化及政策支持的加速，慢性病管理将逐渐迈向更加智能化、科学化和人性化的全新阶段，从而更高效地控制慢性病的进展、提升患者生活质量，并降低医疗资源的浪费，这不仅有助于控制慢性疾病的扩展，更将提升整个社会的健康水平与幸福指数。

1.动态分层与个性化融合的内涵与意义

（1）动态分层

动态分层指的是基于患者的健康状态、疾病风险、治疗反应以及行为表现，将患者分为不同的管理层级，并通过定期监测动态调整分层结果。分层的基础不仅是静态的诊断与评估，还包括疾病随时间变化的进展特征和多维健康数据的综合分析。分层的最终目的是依据风险和需求对医疗资源进行优先级调配，从而实现精准化和高效化的干预。

（2）个性化

个性化指的是结合患者的生理、心理、社会等多维因素，制订能够满足个体化需求的整合方案。这些方案涵盖生活方式干预、药物治疗、心理支持以及社会资源整合。通过个性化干预策略提升管理效果，使患者获得更优的预后并改善生活质量。

（3）两者融合的意义

动态分层提供了疾病管理的总方向，通过数据驱动，不断细化分层结果。个性化融合增强了分层模型的实用性，以满足个体病程的动态变化与个性化需求的结合，提升管理效果和资源利用效率。

2. 实现动态分层与个性化融合的技术支持

（1）数据驱动与智能分析

采用智能设备和物联网设备，如可穿戴设备、数字化监测仪，连续采集血糖、血压、体温、体重等生理指标。同时整合电子健康档案、家族史、遗传信息、心理健康及社会经济状况。利用机器学习算法对患者参数进行多维分析，包括生物标志物、行为和环境数据，实时调整分层状态，预测并分级健康风险（如心血管事件或糖尿病并发症的发生可能性）。

（2）生物标志物与个体化医疗

通过分析个体化的生物标志物（如基因组学、代谢组学、表观遗传学数据），为患者制订个性化的疾病风险评估与治疗策略。结合药物基因组学，根据患者对药物反应的不同，优化药物类型和剂量，减少不良反应并提高治疗效果。

（3）数字健康平台与远程医疗支持

数字化平台可根据数据的实时变化，主动提示患者是否需要进行监控升级或会诊。医患通过远程医疗平台进行动态调整，例如更换药物、修改运动计划或增加心理支持服务。

（4）伦理技术保证

借助区块链技术确保患者医疗和健康信息的安全和透明，在数据采集和分层动态化过程中保护患者隐私。

3. 动态分层与个性化融合的核心模型

一个有效的动态分层与个性化融合模型需要涵盖以下几个关键环节。

（1）分层标准与动态调整机制

通过基线评估将患者分为不同层级，例如：一级风险为无症状高危人群（如血糖略高但无基础疾病者），二级风险为已确诊患者但病程稳定，三级风险为健康状况不稳定或出现并发症的患者。数据实时监测生理指标（如血糖波动）、疾病控制情况（如血压稳定性）和患者行为（如用药依从性）触发分层调整。设定周期性的评估流程，对分层准确性进行复核和优化。

（2）个性化融合路径

在相同分层内，患者得到针对其个体差异的干预策略。针对患者的基因型选择最佳药物（药物基因组学）、制订个性化营养方案。精准设计符合患者日常生活的健康习惯（如运动频率和强度、饮食指南）。完善心理支持机制，为焦虑或抑郁患者提供针对性的心理辅导。整合家庭和社区资源，缓解经济负担或加强陪伴。

（3）整合式服务与团队合作

多学科团队协同，包括医生、营养师、心理咨询师、社工构建全面的健康服务体系。患者被动态分层后，接受个性化诊疗、反馈到数据库并重新触发分层优化。

（三）社会与技术协同

社会与技术协同是未来慢性病管理的核心发展方向。慢性病的复杂性和长期性决定了它不仅需要精准的医疗技术支持，还需要社会资源和体系的有效协作。通过技术手段精准高效地覆盖患者需求，通过社会资源提供柔性支持，二者协同将构建起"以患者为中心"的全生命周期管理模式。这种新型模式不仅能提高患者的生活质量和健康水平，还将有效缓解医疗资源压力，为创造健康公平、可持续的社会体系奠定坚实基础。未来，慢性病管理的优化方向将逐步实现社会与技术的深度协同，以构建高效、普惠和以患者为中心的全生命周期慢性病管理体系。

1. 社会支持与技术支撑的协同效应

慢性病管理的成效很大程度上取决于社会支持和技术驱动这两个方面的有效协同。单靠技术或社会资源单一发力难以解决慢性病管理过程中的多种问题，通过二者的结合，可以实现资源优化配置和管理效果的迭代升级。

（1）社会支持

社区是慢性病管理的重要场景，它提供健康教育、资源整合和患者支持，形成"全人管理"的重要支撑。慢性病患者的日常行为控制离不开家庭成员的协助，如患者膳食的规划、体育锻炼的监督和心理情感的支持。健康促进非营利组织可以提供健康活动、志愿者服务等，帮助缓解社会弱势群体患者的健康管理难题。

（2）技术支持

技术正在重塑慢性病管理的方式，使得慢性病管理朝着精准化、高效化方向迈进。智能可穿戴设备、电子健康记录、物联网赋能下的远程监控，为患者带来了更便捷的健康管理工具。AI辅助慢性病风险预测、并发症监测以及个性化治疗建议提供，同时大数据分析帮助制定更精准的公共健康政策。基因组学辅助识别慢性病潜在风险，为高危个体提供特定干预策略，以减少疾病发生。

（3）协同效应的关键价值

社会力量使慢性病管理"接地气"，技术使管理"科学高效"。它们的结合，不仅可以缩小医疗资源使用不均衡的差距，还能降低医疗开支，提升患者的全周期健康水平。

2. 社会与技术协同的核心策略

（1）构建社会支持体系，融入技术手段

在社区层面构建分布式的慢性病援助服务网络，结合技术进行全覆盖监测和支持，比如通过远程设备监测高危患者的异常指标，社区健康工作者及时介入。开发家庭共享健康监控平台，家属能够获取患者的健康数据，从而在日常生活中更好地协助患者建立健康行为。

（2）构建智慧化慢性病管理技术生态

打通AI、物联网、区块链和云计算等前沿技术，形成一个整合式的慢性病管理生态平台，完成信息采集、分析、诊断、个性化管理调整和数据分享的闭环。为患者配备基于AI的健康助手（如健康管理App），提供健康提醒（如服药时间、运动建议）以及解答常见问题。

（3）跨部门合作打造协同服务模式

通过技术平台连接医疗机构、社会组织与家庭成员，形成紧密协作的管理网络。政府推动跨部门协作机制，整合社会力量参与慢性病管理，形成政策推动与基层落地的协同效应。利用政策支持推广慢性病管理所需技术，降低普惠化应用的门槛，社会与技术协同的良性发展需要规范化的数据采集、共享和应用，建立统一的技术标准和伦理规范。

第二节　基于大数据的疾病预测与个性化干预趋势

基于大数据的疾病预测与个性化干预，是未来医疗与健康管理的核心趋势之一。近年来，大数据技术在医疗领域引发了深刻变革，尤其是在疾病预测方面，大数据为精准预防、及时干预和个性化治疗提供了革命性的支持。大数据技术为健康相关信息的采集、分析、整合和应用提供了可能，使疾病预测更加精准、干预更加个性化，为实现精准医疗和健康管理提供了有力支持。

一、基于大数据的疾病预测

大数据技术通过对海量健康数据进行整合和分析，能在群体和个体层面实现疾病的早期筛查、风险评估和发病预测。通过对复杂且海量的多维数据（如生物特征、基因信息、生活行为、医疗记录等）进行整合、分析和建模，我们可以提前识别疾病风险，并为公共健康政策、医疗资源管理和个体化健康服务提供科学依据。

（一）数据来源

利用大数据进行疾病预测，需要从多个维度采集和整合相关数据。

临床医疗数据：电子健康记录、影像学数据（CT、MRI）、实验室诊断数据（如血糖、血脂等）。

行为与生活方式数据：可穿戴设备监测的实时生理数据（如心率、睡眠、体温、运动轨迹），饮食习惯、烟酒摄入、压力水平等因素。

基因组与分子组学数据：基因组学、转录组学、表观遗传学和代谢组学数据，个体遗传易感性和具体生化机制。

人口健康数据：民族、年龄、性别、人口分布、职业、收入水平等社会经济统计数据。

环境与社会经济数据：气候变化、空气质量、居住环境等。

（二）大数据疾病预测的关键技术

1. 机器学习与人工智能模型

利用 AI 算法对多模态数据进行整合分析，可识别疾病的潜在风险模式。如基于病历和影像数据的深度学习算法可早期预测肿瘤。

2. 大数据挖掘与分析

将结构化、非结构化数据结合，通过聚类、回归分析等方法，揭示健康与疾病之间的潜在联系。

3. 动态、实时分析能力

通过物联网设备和云计算平台实现健康数据的实时上传与分析，进行短期疾病风险预测。

4. 自然语言处理

自然语言处理技术可以用于分析电子病例、健康日记和其他文本数据，提取疾病风险信息。

（三）应用场景

1. 早期疾病筛查与预警

掌握疾病高危人群特征，早期识别癌症（如乳腺癌、肺癌）、心血管疾病（如心肌梗死、中风）等常见病的高风险个体。

2. 流行病学监测与公共健康预测

利用全人群数据预测慢性病（如糖尿病、肥胖症）流行趋势或传染病（如新冠感染）的传播轨迹。

3. 个体化风险评估

针对个人健康档案，结合医学大数据，提供个性化疾病预测建议。如根据基因组学和生活方式预测患糖尿病的可能性。

二、基于大数据的个性化干预

大数据技术允许对个体疾病风险相关特征进行动态、精准识别，从而制订特定的个性化干预方案。

（一）个性化干预的核心思路

针对个体特征的精准干预：考虑个体遗传背景、生理机能、行为模式和外部环境等多维因素。

动态化和实时化干预：通过大数据实时监测个体状态，根据数据变化灵活调整干预策略。

全生命周期管理：在疾病预防、诊断、治疗的全病程中主动定位干预节点。

（二）个性化干预的关键领域

1. 慢性病管理

通过可穿戴设备实时监测血糖、血压，结合AI模型预测风险趋势，动态调整药物、饮食和运动建议。如糖尿病患者的个性化饮食管理软件可根据实时血糖变化推荐每日餐食。

2. 肿瘤风险监测与精准治疗

通过整合基因组和分子组学数据，制订个性化癌症治疗方案（靶向药物、免疫疗法等）。利用液体活检等技术持续监测癌症复发风险。

3. 心理健康支持

大数据可监测用户的压力、情绪，并通过情感AI或心理健康App提供有针对性的干预。

4. 公共健康干预

基于区域大数据，制订特定社区的健康促进计划，如高盐饮食地区开展低盐饮食干预。

5. 精准健康运动

利用体力活动数据（心率、卡路里消耗等），设计个性化运动计划，提高慢性病干预效果。

（三）技术赋能个性化干预

1. 预测模型驱动精准行动

利用 AI 预测模型，提醒患者日常干预行为的关键节点（如服药时间、运动强度调整）。

2. 个性化用药计划

基于基因组数据（如药物代谢酶基因多态性），调整个体化剂量，避免副作用。

3. 健康行为鼓励与支持

利用可视化工具和健康数据反馈，提高个人健康干预依从性。如通过健康管理 App 提示饮水、运动、休息等，改善生活方式。

三、关键优势

（一）精准识别疾病风险

跨越体检、基因、行为和环境等多领域信息，提供全面的风险评估，利用机器学习模型可以实现动态调整和更高精度的疾病风险预测，大量数据的挖掘与分析可以精确预测疾病发生的概率，提高早期干预的成功率。

（二）减少医疗资源浪费

通过精准定位高危人群，可有效分配医疗资源，降低不必要的检查和治疗成本。提高卫生资源分配效率，降低医疗成本，对疾病高发区域展开监控并及时反映。

（三）动态管理和实时优化

基于物联网和实时数据，可动态监测并调整个性化干预计划。

（四）全生命周期健康支持

连接个体不同生命阶段的健康数据，实现疾病全病程的精准管理。

（五）提高患者依从性

个性化方案更加贴合患者的习惯和需求，有助于提升治疗和管理的依从性。数据驱动的可视化反馈能够直观展示健康进展，激励个体行为改变。

四、存在的挑战与应对策略

虽然基于大数据的疾病预测与个性化干预具有巨大潜力，但也面临以下挑战。

（一）数据质量与整合难题

1. 问题

健康数据来源多样，数据格式不统一，数据完整性不足。如电子健康记录与可穿戴设备数据的集成仍有障碍。

2. 应对策略

构建标准化的数据采集和存储框架，增强数据可用性。推动跨机构数据共享体系建设。

（二）数据隐私与安全

1. 问题

健康信息的敏感性要求极高的隐私保护。

2. 应对策略

引入区块链技术，确保数据存储和共享的透明性和安全性。制定严格的隐私和伦理规范，保护个人健康数据。

（三）技术与成本障碍

1. 问题

先进技术的实施成本较高，普及困难。

2. 应对策略

利用公私合营模式推动技术应用，降低实施成本。在更广泛的群体中进行试验与推广。

（四）医患信任与接受度

1. 问题

医生可能不习惯基于数据的辅助决策，患者对技术信任度不高。

2. 应对策略

加强医务人员的技术培训。开展患者教育，提升公众对智能健康的接受度。

五、未来发展趋势

（一）精准预测与个性化干预的深度融合

将基因组学、临床大数据、可穿戴设备与AI预测模型结合，提供从风险识别到干预的全链条解决方案。

（二）智能化和自动化管理

提高疾病进展的时间动态预测能力，特别是对于慢性疾病或恶性肿瘤的个体化病程跟踪。通过AI赋能的自动健康监测系统，实时实现早期干预。

（三）全景健康档案与动态评估

开发更强大的算法，整合影像学、基因组学和行为数据，以实现全方位的疾病预测。构建覆盖个体全生命周期的健康档案，实现周期性健康风险动态预测。

（四）多学科协同与多维数据整合

汇集生物医学、行为学、社会经济学等多领域数据，助力综合解析疾病风险和干预路径。加强医学、统计学、计算机科学等多学科协作，优化大数据分析模型的准确性及适用性。

（五）普惠化与公平性

将大数据技术推广应用于低资源地区，减少医疗可及性差异。降低基因测序、智能设备等关键技术成本，推动个性化干预普及到更多人群。

通过基于大数据的疾病预测与个性化干预，未来的健康管理将实现更加精准、动态和智能，助力提高个体和群体健康水平，降低全球慢性病和公共健康负担。

第三节　人工智能与精准医学对慢性病管理的潜在作用

AI 与精准医学在慢性病管理中拥有巨大的潜在作用。随着慢性病（如糖尿病、高血压、心血管疾病、COPD 等）在全球范围内的高发病率和对医疗资源的重压，这两项技术的结合能够为慢性病的预防、诊断、治疗和全程管理带来革命性改变。

一、潜在作用

（一）疾病早期预测与个体化风险评估

1. 人工智能的潜在作用

利用多种数据来源预测疾病风险：AI 能够分析多重数据来源（如电子健康记录、医学影像、基因组数据、可穿戴设备数据等），识别复杂的疾病风险模式，为慢性病的早期预测提供支持。

建立个体化风险评分模型：通过机器学习构建个性化风险评估工具，可以预测慢性病的发生概率和进展趋势。例如，高血压患者的卒中风险评估、高血脂患者冠心病发作概率预测。

处理多因素交互：慢性病常由遗传、环境和生活方式等多种因素共同作用引起，AI 通过深度学习技术可以分析这些复杂的变量交互，从而揭示潜在风险。

2. 精准医学的潜在作用

基因组数据应用：精准医学通过分析个体基因风险（如特定疾病易感基因），结合环境和生活方式因素，使疾病预测更加精准。

早期筛查高风险群体：通过精准医学识别的高危人群（如基因易感的糖尿病前期患者），可引入早期预防措施，以降低疾病发生率。

（二）个性化治疗方案设计

1. 人工智能的潜在作用

优化用药方案：基于患者疾病状态、基因特征和代谢特点，通过 AI 推荐个性化用药方案，避免副作用并提升药物疗效。

治疗路径优化：AI 可以根据海量临床数据和指南，分析不同治疗路径的效果，为医生提供最优解，减少延误。

辅助治疗决策：使用 AI 模型提供实时的治疗建议，如糖尿病患者的胰岛素剂量调整或高血压患者的药物组合优化。

2. 精准医学的潜在作用

靶向治疗：精准医学利用患者的基因组学信息（如药物代谢酶基因多态性分析）来选择最有效的药物剂量。

慢性病亚型治疗：例如，研究发现糖尿病存在多个亚型，通过基因组分析和数据整合，可以确定患者属于哪一亚型，进而提供精准的治疗策略。

（三）动态监测与疾病进程管理

1. 人工智能的潜在作用

实时健康监测：智能可穿戴设备（如智能手环或血糖监测仪）通过 AI 分析实时数据，动态监测慢性病患者的关键指标（如血压、血糖、心率）。

病情进展预测：AI 可以分析患者的趋势数据，预测潜在恶化风险（如糖尿病患者的糖尿病足风险或高血压患者心衰风险）。

自动化健康反馈：AI 可根据患者实时监测数据自动发送健康建议，从而避免病情进一步发展。

2. 精准医学的潜在作用

联合多源数据：准确整合患者的临床表现、实时生理数据和基因信息，评估疾病进程并调整治疗策略。

分层随访管理：根据患者病情动态分层，将资源聚焦于高风险人群，提升慢性病管理效率。

（四）健康行为与生活方式干预

1. 人工智能的潜在作用

个性化健康教育：根据患者的病史和个人习惯，AI 提供个性化的健康教育与辅导，提升患者依从性。

引导行为改变：AI 通过行为学分析，识别患者不良健康习惯，设计可行的生活方式优化建议。例如，帮助制订个性化的饮食和运动计划。

心理健康支持：基于 AI 的虚拟助手（如心理健康聊天机器人）可以为慢性病患者提供持续的心理支持，改善焦虑和抑郁。

2. 精准医学的潜在作用

针对性干预：结合患者基因数据和环境风险因素，精准调整生活方式，如为携带肥胖易感基因的患者设计低脂饮食方案。

多维度监控：根据患者生活环境（如空气污染状况）和生活模式，实现全面干预。

（五）社区与公共健康管理

1. 人工智能的潜在作用

慢性病预测与流行模型：利用 AI 实时监控人群慢性病患病率，预测随着时间变化的趋势，帮助优化公共卫生政策。

资源分配优化：AI 对社区健康数据进行分析，为医疗资源分配和干预措施制订提供指导。

2. 精准医学的潜在作用

人群精细化分层：确定不同社区人群的慢性病易感性（如地方性高血压热点），通过针对性干预减少潜在高危人群数量。

精准预防策略：为特定地区或群体设计特色预防计划，降低发病率。

二、挑战与应对策略

尽管 AI 与精准医学在慢性病管理中的前景广阔，但仍面临以下挑战。

（一）数据整合难题

1. 挑战

慢性病数据多元化（医院、家用设备、公共环境、基因组学数据等），缺乏统一的标准。

2. 策略

发展国际化数据标准，推动不同平台的数据互通。建立健康数据共享的法律和伦理框架，确保隐私保护。

（二）技术成本与普惠性

1. 挑战

精准医学与AI技术成本较高，难以普及到资源匮乏地区。

2. 策略

政府支持推动AI与精准医学的本地化技术研发。在社区医疗机构试验低成本高效技术应用。

（三）医生与患者信任问题

1. 挑战

AI的"黑箱问题"和基因数据的复杂性可能导致不信任。

2. 策略

加强医务人员与患者对AI技术和精准医学的理解与教育。提供透明化的决策流程和解释性模型。

三、未来发展趋势

（一）精准化与自动化管理

AI和精准医学的结合将实现慢性病的全程个性化管理，覆盖从早期预测到治疗全生命周期。

（二）实时与闭环管理模型

将AI技术应用于动态监测与患者反馈，实现慢性病管理的实时优化与反馈闭环。

（三）全景整合平台

构建大数据平台，整合基因、临床、生理和行为数据，实现多源数据协同。AI与智能家居系统集成，让患者可在家中自主监测和管理慢性病。

（四）普惠化精准医疗

随着基因测序、智能设备、云计算成本的下降，AI与精准医学的技术应用将被进一步普及，覆盖更多中低收入人群，让更多人从"精准健康"中获益。

AI与精准医学的结合将推动慢性病管理迈向更精确、更主动和更高效的新阶段，最终实现个性化、智能化的健康服务模式。

第四节 跨学科合作与慢性病管理模式的创新发展路径

跨学科合作是慢性病管理模式创新的核心策略之一，慢性病往往涉及多种疾病因素（生物、心理、社会、环境等）和复杂的治疗、管理需求，仅靠单一学科或职业难以实现全面、深入的管理目标。因此，跨学科的协同合作成为提升慢性病管理效果和推动管理模式创新的重要路径。

一、跨学科合作在慢性病管理中的重要性

（一）应对慢性病的多因素复杂性

慢性病（如糖尿病、高血压、心血管疾病等）的发生和发展不仅受遗传因素影响，还涉及生活方式、心理状态、社会环境等多重因素。各学科的专业视角可以从不同维度揭示病因、指导干预。医学：诊断疾病、制订治疗方案；心理学：解决慢性病患者的心理压力和情绪管理；营养学：优化饮食结构；行为科学：推动健康行为改变；社会学：分析社会支持网络对健康的影响；环境科学：研究居住环境和慢性病的关联性。

（二）提升慢性病管理的科学性和效率

1. 多学科联合诊疗

如心血管疾病患者需要心脏病学、营养学、运动医学和心理学等学科共同进行系统性管理。

2. 个体化管理策略

跨学科合作为患者提供个性化和精准化的服务，减少"千篇一律"式的一刀切管理模式。

3. 解决管理断层

跨学科合作可以弥补慢性病管理中诊疗与健康支持的不连续性，提高全流程管理效率。

（三）满足患者多层次需求

慢性病患者不仅需要生物治疗，还需要心理支持、营养干预、社会资源以及环境优化。跨学科团队能够整合多学科的资源与力量，从整体层面提升患者的生活质量和管理成效。

二、跨学科合作的实践路径

（一）构建多学科合作团队

多学科团队模式是慢性病管理的重要形式，集成不同学科领域的专家共同参与患者的管理和治疗。

1. 核心组成

医学专家：如内科医生、专科医生，提供治疗和疾病管理指导。

营养师：制订饮食方案，干预与纠正营养不良和肥胖等问题。

运动指导师：为患者制订个性化运动处方，改善体质。

心理咨询师或心理医生：缓解心理压力和慢性病引发的抑郁、焦虑等问题。

社区护士或家庭签约医生：负责日常随访和护理。

2. 特点

定期召开多学科病例讨论会，为复杂病例制订综合管理规划，梳理患者的全病程问题并提供多维干预。

（二）社区与公共卫生的整合

将公共卫生学科的团队与医疗团体连接，为慢性病管理共享资源和信息，从社区层面实现健康

管理的覆盖。推动社区健康项目，如在高发病率地区推广针对高危人群的定期免费筛查、讲座和运动课程。

（三）跨学科健康教育与行为干预

借助心理学、行为科学与传播学的力量，提升慢性病患者的健康素养和行为教育效果。心理学家设计激励机制，推动患者健康行为改变。传播学专家优化健康信息的传播方式，提高患者的接受度和依从性。

（四）信息技术与医学数据科学合作

与AI、大数据分析和医疗信息学等领域合作，打造跨学科的智能化管控平台。医疗团队输入临床数据，数据科学家设计算法识别个体高危因素。营养与运动专家根据数据生成干预方案。

（五）多方协作的跨学科健康干预项目

设计由政府、社区、医院和企业协作的健康促进项目。结合社会学、环境学知识，推动健康环境建设和资源平等。例如，医疗专家和环境研究人员合作设计减少区域环境污染的措施，降低心血管风险。

三、慢性病管理模式的创新发展路径

（一）基于技术创新的智能化管理协作

可穿戴设备与远程监测。慢性病患者通过智能手环、血糖监测仪等设备实时反馈数据，跨学科团队利用这些数据协同制订动态调整方案。

AI驱动的个性化治疗和干预，AI结合机器学习，可以整合患者健康档案、基因信息和实时监测数据，为患者动态输出最优个性化干预策略。

（二）空间整合：从医院到社区的全生命周期管理

打破"以医院为中心"的传统模式，将慢性病管理转移至社区和家庭，通过建立"院—社—家"一体化健康服务体系优化管理流程。

在社区基础上推动慢性病文化普及和干预，健教产业专家提供定制化的慢性病健康课程。心理、运动学协作设计社区运动干预项目。

（三）数据驱动的跨学科健康管理平台

建立慢性病的"大数据+医疗"平台，整合医疗数据、基因数据、社会环境数据等多维信息，为慢性病患者提供精细化服务。

高危人群预测：社区中通过大数据分析患病风险，及时识别高风险个体。

个性化优化平台汇聚不同学科干预建议，根据AI分析结果，为患者提供动态调整的治疗和生活建议。

（四）多学科融合下的健康促进项目

推动慢性病的公共健康行动计划，融合环境科学、社会学和政策研究，建立新的慢性病预防与干预体系。

绿色健康环境，环境科学与医学合作，缓解环境污染对慢性病患者的危害，如改善空气污染、优化居民健康饮食食品环境。

政策创新，公共政策与社会学结合，推动慢性病高发地区的健康资源调配与扶贫政策编制。

（五）心理学与行为科学在管理模式中的深度嵌入

强调心理健康与慢性病管理的整合，将心理学的行为变革理论嵌入慢性病管理流程中。

实施心理干预课程，提升慢性病患者和高危人群的健康意识。

针对生活方式改变的行为动机问题设计多阶段干预方案，如通过奖惩机制督促饮食控制和规律运动。

四、未来发展趋势

（一）更加精细化与个性化的慢性病管理

借助 AI、精准医疗和多学科数据融合，将分层管理拓展到动态化、个性化的疾病全病程管理。

（二）公共健康政策与临床服务融合

推动以预防为导向的健康促进政策设计，确保将科学证据与社会实践结合，改善整个社会的慢性病预防体系。

（三）全场景、全生命周期慢性病管理服务

通过跨学科联合打造院内、社区和家庭的一站式慢性病管理体系，实现从预防、治疗到康复的连续性服务。

（四）多领域合作的全球化健康促进

跨学科协作将超越医疗边界，推动教育、环境、社会政策和经济体系的整合，形成一种"全社会参与"的慢性病健康管理模式。

通过推动跨学科的协作，慢性病管理可以从被动治疗向主动干预的方向转变，实现更加精准、高效和患者为中心的健康服务模式，同时对全球健康管理体系产生深远影响。

慢性病管理将从"以治疗为中心"向"以人为中心"逐步转型，通过技术与医疗模式的结合，为慢性病患者提供全生命周期、个性化、动态优化的管理服务。未来，AI、物联网、大数据等创新技术的进一步普及将使慢性病管理更加高效、精准和普惠，为全球健康体系的可持续发展带来全新动力。同时，政策、技术和伦理各方面共同协作，确保智能化慢性病管理在公平发展中实现其潜力，为慢性病患者带来福祉。